Nomogramm zur Bestimmung der Körperoberfläche

Nomogramm zur Bestimmung der Körperoberfläche (m²) aus Körpergröße und Gewicht nach DuBois ($0 = G^{0,425} \times H^{0,725} \times 71,81$) (DuBois and DuBois: Arch. Intern. Med. 17 [1916] 863 – 871)

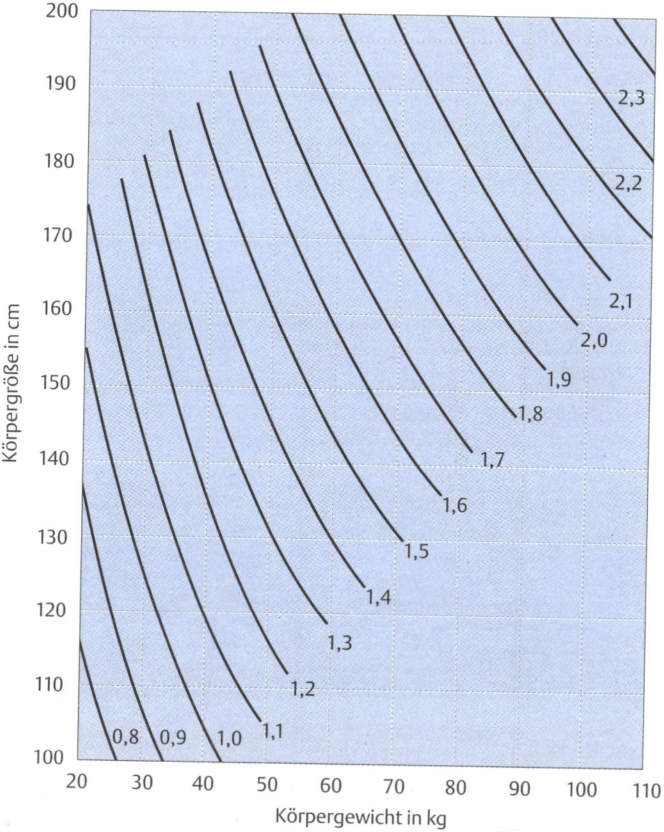

Checklisten der aktuellen Medizin

Der Grundgedanke:

➤ Mediziner in Klinik und Praxis benötigen – unabhängig von ihrem Ausbildungsstand – handlungsrelevante Informationen.
➤ Der Zugriff zu den Informationen soll einfach und schnell möglich sein.
➤ Die Fakten müssen dabei umfassend und konkret dargestellt werden.

Das Konzept:

➤ Ein Stichwort wird *einmal ausführlich* behandelt.
➤ Die Checklisten sind trotz der Faktenfülle handlich, kompakt und übersichtlich.
➤ Das ausführliche Sachregister mit Erklärung der verwendeten Abkürzungen ermöglicht einen raschen Informationszugriff.
➤ Die Informationen lassen sich direkt in die Praxis umsetzen.
➤ Farbliche Untergliederung erleichtert die Orientierung.

In der Checkliste Onkologie finden Sie:

im grauen Teil:
Grundlagen, Arbeitstechniken, und allgemeine Therapiemaßnahmen
➤ Diagnostik onkologischer Erkrankungen
➤ Arbeitstechniken, z. B. Pleurapunktion, Knochenmarkpunktion
➤ Therapiemaßnahmen – Chirurgische und medikamentöse Therapie, Radiotherapie, Knochenmarktransplantation
➤ Supportivtherapie und Pflege des Tumorpatienten

im blauen Teil:
Alle onkologischen Krankheitsbilder
➤ Solide Tumoren – Schwerpunkt innere Organe und Mammakarzinom. Gynäkologische und urologische Tumoren. Tumoren des HNO-Bereiches, endokriner Organe, der Knochen und Weichteile, der Haut und des ZNS
➤ Hämatologische Onkologie
➤ Sämtliche Tumoren mit der aktuellen TNM-Klassifikation, Diagnostik/Staging, Therapie und Nachsorge

im roten Teil:
Notfälle
➤ Alle in der Onkologie relevanten Notfälle, z. B. akutes Nierenversagen, Sepsis

im Anhang:
➤ Zytostatische Substanzen inkl. Hormone
➤ Gebräuchliche Chemotherapie-Schemata
➤ Kontaktadressen

Checkliste
Onkologie

Dröller 99

Checklisten
der aktuellen Medizin

Herausgegeben von A. Sturm, F. Largiadèr,
O. Wicki

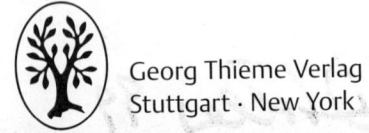
Georg Thieme Verlag
Stuttgart · New York

Checkliste
Onkologie

H.-J. Senn, P. Drings, A. Glaus, W. F. Jungi,
H. B. Pralle, R. Sauer, P. M. Schlag

Unter Mitarbeit von
D. Ackermann, J.-M. Hahn, U. Lorenz

4., völlig neubearbeitete Auflage

53 Abbildungen
156 Tabellen

1998
Georg Thieme Verlag
Stuttgart · New York

Zeichnungen: Christiane von Solodkoff, Neckargemünd

Umschlaggrafik: Cyclus DTP Loenicker, Stuttgart

Die Deutsche Bibliothek – CIP-Einheitsaufnahme

Checkliste Onkologie : 156 Tabellen / H.-J. Senn ...
Unter Mitarb. von D. Ackermann ... – Stuttgart ; New York : Thieme, 1998
  (Checklisten der aktuellen Medizin)

1. Auflage 1986
2. Auflage 1988
3. Auflage 1992

Wichtiger Hinweis:

Wie jede Wissenschaft ist die Medizin ständigen Entwicklungen unterworfen. Forschung und klinische Erfahrung erweitern unsere Erkenntnisse, insbesondere was Behandlung und medikamentöse Therapie anbelangt. Soweit in diesem Werk eine Dosierung oder eine Applikation erwähnt wird, darf der Leser zwar darauf vertrauen, daß Autoren, Herausgeber und Verlag große Sorgfalt darauf verwandt haben, daß diese Angabe dem **Wissensstand bei Fertigstellung des Werkes** entspricht.

Für Angaben über Dosierungsanweisungen und Applikationsformen kann vom Verlag jedoch keine Gewähr übernommen werden. **Jeder Benutzer ist angehalten,** durch sorgfältige Prüfung der Beipackzettel der verwendeten Präparate und gegebenenfalls nach Konsultation eines Spezialisten festzustellen, ob die dort gegebene Empfehlung für Dosierungen oder die Beachtung von Kontraindikationen gegenüber der Angabe in diesem Buch abweicht. Eine solche Prüfung ist besonders wichtig bei selten verwendeten Präparaten oder solchen, die neu auf den Markt gebracht worden sind. **Jede Dosierung oder Applikation erfolgt auf eigene Gefahr des Benutzers.** Autoren und Verlag appellieren an jeden Benutzer, ihm etwa auffallende Ungenauigkeiten dem Verlag mitzuteilen.

Satz und Druck: Druckhaus Götz GmbH, Ludwigsburg
Gesetzt auf CCS Textline (Linotronic 630)

ISBN 3-13-685504-3   2 3 4 5 6

Die klinische Onkologie als immer noch relativ „junges" und ausgesprochen interdisziplinäres Fachgebiet der modernen Medizin, befindet sich seit 2 Jahrzehnten in einem stetigen, dynamischen Umbruch. Wohl in keinem andern Bereich unseres Gesundheitswesens werden weltweit und gleichzeitig soviele epidemiologische und klinische Studien zur Verbesserung der Behandlungsresultate unterschiedlichster Tumorkrankheiten durchgeführt, einerseits induziert durch eine Vielzahl internationaler, universitärer Forschungsgruppen, andererseits aber auch durch die global tätige, forschende Pharmaindustrie. Diese teils erfreulich positiven, teils aber auch ernüchternd negativen Resultate gilt es laufend in die praxisbezogene Onkologie umzusetzen.

Es lag daher nahe, die aus den Jahren 1991/92 stammende 3. Auflage der Checkliste Onkologie gründlich zu überarbeiten und zu ergänzen. Diese in vielen Teilen völlig neu konzipierte und erweiterte 4. Auflage liegt nun vor und umfaßt den gesicherten Wissensstand sowie die klinischen Perspektiven der Jahre 1996/97. Zudem gehen die Checklisten des Thieme-Verlags „auf Internet", was eine strengere Hierarchie der Kapitelüberschriften und insbesondere eine gewisse Umdisposition in der Gliederung zur Folge hatte. Im Gegensatz zu den früheren 3 Ausgaben gliedert sich die Checkliste Onkologie in der vorliegenden 4. Auflage wie folgt:
- Grauer Teil: Allgemeine Diagnostik und Therapiegrundsätze.
- Blauer Teil: Spezielle onkologische Krankheitsbilder (Organtumoren)
- Roter Teil: Notfallsituationen in der Onkologie.
- Anhänge: Wie bisher (außer Anhang IV, vgl. unten).

Durch den Entscheid des Verlags, die bisherige Checkliste Hämatologie nicht mehr weiter aufzulegen, sondern die Kapitel über die hämatologischen Neoplasien in die vorliegende Neuauflage der Checkliste Onkologie zu integrieren, wurde deren Spektrum deutlich erweitert. Diese schließt nun neben der Abhandlung der allgemein wissenswerten Diagnostik- und Behandlungsgrundlagen sowie der Kurzdarstellung der wichtigsten epithelialen Neoplasien (Organkarzinome, Sarkome) auch die akuten und chronischen Leukämien und die myelo- und lymphoproliferativen Syndrome mit ein. Damit kommen wir auch einem seit Jahren geäußerten Postulat unserer Leserschaft entgegen, welche seit der 1. Auflage vor 11 Jahren nur schwer verstehen konnte, die Krankheitsbilder der hämatologischen Onkologie in einer anderen Checkliste desselben Verlags aufsuchen zu müssen. Als zusätzlicher Koautor (für das Gebiet der hämatologischen Neoplasien) konnte für diese Auflage Herr Prof. Hans Pralle, Giessen/BRD gewonnen werden, womit das interdisziplinäre Autorenteam auf jetzt 7 Fachleute aus den Fachbereichen chirurgische Onkologie, internistische Onkologie, Hämatologie/Labormedizin, onkologische Krankenpflege und Radio-Onkologie, angewachsen ist.

Verbunden mit dieser ergänzenden Zusammenfassung aller relevanter onkologischer Problemkreise in ein und demselben Band, wurden für die vorliegende 4. Auflage der Checkliste Onkologie die meisten bisherigen Kapitel eingehend überarbeitet und entsprechend dem veränderten Wissensstands teils völlig neu geschrieben. Die Grundsatzkapitel über die Diagnostik und Therapie maligner Tumorkrankheiten des Menschen wurden auf den neuesten Stand gebracht, wobei sich einmal mehr die pluridisziplinäre, deutschsprachig-internationale Zusammensetzung des Autorenteams bewährte. Neuerungen drängten sich vor allem im Bereich der molekulargenetischen Diagnostik und der adjuvanten, d. h. multimodalen Primärtherapie mehrerer Tumorarten auf, bei welchen die Sequenz und Bedeutung der einzelnen operativen, radio- und chemotherapeutischen Behandlungsschritte einem dauernden Wandel unterworfen sind. Dies ist insbesondere beim Mammakarzinom, bei den Gastrointestinal- und bei gewissen Urogenitaltumoren der Fall. Auch das buntgefächerte Kapitel „Supportivtherapie" wurde in den Teilen „Schmerztherapie" und „Antiemese" wesentlich überarbeitet und darüber hinaus – entsprechend der Integration leukämischer Krankheitsbilder – durch ein spezielles Zusatzkapitel über hämatologische Supportivmaßnahmen bei Hochdosischemotherapien mit Blutstammzellensupport usw. ergänzt.

Wir möchten einmal mehr darauf hinweisen, daß die vorliegende 4. Auflage der Checkliste Onkologie **kein** „Chemotherapie-Kochbuch" für wenig erfahrene, medizinisch-onkologische Gelegenheitstherapeuten darstellt! Sie ersetzt auch in keiner Weise in die Tiefe gehende chirurgische, gynäkologische, internistisch-onkologische oder radio-onkologische Lehrbücher, deren es sowohl im deutschsprachigen wie insbesondere im angelsächsischen Raum zur Genüge gibt. Vielmehr soll die Checkliste Onkologie in der vorgegebenen Tradition des Thieme-Verlags für den onkologisch nicht-spezialisierten Arzt in der Grundversorgung und in anderen Disziplinen eine rasche klinische Orientierungshilfe im Abklärungsgang und in der Abschätzung der grundsätzlichen therapeutischen und prognostischen Erwartungen seiner Tumorpatienten sein. Das Konsultieren der Checkliste Onkologie ersetzt im Einzelfall kein onkologisches Konsilium durch einen erfahrenen Facharzt bzw. eine entsprechende krankenhaus-basierte Fachklinik.

Die Checkliste Onkologie möchte auch weiterhin anregen zu einer kohärenten, interdisziplinären Denk- und Arbeitsweise im diagnostisch und therapeutisch immer komplexer werdenden Gebiet der modernen Tumormedizin, in welcher im Zeitalter der anbrechenden Onkogenetik eine weitere Welle heikler ärztlicher und pflegerischer Beratungsaufgaben für Betroffene und deren verängstigte Familienangehörige aufbricht. So verstanden, könnte die Checkliste Onkologie auch beitragen zu einem hilfreicheren, sachlichen Umgang der Ärzteschaft mit der dauernd ansteigenden Zahl heute mehr denn je beratungsbedürftiger und behandelbarer, meist längerfristig zu betreuender Krebspatienten im deutschsprachigen Raum. In diesem halten sich – mit deutlichen regionalen Unterschieden – auch heute noch hartnäckige Überbleibsel einer überholten paternalistisch-nihilistischen Betrachtungsweise der Arzt – Patientenbeziehung bei „Krebs", welche mit einer offenen, wahrhaftigen Beratung und Informationsvermittlung – auch bei Tumorkranken – unvereinbar sind.

Abschließend sei darauf hingewiesen, daß wir uns gemeinsam mit dem Verlag entschlossen haben, im Anhang IV der 4. Auflage auf die Publikation einer ausführlichen Liste lokaler und regionaler „Tumorzentren" und weiterer Gruppierungen zu verzichten. Wir beschränken uns vielmehr auf die Aufführung übergeordneter, stabiler Kontaktadressen auf nationaler Ebene in Deutschland, Österreich und in der Schweiz, wo jederzeit aktuelle Auskünfte über dezentrale Anlaufstellen erhältlich sind. Diese früher extensiveren Adress-, Telefon- und Faxlisten entpuppten sich im Laufe der 3 – 4-jährigen Checklisten-Generationen zunehmend als Quelle dauernden Ärgers, indem die eingereichten Kontakt-Daten in vielen Fällen schon nach Drucklegung nicht mehr relevant waren.

Wiederum danken wir unseren engsten Klinikmitarbeiterinnen und Mitarbeitern, aber auch vielen Kollegen aus Krankenhaus und Praxis für konstruktive Kritik und aktive Mithilfe in der Neubearbeitung der 4. Auflage. Mit den Vertretern des Thieme-Verlags, insbesondere mit Frau Dr. Bettina Hansen, verband uns eine immer angenehme Zusammenarbeit.

St. Gallen/Berlin/Erlangen/Giessen/   Im Namen der Verfasser:
Heidelberg im Sommer 1997   Hans-Jörg Senn

Die Checklisten der aktuellen Medizin dienen als übersichtliche und aktuelle Informationsquelle sowie fachspezifische Gedächtnisstütze; sie sind konzipiert für den klinischen Alltag und gleichermaßen zum gezielten Nachschlagen sowie zum systematischen Lesen geeignet. In ihrer handlichen Form sind sie immer griffbereit und erlauben eine rasche Orientierung über

- wesentliche Haupt- und Nebensymptome einer Erkrankung
- notwendige und wichtige Untersuchungen zur Diagnostik
- konservative und evtl. chirurgische Therapiemöglichkeiten
- differential-diagnostische und differential-therapeutische Überlegungen bei häufigen sowie schwierigen Krankheitsbildern und Symptomen.

Die Checklisten sind vornehmlich bestimmt für

- Assistenzärzte
- fortgeschrittene Studenten in den klinischen Semestern
- Klinikärzte, die nicht auf das im einzelnen abgehandelte Fachgebiet spezialisiert sind
- niedergelassene Ärzte aller Fachrichtungen.

Die Checklisten wollen und können ein Handbuch und Lehrbuch nicht ersetzen. Zur straffen, aber nicht vereinfachenden Gliederung werden die meisten Angaben nur stichwortartig formuliert. Bewußt wurde zugunsten einer praxis- und kliniknahen Aktualität in Diagnostik und Therapie der Nachteil fehlender Literaturhinweise und der Verzicht auf die Beschreibung sehr seltener Krankheitsbilder in Kauf genommen.

Bisher sind 37 Checklisten aus dem Bereich der konservativen und operativen Medizin erschienen.

Der große Erfolg der Checkliste Onkologie macht eine weitere Auflage – 4. Auflage – erforderlich. Diese wurde entsprechend dem veränderten Wissensstand in vielen Teilen völlig neu konzipiert und geschrieben und gibt den gesicherten Wissensstand der Jahre 1996/97 wieder. In die Checkliste Onkologie wurden auch die hämatologischen Neoplasien aus der Checkliste Hämatologie integriert und aufgenommen. Die Checkliste Hämatologie wird deswegen nicht weiter aufgelegt werden.

Ich bin dem Georg Thieme Verlag, vornehmlich den Herren A. Hauff und Dr. Alexander Bob sowie insbesondere Frau Dr. Bettina Hansen, für die tatkräftige Förderung und Organisation dieses Konzeptes zu Dank verpflichtet.

Herne, im Dezember 1997   Alexander Sturm

Drings, P., Prof. Dr. med.
Chefarzt der Inneren Abteilung
Thoraxklinik Rohrbach
Amalienstr. 5
69126 Heidelberg
Tel.: 0 62 21/3 96-2 57
Fax: 0 62 21/3 96-5 41

Glaus, Agnes, Dr. (PhD)
Leiterin Krebsvorsorgeberatung
und Pflegeforschung
Zentrum für Tumordiagnostik
und Prävention
Rorschacherstr. 150
CH-9006 St. Gallen
Tel.: 00 41-71-2 43 00 43
Fax: 00 41-71-2 43 00 44

Jungi, Walter Felix, Dr.
Kantonsarzt
Gesundheitsdepartement
Moosbruggstr. 11
CH-9001 St. Gallen

Prof. Dr. med. Felix Largiadèr
Vorsteher des Departments
Chirurgie und Direktor der
Klinik für Viszeralchirurgie
Universitätsspital
CH-8091 Zürich

Pralle, Hans Bernd, Prof. Dr. med.
Universität Gießen
Zentr. f. Innere Medizin
Klinikstr. 36
35392 Gießen
Tel.: 06 41/9 94 26 50
Fax: 06 41/9 94 26 59

Sauer, R., Prof. Dr. med.
Direktor der Klinik und
Poliklinik für Strahlentherapie
Universitätsstr. 27
91054 Erlangen
Tel.: 0 91 31/85-40 80 (Anmeldung)
Fax: 0 91 31/85-93 35

Schlag, P. M., Prof. Dr. med.
Direktor, der R. Roessle Klinik für
Onkologie
M. Delbrueck Zentrum d. Univ.
Lindenberger Weg 80
13125 Berlin
Tel.: 0 30/94 17-14 00
Fax: 0 30/94 17-14 04

Senn, H. J., Prof. Dr. med.
Wissenschaftlicher Direktor
Zentrum für Tumordiagnostik
und Prävention
Rorschacherstr. 150
CH-9006 St. Gallen
Tel.: 00 41-71-2 43 00 43
Fax: 00 41-71-2 43 00 44

Prof. Dr. med. Alexander Sturm
Ärztlicher Direktor des Universitäts-
klinikums Marienhospital
Ruhr-Universität Bochum
D-44625 Herne

Dr. med. Otto Wicki
Spezialarzt FMH für Chirurgie
CH-6707 Iragna

Blauer Teil: Solide Tumoren und hämatologische Onkologie

Roter Teil: Notfallsituationen bei Tumorkrankheiten

Besonderheiten der Krebsleiden _____

➤ „Krebs" und „Leukämie" sind auch heute noch mystische Begriffe für Betroffene sowie für die Betreuer.

➤ Die verschiedensten Tumoren mit unterschiedlichster Prognose werden alle unter dem bedrohenden Begriff „Krebs" zusammengefaßt.

➤ Krebskrankheiten lösen Angst aus (Schmerz, Verstümmelung, Tod) und werden oft als Strafe erlebt. Schuldgefühle werden mit der Entstehung der Krankheit in Verbindung gebracht.

➤ Krebs zu haben bedeutet, mit einer potentiell tödlichen Krankheit konfrontiert zu sein.

➤ Krebserkrankungen werden gerne innerfamiliär und öffentlich verheimlicht, im Gegensatz zu Diagnosen wie „Rheuma" oder Herzinfarkt.

Information des Patienten _____

➤ Wahrhaftige, dem Patienten angepaßte Information über Krankheit und Therapie ist heute unerläßlich. Hierbei spielen Mitbestimmung des Kranken, Information durch Medien, Kooperation zur Therapie, Krankheitsverarbeitung, juristische Aspekte u.ä. eine Rolle.

➤ Erst nach histologischer Bestätigung kann dem Patienten die Diagnose mitgeteilt werden.

➤ Zuerst wird der (urteilsfähige) Patient selber sowie die von ihm gewünschten Angehörigen und Freunde informiert.

➤ Für Informationsgespräche den geeigneten Raum (Mithörer!) und Zeitpunkt wählen. Streßzeiten und Störungen sind zu vermeiden.

➤ Unbedacht keine konkreten prognostischen, zeitlichen Angaben (Wochen, Monate, Jahre) machen, da dies statistische Mittelwerte mit großer, individueller Streubreite sind.

➤ Die Information soll - wenn möglich - schrittweise erfolgen. Hierbei gilt: Nur auf einmal, was nötig. Keine unnötigen Nebensätze oder mißverständliche Zukunftsperspektiven äußern.

➤ Für den Kranken verständliche Ausdrücke benützen! Nur wenige Worte gebrauchen, da der Kranke in seiner Betroffenheit meist nur wenig auf einmal fassen kann.

➤ Die Information erfordert mehrmalige Gespräche, z.T. Wiederholungen. Über „Verständnislosigkeit" von seiten des Kranken sollte man sich nicht wundern, sie spiegelt Verdrängungstendenz, begrenztes Erfassungsvermögen etc. wider.

➤ Zum besseren Verständnis kann man Krankheitsgeschehen evtl. aufzeichnen sowie Röntgenbilder zeigen und erklären.

➤ Beim Gespräch ist Ausgewogenheit bezüglich Informationsgehalt, Patientenzentriertheit und emotionaler Wärme anzustreben.

➤ Die übrigen fachlichen Betreuer sind über den Inhalt des Gesprächs mit dem Kranken zu informieren. Ebenso ist eine ausreichende Dokumentation in der Krankengeschichte erforderlich.

Juristische Aspekte

➤ Der Patient hat grundsätzlich ein gesetzlich und/oder durch amtliche Krankenhausverordnung geregeltes Recht auf ausreichende Information über Diagnose sowie Therapieplan und voraussehbare Therapiefolgen (gilt für BRD, Österreich und Schweiz).

➤ Dem Ermessen des einzelnen Arztes bleibt ein weiter Spielraum offen. Dieser Spielraum steht in engem Zusammenhang mit der Privatsphäre des Arzt-Patienten-Verhältnisses.

➤ Zum „Schutz" des Tumorpatienten könnte Information ausnahmsweise auch verschwiegen werden. Voraussetzung ist, daß die Information nach Ansicht des Arztes dazu führt, dem Kranken psychisch bzw. körperlich bzw. bezüglich Behandlungserfolg zu schaden. Letzteres ist allerdings kaum vorstellbar.

➤ In solchen Ausnahmefällen wird von besorgten Ärzten öfters zur direkten Angehörigeninformation gegriffen, wovon wir aus langjähriger Erfahrung heraus abraten. Angehörige sind Mitbetroffene und in der Regel ungeeignete Informationsvermittler. Als „Geheimnisträger" sind sie meist überfordert (vgl. oben).

➤ Auch der Ermessensspielraum des Richters ist weit. Informationsrecht und -pflicht sind schwer juristisch zu reglementieren (nur wenige Bundesgerichtsurteile in der Schweiz und in der BRD).

➤ Die Durchführung einer Therapie, speziell in Studienprotokollen, setzt heute meistens eine schriftliche Einverständniserklärung des Kranken voraus, sog. „informed consent".

Reaktionsmuster des Kranken

➤ Die Verarbeitungsphasen nach Kübler-Ross werden nicht „didaktisch-linear", sondern individuell und in verschiedener Reihenfolge erlebt (Abb. 1).

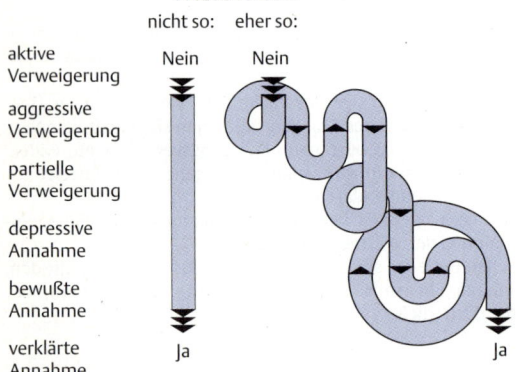

Abb. 1 Verarbeitung der Reaktionsphasen nach Information über die Betroffenheit von einer bösartigen Erkrankung (aus Bertschi, H.P., in Herzig: Die Betreuung Sterbender. ROCOM. Hoffmann-La Roche, Basel 1979)

➤ Der Patient wählt das Reaktionsmuster, welches ihm hilft, die Realität zu ertragen (entspricht manchmal auch seinem „Wunschbild").

➤ „Krebs" ist für Betroffene eine Lebenskrise. Die Begleitung von Patienten und/oder ihren Angehörigen im Sinne psychologischer, seelsorgerischer Hilfe, ist manchmal nötig. Pflegende und Ärzte können entsprechende Bedürfnisse wahrnehmen und Verbindungen zu helfenden Instanzen fördern (psychologische, musiktherapeutische, seelsorgerische Hilfe, Patienten-Angehörigen-Gruppen usw.).

➤ Der Verarbeitungszustand des Kranken erfordert vom Betreuer laufende Anpassung. Dabei sollte man dem Patienten gegenüber stets ehrlich bleiben.

➤ Aggressive Reaktionen des Kranken werden oft auf Betreuer oder Angehörige projiziert. Die persönliche Betroffenheit ist zu relativieren.

➤ In depressiven Phasen ist eine verständnisvolle, eher aktivierende Beziehung hilfreich. Sie ist von größerem Nutzen als verniedlichende, mitleidige Äußerungen.

➤ Kranke mit vorbestehender Neigung zu depressiver Verstimmung benötigen bei anhaltender Trauerphase psychotherapeutische Unterstützung, evtl. auch pharmakologische in Form von Antidepressiva.

➤ Die Krankheitsannahme („Verklärung") ist für Angehörige und Betreuer des Kranken oft schwerer nachzuvollziehen. Ziel: Den Patienten dabei nicht hindern, „loslassen".

➤ Den Patienten und dessen Angehörige ansprechen auf para- bzw. „alternativ"-medizinische Aktivitäten (sachlich informieren, nicht werten, Unschädliches akzeptieren, vor Gefährlichem wie z.B. Hunger-Saftkuren, Petroleum oder ungebührlich Teurem wie z.B. vermögen-ruinierende Geistheilerreisen in ferne Länder etc. warnen).

Begegnung mit dem Tumorpatienten

Unterstützende Betreuung

➤ Ärzte und Krankenschwestern mit onkologischer Zusatzausbildung vermitteln dem Patienten durch ihre Kompetenz Sicherheit und Geborgenheit, selbst bei prognostisch ungünstiger Entwicklung.

➤ Die laufende Information und Instruktion über Krankheit und Therapie erhöhen die Kooperation.

➤ Betreuer, welche einerseits den Mythos „Krebs" erkannt haben und ihre eigene Todesproblematik überdenken, sind hilfreiche Gesprächspartner für den Tumorpatienten.

➤ Anleitung zur Selbsthilfe vermindert das Gefühl des Ausgeliefertseins (z. B. Stomatitis- und Ileusprophylaxe, Ernährung usw.).

➤ Gezielte, gut vorbereitete Maßnahmen gegen Therapienebenwirkungen erleichtern eine intensive Krankheitsphase (s. „Supportivtherapie").

➤ Die Behandlung anhand von Forschungsprotokollen bedarf einer besonders angepaßten Patienteninformation und Patientenführung.

➤ Offenheit zur Diskussion über „paramedizinische Maßnahmen" kann Kranke vor Enttäuschungen und den Arzt vor Vertrauensbrüchen bewahren (vgl. S. 2–3).

➤ Die Beachtung der sozialen Umgebung ist wichtig, die Inanspruchnahme verschiedener Strukturen zur Hilfe zu Hause ist oft notwendig (Haushaltshilfe, Heimpflege, Finanzen etc.).

Zusammenarbeit

➤ Die gegenseitige Information der Betreuer ist oft mangelhaft und macht ein einheitliches Beratungskonzept unmöglich.

➤ Die Haltung und Sicht des Pflegepersonals soll diejenige des Arztes (und umgekehrt) nicht „bekämpfen", sondern zur Diskussion des optimalen, gemeinsamen Vorgehens anregen.

➤ Unterstützende Zusammenarbeit erhöht die Behandlungs- und Pflegequalität in Krankenhaus- und Heimpflege.

➤ Gemeinsame problemzentrierte Gruppengespräche (Krankenhaus, Praxis) helfen „Problempatienten" besser zu verstehen und ermöglichen kreative Lösungsvorschläge. Sie ermöglichen auch die emotionale Entlastung überforderter Betreuer.

➤ Von Ausnahmefällen abgesehen (seltene Tumoren, komplexe Therapie- und Nachsorgesituationen), soll der Hausarzt erstinstanzlicher, koordinierender Betreuer des Patienten bleiben. Aus medizinischen und juristischen Gründen empfiehlt sich indessen eine gemeinsam-alternierende Patientenbetreuung mit einem Fach-Onkologen in Praxis oder Krankenhaus. Dies setzt laufende gegenseitige Information voraus.

Grundlagen

➤ **Methoden**:
  - Screening „Gesunder" (Früherkennung) s. S. 10 – 11 oder
  - Tumorsuche bei Verdacht oder
  - Abklärung bei bekanntem Tumor (Staging, Nachsorge) s. S. 13 – 17.
➤ **Diagnostik:** Die Diagnostik soll möglichst sicher, schonend und kostengünstig erfolgen. Psychologische Belastung durch Ungewißheit sollte durch rasche Diagnostik vermieden werden.
➤ Tumor möglichst direkt untersuchen (Biopsie → Histologie/Zytologie).
➤ Es gibt keinen „Universalkrebstest": Rationale Tumordiagnostik setzt sich aus verschiedenen, für den betreffenden Tumor bedeutungsvollen „Bausteinen" zusammen.
➤ Gründliche Anamnese und sorgfältige klinische Untersuchung sind nach wie vor die wichtigsten Beiträge zur Diagnosefindung.
➤ Eine genaue Abklärung ist Voraussetzung für eine erfolgreiche Behandlung: Keine Tumortherapie ohne sichere Diagnose!

Anamnese bei Tumorpatienten

➤ **Vorbemerkung**: Stets zuerst nach möglicherweise früher diagnostiziertem Tumor fragen („Geschwür, Myom, Muttermal, Kropf etc."). Frühere Krankengeschichten einsehen.
➤ **Allgemeine Tumorsymptome:**
  - *Charakteristische Tumorsymptome:* Sog. charakteristische Tumorsymptome fehlen anfangs häufig. Wohlbefinden schließt ein Malignom nicht aus. Starke subjektive Beschwerden sind prognostisch ungünstig.
  - *Appetitlosigkeit/vorzeitiges Sättigungsgefühl:* Veränderungen des Appetits kommen regelmäßig vor, oft mit bestimmten Aversionen (z. B. gegen Fleisch) oder Geschmacksstörungen verbunden.
  - *Gewichtsabnahme:* Gewichtsabnahmen sind häufig und bedeutungsvoll, v. a. wenn > 10% des Körpergewichts abgenommen werden.
    • Ursache: Gesteigerter Grundumsatz, „der Tumor frißt zuerst!", negative Stickstoffbilanz.
    • Früheres und aktuelles Gewicht festhalten und objektiv überprüfen.
  - *Allgemeine Schwäche/Leistungsabfall:* Viele Patienten berichten über Leistungsminderung. Diese ist aber uncharakteristisch und schwer erklärbar.
  - *Schmerz:*
    • Inzidenz des Schmerzes: In Anfangsstadien treten bei rund 30%, in Terminalstadien bei 70 – 80% der Tumorpatienten Schmerzen auf.
    • Ursache: Einteilung in somatogen/neurogen, mechanisch/humoral und entzündlich.
    • Schmerzqualitäten: Charakter, Intensität, und Lokalisation der Schmerzen (Körperschema) und Schmerzmittelbedarf werden erfragt.
  - *Temperaturerhöhung/Fieber:* Tumorfieber ist selten, z. B. bei malignen Lymphomen, Leukämien, Lebermetastasen oder Tumorzerfall und daher nur eine Ausschlußdiagnose. Andere Ursachen wie Infektionen müssen immer ausgeschlossen werden.
  - *Schwitzen, speziell Nachtschweiß*: Schweißneigung ist selten, sie tritt am ehesten bei malignen Lymphomen auf (sog. B-Symptomatik).

– *Juckreiz:* Juckreiz wird z. B. bei Morbus Hodgkin, myeloproliferativen Syndromen und Cholestase angegeben.

➤ **Spezielle Anamnese:**
– *Rauchen:* Rauchen ist als Risikofaktor bei Tumoren im HNO-Bereich, der Lunge, der Harnblase, des Ösophagus, des Pankreas und der Niere erwiesen. Bei primärem Leberzellkarzinom, Magen- und Zervixkarzinom wird die kanzerogene Wirkung vermutet.
– *Alkohol:* Alkoholabusus begünstigt die Entstehung von Tumoren des HNO-Bereiches sowie von Ösophagus-, Magen- und primären Leberzellkarzinomen.
– *Medikamente:* Die gezielte tumorrelevante Medikamentenanamnese umfaßt Fragen nach Immunsuppressiva, Zytostatika, Phenacetinhaltigen Analgetika und Hormonen.
– *Gynäkologische Anamnese:* Im Rahmen der gynäkologischen Anamnese werden Menstruations-/Sexualanamnese und Schwangerschaften erfragt.
– *Berufsanamnese:* Asbest? Silikose? Arsen? Haarfärbemittel? Ionisierende Strahlen?

➤ **Persönliche Anamnese:**
– *Vorerkrankungen:* Es müssen frühere Behandlungen wegen einer Präkanzerose oder eines Tumors sowie deren Therapie erfragt werden.
– *Fehlbildungen:* Relevante Fehlbildungen sind Kryptorchismus, Zystennieren, Tierfellnävus und chromosomale Anomalien.
– *Infektionen:* Folgende Infektionskrankheiten sind mit malignen Tumoren assoziiert:
  • Virusinfektionen, s. Tabelle 1.
  • Bakterielle Infektionen: Helicobacter pylori zeigt eine Koinzidenz mit Magenkarzinomen, die Kausalität ist aber nicht gesichert.
  • Parasitäre Infektionen: Die Bilharziose ist mit der Entstehung von Harnblasen- und Kolonkarzinomen assoziiert.

Tabelle 1 Mit Virusinfektionen assoziierte Tumoren

Virus	Assoziierter Tumor
Epstein-Barr-Virus	Burkitt-Lymphom Nasopharyngealkarzinom Evtl. Kaposi-Sarkom
Herpes simplex (v. a. Typ 2)	Urogenitaltumoren
Humane Papillomviren (v. a. Typ 16, 18)	Genitale Tumoren Hauttumoren
Hepatitis B	Primäres Leberzellkarzinom
HTLV (1, 2)	T-Zell-Leukämie
KSHV (Herpesvirus)	Evtl. Kaposi-Sarkom

- *Chronische Entzündungen:* Die Colitis ulcerosa geht nach 10 Jahren Erkrankungsdauer mit einem erhöhten Risiko für kolorektale Karzinome einher. Der Morbus Crohn als Risikofaktor für kolorektale Karzinome ist umstritten. Weitere chronische Infektionen, die bei der Anamnese erfragt werden sollten, sind Gastritis, Ulkus, Zoeliakie und Tuberkulose.
- *Trauma:* Auch Traumen sind in der Anamnese zu berücksichtigen, allerdings sollte man wegen des Kausalitätsbedürfnisses der Patienten vorsichtig sein.
- ➤ **Familienanamnese:**
  - Übersicht s. Tabelle 2.
  - *Familiär gehäuft auftretende Tumoren:* Die Vererbung der familiär gehäuft vorkommenden Tumoren erfolgt meist autosomal dominant.

Tabelle 2   Erbliche Tumoren

Präkanzerose/Malignom	assoziiertes Malignom
Familiäre Polyposis coli	Kolorektale Karzinome
Mammakarzinom	
Endometriumkarzinom	
Ovarialkarzinom	
Multiple Endokrine Neoplasien	
– Typ I (Wermer-Syndrom)	Tumoren der Parathyroidea Pankreastumoren Hypophysentumoren
– Typ IIa (Sipple-Syndrom)	Medulläres Schilddrüsenkarzinom Phäochromozytom Tumoren der Parathyroidea
– Typ IIb (Gorlin-Syndrom)	Medulläres Schilddrüsenkarzinom Phäochromozytom Ganglioneuromatose
Family-Cancer-Syndrom	Mamma-, Endometrium- und Kolonkarzinom
Retinoblastom	Osteosarkom, Ewing-Sarkom

Körperliche Untersuchung

➤ **Vorbemerkung**: Die Untersuchung sollte immer vollständig, vorurteilsfrei und nicht nur auf einen vermuteten oder bereits diagnostizierten Tumor ausgerichtet sein. Alle Befunde sind quantitativ in metrischen Einheiten anzugeben, gegebenenfalls bildlich festzuhalten (Zeichnungen/Fotos mit Datum).

➤ **Allgemeiner Aspekt:**
  – Körpergewicht, Körperbau, Ernährungszustand.
  – Gesichtsausdruck (z. B. Hyperkalzämie: blaßgrau, eingefallen, müde).

➤ **Endokrine Störungen:** Zu achten ist vor allem auf den Aspekt eines Morbus Cushing und Morbus Addison.

➤ **Haut:** Bei der Inspektion der Haut ist insbesondere zu achten auf:
  – Narben.
  – Hautfarbe (Anämie, Ikterus).
  – Blutungen.
  – Effloreszenzen.
  – Dermatomyositis (Koinzidenz mit Tumoren des Gastrointestinaltraktes).
  – Acanthosis nigricans maligna (kutane Paraneoplasie, s. S. 461).
  – Bei makroskopisch erkennbaren Tumoren sind Pigmentierung, Konsistenz, Ulzerationen und Behaarung zu beurteilen.

➤ **Lymphknoten:** Lymphknoten müssen systematisch an allen Stationen gesucht werden. Kriterien für die Beurteilung von getasteten Lymphknoten sind deren Größe, Konsistenz und Verschieblichkeit. Jeder pathologische Befund ist zu dokumentieren.
  – Lymphknotenstationen s. Tabelle 3.

Tabelle 3   Lymphknotenstationen

Körperregion	zu untersuchende Stationen
Kopf/Hals	nuchal retroaurikulär submandibulär Entlang des M. sternocleidomastoideus
Thorax	supra- und infraklavikulär axillär
Abdomen	inguinal
Extremitäten	kubital popliteal

➤ **Kopf und Hals:** Bei der Untersuchung von Kopf und Hals ist neben den oben erwähnten Lymphknotenstationen zu achten auf:
  – Sichtbare Tumoren an Lippen, in Mund, Rachen, Auge, Nase und Ohr.
  – Schilddrüsengröße.
  – Obere Einflußstauung.

➤ **Thorax:** Die Untersuchung des Thorax umfaßt folgede Punkte:
  – Beurteilung der Symmetrie.
  – Auskultation der Lungen und des Herzens.
  – Perkussion.
➤ **Brustuntersuchung:**
  – *Inspektion*: Bei der Inspektion muß auf Veränderungen der Haut wie Apfelsinenhaut, ekzematöse Veränderungen etc. und Einziehung der Mamille geachtet werden. Der Seitenvergleich ist hierbei besonders wichtig.
  – *Tastbefund*: Im Rahmen der Tastuntersuchung ist insbesondere auf palpable Knoten zu achten. Wichtige Kriterien sind die genaue Lokalisation, Größe sowie Verschieblichkeit der Knoten gegen die Haut und die Brustwand.
➤ **Abdomen:**
  – *Palpation des Abdomens*: Im Rahmen der Tastuntersuchung des Abdomens sind Resistenzen sowie Druckdolenz zu beachten.
  – *Leber*: Untersucht werden die Lebergröße, die Konsistenz, der Leberrand und evtl. tastbare Knoten.
  – *Milz*: Bei der Untersuchung der Milz sind die Größe und Konsistenz zu beachten. Um eine stark vergrößerte Milz nicht zu übersehen, sollte man im Unterbauch mit der Palpation beginnen.
  – *Digital-rektale Untersuchung*. Die digital-rektale Untersuchung ist obligater Bestandteil einer vollständigen körperlichen Untersuchung. Zum einen ist auf tastbare Tumoren im Bereich des Enddarms zu achten. Zum anderen werden beim Mann Größe und Konsistenz der Prostata, bei der Frau die Parametrien beurteilt.
➤ **Genitale:** Zur Untersuchung des Genitale gehört die Inspektion äußerlich sichtbarer Veränderungen des Genitale sowie die bimanuelle Tastuntersuchung, ggf. ergänzt durch Sonographie und zytologischen Abstrich der Zervix.
➤ **Neurologische Untersuchung:** Im Rahmen der neurologischen Untersuchung wird geachtet auf:
  – Druckdolenz der Nervenaustrittspunkte an Kopf/Hals.
  – Motorische Ausfälle.
  – Sensible Ausfälle.
  – Gangunsicherheiten und Gleichgewichtsstörungen.
  – Visus und Gesichtsfeld.
  – Hörvermögen.

Früherkennung und Vorsorge

Grundlagen

➤ **Ziel:** Das Ziel von Früherkennungsuntersuchungen ist die Erfassung eines Tumors im Frühstadium, verbunden mit entsprechend höherer Heilungschance. Leider sind nicht viele Tumoren einer Früherkennung mit einfachen Methoden zugänglich.

➤ **Zielgruppen der Früherkennungsuntersuchungen:**
  – Klinisch Gesunde werden im sog. Screening untersucht.
  – Risikogruppen werden gezielt untersucht. Da zunehmend sog. genetische Tumormarker entdeckt werden, wird auch das Screening der Risikogruppen immer bedeutender. Beispiele bisher bekannter genetischer Tumormarker: BRCA-1 und 2 = bisher bekannte Brustkrebsgene; APC-Gen bei familiärer Polyposis; MSH-2-Gen bei nicht-polypösem Kolonkarzinom.

➤ **Bedingungen für die Durchführung von Früherkennungsuntersuchungen (für die BR Deutschland im Sozialen Gesetzbuch geregelt):**
  – Die Erkrankung muß mit einfachen Methoden zu diagnostizieren sein.
  – Die Krankheitszeichen müssen eindeutig sein.
  – Die Erkrankung muß wirksam behandelt werden können.
  – Es müssen genügend Ärzte/Einrichtungen zur Verfügung stehen, um die Erkrankung zu diagnostizieren und zu behandeln.

➤ **Allgemeine Voraussetzungen:** Die Früherkennungsuntersuchung muß:
  – Technisch einfach sein, z. B. Selbstabtastung.
  – Zumutbar sein, z. B. Stuhluntersuchung auf Blut.
  – Wiederholbar sein.
  – Überall durchführbar sein, z. B. auch durch Allgemeinarzt.
  – Kostengünstig sein.

Probleme der Früherkennung

➤ Fehlende Korrelation zwischen Größe des Primärtumors und der Wahrscheinlichkeit einer Metastasierung (Dissemination bei kleinstem Tumor möglich, wenn auch statistisch weniger häufig).

➤ Begrenztes Wahrnehmungs- und Auflösungsvermögen aller Tumordiagnostikmethoden (ungenügende Sensitivität).

➤ Ungenügende Spezifität.

➤ Echter Überlebensgewinn nur bei kurativer Behandlungsmöglichkeit. Für viele, insbesondere viszerale Tumoren sind solche Behandlungsmöglichkeiten noch nicht ausreichend vorhanden.

➤ Mangelnde Akzeptanz bzw. Einsicht in der Zielpopulation schränkt die Möglichkeiten einer gezielten Früherkennung stark ein.

Kriterien der Beurteilung einer Früherkennungsmethode

➤ **Sensitivität:** Der Test sollte bei kleinstem Tumorvolumen schon positiv ausfallen. Die Sensitivität ist meßbar an der Rate „falsch-negativer" Ergebnisse.

➤ **Spezifität:** Der Test darf nur bei einem bestimmten Tumor positiv ausfallen. Die Spezifität ist meßbar an der Rate „falsch-negativer" Ergebnisse.

Beispiele für erfolgreiche Tumorvorsorge

➤ Zervixkarzinom.
➤ Kolorektale Tumoren.
➤ Hauttumoren (Melanom, Basaliom, Spinaliom).
➤ HNO-Tumoren.
➤ Mammakarzinom (mit Einschränkungen).

Beispiele für bisher erfolglose Tumorvorsorge

➤ Bronchialkarzinome.
➤ Magenkarzinom.
➤ Pankreaskarzinom.
➤ Hypernephrom.
➤ Korpuskarzinom.
➤ Ovarialkarzinom.

Gesetzliche Regelung

➤ Die Durchführung und Finanzierung eines „Krebsvorsorgeprogramms" (Frau: Zervixabstrich, Mammapalpation/Mammographie; Mann: Prostata; beide Geschlechter: okkultes Blut im Stuhl) sind in der BRD, Schweiz und in Österreich unterschiedlich gesetzlich geregelt.
➤ **BRD:**
  – *Frauen:*
    • Ab 20. Lebensjahr: Gezielte Anamnese, Untersuchung des äußeren und inneren Genitales, zytologischer Abstrich der Zervix.
    • Ab 30. Lebensjahr zusätzlich: Inspektion und Palpation der Mammae, Anleitung zur Selbstuntersuchung der Brust, Anamnese zu Hautveränderungen.
    • Ab 45. Lebensjahr zusätzlich: Digitale Austastung des Rektums, Test auf okkultes Blut im Stuhl.
  – *Männer:* Ab dem 45. Lebensjahr: Gezielte Anamnese, Inspektion und Palpation des äußeren Genitales, digitale Austastung des Rektums, Test auf okkultes Blut im Stuhl, Palpation regionärer Lymphknoten.
➤ **Schweiz:** Frauen: Gynäkologische Untersuchung inkl. Papanicolaou-Test. Erste beide Untersuchung im Jahresabstand, danach alle 3 Jahre. Basis-Mammographie bei < 50jährigen, bei > 50jährigen alle 2 Jahre, bei familiärer Häufung früher und jährlich.
➤ **Österreich:** Die Versicherten haben für sich und ihre Angehörigen Anspruch auf eine jährliche Vorsorge(Gesunden)untersuchung, die auch der Früherkennung von Krebs dient.

Grundlagen

➤ Sicherstes Kriterium einer wirksamen Tumortherapie (Remission) ist die objektivierbare Verkleinerung bzw. das Verschwinden meßbarer Tumorherde.

➤ Größe und Ausdehnung von Tumorherden müssen möglichst quantitativ genau festgehalten werden. Dies ist unbedingte Voraussetzung für eine zuverlässige Verlaufs- und Erfolgsbeurteilung. Hierzu werden alle sicht-, tast- oder indirekt durch bildgebende Verfahren objektivierbaren Tumorparameter regelmäßig gemessen oder geschätzt und schriftlich festgehalten (Verlaufsblätter, s. S. 59).

➤ Neben der objektiv feststellbaren Wirksamkeit muß stets auch der subjektive Nutzen für den Patienten im Auge behalten werden. Verschiedene Aspekte der Lebensqualität sind heute obligate Verlaufsparameter jeder Tumortherapie.

Beispiele für meßbare Tumorparameter

➤ **Bidimensionale Parameter:**
  – Zur Erfassung bidimensionaler Parameter werden die beiden größten, senkrecht aufeinander stehenden Durchmesser gemessen.
  – Palpable Tumoren können mit bidimensionalen Parametern beschrieben werden. Beispiele: Tumoren der Haut, Lymphome, Mamma-Tumoren.
  – Sonographisch und radiologisch sichtbare Tumoren, die mit Hilfe bidimensionaler Parameter vermessen werden können, sind z. B. Lungenrundherde, Osteolysen und Lebermetastasen.

➤ **Unidimensionale Parameter:**
  – Die Messung des größten Durchmessers eines Tumors bzw. der Abstand vom Rippenbogen dient als unidimensionaler Parameter.
  – Vergrößerte Organe werden durch unidimensionale Parameter beschrieben. Beispiele: Leber, Milz oder Hilustumoren.

➤ **Qualitative (Labor-)Parameter:**
  – Tumormarker (s. S. 22 ff) sind v. a. bei soliden Tumoren hilfreiche Verlaufsparameter. Das Fehlen eines Tumormarkers schließt aber keineswegs das Vorliegen einer malignen Erkrankung aus.
  – Bei Leukämien und myelodysplastischen Erkrankungen eignet sich z. B. die Beurteilung des Blastenanteils in Blutbild und Knochenmark als Laborparameter. Weitere Parameter s. „hämatologische Onkologie" S. 378 – 382.

➤ **Nicht meßbare, aber im Verlauf vergleichbare Parameter:**
  – *Anmerkung*: Die folgenden Parameter können nur zur Erfolgsbeurteilung herangezogen werden, wenn sie eindeutig stark zu- bzw. abnehmen.
  – *Osteoplastische Knochenmetastasen*: Osteoplastische Knochenmetastasen werden anhand von Röntgenbildern verglichen.
  – *Hautbefall*: Ein flächiger Hautbefall läßt sich anhand von Fotos im Verlauf vergleichen.
  – *Palpable Tumoren*: Tumormassen sind durch entsprechende Palpation und Dokumentation zu vergleichen.
  – *Ergüsse*: Die Zu- bzw. Abnahme von Pleuraergüssen oder Aszites etc. lassen sich mit Hilfe von Röntgenbildern, Ultraschall- und Szintigraphiebefunden nachvollziehen.

Definitionen

➤ **Komplette Remission (CR):** Die komplette Remission ist definiert als das Verschwinden aller bekannten Tumormanifestationen. Sie wird durch zwei nicht weniger als 4 Wochen auseinanderliegende Beurteilungen bzw. Untersuchungen bestätigt. Insbesondere dürfen keine neuen Krankheitsmanifestationen auftreten. Der Unterschied zwischen klinischer und histopathologischer kompletter Remission ist beträchtlich.

➤ **Partielle Remission (PR):** Unter partieller Remission versteht man den Rückgang aller meßbaren Tumorparameter um mindestens 50% der initialen Größe, berechnet als „Flächenmaß" zweier in der Regel senkrecht aufeinanderstehender Messungen. Auch die partielle Remission wird durch zwei mindestens 4 Wochen auseinanderliegende Beobachtungen bestätigt, es dürfen keine neuen Krankheitsmanifestationen auftreten.

➤ **Stationäres Tumorverhalten (NC = „No Change"):** „No change" bedeutet einen Tumorrückgang um weniger als 50% oder eine Zunahme um weniger als 25% bei einer oder mehreren meßbaren Tumormanifestation(en).

➤ **Progression (PD = „Progressive Disease"):** „Progressive disease" ist definiert als Tumorzunahme von > 25% oder dem Auftreten von neuen Tumormanifestationen.

➤ **Remissionsdauer:**
   – Unter der Remissionsdauer versteht man die Zeitspanne der objektivierbaren Tumorrückbildung vom Tag des Eintretens bis zur Feststellung einer eindeutigen Progression.
   – Die „mittlere Remissionsdauer" ist die Zeitspanne, nach welcher sich noch 50% eines bestimmten, nach einheitlichen Richtlinien behandelten Patientenkollektivs in andauernder Tumorrückbildung befindet. Die Remission der übrigen Hälfte der Patienten ist inzwischen beendet, sie erlitten ein Rezidiv.

➤ **Überlebenszeit:**
   – *Rezidivfreies Überleben:* Unter rezidivfreiem Überleben versteht man die Zeitspanne vom Therapiebeginn bis zum Nachweis eines dokumentierten Tumorrückfalls. Es entspricht dem „tumorfreien (postoperativen) Intervall", der sog. „time to progression".
   – *Gesamtüberleben*: Mit dem Gesamtüberleben wird die Zeitspanne ab Therapiebeginn, bei mehreren Therapieschritten ab Diagnosestellung, bis zum Tode des Patienten beschrieben.
   – *Mittlere Überlebenszeit:* Die mittlere Überlebenszeit umfaßt die Zeitspanne, nach welcher noch 50% eines bestimmten Patientenkollektivs leben, ungeachtet ob mit oder ohne Rezidiv.

Remission von Knochenmetastasen

➤ **Vorbemerkung:** Knochenmetastasen bedürfen besonderer Beurteilungskriterien, daher werden diese hier gesondert aufgeführt. Die Bewertung von Knochenmetastasen bleibt dennoch schwierig und oft subjektiv.

➤ **Komplette Remission (CR):** Komplette Remission ist definiert als das Verschwinden aller radiologisch und/oder szintigraphisch nachgewiesenen Tumormanifestationen für mindestens 8 Wochen.

➤ **Partielle Remission (PR):** Partielle Remission bedeutet Verkleinerung und Remineralisierung initialer Osteolysen für mindestens 8 Wochen.

Remission

➤ **Stationäres Tumorverhalten (NC):** Das stationäre Verhalten von Knochenmetastasen sollte nur bewertet werden, wenn ein stabiles Tumorverhalten während mindestens 8 Wochen beobachtet werden kann.

➤ **Progression (PD):** Progression beschreibt die Zunahme der bestehenden Meßwerte (Osteolysen, Osteoplastische Herde) oder das Auftreten neuer ossärer Krankheitsmanifestationen.

➤ **Cave:** Das Auftreten einer Kompressionsfraktur (Wirbelsäule) oder Fraktur anderer Knochen oder dessen Veränderungen im Sinne einer Frakturheilung (Kallusbildung), dürfen nicht allein als negative Beurteilungsgrundlagen gelten.

Gesamtbeurteilung der Remission

➤ Zur vollständigen Beurteilung der Remission werden alle meßbaren bzw. vergleichbaren Tumorparameter herangezogen.

➤ Bei definitiver Zunahme auch nur eines meßbaren Parameters muß insgesamt von Progression ausgegangen werden.

➤ **Cave:** Manchmal gelingt die Beurteilung nur unzureichend wegen der Verschleierung durch Begleitkrankheiten und Komplikationen wie Pneumonien, Lungenembolien etc.

Subjektive Parameter

➤ Das subjektive Befinden im Sinne von Lebensqualität des Patienten hängt von sehr vielen auch tumorfremden Faktoren ab.

➤ Die Erfassung der Lebensqualität ist schwierig, aber möglich. Sie wird daher als zusätzlicher Parameter zur Beurteilung eines Behandlungserfolges herangezogen.

➤ Das Allgemeinbefinden kann mit Hilfe des Karnofsky-Index, der WHO-Skala oder den Kriterien der Schweizerischen Arbeitsgemeinschaft für Klinische Krebsforschung (SAKK) eingestuft werden (vgl. auch Umschlaginnenseite).

➤ In analoger Weise können auch einzelne Symptome wie Schmerz, Dyspnoe usw. sowie Therapienebenwirkungen graduiert werden. Dies geschieht am besten durch den Patienten selbst (vgl. auch Anhang II, S. 526–529).

➤ Die Erfassung der verschiedenen Kriterien erfolgt entweder mit Linear-Analog-Skalen oder mit validierten Fragebogen. Als Beispiel dazu ist in Tabelle 4 der europäische Lebensqualitätsfragebogen EORTC QLQ-C30 aufgeführt.

➤ Verschiedene Untersucher haben versucht, objektiven Überlebensgewinn der meist vorübergehenden Beeinträchtigung der Lebensqualität gegenüberzustellen und damit den Netto-Nutzen für den Patienten zu bestimmen. Modelle hierfür sind „Time without Symptoms and Toxicity" = „TwiST" bzw. „Q-TwiST". Angesichts der beschränkten Wirksamkeit der meisten medikamentösen Tumortherapien und der zunehmenden, undifferenzierten Kritik daran, kommt den begleitenden Lebensqualität-Untersuchungen große Bedeutung zu.

Tabelle 4 Europäischer Lebensqualitäts-Fragebogen QLQ-C30 der EORTC (European Organisation for Research and Treatment of Cancer), deutschsprachige Version

Wir sind an einigen Angaben interessiert, die Sie und Ihre Gesundheit betreffen. Bitte beantworten Sie die folgenden Fragen selbst, indem Sie die Zahl ankreuzen, die am besten auf Sie zutrifft. Es gibt keine „richtigen" oder „falschen" Antworten. Ihre Angaben werden streng vertraulich behandelt

Bitte tragen Sie Ihre Initialen ein:	Ihr Geburtstag (Tag, Monat, Jahr)	Das heutige Datum (Tag, Monat, Jahr)	
		Nein	**Ja**
1. Bereitet es Ihnen Schwierigkeiten, sich körperlich anzustrengen (z. B. eine schwere Einkaufstasche oder einen Koffer zu tragen?)		1	2
2. Bereitet es Ihnen Schwierigkeiten, einen längeren Spaziergang zu machen?		1	2
3. Bereitet es Ihnen Schwierigkeiten, eine kurze Strecke außer Haus zu gehen?		1	2
4. Müssen Sie den größten Teil des Tages im Bett oder in einem Sessel verbringen?		1	2
5. Brauchen Sie Hilfe beim Essen, Anziehen, Waschen oder Benutzen der Toilette?		1	2
6. Sind Sie in irgendeiner Weise bei Ihrer Arbeit entweder im Beruf oder im Haushalt eingeschränkt?		1	2
7. Sind Sie gänzlich außerstande, im Beruf oder im Haushalt zu arbeiten?		1	2

Tabelle 4 Fortsetzung

Während der letzten Woche:	überhaupt nicht	wenig	mäßig	sehr
8. Waren Sie kurzatmig?	1	2	3	4
9. Hatten Sie Schmerzen?	1	2	3	4
10. Mußten Sie sich ausruhen?	1	2	3	4
11. Hatten Sie Schlafstörungen?	1	2	3	4
12. Fühlten Sie sich schwach?	1	2	3	4
13. Hatten Sie Appetitmangel?	1	2	3	4
14. War Ihnen übel?	1	2	3	4
15. Haben Sie erbrochen?	1	2	3	4
16. Hatten Sie Verstopfung?	1	2	3	4
17. Hatten Sie Durchfall?	1	2	3	4
18. Waren Sie müde?	1	2	3	4
19. Fühlen Sie sich durch Schmerzen in Ihrem alltäglichen Leben beeinträchtigt?	1	2	3	4
20. Hatten Sie Schwierigkeiten, sich auf etwas zu konzentrieren, z. B. auf das Zeitunglesen oder das Fernsehen?	1	2	3	4
21. Fühlten Sie sich angespannt?	1	2	3	4

22. Haben Sie sich Sorgen gemacht?	1	2	3	4		
23. Waren Sie reizbar?	1	2	3	4		
24. Fühlten Sie sich niedergeschlagen?	1	2	3	4		
25. Hatten Sie Schwierigkeiten, sich an Dinge zu erinnern?	1	2	3	4		
26. Hat Ihr körperlicher Zustand oder Ihre medizinische Behandlung Ihr Familienleben beeinträchtigt?	1	2	3	4		
27. Hat Ihr körperlicher Zustand oder Ihre medizinische Behandlung Ihr Zusammensein oder Ihre gemeinsamen Unternehmungen mit anderen Menschen beeinträchtigt?	1	2	3	4		
28. Hat Ihr körperlicher Zustand oder Ihre medizinische Behandlung für Sie finanzielle Schwierigkeiten mit sich gebracht?	1	2	3	4		

Bitte kreuzen Sie bei den folgenden Fragen die Zahl zwischen 1 und 7 an, die am besten auf Sie zutrifft.

	1 sehr schlecht	2	3	4	5	6	7 ausgezeichnet
29. Wie würden Sie insgesamt Ihren körperlichen Zustand während der letzten Woche einschätzen?							
30. Wie würden Sie insgesamt Ihre Lebensqualität während der letzten Woche einschätzen?							

Vorbemerkungen

➤ Labordiagnostische Untersuchungsmethoden ergänzen die klinische und apparative Diagnostik. Sie dienen einerseits dem Nachweis maligner Tumoren mit evtl. Hinweisen auf Art, Lokalisation und Stadium, andererseits der Verlaufskontrolle.
➤ Organfunktionen z.B. der Niere und Leber können im Hinblick auf Nebenwirkungen der Tumortherapie überwacht werden.

Möglichkeiten/Grenzen der Labordiagnostik

➤ **Spektrum der Labordiagnostik:** Erfaßt werden:
  – Die auf den Tumor zurückzuführende direkte Organ-Toxizität.
  – Nebenwirkungen der Tumortherapie.
  – Tumormarkerverlauf.
  – Paraneoplastische Laborveränderungen.
➤ **Kriterien der Testqualität:**
  – *Vorbedingung* ist die Festlegung der Normwerte bzw. der Diskriminationsgrenze zwischen positiv (pathologisch) und negativ (normal).
  1. *Spezifität:* Negativer Ausfall bei Nichtvorhandensein eines Tumors, meßbar am Prozentsatz richtig-negativer Ergebnisse.
  2. *Sensitivität:* Positiver Ausfall bereits bei kleinster Tumormenge, meßbar am Prozentsatz richtig-positiver Ergebnisse.
➤ **Vorteile der Labordiagnostik:**
  – Nicht invasiv mit geringer Belastung für den Patienten.
  – Meßbare, vergleichbare Parameter.
  – Beliebig wiederholbare Messungen.
➤ **Nachteile der Labordiagnostik:** Meist zu wenig spezifisch und sensitiv.

Übersicht der hämatologischen Befunde

➤ Die hämatologischen Befunde und ihre möglichen Ursachen sind in der Tabelle 5 zusammengestellt.

Tabelle 5 Hämatologische Befunde

Befund	Ursache
Anämie	
Hypochrom/ mikrozytär	Chronische Blutungen (Magen-Darm- und gynäkologische Tumoren)
Hypochrom/ sideroachrestisch	Präleukämien nach Zytostatikatherapie (passager). Tumoranämie: Interne Eisenblockade bei chronischen Erkrankungen
Normochrom/ normozytär	Hypoplasie der Erythropoese, Knochenmarksinfiltration, langfristige Zytostatika- bzw. Strahlentherapie
Hämolytische Anämie	Autoimmunhämolyse, mikroangiopathische Hämolyse (z. B. Magen-Darm-Tumoren)
Hyperchrom/ makrozytär	Therapie mit Folsäure- und Pyrimidin-Antagonisten
Erythrozytose/ Polyglobulie	Myeloproliferative Syndrome *Paraneoplastisch bei*: Nierenkarzinomen, Uterusmyomen, Hämangiomen, Hepatomen
Leukopenie	Langfristige Zytostatika- oder Strahlentherapie, Knochenmarkinfiltration, autoimmunologisch (selten)
Leukozytose	
Lymphozytose	Leukämische Verlaufsfom maligner Lymphome
Granulozytose mit Linksverschiebung	Myeloproliferative Syndrome, Knochenmarkinfiltration, Begleitinfekte
Granulozytose ohne Linksverschiebung	Paraneoplastische leukämoide Reaktion (Leukozyten > 100 000/mm^3)
Eosinophilie	Verschiedene maligne Tumoren, v. a. Morbus Hodgkin
Monozytose	Hämatologische Erkrankungen
Thrombopenie	Knochenmarkinfiltration, längere Zytostatika- oder Strahlentherapie, sekundär infolge gesteigerten Thrombozytenverbrauchs, disseminierte intravasale Gerinnung, Sepsis, mikroangiopathische hämolytische Anämie, autoimmunologisch
Thrombozytose	Myeloproliferative Syndrome, paraneoplastisch
Panzytopenie	Strahlen- oder Chemotherapie, Speicherverschiebung im Rahmen eines Hypersplenismus

Serumproteine

Grundlagen

➤ **Vorbemerkung:** Veränderungen der Serumproteine sind insgesamt unspezifisch. Im Rahmen maligner Prozesse kommt es häufig zur Erniedrigung des Gesamtproteins (Ausnahme: Plasmozytom), die Akute-Phase-Proteine steigen an.
➤ **Differentialdiagnosen** bei Serumproteinveränderungen:
  – Akute und chronische Entzündungen.
  – Chirurgische Eingriffe.
  – Strahlen- und Chemotherapie.
  – Nierenerkrankungen.
  – Lebererkrankungen.

Serumproteinveränderungen

➤ Einen Überblick über mögliche Serumproteinveränderungen gibt die Tabelle 6.

Tabelle 6   Serumproteinveränderungen

Protein	Normwert im Serum	Verän-derung	Erläuterung
Gesamt-protein	66 – 83 g/l (Erwachsene)	↑ / ↓	Anstieg: Plasmozytom Abfall: Tumoren (GIT), Tumor-Kachexie
Akute-Phase-Proteine			
- Fibrinogen	180 – 350 mg/dl	↑	Malignomverdacht, wenn entzündliche Erkrankungen aus-geschlossen werden können
- CRP	< 0,5 mg/dl	↓	
- Haptoglobin	90 – 380 mg/dl	↓	Abhängig vom Haptoglobintyp
Serumalbumin	w.: 36 – 50 g/l m.: 37 – 50 g/l	↓	Konzentration nimmt indirekt proportional zur Tumormasse ab, Geschwindigkeit des Abfalls hat prognostische Bedeutung, parallel Anstieg des α_2-Makro-globulins
Immun-globuline	Erwachsene	↑ / ↓	Verminderung: Antikörper-Mangelsyndrom (Hypogammaglobulinämie) Vermehrung: Polyklonale oder monoklonale Gammopathie Beispiele: Maligne Lymphome, monoklonale Gammopathie (Plasmozytom) mit Bence-Jones-Proteinurie, CLL
- IgG	800 – 1 800 mg/dl		
- IgA	90 – 450 mg/dl		
- IgM	w.: 70 – 280 mg/dl m.: 60 – 250 mg/dl		
- IgD	< 100 U/ml		
- IgE	< 150 U/ml		

➤ **Erläuterungen zur Immunglobulinbestimmung:**

– Die quantitative Immunglobulinbestimmung erlaubt die Differentialdiagnose zwischen Hypogammaglobulinämie und Gammopathien.

– Beim Plasmozytom liefert die Immunglobulinbestimmung sehr gute Verlaufsparameter, vgl. S. 436 – 438.

– *Beachte:* 20 % der monoklonalen Gammopathien sind asymptomatisch, idiopathisch oder sie treten in Verbindung mit anderen malignen Erkrankungen auf. In 1/3 der Fälle erfolgt der Übergang in ein aktives Plasmozytom, vgl. S. 437.

Tumormarker

Grundlagen

➤ **Definition/Bedeutung:**
  – Tumormarker sind biochemisch und immunologisch faßbare Makromoleküle.
  – Sowohl im Serum als auch im Tumorgewebe selbst kann ihre Vermehrung quantitativ signifikant untersucht werden.
  – Es herrscht meist eine Korrelation zwischen Tumorgröße (Zellzahl) und Konzentration des Tumormarkers.
➤ **Methoden:** Tumormarker werden durch biochemische, immunologische oder morphologische Techniken nachgewiesen.
➤ **Indikationen zur Tumormarkerbestimmung:**
  – *Initialdiagnostik:*
    • Nur bei Hochrisikogruppen bzw. bei klinischem Verdacht ist die Bestimmung der Tumormarker als Initialdiagnostik sinnvoll.
    • Bei erhöhten Werten müssen interkurrente entzündliche Erkrankungen durch Mehrfachbestimmungen ausgeschlossen werden:
    Markerkonzentrationen gleichbleibend oder abfallend = entzündlicher Prozeß.
    Konzentration ansteigend = Tumorverdacht.
  – *Staging:* Die Tumormarkerkonzentrationen korrelieren häufig mit der Tumormasse und daher auch mit dem Tumorstadium.
  – *Prognose:* Die Höhe initialer Markerkonzentrationen ist häufig umgekehrt proportional zur Überlebenszeit. Beispiele: CA 125 beim Ovarialkarzinom, β HCG beim Trophoblast- und Hodenkarzinom.
  – *Verlaufskontrolle, Überwachung des Therapieerfolgs:*
    • Ein präoperativer (prätherapeutischer) Wert sollte bestimmt werden. Eine sinnvolle Verlaufsbeurteilung kann nur bei vorliegendem Ausgangswert erfolgen.
    • Abfallende Markerkonzentration: Der Tumormarkerabfall bedeutet meist Tumorremission. Es kann aber anhand der Marker keine Unterscheidung zwischen kompletter und partieller Remission getroffen werden.
    • Nicht oder nur leicht abfallende Konzentrationen: Diese Konstellationen zeigen den Residualtumor an.
    • Ansteigende Konzentrationen (oft nach initialem Abfall): Anstieg der Marker bedeutet Metastasierung bzw. Progression. Beispiel: CA 125 bei Ovarialkarzinom.
  – *Nachsorge/Rezidivdiagnostik:* Der Tumormarkeranstieg in der Remission zeigt ein Rezidiv an, bevor klinische Zeichen apparent werden. Die Vorwarnzeit beträgt Wochen bis Monate, z.B. CEA bei kolorektalen Karzinomen.
➤ **Einschränkungen** der diagnostischen Tumormarker-Bestimmung:
  – *Screening:* Tumormarker sind nicht zum Screening geeignet.
    • Rechenbeispiel: Bei einer Tumorspezifität eines Markers von 95% und einer Tumorprävalenz von 0,1% wäre der Marker bei 50 von 1000 tumorfreien Individuen erhöht, aber nur 1/1000 hätte einen Tumor.
    • Ausnahme: Prostataspezifisches Antigen (PSA, s.u. und S. 232) ist zum Screening geeignet.
  – Tumormarker kommen auch normalerweise in geringer Konzentration vor, sind also nicht unbedingt tumorspezifisch.
  – Falsch-positive Resultate können durch verschiedene chronisch entzündliche Prozesse bedingt sein.

Tumormarker im einzelnen

➤ **Beispiele als Tumormarker verwendeter Substanzgruppen:**
  – *Zelluläre Tumormarker:* Z.B. Hormonrezeptoren beim Mammakarzinom.
  – *Humorale Tumormarker:* Hierbei handelt es sich um vom Tumor produzierte Marker:
    • Onkofetale Antigene (z.B. CEA und AFP).
    • Hybridom-definierte Tumorantigene (Carbohydrate Antigene). Diese Tumormarker werden jeweils mit „CA" abgekürzt, z.B. CA 19 – 9, CA 125 etc.
    • Tumorassoziierte Antigene (z.B. PSA beim Prostatakarzinom).
    • Proteine.
    • Hormone (z.B. Calcitonin, Beta-HCG, ACTH).
    • Marker, die durch den Tumor induziert werden. Beispiele: γGT, AP, Akute-Phase-Proteine etc.
    • (Iso-)Enzyme: Die (Iso-)Enzyme können organspezifische Hinweise auf einen Tumor geben.
➤ Die Tumormarker sind in Tabelle 7 zusammengestellt.

Tabelle 7   Tumormarker

Marker-Abk.	Bedeutung/ Substanzgruppe	Tumoren/Erläuterung
	Onkofetale Antigene	
CEA	Karzinoembryonales Antigen	Gastrointestinale Karzinome Bronchialkarzinom Mammakarzinom Lebertumore: Differentialdiagnose von Metastasen (CEA positiv) und primären Tumoren (AFP positiv)
AFP	α_1-Fetoprotein	Leberzellkarzinom *Keimzelltumoren:* Dottersacktumoren, Undifferenzierte maligne Teratome, Intermediärtyp der Teratome
CA	**Carbohydrate Antigene**	**Nur bei Lewis-a-positiven Patienten (95 – 97 % der Bevölkerung)**
CA 19 – 9		Pankreaskarzinom Magenkarzinom Hepatobiliäres Karzinom
CA 50		Niedrigere Sensitivität als CA 19 – 9 Gastrointestinale Karzinome Pankreaskarzinom
CA 125		Seröse und undifferenzierte Ovarialkarzinome

Tabelle 7 Fortsetzung

Marker-Abk.	Bedeutung/Substanzgruppe	Tumoren/Erläuterung
CA 15 – 3		Mammakarzinom Pankreaskarzinom
CA 72 – 4		Magenkarzinom Muzinöses Ovarialkarzinom
	Antigene	
MCA	Mucin-like Carcinoma-associated Antigen	Mammakarzinom Sensibilität und Spezifität jedoch schlechter als beim CA 15 – 3
CYFRA 21 – 1	Fragment des Cytokeratins 19	Nicht-kleinzellige Bronchialkarzinome, Blasenkarzinom
PSA	Prostataspezifisches Antigen	Prostatakarzinom
TPA	Tissue Polypeptide Antigen (Proliferationsmarker)	Mammakarzinom Bronchialkarzinom Ovarialkarzinom Gastrointestinale Karzinome Prostatakarzinom
TPS	Tissue polypeptide specific Antigen (Proliferationsmarker)	Möglicher Einsatz zur Kontrolle der Therapieeffizienz bei Mamma- und Ovarialkarzinomen
SCC	Squamous cell carcinoma antigen	Plattenepithelkarzinome: Lunge, Zervix, HNO-Bereich, Ösophagus
	Proteine	
	Thyreoglobulin/Proteine	Schilddrüsenkarzinom
	Monoklonale Immunglobuline/Proteine	Makroglobulinämie Waldenström
	Bence-Jones-Proteine	Multiples Myelom
β_2-M	β_2-Mikroglobulin	Maligne Neoplasien des lymphatischen Systems
	Ferritin	Maligne Neoplasien des lymphatischen Systems (Morbus Hodgkin) Bronchialkarzinome Endometriumkarzinom

Tabelle 7 Fortsetzung

Marker-Abk.	Bedeutung/ Substanzgruppe	Tumoren/Erläuterung
	Hormone	
	Calcitonin	Medulläres Schilddrüsenkarzinom (C-Zell-karzinom)
βHCG	Humanes Choriongo-nadotropin	Nicht seminomatöse Keimzelltumoren Seminome Chorionkarzinom Blasenmole Pankreaskarzinom Epitheliales Ovarialkarzinom
	Enzyme	
NSE	neuronspezifische Eno-lase	Kleinzell. Bronchialkarzinom Neuroblastom, Apudome
SP	Saure Phosphatase	Prostatakarzinom
	Serum-Amylase	Pankreaskarzinom Isoenzyme gestatten Differenzierung zwischen Pankreas und Speicheldrüsen Achtung: Erhöhung unter Radiotherapie der Halsregion
AP	Alkalische Phosphatase	Ursprung Skelett, Leber und Gallenwege, intestinale Mukosa und Plazenta, Unterscheidung durch Isoenzyme Osteosarkom, seltener andere Knochentumoren Skelettmetastasen
	Alkalische Leukozyten-phosphatase	Bestimmung im Blutausstrich Polycythaemia vera Osteomyelofibrose manchmal bei Morbus Hodgkin immer erniedrigt bei Ph₁-positiver chronisch-myeloischer Leukämie
LDH	Laktatdehydrogenase	Mehrzahl metastatischer Tumoren und bei Leukämien (DD: Hämolyse) Verlaufsparameter bei Hodenkarzinomen

Grundlagen

➤ **Vorbemerkungen:**
  – Die Wirkung aller Hormone ist abhängig vom Vorhandensein entsprechender Rezeptoren in Zytoplasma und/oder Kern.
  – Die endokrine Behandlung maligner Tumoren ist nur möglich, wenn die entsprechenden Hormonrezeptoren vorhanden sind.

➤ **Indikationen zur Rezeptorbestimmung:** Hormonsensible Tumoren:
  – *Mammakarzinom:*
    • Die Bestimmung der Östrogen- und Gestagenrezeptoren im Tumorgewebe ist heute Standard bei Erst- oder Rezidivoperation des Mammakarzinoms.
    • Sie stellt gleichzeitig die Grundlage zur Wahl der Therapie, sowohl nach Operation, im Stadium des Lokalrezidivs und bei Metastasierung. Zur entsprechenden Therapie vgl. Kapitel Anti-Hormone S. 176, 184.
  – *Endometriumkarzinom:* Hier erfolgt die Progesteron-Rezeptoranalyse des Tumors zum Staging, die therapeutische Konsequenz ist der Einsatz von Gestagenen, vgl. S. 201–202.
  – *Ovarialkarzinom:* >60% der epithelialen Ovarialkarzinome exprimieren Östrogen- oder Progesteronrezeptoren. Bisher war aber die Hormontherapie dieser Tumoren nicht erfolgreich.
  – *Prostatakarzinom:* Auch Prostatakarzinome können Hormonrezeptoren exprimieren. Zur entsprechenden Therapie s. S. 238.

Methodik

➤ **Bestimmung:** Die Hormonrezeptoren werden biochemisch-quantitativ im homogenisierten Tumor-Gewebe oder histochemisch-semiquantitativ am Gewebeschnitt oder an zytologischen Ausstrichen bestimmt. Die Angabe des Rezeptorgehalts erfolgt mittels „immunreaktiven Scores" oder in fmol/mg Eiweiß im Zellhydrolysat.

➤ **Interpretation:** Die Diskriminationsgrenze zwischen „positiv" = Nachweis von Hormonrezeptoren und „negativ" variiert. Der Nachweis bzw. das Fehlen von Hormonrezeptoren hat prognostische und bezüglich Therapie prädiktive Bedeutung, s. jeweilige Tumoren.

➤ **Fehlermöglichkeiten:**
  – Der Gehalt des Gewebes an Hormonrezeptoren ist abhängig von der Konzentration zirkulierender Hormone.
  – Es bestehen relativ große Labor-Fehlergrenzen und eine immer noch ungenügende Standardisierung.

Methoden

➤ **Durchflußzytophotometrie:** Selektive Fluoro-Chromierung der DNS: „DNS-Histogramm":
  – Messung der Fluoreszenz mit einem Zytophotometer.
  – Bestimmung des Chromatins (Ploidie).
➤ **In-vitro-Kurzzeit-Tests:** Bestimmung der DNS- oder RNS-Synthese durch Einbau radioaktiver Vorläufersubstanzen (Labelling Index).
  – In-vitro-Kurzzeit-Tests erlauben eine Aussage über den Anteil der Tumorzellen in der S-Phase. Damit erlauben sie auch eine Aussage über die Erfolgschance eines bestimmten Zytostatikums bei einem Tumor.
  – Wegen der prognostischen Bedeutung sind diese Tests wichtig bei Patientinnen mit operiertem Mammakarzinom, v.a. bei negativem Axilla-Befund.
➤ **„Onkobiogramm"** zur Bestimmung der Chemosensitivität.
➤ **Beurteilung der Tests:**
  – Die klinische Bedeutung der Proliferationstests ist noch gering. Es gibt noch kein eigentliches zuverlässiges „Onkobiogramm" analog dem Antibiogramm, da das System zu kompliziert ist.
  – Als präklinisches Zytostatika-Testverfahren werden die Tests immer bedeutsamer werden. Der komplexe Aufbau der Tumor-Wirt-Beziehung in vivo ließ sich allerdings in vitro noch nicht überzeugend darstellen.

Voraussetzungen und Ziele bildgebender Diagnostik

➤ Bildgebende bzw. radiologische Diagnostik wird gezielt zur Bestätigung bzw. zum Ausschluß einer klinischen Verdachtsdiagnose eingesetzt. Die ausführliche Anamnese und gründliche körperliche Untersuchung sind Voraussetzung sinnvoller bildgebender Diagnostik. Kritisches und verantwortungsvolles ärztliches Denken darf keinesfalls durch eine „flächendeckende Diagnostik" ersetzt werden.

➤ Bildgebende Verfahren in der Onkologie eignen sich zum Staging und zur Verlaufsbeurteilung besser als zur Früherkennung. Ausnahmen von dieser Regel sind die Mammographie und Suchmethoden im Bereich des Gastrointestinaltrakts mit Kontrastmittel. Die übrigen zur Verfügung stehenden Methoden sind einerseits nicht ausreichend sensitiv, andererseits zu teuer. Ihr Einsatz zum Screening ist daher nicht gerechtfertigt.

➤ Die modernen bildgebenden Verfahren wie Computertomographie (CT), digitale Subtraktionsangiographie (DSA) und Magnetresonanztomographie (MRT) senken die Nachweisgrenze für einzelne Läsionen und erlauben, das Nachbargewebe besser zu beurteilen. Dennoch gilt weiterhin das klinische Prinzip: Onkologische Therapie erfolgt erst nach histopathologischer Diagnose.

➤ In der Diagnostik werden zunächst einfache, nichtinvasive und kostengünstige Methoden eingesetzt. Erst später folgen weitergehende und aufwendige Untersuchungen.

Stufenschema zum Ablauf bildgebender Diagnostik

1. Konventionelle Methoden:
   - *Röntgenuntersuchungen:* Zum Beispiel Thoraxaufnahmen, evtl. mit Durchleuchtung und Schichtuntersuchung, Skelettaufnahmen, Weichteildiagnostik (z. B. Mammographie).
   - *Sonographie:* Zum Beispiel Oberbauchsonographie, Mammasonographie, gynäkologische Sonographie.
2. Kontrastmitteluntersuchungen: Magen-Darm-Passage (MDP), Kolonkontrastuntersuchung (KKE), intravenöses Urogramm/Zystogramm bzw. Pyelogramm (IVP).
3. Bildgebende Verfahren: Computertomographie (CT), Magnetresonanztomographie (MRT).
4. Nuklearmedizinische Techniken: Schilddrüsen-, Skelett-, Leber- oder Lymphszintigraphie, Untersuchung mit Tumorantikörpern.
5. Invasive Methoden: Angiographie von Hirn, Niere, Skelett/Muskel etc., Venographie bei Abflußstörungen, Myelographie, Lymphographie, Digitale Subtraktions-Angiographie (DSA).

Grundlagen

➤ **Methode der Wahl bei Verdacht auf Mammakarzinom:** Mammographie. Bei suspektem Befund wird im Anschluß an die Mammographie die Mammasonographie durchgeführt.
➤ **Übersicht radiologisch diagnostizierbarer Veränderungen der Mamma:**
  – *Diffuse Veränderungen:* Einfache, fibrosierende bzw. sklerosierende Mastopathie und Plasmazellmastitis (= periduktale Mastitis).
  – *Solitäre Verschattungen:* Zysten, Fibroadenome und Karzinome.

Mammographie

➤ Die Mammographie ist eine Screening-Methode. Mit Hilfe der Mammographie gelingt die Senkung der altersstandardisierten Mortalität um bis zu 30% (Niederlande, Schweden).
➤ **Methode**:
  – *Weichstrahltechnik*: Die Weichstrahltechnik (25–30 kV) arbeitet mit speziellen Molybdänanoden und Berylliumfenster der Röntgenröhre, um eine Aufhärtung der weichen Strahlung zu verhindern.
  – *Film-Folien-System:* Es werden Film-Folien-Systeme mit besonders hoher Empfindlichkeit eingesetzt, um Strahlung zu sparen. Die mittlere Parenchymdosis für eine mittlere Brust beträgt 1–2 mGy (0,1–0,2 rd).
  – *Ebenen:* Mediolateraler und kraniokaudaler Strahlengang.

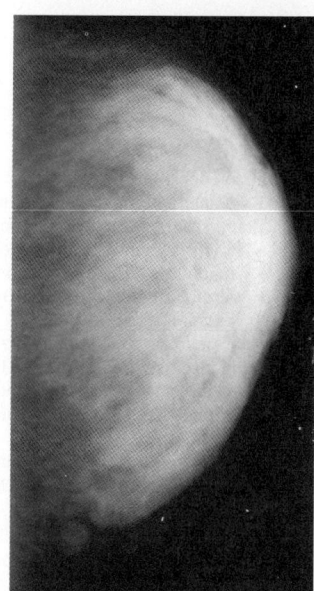

Abb. 2 Mammographie: Normale Mammographie einer älteren Frau, mediolateraler Strahlengang (aus Bildarchiv der Medizin, © Dr. Karl Thomae GmbH)

➤ **Beurteilbare Strukturen:** Drüsen-, Fett-, und Bindegewebe, Mamille, Haut und Gefäße.

➤ **Leistungsfähigkeit der Mammographie:**
  – *Mikrokalk* wird ausschließlich in der Mammographie dargestellt. Differentialdiagnostisch zum Karzinom sind eine hochgradige Proliferation und ein Carcinoma in situ abzugrenzen.
  – *Makrokalk:* Bei Nachweis von Makrokalk kommen differentialdiagnostisch verkalkte Gefäße, Lipoidnekrose, verkalkte Zysten, periduktaler Kalk und verkalkte Fibroadenome in Betracht.
  – *Nicht invasive und minimale Karzinome:* Durch die Mammographie ist die Nachweisrate selbst minimaler Veränderungen hoch.

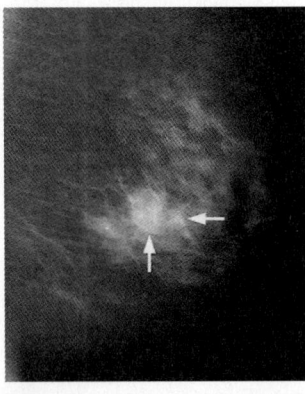

Abb. 3   Mammographie: Duktales Mammakarzinom, Schrägaufnahme (aus Heywang-Köbrunner SH. Bildgebende Mammadiagnostik. 1. Aufl. Stuttgart: Georg Thieme; 1996)

➤ **Grenzen der Mammographie:**
  – Folgende mammographisch erhobene Befunde bedürfen zusätzlicher sonographischer oder kernspintomographischer Abklärung:
    • Präinvasive/invasive Malignome.
    • Rundherde (DD: Fibroadenome, Zysten, vgl. Sonographie S. 32).
    • Verdichtungsstrukturen (DD: einfache oder fibrosierende bzw. sklerosierende Mastopathie).
  – Der Nachweis von kleinen Karzinomen in der jugendlichen Brust kann problematisch sein. Zur Zeit des Follikelsprungs ist das Drüsenparenchym so dicht, daß auch größere Karzinome unsichtbar werden.

➤ **Indikationen der Mammographie** (vgl. S. 171):
  – *Jede Frau:*
    • Basismammographie vor dem 40. Lebensjahr.
    • Jenseits des 50. Lebensjahrs Reihenuntersuchungen alle 2 Jahre.

- *Risikopatientinnen:*
  - Risikoprofil (vgl. auch Mammakarzinom S. 165): Frühe Menarche, späte Menopause, Nullipara, späte Erstgebärende, keine Stillperiode, Karzinom bei Mutter oder Schwester, Mastopathie III. Grades.
  - Die Basismammographie sollte bei Risikopatientinnen bereits zwischen dem 30. und 35. Lebensjahr erfolgen.
  - Ab dem 40. Lebensjahr jährliche Kontrollen bis zum 50. Lebensjahr.
- Bei *Beschwerden* oder klinischen *Symptomen,* wie einem tastbaren Knoten, sollte die Mammographie sofort durchgeführt werden, unabhängig vom Lebensalter und Risikoprofil der Patientin.

Sonographie der Mamma

➤ **Indikationen:**
  - Ausschluß bzw. Verifizierung mammographisch diagnostizierter Malignome. Differentialdiagnostisch zum Malignom sind Fibroadenome, Zysten und Mastopathieareale zu beachten. Auch zur Abklärung von Multizentrizität eines Malignoms wird die Mamma-Sonographie eingesetzt.
  - Die gezielte Punktion, Stanzbiopsie und Markierung klinisch, mammographisch und sonographisch benigner Befunde wird unter sonographischer Kontrolle durchgeführt. Dadurch kann in vielen Fällen eine Operation umgangen werden.
➤ **Methode:** Real-Time, 5 MHz (Standard) bis zu 15 MHz (hochfrequent).
➤ **Beurteilung** s. Tabelle 8.

Tabelle 8   Beurteilung der Mammasonographie

Verdachtsdiagnose	Sonographischer Befund
Fibroadenom	Homogene Binnenechos (40 % allerdings auch inhomogen) Glatte Begrenzung Dorsale Schallverstärkung oder kein Phänomen
Zyste	Keine Binnenechos (echoleer) Wand: dünn und glatt Dorsale Schallverstärkung
Karzinom	Inhomogene Binnenechos Unscharfe Begrenzung Dorsale, tannenbaumförmige Schallauslöschung

➤ **Vorteil der Sonographie:** Die Sonographie ist das sensitivste Verfahren zum Nachweis von intramammären Knoten, insbesondere in der jugendlichen Brust.
➤ **Grenze der Sonographie:** Sonographie und Mammographie als komplementäres Untersuchungsprogramm sind derzeit durch keine anderen Untersuchungen zu übertreffen. Sie ersetzen trotzdem in keinem Fall die bioptische Sicherung.

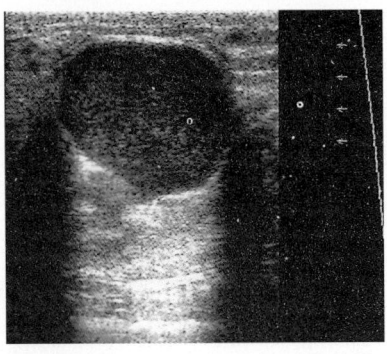

Abb. 4 Mammasonographie: Scharf begrenztes Fibroadenom mit dorsaler Schallverstärkung (aus Sohn C. Mammasonographie. 1. Aufl. Stuttgart: Georg Thieme; 1996)

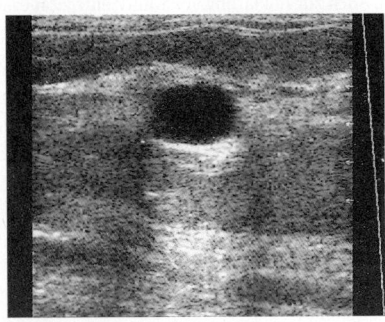

Abb. 5 Mammasonographie: Kleine unauffällige Zyste, ca. 1 cm Durchmesser (aus Sohn C. Mammasonographie. 1. Aufl. Stuttgart: Georg Thieme; 1996)

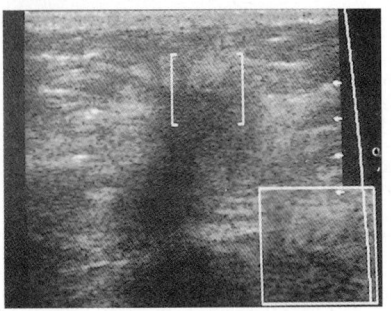

Abb. 6 Typisches sonographisches Bild eines stromareichen invasiven duktalen Mammakarzinoms. Die dorsale Schallauslöschung ist zu erkennen (aus Sohn C. Mammasonographie. 1. Aufl. Stuttgart: Georg Thieme; 1996)

Punktion der Mamma/Pneumozystographie

➤ **Indikationen**: Mammographisch entdeckte, glatt konturierte Befunde.
➤ **Durchführung:** Der Zysteninhalt wird unter sonographischer Kontrolle punktiert und anschließend zytologisch untersucht. Nach der Punktion erfolgt Luftinsufflation in die Zyste. Die innere Wandung der Zyste kann mammographisch beurteilt werden = Pneumozystographie.
➤ **Beurteilung:** Eine glatte Zystenwand ist unauffällig, Unregelmäßigkeiten sind malignomverdächtig und bedürfen einer histologischen Abklärung.

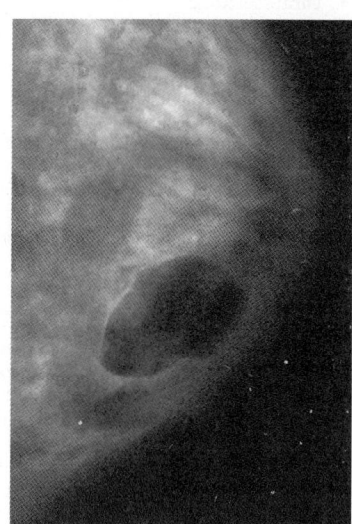

Abb. 7   Pneumozystographie, typischer glatt konturierter Befund einer Zyste (aus Heywang-Köbrunner SH. Bildgebende Mammadiagnostik. 1. Aufl. Stuttgart: Georg Thieme; 1996)

Galaktographie

➤ **Indikationen:** Einseitig (blutig) sezernierende Mamma. Hinweis: Beidseitige Sezernierung ist meist hormonell bedingt.
➤ **Durchführung:** Zunächst wird ein Abstrich zwecks zytologischer Untersuchung des Sekrets genommen. Anschließend erfolgt die Sondierung des Milchgangs zur Füllung des Gangs mit wäßrigem, jodhaltigem Kontrastmittel. Die so präparierten Milchgänge werden dann in der Mammographie dargestellt.
➤ **Beurteilung:** In der Galaktographie lassen sich Duktektasien bei Mastopathie, Füllungsdefekte bei Papillom bzw. Papillomatose, Gangabbrüche beim duktalen Mammakarzinom sowie eine Kompression des Milchgangs darstellen.

Magnetresonanztomographie der Mamma

➤ **Indikationen:**
- Differentialdiagnostisch werden abgeklärt: Fibroadenom und Karzinom, Narbe und Rezidiv bei operiertem Mammakarzinom.
- Nachweis von Multizentrizität, Ausschluß/Nachweis eines kontralateralen Mammakarzinoms bei bereits diagnostiziertem einseitigen Mammakarzinom.
- Beurteilung von Implantaten/Prothesen in der Nachsorge bei operiertem Mammakarzinom.

➤ **Voraussetzung:**
- Es muß ein klinischer, mammographischer oder sonographischer Befund vorliegen *und*
- Die MRT sollte frühestens 3 Monate nach Operation bzw. 18 Monate nach Bestrahlung durchgeführt werden.

➤ **Vorteil der MRT:** Bei erfahrenem Untersucher ist die MRT das sensitivste Verfahren zum Nachweis von intramammären Knoten, besonders in der jugendlichen Brust.

➤ **Beurteilung:** Ein Karzinom stellt sich im T1-gewichteten Bild besonders signalintensiv dar und hält dieses Enhancement länger als ein Fibroadenom. Es muß ein Gesamtbefund aus Klinik, Mammographie, Sonographie und Magnetresonanztomographie erhoben werden.

MRT-gesteuerte Punktion

➤ Die MRT-gesteuerte Punktion wird zur differentialdiagnostischen Abklärung *ausschließlich magnetresonanztomographisch* erkennbarer benigner Befunde eingesetzt. Auch hier sind die Differentialdiagnosen Zyste, Fibroadenom und mastopathisches Areal. Ähnlich wie die Mamma-Sonographie trägt die MRT-gesteuerte Punktion zur Reduzierung „unnötiger" Operationen bei.

➤ Die präoperative Karzinomsicherung durch MRT-gesteuerte Punktion ist eine Alternative zum intraoperativen Schnellschnitt.

Grundlagen

➤ **Methode der Wahl bei Verdacht auf Tumoren von Lunge und Mediastinum:** Thorax-Röntgen in 2 Ebenen. Die weitere Abklärung erfolgt durch Computertomographie. Indikationen für weitergehende Untersuchungen siehe jeweilige Methode.

Röntgen

➤ **Thorax-Übersichtsaufnahmen:**
  - *Indikationen:*
    • Thorax-Übersichtsaufnahmen im p.-a. und seitlichen Strahlengang sind die wichtigsten Screening-Untersuchungen des Thorax.
    • Intrapulmonale, pleurale und ossäre Veränderungen können dargestellt werden.
    • Zur Beurteilung des vorderen Mediastinums, des Hilus, des linken Vorhofs, des retrokardialen Raums und der thorakalen Wirbelsäule dient die seitliche Aufnahme. Sie ist daher zumindest bei der Erstuntersuchung erforderlich.
  - *Nachweisgrenzen:*
    • Mindestgröße eines peripheren Rundherdes 0,5 – 1 cm.
    • Zentrale Tumoren bleiben lange Zeit verborgen, oftmals werden sie erst bei Bronchusokklusion durch die poststenotische Atelektase erkennbar. Der Vergleich mit Voraufnahmen ist hier ganz besonders wichtig.

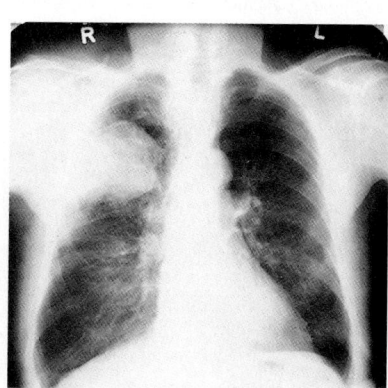

Abb. 8   Bronchialkarzinom rechts, Thoraxübersicht (p.a., aus Bildarchiv der Medizin, © Dr. Karl Thomae GmbH)

➤ **Rotierende Durchleuchtung:** Die rotierende Durchleuchtung ist bei unklaren Befunden obligat. Z.B.:
  - Ein nur in einer Projektion sichtbarer Rundherd ist differentialdiagnostisch gegenüber Gefäßkreuzungen und Mamillen abzugrenzen.
  - Beurteilung der Zwerchfellbeweglichkeit (paradox bei Phrenikusparese).

Thorax (Lungen/Mediastinum)

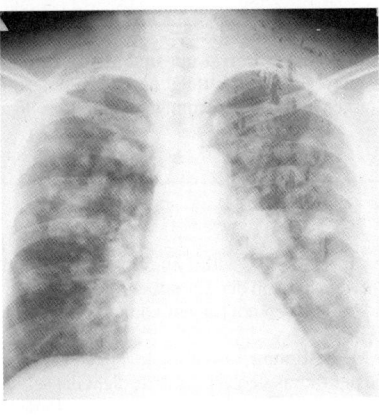

Abb. 9 Multiple Lungenmetastasen (Grunderkrankung Mammakarzinom), Thoraxübersicht (p.a., aus Bildarchiv der Medizin, © Dr. Karl Thomae GmbH)

Weitere bildgebende Verfahren _____

➤ **Computertomographie:**
  – Zum Nachweis primärer oder sekundärer Mediastinaltumoren.
  – Zum Ausschluß von Lungenmetastasen ist die CT konkurrenzlos. Heute wird die CT als lückenloses Spiral-CT durchgeführt. Im konventionellen CT könnten Rundherde durch Veratmung dem Nachweis entgehen.

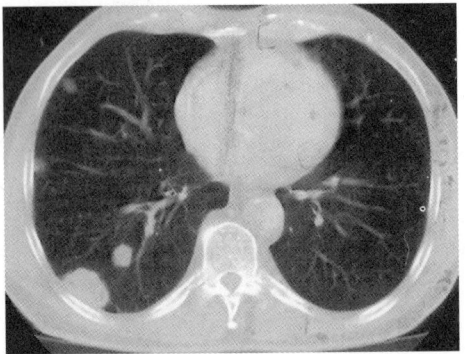

Abb. 10 Lungenmetastasen bei Sigmakarzinom, Computertomographie (aus Lange S. Radiologische Diagnostik der Thoraxerkrankungen. 2. Aufl. Stuttgart: Georg Thieme; 1996)

➤ **Perfusionsszintigraphie:**
  – *Indikationen:*
    • Die Perfusionsszintigraphie ist indiziert, wenn die Primärtumorsuche radiologisch und endoskopisch ergebnislos verlief.
    • Durch die Perfusionsszintigraphie gelingt der empfindlichste Nachweis einer Bronchialokklusion.
  – *Methode:* Die Perfusionsszintigraphie der Lungen wird mit ^{99m}Tc-markierten Human-Serum-Makroaggregaten oder -Mikrosphären durchgeführt.
  – *Beurteilbare Strukturen:* Die perfundierten Lungenareale werden dargestellt. Dabei verursacht eine Bronchusokklusion über den alveolovaskulären Reflex (Euler-Liljestrand) eine Minderperfusion des abhängigen Lungenareals.
➤ **Magnetresonanztomographie:** Die MRT erlaubt die besonders klare Differenzierung zwischen Tumor- und Normalgewebe im Mediastinum und Hilusbereich, nicht jedoch innerhalb des Lungenparenchyms.
➤ **Ventilationsszintigraphie:** Die Ventilationsszintigraphie der Lungen dient der präoperativen Bestimmung der Atemfläche.

Ösophagus

➤ **Methode der Wahl bei Verdacht auf ein Ösophaguskarzinom:** Endoskopie mit Biopsie und anschließender Ösophaguspassage (Breischluck).

➤ **Endoskopie:**
  - *Indikation:* Die Endoskopie ist immer indiziert, wenn der Verdacht auf ein Ösophaguskarzinom besteht.
  - *Vorteile der Endoskopie:* Die Möglichkeit der Biopsie und die Lupenvergrößerung sind die entscheidenden Vorteile der Endoskopie gegenüber dem Ösophagus-Breischluck.

➤ **Breischluck:**
  - *Indikationen:*
    • Bei Verdacht auf Ösophaguskarzinom immer, und zwar im Anschluß an die Endoskopie.
    • Vor Radiotherapie zur Bestrahlungsplanung.
    • Bei Verdacht auf Fistelbildung (ösophago-mediastinal oder-bronchial), Perforation oder postoperativ bei Verdacht auf Nahtdehiszenz.
    • In der Nachsorge nach Radiotherapie.
  - *Durchführung:* Der Ösophagusbreischluck wird mit Bariumsulfat, bei Fistelverdacht mit wasserlöslichem Kontrastmittel (z.B. Gastrografin), durchgeführt. Besteht eine ösophago-tracheale/bronchiale Fistel oder Aspirationsgefahr, muß ein isoosmolares Kontrastmittel (z.B. Hytrast) verwendet werden (bei Gastrografin besteht die Gefahr des Lungenödems).
  - *Beurteilung:*
    • Benigne Tumoren stellen sich als glattbegrenzte Füllungsdefekte, teilweise auch stenosierend, dar.
    • Das Ösophaguskarzinom kann infiltrierend, exulzerierend, trichterförmig stenosierend oder polypös ins Lumen vorspringend imponieren. Das Ösophaguskarzinom tritt bevorzugt an den drei physiologischen Engen auf: Im mittleren Drittel 50%, im unteren 35% und im oberen Drittel 15%. Eine fehlende Peristaltik und die prästenotische Dilatation sprechen für ein Karzinom.
  - *Differentialdiagnosen:* Eine Refluxösophagitis im distalen Ösophagusdrittel kann eine karzinomähnliche Stenose verursachen. Extraösophageale Tumoren bzw. Metastasen engen das Lumen bei erhaltener Peristaltik ein.

➤ **Endoluminale Sonographie:**
  - *Indikation:* Abklärung der Infiltrationstiefe und der Resektabilität eines Karzinoms.

➤ **Computertomographie des Mediastinums:**
  - *Indikation:* Die CT des Mediastinums wird zunehmend zur präoperativen Abklärung eines verdächtigen Befundes genutzt.
  - *Vorteil:* Der Vorteil der CT liegt in der Darstellung der extraösophagealen Tumorausbreitung und dem Nachweis mediastinaler Lymphome.

Magen

➤ **Methode der Wahl bei Verdacht auf ein Magenkarzinom:** Gastroskopie mit Biopsie. Bei negativem Befund schließt sich die Darstellung des Magens in Röntgen-Doppelkontrast-Methode an, s. dort.

➤ **Gastroskopie:**
  – *Indikation:* Bei Verdacht auf ein Magenkarzinom ist die Gastroskopie immer indiziert.
  – *Möglichkeiten der Gastroskopie:* Die Gastroskopie liefert lupenvergrößerte Detailinformationen und bietet die Möglichkeit der Biopsie zur Klärung der Dignität.
  – *Beurteilung:* Für ein Magenkarzinom sprechen: Ulkus mit aufgeworfenem Rand, polypöses Wachstum, Faltenverlust und umschriebene Rötung.

➤ **Röntgen-Doppelkontrastdarstellung in Hypotonie:**
  – *Indikationen:* Gastroskopisch unklarer Befund, Verdacht auf intramurales bzw. submuköses Tumorwachstum, postoperative Funktionsprüfung.
  – *Methode:* Zunächst erfolgt die Prallfüllung des Magens in Hypotonie (Buscopan i. v.), anschließend wird Brausepulver zur Doppelkontrastdarstellung gegeben.
  – *Kriterien der Malignität:* Faltenabbruch, versenkte Nische (Hinweis auf ulzerierenden Tumor), Füllungsdefekte (Hinweis auf polypöses Tumorwachstum), Wandstarre, Peristaltikabbruch (Hinweis auf infiltratives Wachstum), Polypen > 1 cm Durchmesser, unregelmäßige Basis des Polypen, Größenzunahme des Ulkus trotz Therapie mit Antazida.

➤ **Endoluminale Sonographie:** Indikation zur endoluminalen Sonographie ist die Bestimmung der Eindringtiefe einer suspekten Läsion.

Dünndarm

➤ **Methode der Wahl bei Verdacht auf Dünndarmtumoren:** Doppelkontrastmethode nach Sellink.

➤ **Doppelkontrastmethode nach Sellink:** Methode: Zur Doppelkontrastuntersuchung nach Sellink werden Bariumsulfat und Methylzellulose über eine Sonde in der Gegend der Flexura duodenojejunalis appliziert.

➤ **Fraktionierte Dünndarmpassage:** Diese Methode kommt zum Einsatz, falls die Doppelkontrastuntersuchung nicht möglich ist. Es werden mehrfache kleine Kontrastmittelmengen während 30 Minuten verabreicht.

➤ **Malignitätsverdächtige Zeichen bei einer Dünndarmdarstellung:**
  – Polypöse oder ulzerierende Füllungsdefekte.
  – Stenosen.
  – Verdrängung des Dünndarmkonvoluts.

Dickdarm

➤ **Methode der Wahl bei Verdacht auf ein kolorektales Karzinom:** Koloskopie mit Biopsie.

➤ **Koloskopie:**
  – *Indikationen:* Die Koloskopie ist zum Ausschluß bzw. Nachweis eines Dickdarmkarzinoms immer indiziert.
  – *Möglichkeiten der Koloskopie:*
    • Durch Biopsien erlaubt die Koloskopie die Beurteilung der Dignität eines suspekten Befundes.
    • Die Abtragung eines karzinomatös entarteten Polypen ist unter Umständen als Therapie ausreichend.
    • Durch die Polypenabtragung gelingt eine echte Prävention des Kolonkarzinoms.

➤ **Rektoskopie:** Die Rektoskopie erlaubt nur die Inspektion des Rektosigmoids. Bei Tumorverdacht oder Polypennachweis ist grundsätzlich eine Koloskopie erforderlich.

➤ **Kolonkontrasteinlauf:**
  – *Indikationen:* Nicht vollständig einsehbares Kolon bei der Koloskopie, z. B. bei elongiertem Sigma, Mit dem Koloskop nicht passierbare Stenose, Ausschluß eines Zweittumors, Beurteilung von Ausdehnung und Lokalisation eines tumorösen Prozesses.
  – *Methoden:* Der Kolonkontrasteinlauf wird nach Prallfüllung als Doppelkontrastuntersuchung in Hypotonie durchgeführt.
  – *Malignitätszeichen:*
    • Pathognomonisch für ein kolorektales Karzinom ist die Stenose in Form des sogenannten Apfelbiß, s. Abb 11.
    • Verändertes Schleimhautrelief, Wandstarre.
    • Polypen > 1 cm Durchmesser.
    • Unregelmäßige Basis des Polypen.
    • Größenzunahme bei Vergleichsuntersuchung.

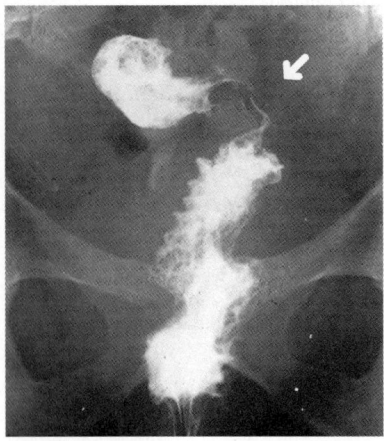

Abb. 11   Adenokarzinom der Sigmawand (aus Bildarchiv der Medizin, © Dr. Karl Thomae GmbH)

Pankreas

➤ **Methoden der Wahl bei Verdacht auf ein Pankreaskarzinom:** Sonographie, CT und MRT.
➤ **Sonographie und Computertomographie:**
  – *Indikationen:* Bei Verdacht auf ein Pankreaskarzinom sind Sonographie und CT obligat. Sie dienen neben dem Nachweis des Primärtumors auch dem Ausschluß bzw. Nachweis von Leber- und Lymphknotenmetastasen.
  – Sonographie und CT weisen Raumforderungen in vielen Fällen bis zu einer kritischen Größe von 2 cm nach. Trotzdem bleibt das Pankreaskarzinom eine Spätdiagnose.

➤ **Endosonographie:** Die Endosonographie wird von der Magen- bzw. Duodenum-Hinterwand aus durchgeführt. Sie ist eine empfindliche Methode zum Nachweis von Prozessen im Bereich des Pankreas.

➤ **Endoskopisch retrograde Cholangiopankreatikographie (ERCP):**
  – *Indikationen:* Negative oder unklare Befunde in der Sonographie und Computertomographie, aber klinischer Verdacht auf ein Pankreaskarzinom.
  – *Methode:* Die ERCP wird mit wasserlöslichem, jodhaltigem Kontrastmittel unter Durchleuchtungskontrolle durchgeführt.
  – *Beurteilbare Strukturen:* Unregelmäßigkeiten des Ductus pancreaticus und Ductus choledochus, Gangverlegungen, prästenotische Dilatation des entsprechenden Gangs.

➤ **Diagnosesicherung:** Derzeit bietet die Kombination von Sonographie, CT und ERCP die größte Sicherheit zur Diagnosestellung, 85 – 90 % der Pankreaskarzinome können so diagnostiziert werden. In Zukunft wird die MRT, durchgeführt nach der Sonographie, alle anderen bildgebenden Verfahren ersetzen.

Leber

➤ **Methode der Wahl bei Verdacht auf Lebermetastasen bzw. Primärtumoren:** Sonographie.

➤ **Indikationen zur Leberuntersuchung:**
  – Die Suche nach Lebermetastasen bei gastrointestinalen Karzinomen, Pankreas-, Mamma- oder Bronchialkarzinom ist die häufigste Indikation zur Untersuchung der Leber.
  – Primäre Lebertumoren sind selten.

➤ **Sonographie:** Die Sonographie ist die Methode der ersten Wahl zur Leberuntersuchung.
  – *Möglichkeiten der Lebersonographie:* Dargestellt werden:
    • Fettleber, zirrhotischer Umbau, Zysten, Gallenkonkremente, Abszesse, Hämatome, Aszites, Luft im Abdomen.
    • Hämangiome, Metastasen, hepatozelluläres Karzinom, vergrößerte Lymphknoten.
    • Die Nachweisgrenze von Raumforderungen beträgt 0,5 – 1 cm.
    • Die Lebersonographie ist auch intraoperativ durchführbar.
  – *Grenzen der Lebersonographie:* Schwierig zu beurteilen sind die Leberkuppe, der dorsale Leberabschnitt und der linke Leberlappen.

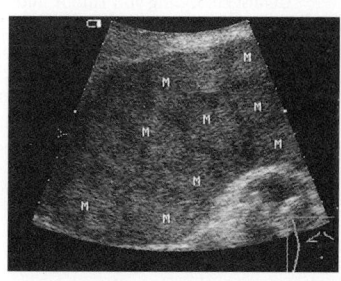

Abb. 12 Lebermetastasen, Sonographie: Multiple intensiv echoarme Metastasen (M) mit Randsaum, gleicher Form und Größe (aus Schmidt G. Checkliste Sonographie. 1. Aufl. Stuttgart: Georg Thieme; 1997)

➤ **Computertomographie:** Die CT der Leber ist die sensitivste Methode zum Ausschluß von Lebermetastasen.

– *Indikationen zur primären Leber-CT:*

• Präoperativ vor Segmentresektion wegen Lebermetastasen.

• CT-Portographie (Porta-CT) zur Differentialdiagnose von intrahepatischen Raumforderungen.

• Bestrahlungsplanung von Lebertumoren.

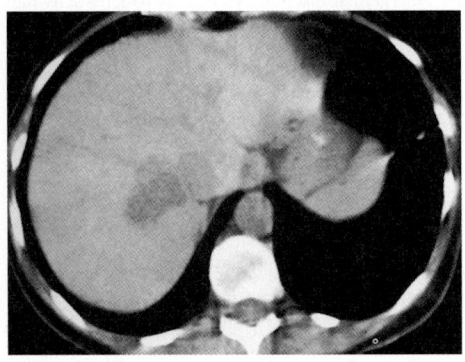

Abb. 13 Kolonkarzinom-Metastasen im zentralen Leberbereich, Computertomographie (Nativbild) (aus Burgener FA. Differentialdiagnose in der Computertomographie. 1. Aufl. Stuttgart: Georg Thieme; 1997)

➤ **Leberangiographie:**

– *Indikationen:* Die Leberangiographie ist heute weitgehend obsolet, weil die MR-Angiographie dasselbe leistet. Sie kann als präoperative Maßnahme vor Lebertransplantation, vor Leberteilresektion und Tumor- bzw. Zystenenukleation durchgeführt werden.

– *Methode:* Die Leberangiographie wird nach Sondierung des Truncus coeliacus bzw. der A. hepatica communis durchgeführt. Ziel ist die Darstellung der Gefäßversorgung von Tumor und Normalgewebe.

➤ **Magnetresonanztomographie:** Die MRT ist eine hochsensitive Methode zur Suche von Lebermetastasen. Unter Zuhilfenahme von Szintigraphie mit ^{99m}TC und Sonographie gelingt eine weitgehende Differenzierung von lebereigenen Tumoren, Metastasen und Hämangiomen. Sie wird in Zukunft CT und Angiographie verdrängen.

Grundlagen

> ➤ **Methode der Wahl zur Tumorsuche im Urogenitaltrakt** ist die Sonographie. Je nach weiterer Fragestellung schließt sich die Ausscheidungsurographie bzw. die Computertomographie an, bei Verdacht auf einen Blasentumor auch die Zystoskopie, vgl. hierzu die jeweiligen Methoden.

Sonographie

> ➤ **Indikationen:**
>   - Die Sonographie ist die Screeningmethode der Wahl zur Untersuchung des Urogenitaltraktes. Zysten, solide Tumoren und Harnabflußstörungen lassen sich differentialdiagnostisch abklären.
>   - Die endorektale Sonographie verliert als Screeningmethode für das Prostatakarzinom wieder an Bedeutung: Kein gesicherter Erkenntnisgewinn gegenüber PSA-Titer ergänzt durch Palpation und Biopsie.

Ausscheidungsurogramm (IVP)

> ➤ **Indikationen:** Tumorsuche im Bereich der abführenden Harnwege.
> ➤ **Methode:** Zunächst wird eine Abdomenleeraufnahme gemacht, dann schließt sich das Ausscheidungsurogramm als Infusionsurogramm bzw. i. v. Urographie an. Der Vorteil der Infusionsurographie ist, daß man eine höhere Kontrastmittelteldichte erreicht und im Falle eines Kontrastmittelzwischenfalls die Infusionsnadel noch liegt.
> ➤ **Beurteilbare Strukturen:**
>   - Nierenform und -beschaffenheit.
>   - Hohlraumsystem:
>   • Verlagerung oder Amputation von Nierenkelchen.
>   • Füllungsdefekte des Nierenbeckens.
>   - Lage und Weite der Ureteren.
>   - Harnblase:
>   • Blasenwandkontur.
>   • Impressionen.
> ➤ **Grenzen des Ausscheidungsurogramms:** Das Retroperitoneum kann nur indirekt anhand des Ureterenverlaufs beurteilt werden.
> ➤ **Kriterien des Hypernephroms:**
>   - Veränderte Nierengröße.
>   - Vorwölbung der Nierenkontur.
>   - Verlagerung/Amputation von Nierenkelchen.

Weitere bildgebende Verfahren

> ➤ **Computertomographie:**
>   - *Indikationen:*
>   • Die Computertomographie ist die empfindlichste Methode zum Tumor- und Lymphknotenmetastasen-Nachweis.
>   • Wurde in der Sonographie oder im IVP ein verdächtiger Befund diagnostiziert, schließt sich die CT zwingend zur Klärung an.
>   - Möglichkeiten: Mit Hilfe der CT lassen sich die Nieren, das Retroperitoneum mit Nebennieren und Lymphknoten und das Skelettsystem beurteilen.

➤ **Magnetresonanztomographie:**
  – Die MRT ist inzwischen in ihren Aussagen der CT überlegen, insbesondere bei Anwendung der endorektalen Spule, von der aus das Magnetfeld aufgebaut wird. Generell gelingt eine bessere Darstellung der Weichteile bei Nieren-, Blasen-und Prostatakarzinom.
  – *Indikationen:*
    • Beurteilung der Infiltrationstiefe von Blasenkarzinomen.
    • Darstellung der Ausdehnung eines Prostatakarzinoms innerhalb oder außerhalb der Kapsel.
    • Darstellung pelviner und paraaortaler Lymphknoten mit speziellen Kontrastmitteln.
    • Einsatz nur als weiterführende Maßnahme bei gezielter Fragestellung aus Voruntersuchungen.

➤ **Nierenangiographie:**
  – *Indikationen:* Die Nierenangiographie wird als Zusatzuntersuchung bei unklarer Diagnose sowie zur OP-Planung eingesetzt.
  – *Methode:* Die Nierenangiographie wird als Übersichtsaortographie oder selektiv durchgeführt.
  – *Kriterien des Hypernephroms:* Pathologische, korkenzieherartige Gefäße mit arteriovenösen Kurzschlüssen (Shunts), Kontrastmittelseen.

➤ **Retrograde Pyelographie**
  – *Indikationen:* Die retrograde Pyelographie ist bei Verdacht auf Nierenbecken- oder Uretertumoren indiziert, wenn das IVP keinen eindeutigen Befund erbracht hat. Wegen der Infektionsgefahr sollte die Methode nur unter strenger Indikation eingesetzt werden.
  – *Methode:* Bei der Zystoskopie werden Ureterenkatheter in die Ureteren eingeführt. Die Kontrastmittelgabe erfolgt dann über diese direkt in das bzw. die Nierenbecken.
  – *Pathologische Befunde:* Füllungsdefekte, Aufweitungen, Stenosen.

➤ **Zystosokopie:**
  – *Indikationen:*
    • Verdacht auf (Blasen-)hämaturie oder Prostatatumor.
    • Ureterschienung bei Harnaufstau (Hydroureter, Hydronephrose).
    • Diagnostik und Therapie von Behandlungskomplikationen.
    • Nachsorge bei Blasenkarzinom-Patienten.
  – *Möglichkeiten:*
    • Besichtigung der Innenauskleidung der Harnblase: Blutungsquelle, benigne oder maligne Tumoren, Beurteilung der Ureteren-Ostien.
    • Biopsie verdächtiger Areale.
    • Transurethrale Resektion von Prostata- und Harnblasenkarzinomen, evtl. als kurativer Eingriff.
    • Re-Staging nach blasenerhaltender Therapie.
    • Intravesikale Chemotherapie.

Grundlagen

➤ **Methoden der Wahl:** Bei Verdacht auf einen malignen Tumor sind CT und MRT die aussagekräftigsten bildgebenden Verfahren zum Staging und bei der Nachsorge von HNO-Tumoren.

Nasen-Nebenhöhlen-System (NNH)

➤ **NNH-Status:**
  – *Methode:* Der NNH-Status beinhaltet frontale, axiale und halbaxiale Röntgenaufnahmen.
  – *Indikationen:* Der NNH-Status ermöglicht eine Übersicht. Zudem erlaubt der NNH-Status eine erste Beurteilung der Knochenstrukturen. Hierzu kann er durch konventionelle Tomographie ergänzt werden.
➤ **Computertomographie:** Bei Verdacht auf einen malignen Tumor wird die CT durchgeführt. Die Computertomographie ermöglicht die exakte Beurteilung der Tumorausdehnung inklusive der benachbarten Knochenstrukturen. Intakte Knochensepten schließen ein Malignom jedoch nicht aus.
➤ **Endoskopie:**
  – *Indikationen:* Die Endoskopie ist sowohl bei nichttumorösen Affektionen als auch bei Tumorverdacht indiziert.
  – *Möglichkeiten:* Biopsie aus verdächtigen Arealen, Abtragung von Nekrosen, lokale Blutstillung.

Nasopharynx

➤ **Röntgen:** Prozesse im Bereich des Nasopharynx sind in der konventionellen Tomographie der Schädelbasis nur eingeschränkt darstellbar. Die konventionelle Tomographie der Schädelbasis wird im a.-p. und seitlichen Strahlengang, nach Möglichkeit mit longitudinaler Verwischung senkrecht zu der zu beurteilenden Knochenstruktur, durchgeführt.
➤ **Magnetresonanztomographie:**
  – *Indikationen:* Ausdehnungs- und Lokalisationsdiagnostik maligner Tumoren. Wegen der besseren Gewebedifferenzierung ist sie gegenüber der CT die Methode der Wahl.
  – *Möglichkeiten:* Die MRT stellt die Tumorausdehnung in allen Ebenen dar, insbesondere das paravertebrale Wachstum, die Infiltration des retro- und parapharyngealen bzw. retromaxillären Gewebes. Auch ein Tumor-Befall der zervikalen Lymphknoten ist diagnostizierbar.
➤ **Computertomographie:** Eine Arrosion der oberen zervikalen Wirbelkörper ist oftmals nur im Computertomogramm zu erkennen, ansonsten ist die MRT die Methode der Wahl, s. o.

Larynx und Hypopharynx

➤ **Magnetresonanztomographie: Methode der Wahl.**
  – *Indikationen:* Ausdehnungsdiagnostik bei gesichertem und organüberschreitendem malignen Tumor.

– *Möglichkeiten:* Mit der MRT gelingt die Beurteilung der Infiltration von fort-geschrittenen Larynx- und Hypopharynxkarzinomen in Nachbarstrukturen und die Darstellung vergrößerter (evtl. nicht tastbarer) Lymphknoten. Auch eine Knorpelinfiltration ist mit der MRT nachweisbar.

➤ **Computertomographie:** Wie MRT. In der MRT gelingt eine bessere Gewebedif-ferenzierung als in der CT, sie ist daher die Methode der Wahl, s. o.

Zervikale Lymphknotenmetastasen

➤ **Sonographie:** Die Sonographie ist die Methode der ersten Wahl zum Nac hweis bzw. Ausschluß von vergrößerten Lymphknoten am palpatorisch unauffälligen Hals.

➤ **Computertomographie und Magnetresonanztomographie:** CT und MRT sind zur Beurteilung der Nachbarschaftsbeziehung von Lymphknotenmetastasen zu Knochen und Halsweichteilen indiziert.

➤ **Karotisangiographie oder MR-Angiographie**: Diese angiographischen Verfah-ren geben Auskunft über Ummauerung/Verschluß der A. carotis, evtl. auch der V. jugularis. Sie sind bei entsprechenden klinischen Hinweis auf Verschluß der Gefäße indiziert.

Primäre Knochentumoren

➤ **Methode der Wahl bei Verdacht auf primäre Knochentumoren:** Röntgen-übersichtsaufnahmen. Wird hierbei der Verdacht erhärtet oder nicht sicher aus-geschlossen, schließt sich die MRT an.

➤ **Röntgenübersichtsaufnahmen:**
  – *Indikationen:* Erster Schritt bei Verdacht auf einen primären Knochentumor.
  – Röntgenübersichtsaufnahmen werden zumindest in zwei Richtungen ange-fertigt. Sie erlauben die Beurteilung der Läsion (scharf, unscharf), der Korti-kalis, des Periosts (periostale Reaktion), der Weichteilreaktion (Verkalkun-gen) und der Lokalisation.
  – *Malignitätsverdacht* besteht bei folgenden Kriterien (s. Abb. 14): Spiculae, Codmann-Dreieck, lamelläre Periostreaktion (Zwiebelschalen), mottenfraß-ähnliche Osteolyse.

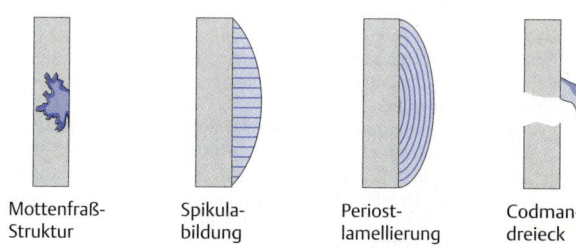

| Mottenfraß-Struktur | Spikula-bildung | Periost-lamellierung | Codman-dreieck |

Abb. 14   Malignitätsverdächtige Läsionen in der Skelett-Röntgenaufnahme

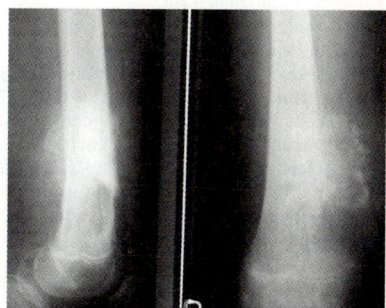

Abb. 15   Chondrosarkom des Femur, Röntgenaufnahme (aus Bildarchiv der Medizin, © Dr. Karl Thomae GmbH)

➤ **Computertomographie:**
  – *Indikationen:* Darstellung der Knochendestruktion zuverlässiger als mit Röntgenaufnahmen inkl. konventioneller Tomographie. Ausbreitungsdia-gnostik (Lymphknoten, Lunge, Leber).
  – *Möglichkeiten:* Die Beurteilung der intramedullären und extraossären Tu-morausbreitung ist möglich, allerdings ist die CT hierin der MRT unterlegen. Im Kontrastmittel-CT sind die Abbildungseigenschaften verbessert.

➤ **Magnetresonanztomographie:** Beurteilung der Ausbreitung im Markraum und paraossär. Bei der Beurteilung der Ausbreitung von Knochen- und Weichteilsarkomen ist die MRT allen anderen bildgebenden Verfahren überlegen.

➤ **Skelettszintigraphie** (vgl. u.): Nachweis reaktiver Knochenveränderungen, dadurch gute Beurteilbarkeit der Tumorausdehnung im Knochen. Nachweis einer Knochenbeteiligung bei Weichteil-Tumoren. Die Szintigraphie zeigt die Tumorausbreitung und eine Knochenbeteiligung bei Weichteilprozessen zuverlässiger an als Röntgenübersichtsaufnahmen.

➤ **Angiographie:** Die Angiographie mit arterieller, kapillärer und venöser Phase tritt gegenüber der CT als Untersuchung mit sehr spezifischer Fragestellung zurück.

Skelettmetastasen

➤ **Indikation zur Suche von Skelettmetastasen:** Die Suche nach Skelettmetastasen ist zwingend beim Mamma-, Prostata- und Bronchialkarzinom sowie beim Hypernephrom.

➤ **Methode der Wahl:** Skelettszintigraphie. Bei verdächtigem szintigraphischem Befund werden die entsprechenden Regionen gezielt geröntgt.

➤ **Skelettszintigraphie:**
   - *Indikationen:* Methode der ersten Wahl bei Verdacht auf Skelettmetastasen.
   - *Methode:* Die Untersuchung erfolgt mit $^{99\,m}$Tc-markierten Poly-Phosphonaten, die sich an der Knochenoberfläche anlagern. Das Ausmaß der Aktivitätsanreicherung ist abhängig von der regionalen Knochendurchblutung, der Kapillarpermeabilität, dem regionalen Kollagengehalt und der Größe der Knochenoberfläche. Die Strahlenexposition ist zu vernachlässigen.
   - *Beurteilung:* Die Anreicherung ist unspezifisch. Sie tritt bei Metastasen und primären Knochentumoren ebenso wie bei degenerativen und entzündlichen Affektionen auf.
   - *Vorteil:* Metastasen können in der Skelettszintigraphie bereits 4 – 6 Monate vor dem klinischen und röntgenologischen Nachweis diagnostiziert werden.

➤ **Gezieltes Skelettröntgen mit/ohne Tomographie:**
   - *Indikationen:* Szintigraphisch auffällige Zonen.
   - Die auffälligen Bereiche werden gezielt geröntgt, evtl. mit CT untersucht. Wird dabei keine morphologische Erklärung für den erhöhten Nuklid-Uptake gefunden, schließt dies eine Metastasierung noch nicht aus. Dann ist die kurzfristige Verlaufsbeurteilung mit Skelettszintigraphie (neue Herde?) und Röntgenaufnahmen/CT notwendig.

➤ **Computertomographie:**
   - *Indikationen:*
     • Nach positiver Szintigraphie, aber negativem Röntgenbefund.
     • Nach negativer Szintigraphie und negativem Röntgenbefund, aber eindeutiger Symptomatik.
     • Bei nicht eindeutigen Röntgenbildern, insbesondere bei der Frage der Frakturgefahr, Einengung des Spinalkanals bei Wirbelkörpermetastasen etc.
   - *Möglichkeiten:* Die Computertomographie ist sensitiver als Röntgenuntersuchungen, besonders im Bereich der Wirbelkörper.

Gehirn

> ➤ **Methoden der Wahl:** CT und MRT sind beim Nachweis von primären und sekundären Hirntumoren Standardmethoden. Untersuchungsmethoden wie z.B. die Schädelleeraufnahme, Hirnszintigraphie und Pneumenzephalographie sind heute obsolet.

> ➤ **Computertomographie (CT):**
> - *Indikation:* Bei Verdacht auf Tumoren des ZNS ist primär die CT indiziert.
> - *Methode:* Die CT sollte mit und ohne Kontrastmittelverstärkung durchgeführt werden. Das jodhaltige Kontrastmittel wird dabei rasch entsprechend 30 – 40 g Jod i.v. verabreicht.
> - *Nachweisbare Strukturen:* Hirntumoren ab 1,0 – 1,5 cm Durchmesser, das perifokale Ödem und gegebenenfalls eine Ventrikelkompression und Massenverdrängung werden dargestellt. Gut vaskularisierte Tumoren, wie z.B. die höhergradigen Astrozytome Grade III und IV, das Meningeom, Medulloblastom und verschiedene Metastasen reichern Kontrastmittel an. Bei diesen Tumoren ist daher eine eingeschränkte Artdiagnose erlaubt.

> ➤ **Magnetresonanztomographie (MRT):**
> - *Indikationen:* Bei Verdacht auf Tumoren der Hypophysen- und Zwischenhirnregion, des Hirnstammes und der hinteren Schädelgrube ist primär die MRT indiziert. Nur die MRT kann bei unauffälligem CT ein niedergradiges Gliom oder Hirnmetastasen ausschließen.
> - *Möglichkeiten:* Die MRT ist allen konkurrierenden Methoden bei der Abgrenzung von Hirntumoren und der Beurteilung des Begleitödems ebenso überlegen wie bei der Diagnostik der hinteren Schädelgrube, des Hirnstammes und der Hypophysenregion.
> - *Grenzen der MRT:*
>   - Eisenhaltige Fremdkörper (Metallsplitter im Auge, OP-Clips im Gehirn) schließen eine Untersuchung aus.
>   - Pathologische Verkalkungen, die zur Artdiagnose wichtig sind (z.B. in Oligodendrogliomen), werden als Signalausfall, d.h. mit sehr geringer Sensitivität dargestellt.
>   - Klaustrophobie und Bewegungsartefakte wegen der langen Untersuchungszeiten stören.
>   - Kosten und Zeitaufwand sind höher als bei der CT.

> ➤ **Karotis- und Vertebralisangiographie:** Diese Angiographieverfahren werden kaum noch präoperativ zur Darstellung der Gefäßversorgung des Tumors bzw. der geänderten Gefäßarchitektur des Normalgewebes eingesetzt, sie sind durch die Angio-MRT ersetzt worden.

> ➤ **Positronen-Emissions-Tomographie (PET):** Dieses Verfahren steht wegen der hohen Kosten erst an wenigen großen Zentren zur Verfügung. Mit der PET kann u.a. die Tumorvitalität geprüft werden. Hierzu wird z.B. ein radioaktiv markiertes Glucoseanalogon eingesetzt.

Rückenmark

➤ **Methode der Wahl:** Zum Nachweis von Prozessen im Bereich des Rückenmarks ist die MRT die Methode der ersten Wahl.

➤ **MRT des Spinalkanals:**
  - *Indikationen:* Verdacht auf tumoröse Prozesse innerhalb des Spinalkanals.
  - Intra- und extramedulläre Tumoren werden konkurrenzlos mit der MRT diagnostiziert. Zudem erlaubt die MRT die Darstellung der Nervenwurzeln.

➤ **Myelographie:**
  - *Indikationen:* Die Myelographie ist indiziert, wenn kein MRT zur Verfügung steht.
  - Die Myelographie stellt den spinalen Subarachnoidalraum dar. Hierzu wird nach lumbaler oder subokzipitaler Punktion Kontrastmittel injiziert.

➤ **CT des Spinalkanals:**
  - *Indikationen:*
    • Keine Indikation, wenn MRT verfügbar.
    • Extraspinale, z. B. von den Wirbelkörpern ausgehende Tumoren.
    • Nachweis kleiner, in der Myelographie nicht darstellbarer Läsionen.
  - Die Computertomographie kann im Anschluß an die Myelographie mit in situ belassenem Kontrastmittel erfolgen. Auf diese Weise lassen sich kleine oder flach bzw. tapetenartig geformte tumoröse Prozesse nachweisen.

Grundlagen

➤ **Screening-Methode:** Sonographie.
➤ **Methode der Wahl:** Computertomographie. Bei unklaren Befunden kann die Lymphographie angeschlossen werden.

Sonographie

➤ **Anwendung:** Die Sonographie ist als Screening-Methode geeignet. Hinsichtlich Auflösungsvermögen und Differentialdiagnose ist sie der CT und der Lymphographie unterlegen.

Computertomographie

➤ **Indikationen:** Ausschluß retroperitonealer Lymphknoten bei klinischem Verdacht oder nach Sonographie.
➤ **Beurteilungskriterien:** Die CT-Diagnose eines pathologischen Lymphknotens erfolgt allein aufgrund seiner Vergrößerung. Die kritische Grenze beträgt 2 cm.
➤ **Nachteile:** Falsch-negative Befunde bei fehlender Lymphknotenvergrößerung trotz Tumorbefalls. Falsch-positive Befunde durch Normvarianten.
➤ **Fazit:** Das negative oder fraglich positive retroperitoneale Computertomogramm erfordert die Lymphographie zur Beurteilung der Lymphknoten-Feinarchitektur, wenn davon die Therapieentscheidung abhängt.
➤ Die CT-gesteuerte Feinnadelpunktion kann im Einzelfall zur histologischen Sicherung eines Lymphknotenbefalls führen.

Lymphographie

➤ **Vorbemerkung:** Die Lymphographie ist die sensitivste Methode zur Beurteilung der darstellbaren retroperitonealen Lymphknotenveränderungen. Sie ist aber durch die nicht-invasiven bildgebenden Verfahren wie CT, MRT und Sonographie stark in den Hintergrund getreten.
➤ **Indikationen:** Die Lymphographie wird nur vereinzelt, v.a. im Rahmen klinisch-wissenschaftlicher Studien, angewendet. Lymphome, Hodentumoren und Zervixkarzinom sind mögliche Indikationen für eine Lymphographie. Voraussetzung ist, daß das CT unauffällig bzw. unklar war.
➤ **Grenzen:** Nur die tiefinguinalen, iliacal externen, die iliacal communen und ein Teil der lumbalen Lymphknoten werden dargestellt.
➤ **Durchführung:**
  – 3–5 ml öliges Kontrastmittel werden auf jedem Fußrücken in ein Lymphgefäß injiziert. Nach definierten Zeiten erfolgen Röntgenaufnahmen, um zuerst die Lymphgefäße (Stau? Kollateralkreisläufe?) und ab 24 Stunden die mit Kontrastmittel aufgeblähten Lymphknoten darzustellen.
  – *Beachte:* Bei Verwendung von > 5 ml Kontrastmittel pro Seite wächst die Gefahr klinisch relevanter Mikroölembolien der Lunge.
➤ **Beurteilung:** Marginale Defekte, gröbere Destruktionen und Speicherdefekte sprechen für metastatische Lymphknoten. Blasige Vergrößerungen und feintropfige Auflockerungen sprechen für das Vorliegen einer Systemerkrankung.
➤ **Vorteile:** Die Feinarchitektur kann selbst bei fehlender Lymphknotenvergrößerung beurteilt werden. Eine Verlaufsbeurteilung ist auch nach 3–9 Monaten noch möglich, weil das Kontrastmittel so lange im Lymphknoten gespeichert bleibt.

Vorbemerkungen

➤ Die Prognose einer Tumorkrankheit ist in weitem Maße abhängig vom Tumorausbreitungsgrad bei Diagnose und Therapiebeginn.
➤ Der Ausbreitungsgrad (initiales bzw. späteres Tumorstadium) läßt sich v. a. bei soliden, primär monofokalen Organtumoren am besten durch Beschreibung der topographisch-anatomischen Ausdehnung der Erkrankung angeben.
➤ Die standardisierte Beschreibung der initialen Krankheitsausdehnung ist notwendig, damit die Therapieergebnisse verglichen werden können.
➤ Die unterschiedlichen Körperregionen und Tumoren bzw. Tumorgruppen lassen sich nicht alle in ein und derselben Weise klassifizieren. Dies gilt in besonderer Weise von primär multifokalen bzw. disseminierten Tumorkrankheiten wie z. B. den hämatologischen Neoplasien (vgl. S. 376 ff).

Grundlagen der TNM-Klassifikation (UICC)

➤ **Kriterien des TNM-Systems:** Bei soliden Tumoren (Karzinome, Sarkome) hat sich trotz vieler Unzulänglichkeiten das sog. „TNM-System" der UICC weltweit durchgesetzt (ca. 45 Tumoren wurden bisher mit TNM klassifiziert).
  – T = Ausdehnung/Größe des Primärtumors („Tumor").
  – N = Befall der regionären/juxtaregionären Lymphknoten („Nodes").
  – M = Fehlen bzw. Nachweis von Fernmetastasen („Metastases").
➤ **Voraussetzung der Klassifizierung:**
  – In jedem Fall muß vor der Klassifizierung die Diagnose durch eine zytologische und/oder histologische Untersuchung gesichert sein. Alle nicht histologisch gesicherten Fälle müssen in Auswertungen gesondert aufgeführt werden.
  – Die Körperregionen werden gemäß der „Internationalen Klassifikation der Krankheiten für die Onkologie" (ICD-O) der WHO definiert.
➤ **Zeitpunkt der Klassifizierung:**
  – *Beachte:* Die bei Diagnosestellung bzw. Behandlungsbeginn festgelegte TNM-Kategorie eines Tumors bleibt auch in späteren Krankheitsphasen des Patienten unverändert bestehen.
  1. *Prätherapeutische (klinische) Klassifikation:* TNM bzw. cTNM (s. Tabelle 9)
     • Basis der klinischen Klassifizierung ist in der Regel der palpatorische, radiologische, sonographische oder endoskopische Befund.
     • Die chirurgische Exploration kann vor Therapiebeginn die klinische Klassifikation ergänzen.
  2. *Postoperative (histopathologische) Klassifikation:* pTNM (s. Tabelle 10)
     • Durch makroskopische sowie histopathologische Befunde des Tumorresektionspräparates bzw. der explorierten regionären Lymphknoten wird die klinische Einteilung ergänzt.
     • Die pTNM-Klassifikation findet vor allem bei Tumoren innerer Organe Anwendung, da dort die klinische TNM-Klassifikation meist unbefriedigend ist.
  3. *Klassifizierung unklarer Befunde:* X (Tx, Nx, Mx). Diese Form der Klassifizierung wird benutzt, wenn die diagnostischen Minimalerfordernisse zur Bestimmung des Sitzes oder Ausbreitungsgrades einer Tumorlokalisation gemäß TNM-Schlüssel nicht erfüllt sind.

➤ **Klinische Stadien („stage-grouping"):** Zur Ergänzung der TNM-Klassifikation werden klinische Stadien (I–IV) gebildet. Damit werden, z. B. beim Mammakarzinom (vgl. S. 168), eine bessere Eignung für den klinischen Alltag und eine bessere Vergleichbarkeit mit anderen Klassifikationssystemen erreicht.

➤ **Residualtumor:** Ein Residualtumor nach Behandlung kann durch das Symbol „R" beschrieben werden:
  – Rx = Vorhandensein nicht beurteilbar
  – R0 = Kein Residualtumor
  – R1 = Mikroskopischer Residualtumor
  – R2 = Makroskopischer Residualtumor

➤ **Zusatzinformationen und Sonderfälle:**
  – Das Präfix „r" kann im TNM-System zur Charakterisierung von (Lokal-) Rezidiven benützt werden, z. B. rT3 N1 M0, darf jedoch die primäre TNM-Klassifikation nicht ändern.
  – Das Präfix „y" ist reserviert für Patienten, deren Tumor vor dem (definitiven) chirurgischen Eingriff bereits mit einer anderen Methode therapiert wurde. Beispiele: Präoperative Radio- bzw. Chemotherapie (ypT2 N1 M0). Diese Patienten sind aus Gründen der prognostischen Vergleichbarkeit gesondert aufzuführen.
  – Das Präfix „u" kann zur Charakterisierung endoluminal durch Ultraschall erhobener T- bzw. N-Befunde verwendet werden.
  – Der C-Faktor („Certainty") beschreibt den Diagnosesicherungsgrad für Patientenkollektive (klinische Forschung). Er wird selten routinemäßig angewendet.

Tumorklassifizierungssysteme: TNM (UICC)

Grundschema prätherapeutischer (klinischer) Klassifikation (TNM)

➤ S. Tabelle 9.

Tabelle 9 Klinische TNM-Klassifikation

Abkürzung	Bedeutung
T	**Primärtumor**
Tis	Präinvasives Karzinom (Carcinoma in situ)
T0	Keine Evidenz für einen Primärtumor
T1 –T4	Evidenz zunehmender Größe und/oder lokaler Ausdehnung des Primärtumors
Tx	Die Minimalerfordernisse zur Bestimmung des Sitzes oder Ausbreitungsgrades des Primärtumors liegen nicht vor
N	**Regionäre Lymphknoten**
N0	Keine Evidenz für einen Befall regionärer Lymphknoten
N1, N2, N3	Evidenz zunehmenden Befalls regionärer Lymphknoten
N4	Evidenz des Befalls juxtaregionärer Lymphknoten (nicht immer anwendbar)
Nx	Die Minimalerfordernisse zur Beurteilung der regionären Lymphknoten liegen nicht vor.
M	**Fernmetastasen**
M0	Keine Evidenz für Fernmetastasen
M1	Evidenz für Fernmetastasen
Mx	Die Minimalerfordernisse zur Beurteilung des Vorhandenseins von Fernmetastasen liegen nicht vor

Weitere Spezifizierung der Kategorie M1:

Haut: SKI	Lunge: PUL
Hirn: BRA	Lymphknoten:LYM
Knochen: OSS	Peritoneum: PER
Knochenmark: MAR	Pleura: PLE
Leber: HEP	Andere: OTH

Grundschema postoperativer histopathologischer Klassifikation (TNM)

➤ Zusätzlich zu den TNM-Kategorien wird histopathologisch auch die Differenzierung des Primärtumors als *Grading* angegeben, s. Tabelle 10.
➤ Das Grundschema postoperativer Klassifikation ist in Tabelle 10 dargestellt.

Tabelle 10 Histopathologische TNM-Klassifikation (Inkl. Grading)

pT	Primärtumor
pTis	Präinvasives Karzinom (Carcinoma in situ)
pT0	Keine Evidenz für einen Primärtumor bei histologischer Untersuchung des Resektates
pT1 –pT4	Evidenz der zunehmenden Ausdehnung des Primärtumors
pTx	Die Ausdehnung der Invasion kann weder postoperativ noch histopathologisch bestimmt werden
pN	**Regionäre Lymphknoten**
pN0	Keine Evidenz für Befall regionärer Lymphknoten
pN1, pN2, pN3	Evidenz zunehmenden Befalls regionärer Lymphknoten
pNx	Die Ausdehnung der Invasion kann nicht bestimmt werden
pM	**Fernmetastasen**
pM0	Keine Evidenz für Fernmetastasen
pM1	Evidenz für Fernmetastasen
pMx	Das Vorliegen von Fernmetastasen kann nicht bestimmt werden
G	**Histopathologisches Grading**
G1	Gut differenziert
G2	Mäßig differenziert
G3	Schlecht differenziert
G4	Undifferenziert
Gx	Differenzierungsgrad nicht zu bestimmen

Anmerkungen:
– Zu „N": Die direkte Ausbreitung des Primärtumors in Lymphknoten wird als Lymphknotenmetastase klassifiziert.
– Die Kategorie „pM1" kann in gleicher Weise wie M1 weiter spezifiziert werden (s. o.).
– Lymphangioinvasion und Gefäßinvasion werden ebenfalls nach histopathologischer Befundung angegeben

Weitere Tumorklassifizierungssysteme

Klassifizierung gynäkologischer Tumoren - FIGO

➤ Die Cervix uteri und das Corpus uteri gehörten zu den ersten Lokalisationen, die durch das TNM-System klassifiziert wurden. Die von der „League of Nations" festgelegten Stadien für Zervixkarzinome finden mit geringen Veränderungen seit fast 50 Jahren Anwendung und sind von der Fédération Internationale de Gynécologie et dObstétrique (FIGO) anerkannt.

➤ Die TNM-Kategorien wurden so definiert, daß sie mit den FIGO-Stadien übereinstimmen. Einige Verbesserungen wurden in Zusammenarbeit mit der FIGO vorgenommen. Die jetzt publizierten Klassifikationen haben die Zustimmung von FIGO, UICC und den nationalen TNM-Komitees einschließlich AJCC. Zur genauen Klassifikation gynäkologischer Tumoren vgl. die entsprechenden Kapitel im blauen Teil, S. 189–211.

Klassifizierung disseminierter Tumoren

➤ Das TNM-System ist zur Klassifikation multifokaler, bzw. primär oder sekundär disseminierter Tumoren/Tumorstadien im internistisch-onkologischen Therapiebereich wenig geeignet. Die Systematik ist für diesen Zweck auch in der neuesten Version immer noch zu stark lokalorganbezogen und zu wenig differenziert und bietet daher in fortgeschrittenen Krankheitsstadien keine prognostisch aussagekräftigen und klinisch praktikablen Einteilungen.

➤ Für die neoplastischen Knochenmarkserkrankungen gelten eigene Klassifikationssysteme: FAB-Klassifikation akuter Leukämien, Knochenmarksinfiltrationsgrade M1–4, etc. (vgl. S. 382, 388/89, blauer Teil).

Grundlagen

➤ Der natürliche Verlauf maligner Tumorkrankheiten und dessen Modifikation durch diagnostische und therapeutische Entwicklungen beinhaltet noch viele Fragen.

➤ Einzelbeobachtungen und kleine klinikbezogene Fallzahlen lassen keine aussagekräftigen Schlüsse zu.

➤ In den vergangenen Jahren entstanden vielerorts regionale bzw. nationale „Krebsregister". In Deutschland wird derzeit der Aufbau solcher Register aus Datenschutzgründen erheblich erschwert.

➤ Durch Krebsgesellschaften und Tumorzentren werden zunehmend „Diagnostische Standards" zur Qualitätssicherung der Tumorerfassung in Klinik und Praxis herausgegeben (z. B. E. Enghofer und K. Winkler: „Grundlagen und Definition der Qualitätssicherung in Klinik und Praxis", W. Zuckschwerdt, München, Bern, Wien, New York, 1995).

Verlaufsdokumentation

➤ Vor allem im internistisch-onkologischen Therapiebereich mit vorwiegend primär disseminierten bzw. sekundär metastasierten Krankheitsbildern erwiesen sich die organbezogenen Dokumentationssysteme (TNM-Klassifikation, Krebsregister-Fragebogen usw.) als zu grobe Raster.

➤ Die Basisdokumentation mit Diagnosen (inkl. TNM-Klassifikation) ist in Abb. 16 dargestellt.

➤ Sog. „flowsheets" (s. Abb. 17) als synoptische Therapie- und Symptomverlaufsblätter ergänzen die übliche Krankengeschichte. Sie ermöglichen den nötigen Überblick über den Therapieerfolg bzw. -mißerfolg und die Krankheitsentwicklung. Die „flowsheets" beinhalten:
– Zeitliche Angaben über die durchgeführte Therapie.
– Symptome.
– Befunde der körperlichen Untersuchung.
– Wichtige Laborwerte.
– Komplikationen.
– Ein Körperschema zur Lokalisation befallener Körperpartien.
– Spezielle Rubriken zur quantitativ-metrischen Dokumentation.

Tumordokumentation

Basisdokumentation für Tumorkranke

Arbeitsgemeinschaft Deutscher Tumorzentren (ADT)

Ersterhebung

1. Kartenkennzeichen ☐☐ 2

2. Klinik-Nr. ☐☐☐ 6

3. Patientenidentifikation ☐☐☐☐☐☐☐ 13

4. Geburtsdatum
Tag Mon Jahr
☐☐☐☐☐☐ 19

5. Geschlecht 1 = ♂ 2 = ♀ ☐ 20

---

6. Staatsangehörigkeit (Schlüssel siehe Rückseite) ☐☐ 22

7. Anlaß der Erfassung ☐ 23
1 = Selbstbefund des Patienten, 2 = gesetzliche Früherkennung
3 = Röntgenreihenuntersuchung, 4 = Befund bei andersweitiger Untersuchung,
9 = f.A.

8. Datum der ersten Diagnosestellung
Tag Mon Jahr
☐☐☐☐☐☐ 29

9. Erster Tumor? (gilt auch für Systemerkrankungen) ☐ 30
0 = nein, 1 = ja, 2 = nicht entscheidbar, 9 = f.A.

---

10. Tumorlokalisation (nach Lokalisationsschlüssel DSK) ☐☐☐☐☐ 35

11. Seitenlokalisation ☐ 36
1 = nur rechte Körperseite, 2 = nur linke Körperseite, 3 = Körpermitte
4 = multilokulär-einseitig rechts, 5 = multilokulär-einseitig links,
6 = multilokulär-beidseitig, 8 = nicht zutreffend (Systemerkrankung), 9 = f.A.

---

12. Tumordiagnose (nach ICA-O-DA) ☐☐☐☐☐ 41

13. Diagnose ☐ 42
0 = nein, 1 = ja, 9 = f.A.

---

14. Befund prätherapeutisch (a) ☐ 43

(a) verwendeter Code	(b) Befund			
1 = TNM, 2 = Ann Arbor,	TNM*	T C N C M C		
3 = Evans, 4 = NWTS,		☐☐☐☐☐☐☐		
8 = sonstige, 9 = f.A.	Ann Arbor* (cS)	S A M L K H a ex		
		☐☐☐☐☐☐☐		
(* siehe Rückseite)	andere	☐☐☐☐☐☐☐		

(b) ☐☐☐☐☐☐☐☐ 51

---

15. Befund definitiv (a) ☐ 52

(a) verwendeter Code	(b) Befund			
1 = TNM, 2 = Ann Arbor,	TNM*	T C N C M C		
3 = Evans, 4 = NWTS,		☐☐☐☐☐☐☐		
8 = sonstige, 9 = f.A.	Ann Arbor* (pS)	S A M L K H a ex		
		☐☐☐☐☐☐☐		
(* siehe Rückseite)	andere	☐☐☐☐☐☐☐		

(b) ☐☐☐☐☐☐☐☐ 60

---

16. Allgemeiner Leistungszustand (Schlüssel siehe Rückseite) ☐ 61

---

17. Tumorspezifisch vorbehandelt? ☐ 62
0 = nein, 1 = ja, 9 = f.A.

18. Beginn der derzeitigen tumorspezifischen Behandlung
Tag Mon Jahr
☐☐☐☐☐☐ 68

19. Art der durchgeführten/
laufenden Behandlung

	0 nein	1 ja	9 f.A.	
Operation	○	○	○	☐ 69
Strahlentherapie	○	○	○	☐ 70
Chemotherapie	○	○	○	☐ 71
Hormontherapie	○	○	○	☐ 72
Immuntherapie	○	○	○	☐ 73
sonstige	○	○	○	☐ 74
(z.B. psychosoziale Betreuung)				

---

20. Termin der ersten Nachuntersuchung
Tag Mon Jahr
☐☐☐☐☐☐ 80

_____   _____

Datum   Unterschrift

Version 1

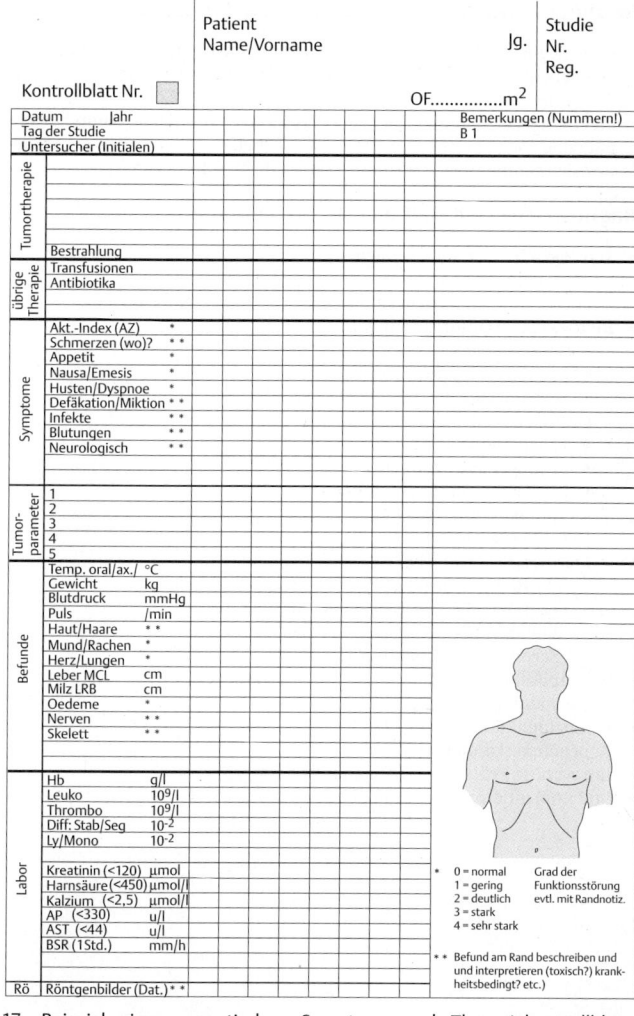

Patient Name/Vorname					Jg.		Studie Nr. Reg.			
Kontrollblatt Nr. ☐				OF..............m²						

Datum / Jahr — Bemerkungen (Nummern!)
Tag der Studie — B 1
Untersucher (Initialen)

Tumortherapie
Bestrahlung

übrige Therapie
Transfusionen
Antibiotika

Symptome
Akt.-Index (AZ) *
Schmerzen (wo)? **
Appetit *
Nausa/Emesis *
Husten/Dyspnoe *
Defäkation/Miktion **
Infekte **
Blutungen **
Neurologisch **

Tumor-parameter
1
2
3
4
5

Befunde
Temp. oral/ax./ °C
Gewicht kg
Blutdruck mmHg
Puls /min
Haut/Haare **
Mund/Rachen *
Herz/Lungen *
Leber MCL cm
Milz LRB cm
Oedeme *
Nerven **
Skelett **

Labor
Hb g/l
Leuko 10⁹/l
Thrombo 10⁹/l
Diff: Stab/Seg 10⁻²
Ly/Mono 10⁻²
Kreatinin (<120) µmol
Harnsäure (<450) µmol/l
Kalzium (<2,5) µmol/l
AP (<330) u/l
AST (<44) u/l
BSR (1Std.) mm/h

Rö / Röntgenbilder (Dat.) **

* 0 = normal Grad der
1 = gering Funktionsstörung
2 = deutlich evtl. mit Randnotiz.
3 = stark
4 = sehr stark

** Befund am Rand beschreiben und
und interpretieren (toxisch?) krankheitsbedingt? etc.)

Abb. 17 Beispiel eines synoptischen Symptom- und Therapiekontrollblatts („flowsheet") onkologischer Studiengruppen; Schweizer Arbeitsgruppe für Klinische Krebsforschung (SAKK)

◄ Abb. 16 Formular der Basisdokumentation der Arbeitsgemeinschaft Deutscher Tumorzentren (ADT) als Beispiel. Hier der Ersterhebungsbogen; für Folgeuntersuchungen und zum Abschluß bei Ausscheiden oder Tod des Patienten gibt es weitere Formulare

Vorbemerkungen

➤ Falls möglich, soll jeder verdächtige Befund, soweit sich hieraus Konsequenzen ergeben, histologisch-bioptisch abgeklärt werden (Ausnahmen s. entsprechende spezielle Tumoren).
➤ Endoskopische und bildgebende Verfahren wie Ultraschall, Computertomographie und Magnetresonanztomographie haben die Möglichkeiten gezielter Gewebsentnahme stark erweitert, ersetzen diese jedoch keineswegs.

Diagnostische und therapeutische Methoden

➤ **Zytologische Untersuchungen**
  – Abstriche (s. S. 61).
  – Körper- und Spülflüssigkeiten (s. S. 61).
➤ **Histologische Untersuchungen:**
  – *Biopsie-Techniken:*
    • Feinnadelbiopsie (s. S. 62).
    • Nadelbiopsie (s. S. 62).
  – *Endoskopie-Techniken:*
    • Zangenbiopsie (s. S. 63).
    • Schlingenabtragung (s. S. 63).
    • Mediastinoskopie (s. S. 63 – 64).
    • Thorakoskopie (s. S. 64).
    • Laparoskopie (s. S. 64).
  – *Chirurgische Techniken:*
    • Inzisionsbiopsie (s. S. 65).
    • Diagnostische Exstirpation (s. S. 65).
    • Staging-Laparotomie (s. S. 65 – 66).
    • „Second Look"-Operation (s. S. 66).
➤ Pleurapunktion/Thoraxdrainage (s. S. 67 – 68).
➤ Aszitespunktion (s. S. 69).
➤ Lumbalpunktion (s. S. 70 – 71).
➤ Knochenmarkpunktion (s. S. 72 – 73).
➤ Intravenöse Zytostatikaapplikation (s. S. 74 – 75).
➤ Voll implantierbarer Venenkatheter („Port") (s. S. 76 – 79).

Abstrich-Zytologie _____

➤ **Indikationen:** Untersuchungen der Cervix uteri, sezernierende Mamma, evtl. HNO-Bereich.
➤ **Anwendungsmöglichkeiten:** Abstriche können von Haut und Schleimhäuten genommen werden. Die Methode ist einfach und kostengünstig, beschränkt sich aber auf wenige Indikationen (s.o.).
➤ **Aussagekraft:** Die Beurteilung eines Abstrichs ist aufgrund etablierter Kriterien, z.B. an der Cervix-uteri-Klassifikation nach Papanicolaou, relativ sicher (vgl. Zervixkarzinom S. 193).

Körper- und Spülflüssigkeit _____

➤ **Für die Diagnostik nutzbare Körper- und Spülflüssigkeiten:**
   – Pleura-/Perikarderguß (Pleurapunktion bzw. Perikardpunktion s.S. 67–68).
   – Aszites (Aszitespunktion s.S. 69).
   – sgv Liquor (Lumbalpunktion s.S. 70–71).
   – Urin (Niere, Blase).
   – Douglas-Punktat.
   – Sputum.
   – Bronchialsekret.
   – Pankreassaft.
   – Zystenpunktate.

Feinnadelbiopsie

➤ **Methode:** Mittels Feinnadelbiopsie erfolgt die Aspiration von Zellen und Gewebefragmenten mit Hilfe einer in das suspekte Gewebe gezielt eingestochenen feinen Nadel. Es sollte möglichst keine Blutung auftreten!

➤ **Indikationen:** Tumoren in Mamma, Schilddrüse, Lymphknoten, Haut, Subkutangewebe, Lunge, Leber, Pankreas. Bei inneren Organen erfolgt die Feinnadelbiopsie heute meist gezielt unter Sonographie- oder CT-Kontrolle.

➤ **Vorbereitung/Durchführung** (s. Abb 18)**:**
  – *Instrumentarium:* Dünne Nadel auf 20 ml-Spritze dient als Aspirator, es existieren auch kommerzielle Aspiratoren mit handlichem „Pistolengriff", Sterile Handschuhe.
  – Hautdesinfektion.
  – Verdächtige Geschwulst fixieren und mehrfach in verschiedenen Richtungen punktieren.
  – Aspirat in Nadel belassen.
  – Auf Objektträger ausblasen, sofort ausstreichen und fixieren, lufttrocknen.

➤ **Aussagekraft:** Sicher verwertbar ist nur ein eindeutig positiver Ausfall. Ein negativer Befund ist abhängig von der korrekten Technik sowie ausreichend repräsentativem Material. Im Zweifelsfall schließt sich die chirurgische Biopsie an die Feinnadelbiopsie an.

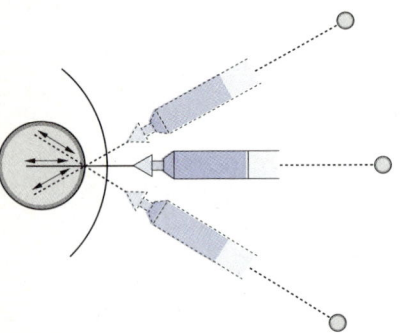

Abb. 18   Feinnadelbiopsie

Nadelbiopsie

➤ **Definition:** Die Nadelbiopsie ist eine Gewebezylinderentnahme mit speziell hierfür gefertigten Biopsienadeln (z.B. Tru-Cut-Nadel) zur histologischen Untersuchung von verdächtigem Gewebe.

➤ **Anwendung:** Die Nadelbiopsie wird zur Metastasen-, Pankreas-, Prostata-, evtl. Mamma- und Lymphomdiagnostik eingesetzt.

➤ **Beurteilung:** Die histologische Malignomdiagnose, insbesondere die genaue Klassifikation und das Grading sind mit dieser Methode nur schwer zu bestimmen. Ursache ist die fehlende Beurteilungsmöglichkeit des umgebenden Gewebes, da hierfür nicht genügend Material gewonnen werden kann. In diesen Fällen muß eine „core-biopsie" (spezieller Gewebszylinder durch dickere Nadel) oder eine chirurgische Biopsie erfolgen.

Vorbemerkung

➤ Dank flexibler Glasfaserinstrumente sind endoskopische Biopsiemöglichkeiten stark erweitert und verbessert worden.

Untersuchte Organe/Methoden

➤ **Magen-Darm-Trakt:** Die Endoskopie des Magen-Darm-Traktes erfolgt als obere Panendoskopie, gegebenenfalls verbunden mit ERCP und gezielter Sekretentnahme, als Rektoskopie, Sigmoidoskopie oder totale Koloskopie.
➤ **HNO-Bereich:** Hier wird die Endoskopie zur Beurteilung von Larynx und Nasennebenhöhlen eingesetzt: Laryngo- und Sinuskopie.
➤ **Lunge:** Die Endoskopie der Lunge erfolgt als Bronchoskopie, evtl. kombiniert mit Bronchioalveolärer Lavage (BAL) zur Spüldiagnostik. Zusätzlich kann eine transbronchiale Biopsie zur Untersuchung peribronchialer Herde durchgeführt werden.
➤ **Weibliche Genitalorgane:** Die endokopische Methode im Bereich des weiblichen Genitaltraktes ist die Hysteroskopie. Eine verwandte Methode ist die Kolposkopie, hierbei wird mit Lupenvergrößerung die Portio beurteilt.
➤ **Urogenitaltrakt:** Zystoureteroendoskopie.

Zangenbiopsie

➤ **Definition:** Die Zangenbiopsie dient der Gewebeentnahme mit Hilfe von speziellen Biopsiezangen.
➤ **Anwendung:** Die Zangenbiopsie ist bei „Hohlraum"-Tumoren, z. B. im Gastrointestinaltrakt, der Harnblase und im Bronchialsystem anwendbar.
➤ **Komplikationen:** Der Eingriff bedingt eine erhöhte lokale Blutungsgefahr. Der Patient sollte daher ggf. 8 – 24 Stunden stationär überwacht werden.

Schlingenabtragung bzw. -biopsie

➤ **Methode:** Mit einer elektrischen Schlinge werden größere Gewebeanteile oder kleinere Tumoren in toto entfernt.
➤ **Anwendung:** Adenome des Gastrointestinaltrakts und der Harnblase werden durch Schlingenbiopsie abgetragen.
➤ **Beurteilung:** Bei Abtragung des gesamten Tumors sind die histologische Klassifizierung und das Grading des Tumors möglich. Zum Staging, d. h. zur Ausdehnung des Tumors, sind jedoch nur begrenzt Aussagen möglich.

Mediastinoskopie

➤ **Ziel:** Inspektion des oberen Mediastinums inkl. Biopsie verdächtiger Strukturen.
➤ **Indikationen:**
  – Staging beim Bronchialkarzinom durch Beurteilung der Lymphknotenstationen.
  – Die Mediastinoskopie wird auch zur Diagnosesicherung bei isolierten Lymphomen im oberen Mediastinum (z. B. Morbus Hodgkin) eingesetzt, ist hier jedoch kein Routineverfahren.

Arbeitstechniken (diagnostisch und therapeutisch)

Endoskopische (Biopsie-)Techniken

➤ **Technik:**
  – Der Patient ist in Vollnarkose.
  – Der Zugang zum Mediastinum erfolgt über die quere Inzision im Jugulum.
  – Es folgt die stumpfe digitale Dissektion des prätrachealen Gewebes bis zur Trachealbifurkation.
  – Danach Einführen des Mediastinoskops.
➤ **Beurteilung:** Die Mediastinoskopie erlaubt die Betrachtung des oberen Mediastinums mit der Möglichkeit von Nadel- oder Zangenbiopsie paratrachealer und hilärer Lymphknoten.
➤ **Komplikationen:** Die Komplikationsrate ist gering (unter 1 %). Typische Komplikationen sind Blutung (große Gefäße), Mediastinitis, Verletzung von N. recurrens und N. phrenicus.

Thorakoskopie

➤ **Ziel:** Inspektion von Pleura und Lungenoberfläche (inkl. Biopsie).
➤ **Indikationen:**
  – Unklare periphere Veränderungen der Lunge.
  – Tumoren der Pleura (z.B. Mesotheliom).
➤ **Technik:**
  – Der Patient ist in Vollnarkose.
  – Inzision in der mittleren Axillarlinie im 6. – 8. ICR.
  – Nach digitaler Eröffnung des Pleuraraums Einführen des Thorakoskops.
  – Nach Beendigung der Thorakoskopie Einlage einer Thoraxdrainage mit Dauersog, bis eine Verklebung der Pleura eingetreten ist (Thoraxdrainage s. S. 68).
➤ **Beurteilung:** Die Thorakoskopie ermöglicht die Betrachtung von Pleura und Lunge sowie die gezielte Biopsie suspekter Bereiche. Der Lungenhilus und der Pleuraraum im Bereich des Zugangs sind nur schwer einsehbar.
➤ **Komplikationen:** Eine Blutung sowie ein persistierender Pneumothorax können als Komplikationen nach der Thorakoskopie auftreten.

Laparoskopie

➤ **Ziel:** Inspektion der Bauchhöhle (inkl. Biopsie).
➤ **Indikationen:** Die Laparoskopie wird nach gastroenterologisch, chirurgisch oder gynäkologisch gestellter Indikation durchgeführt. Sie dient dem Staging von intraabdominalen Tumoren (v.a. Magen-, Pankreas- und Ovarialkarzinom), um bei metastasierten Tumoren eine unnötige Laparotomie zu vermeiden. Außerdem wird vor Lebertransplantation bei primärem Leberzellkarzinom und vor thorakoabdominaler Ösophagektomie laparoskopiert.
➤ **Technik:**
  – Der Patient ist in Vollnarkose.
  – Zunächst erfolgt die paraumbilikale Punktion des Abdomens mit der Verres-Nadel.
  – Durch CO_2-Insufflation wird ein Pneumoperitoneum angelegt.
  – Anschließend wird das Laparoskop durch einen Trokar eingeführt und der Bauchraum exploriert.
  – Evtl. werden weitere Trokare für chirurgische Instrumente (Biopsien) oder Ultraschall (zur laparoskopischen Sonographie) eingebracht.

Grundlagen

➤ Die operative Diagnostik bildet die wesentliche Grundlage für Stadieneinteilung und Klassifizierung der meisten malignen soliden Tumoren.
➤ **Beispiele:** Mamma-Karzinom mit Untersuchung der Lymphknotenstationen in der Axilla, gastrointestinale Karzinome, Schilddrüsenkarzinom (modifizierte neck-dissection), maligne Hodentumoren.
➤ **Art und Umfang** der Untersuchung, insbesondere auch die Untersuchungsziele am eingesehenen bzw. gewonnenen Gewebe, sind vor dem Eingriff interdisziplinär gemeinsam mit dem Chirurgen festzulegen.
➤ Die **Handhabung** und der Transport des entnommenen Gewebes sollte zusätzliche diagnostische Anforderungen und Möglichkeiten berücksichtigen wie z. B. die Hormonrezeptoranalyse und die Immunhistologie.

Grundsätze chirurgischer Biopsie-Techniken

➤ Der Punktionskanal oder der Inzisionsweg müssen so plaziert werden, daß eine Mitentfernung beim definitiven tumorchirurgischen Eingriff leicht möglich ist.
➤ Generell sollte im Rahmen der Primärtherapie eines Malignoms der Schnitt durch einen Tumor vermieden werden. Die Inzisionsbiopsie ist daher bei radikal operablen Tumoren problematisch.
➤ Eine Tumorzellimplantation kann durch sorgfältige operative Technik vermieden werden. Hierzu gehören:
  – Der Instrumentarium-Wechsel nach erfolgter Biopsie.
  – Die Spülung mit zytoziden Substanzen wie z. B. Fluorouracil 5 – 10 ml, entsprechend 250 – 500 mg.

Inzisionsbiopsie

➤ **Definition:** Die Inzisionsbiopsie ist eine keilförmige Gewebeentnahme aus einem Tumor.
➤ **Indikation:** Lokal nicht vollständig resezierbare Tumoren („Inoperabilität").
➤ **Beurteilung:** Ein negativer histologischer Befund schließt ein Malignom nicht generell aus, es muß vielmehr bedacht werden, daß das entnommene Gewebe nicht immer repräsentativ ist.

Diagnostische Exstirpation

➤ **Definition:** Die diagnostische Exstirpation ist die komplette Entfernung eines suspekten Gewebeareals mit einem kleinen Sicherheitssaum von Normalgewebe.
➤ **Anwendung:** Bevorzugte diagnostische Maßnahme bei Haut-, Weichteil- und Brustdrüsentumoren, Lymphknoten.

Staging-Laparotomie

➤ **Ziel: D**ie detaillierte operative Inspektion des Abdominalraumes. Diese Inspektion erfolgt anhand eines Protokolls mit Organ- und Gewebeentnahmen, auch makroskopisch nicht suspekter Bereiche, zur histologischen Untersuchung im Rahmen eines exakten Stagings.

Chirurgische (Biopsie-)Techniken

- ➤ **Indikation:** Vor allem beim Morbus Hodgkin der klinischen Stadien Ib–IIIa und ungünstiger Histologie, heute nur noch selten angewandt.
- ➤ **Technik:** Mediane Laparotomie.
- ➤ **Vorgehen:**
  - Splenektomie.
  - Leber-Keilexzision rechter und linker Leberlappen.
  - Leberpunktion rechter und linker Leberlappen, je zweimal, zusätzlich Biopsie evtl. makroskopisch bestehender Veränderungen.
  - Exstirpation von je einem paraaortalen/parailiakalen Lymphknoten rechts und links.
  - Exstirpation von mesenterialen Lymphknoten.
  - Lymphknotenexstirpation im Bereich der Leberpforte.
  - Lymphknotenexstirpation im Bereich des Truncus coeliacus.
  - Clipmarkierung im Bereich exstirpierter Lymphknoten.
  - Bei Frauen zusätzlich Verlagerung der Ovarien aus dem evtl. späteren iliakalen Bestrahlungsfeld.
- ➤ **Komplikationen:** Mortalität < 1%, Morbidität ca. 10%. Komplikationen sind:
  - Intraabdominale Abszesse.
  - Blutung.
  - Embolie.
  - Wundinfektion.
  - Spätkomplikationen der Splenektomie ist die Neigung zu Infekten durch:
    - Pneumokokken: OPSI-Syndrom = Overwhelming postsplenectomy infection. Prophylaxe: Vor Splenektomie aktive Immunisierung gegen Pneumokokken.
    - Meningokokken.
    - Diese Komplikationen nach Splenektomie treten v. a. bei zusätzlicher Immunschwäche (krankheitsbedingt, iatrogen) auf.

„Second-look"-Operation

- ➤ **Ziel:** Feststellung des Umfanges einer Tumorremission bzw. eines Rezidives nach bereits durchgeführter Chemotherapie/Radiotherapie oder bei Rezidivverdacht. Gegebenenfalls erfolgt eine operative (evtl. sogar kurative) Resttumorentfernung.
- ➤ **Technik:** In der Regel mediane Laparotomie.
- ➤ **Indikationen:**
  - Ovarialkarzinom (Remissionskontrolle, Rezidivverdacht).
  - CEA-Anstieg bei primär kurativ operierten kolorektalen Karzinomen ohne Rezidivnachweis durch andere diagnostische Maßnahmen.
- ➤ **Komplikationen:** Das Auftreten von Komplikationen ist abhängig vom intraoperativen Befund.

Grundlagen

➤ **Indikationen:**
   – *Diagnostisch* (Differentialdiagnose Pleuraerguß).
   – *Therapeutisch:* Dyspnoe infolge Pleuraerguß, Pleuraempyem, Pneumothorax, chemische Pleurodese z. B. bei rezidivierendem malignen Pleuraerguß.
   – *Pleurakatheter:* bei großen Ergußmengen, Pneumothorax, vor Pleurodese.
➤ **Kontraindikationen** (relativ): Gerinnungsstörungen.
➤ **Komplikationen:** Pneumothorax, Hämatothorax, Infektion, Leber- oder Milzverletzung, Lungenödem bei zu schneller oder ausgedehnter (> 1000 ml) Punktion infolge eines zu starken intrathorakalen Druckabfalls.

Material

➤ **Allgemein:** Punktions-Set oder Punktionskanülen (z. B. graue oder gelbe Braunüle), Verbindungsschläuche (z. B. Infusionssystem), Dreiwegehahn, Auffangbehälter, sterile Tupfer, sterile Handschuhe, sterile Abdecktücher, Desinfektionslösung, 5 – 10 ml Lokalanästhetikum (z. B. Lidocain 1 %), Kanülen, Spritzen, Verbandsmaterial.
➤ **Diagnostische Punktion:** Zusätzlich Blutkulturflaschen, Probengefäße für klinische Chemie (spezifisches Gewicht, Eiweiß, pH, Glukose, Cholesterin, Triglyzeride, LDH, Zellzahl und -differenzierung, evtl. Hk, Laktat, Lipase), Tbc-Diagnostik und zytologische Untersuchung.

Durchführung (Abb. 19)

➤ Evtl. 30 Min. vor Punktion Antitussivum (z. B. 20 – 40° Paracodin).
➤ **Lagerung:** Sitzend, Abstützung nach vorne z. B. durch Kissen, Stuhllehne oder Hilfsperson.
➤ **Markierung der Punktionsstelle** in der hinteren Axillarlinie oder Skapularlinie am entsprechenden *Rippenoberrand* (Interkostalgefäße und -nerven befinden sich am Rippenunterrand) unter sonographischer Kontrolle.
➤ **Hautdesinfektion,** sterile Handschuhe anziehen, Abdecken.
➤ **Lokalanästhesie:** Wechsel zwischen Injektion und Aspiration, nach Aspiration von Pleuraerguß ungefähre Punktionstiefe merken.
➤ **Punktion:**
   – Senkrecht zur Hautoberfläche unter Aspiration mit aufgesetzter Spritze punktieren, läßt sich Pleuraerguß aspirieren, Stahlkanüle etwas zurückziehen und Plastikkanüle vorschieben
   – während Exspirationsphase rasch Stahlkanüle entfernen und Dreiwegehahn befestigen
   – ggf. Material für die Diagnostik entnehmen, dann Ableitungsschlauch anschließen und Resterguß ablassen, bei großem Erguß wegen Gefahr des Lungenödems (s. o.) ggf. mehrmals punktieren
   – immer Stellung des Dreiwegehahns beachten, damit das System geschlossen bleibt (Pneumothoraxgefahr!)
   – bei heftigem Hustenreiz Punktionskanüle zurückziehen bzw. Punktion rechtzeitig beenden (kein falscher Ehrgeiz!, Pneumothoraxgefahr)
   – 1 – 2 Std. nach Punktion Röntgen-Thorax-Kontrolle in Exspiration (Pneumothorax?)
   – Erfolgskontrolle am besten durch Sonographie.

Pleurapunktion

➤ **Pleurakatheter-Anlage**: Wie oben, jedoch mit speziellem Katheter-Set (z. B. Pleurocath). Vorherige Hautinzision mit Skalpell. Pleuradrainageschlauch in die Punktionskanüle einführen (an der Spitze nicht abscheren!). Während der Punktion wiederholt probieren, ob sich der Drainageschlauch problemlos weiterschieben läßt. Ist dies der Fall, dann den Drainageschlauch bis zur Markierung vorschieben und Kanüle entfernen.

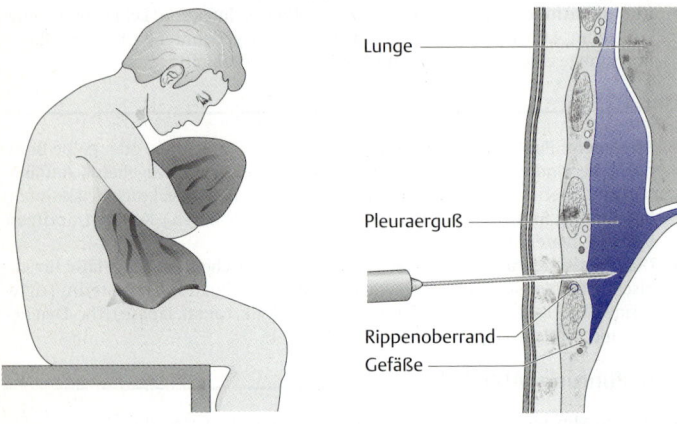

Lunge

Pleuraerguß

Rippenoberrand

Gefäße

Abb. 19   Pleurapunktion (aus Hahn JM. Checkliste Innere Medizin. 1. Aufl. Stuttgart: Georg Thieme; 1997)

Grundlagen

➤ **Indikationen:**
   – *Diagnostisch* (Differentialdiagnose des Aszites).
   – *Therapeutisch:* Entlastungspunktion bei aszitesbedingten Beschwerden.
➤ **Kontraindikationen** (relativ): Gerinnungsstörungen.
➤ **Komplikationen**: Infektion, Blutung, Verletzung intraabdomineller Organe.

Material

➤ **Allgemein:** Punktionskanülen (z. B. graue oder gelbe Braunüle), Verbindungs-schläuche (z. B. Infusionssystem), Dreiwegehahn, Auffangbehälter, sterile Tupfer, sterile Handschuhe, sterile Abdecktücher, Desinfektionslösung, 5 – 10 ml Lokalanästhetikum (z. B. Lidocain 1 %), Kanülen, Spritzen, Verbandsmaterial.
➤ **Diagnostische Punktion:** Zusätzlich Blutkulturflaschen, Probengefäße für klinische Chemie (spezifisches Gewicht, Eiweiß, pH, Glukose, Cholesterin, Triglyzeride, LDH, Lipase, Zellzahl und -differenzierung, evtl. Hk, Laktat), Tbc-Diagnostik und zytologische Untersuchung.

Durchführung (Abb. 20)

➤ **Lagerung:** Rückenlage
➤ **Markierung der Punktionsstelle** im rechten oder linken Unterbauch lateral der epigastrischen Gefäße unter sonographischer Kontrolle.
➤ **Hautdesinfektion**, sterile Handschuhe anziehen, Abdecken.
➤ **Lokalanästhesie:** Wechsel zwischen Injektion und Aspiration, nach Aspiration von Aszites ungefähre Punktionstiefe merken.
➤ **Punktion:**
   – Senkrecht zur Hautoberfläche unter Aspiration mit aufgesetzter Spritze punktieren, läßt sich Aszites aspirieren, Stahlkanüle etwas zurückziehen und Plastikkanüle vorschieben.
   – Ggf. Material für die Diagnostik entnehmen, dann Ableitungsschlauch anschließen und Aszites ablassen. Bei der therapeutischen Punktion kann unter engmaschigen Puls- und RR-Kontrollen der gesamte Aszites *langsam* auf einmal abgelassen werden (Humanalbumin-Substitution!). Ggf. durch Lagerung des Patienten auf die Punktionsseite kontralateral gelegenen Aszites mobilisieren.

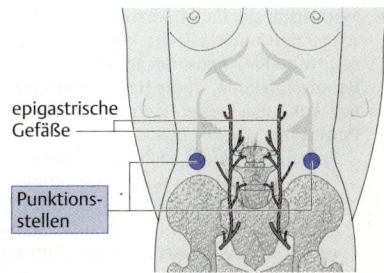

epigastrische
Gefäße

Punktions-stellen

Abb. 20   Aszitespunktion
(aus Hahn JM. Checkliste Innere Medizin. 1. Aufl. Stuttgart:
Georg Thieme; 1997)

Arbeitstechniken (diagnostisch und therapeutisch)

Lumbalpunktion

Grundlagen

➤ **Indikationen:**
- *Diagnostisch:* Z.B. Verdacht auf Meningeosis (s. S. 383 u. a.), Medulloblastom (s. S. 372 ff) Meningitis etc.
- *Therapeutisch:* Z.B. intrathekale Medikamentenapplikation.

➤ **Kontraindikationen** (relativ): Gerinnungsstörungen, Hirndruckerhöhung (ggf. bei Meningitisverdacht möglichst wenig Liquor entnehmen).

➤ **Komplikationen:** Infektion, Nervenverletzung, bei erhöhtem Hirndruck Hirnverlagerung mit Einklemmung, Kopfschmerzen nach Punktion.

Material

➤ Atraumatische Spinalnadel (22 G x 90 mm), sterile Tupfer, sterile Handschuhe, sterile Abdecktücher, Desinfektionslösung, evtl. Lokalanästhetikum (z. B. Lidocain 1 %), Kanülen, Spritzen, Verbandsmaterial, Sandsack.

➤ Zur Diagnostik Blutkulturflaschen, Probenröhrchen für Ausstriche und klinische Chemie (Zellzahl- und Differenzierung, Gramfärbung, Glukose, Eiweiß, Laktat, evtl. Elektrophorese, oligoklonales-IgG), ggf. für serologische Diagnostik, zytologische Untersuchung u. a.

Durchführung (Abb. 21 und 22)

➤ Augenhintergrund spiegeln = Funduskopie (Stauungspapille als Hinweis einer Hirndruckerhöhung?):
- Evtl. 30 Min. vorher 1 Tropfen Mydriatikum (z. B. Tropicamid) in den Bindehautsack tropfen.
- Patient blickt geradeaus, Untersucher sieht durch das Sichtfenster des Ophthalmoskops und nähert sich langsam etwas von temporal so nah wie möglich dem Auge, bis Gefäßstrukturen wahrgenommen werden.
- Durch langsame Bewegung des Ophthalmoskops Papille aufsuchen (befindet sich etwas nasal, die Makula temporal).
- *Stauungspapille:* Knopfförmige Vorwölbung, glasige Trübung und unscharfe Begrenzung der Papille.

➤ **Lagerung:** 2 Möglichkeiten:
1. Sitzend, maximal gekrümmter Rücken („Katzenbuckel"), Abstützung durch Hilfsperson.
2. Seitenlage am Bettrand, maximal gekrümmter Rücken und angezogene Beine, Bett flach stellen, Kopf auf kleines Kissen lagern.

➤ Markierung der Punktionsstelle (L3/L4 oder L4/L5): Nächster Dornfortsatz-Zwischenraum unterhalb der Verbindungslinie beider Darmbeinkämme, auf genaue Mittellinienposition achten.

➤ Hautdesinfektion, sterile Handschuhe anziehen, Abdecken.

➤ Evtl. Lokalanästhesie: Hautquaddel und Infiltration bis Lig. flavum (s. u.).

➤ **Punktion:**
- Spinalnadel leicht nach kranial gerichtet vorschieben, dabei Abbiegen der Nadel und seitliches Abweichen vermeiden, zwischendurch Mandrin herausziehen und prüfen, ob Liquor abtropft, beim Vorschieben durch das Lig. flavum (meist 4—5 cm Tiefe) deutlicher Widerstand spürbar, dann Nadel noch ca. 4—7 mm weiterschieben und Abtropfen des Liquors abwarten.

- Liquor in die Probenröhrchen sammeln, meist sind ca. 3—5 ml ausreichend, bei Verdacht auf Meningitis Untersuchung des Liquors auf Zellen, Eiweiß, Glukose und Laktat, zur Ermittlung des Liquor-Serum-Verhältnisses ergänzend Blutzucker bestimmen.
➤ Spinalnadel herausziehen, Verband, Kompression der Punktionsstelle mit Sandsack, Bettruhe in Flachlagerung für ca. 24 Std. vermindert die Gefahr postpunktioneller Kopfschmerzen.

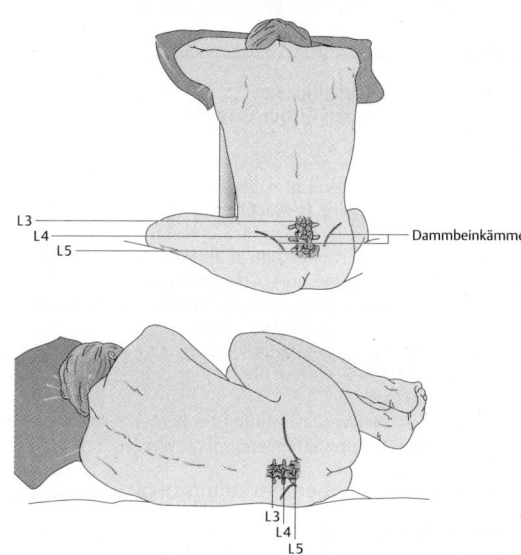

Abb. 21 Lumbalpunktion – Lagerung (aus Hahn JM. Checkliste Innere Medizin. 1. Aufl. Stuttgart: Georg Thieme; 1997)

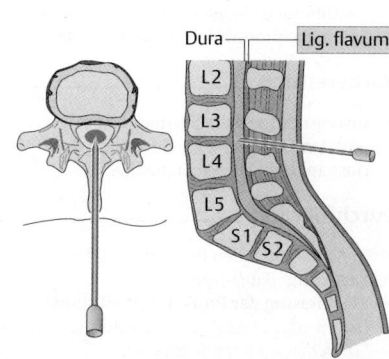

Abb. 22 Lumbalpunktion – anatomische Verhältnisse (aus Hahn JM. Checkliste Innere Medizin. 1. Aufl. Stuttgart: Georg Thieme; 1997)

Arbeitstechniken (diagnostisch und therapeutisch)

Knochenmarkpunktion

Indikationen

➤ Die Knochenmarkpunktion ist indiziert bei sämtlichen Patienten mit anderweitig, z. B. durch myelotoxische Therapie, viralen Infekt, nicht erklärbarer
  – Leukopenie
  – Thrombopenie
  – Panzytopenie
  – Anämie (mit oder ohne Veränderungen der übrigen Zellsysteme).

Methode

➤ **Knochenmark-Nadelbiopsie:**
  – Die Knochenmarkpunktion wird am besten mit der Jamshidi-Nadel durchgeführt.
  – *Punktionsorte:*
    • Crista iliaca posterior superior zur Beckenkamm-Biopsie (Abb. 23).
    • Bei Kindern wird die Knochenmarkpunktion an der Tuberositas tibiae vorgenommen.
  – *Beachte:* Das Sternum ist nicht als Punktionsort für die ungezielte Knochenmarksaspiration geeignet. Gründe hierfür:
    • Vor allem bei Osteopenie, Myelom etc. ist die Sternalpunktion gefährlich (schwache Kortikalis, Herznähe).
    • Verängstigung des Patienten durch den Anblick des Eingriffs.
    • Die Patienten klagen über mehr Schmerzen als bei Cristapunktion in Bauchlage.
  – *Ausnahme:* Bei Vorbestrahlung im Beckenbereich mit Knochenmarkfibrose kann die Sternalpunktion eingesetzt werden.

Spektrum der Knochenmarkdiagnostik

➤ **Möglichkeiten:** Im Knochenmarkausstrich lassen sich primäre hämatologische Erkrankungen erkennen. Beispiele: Akute Leukämien, chronische Leukämien, Multiples Myelom.
➤ **Grenzen** der Knochenmarkdiagnostik: Nicht repräsentative Befunde liefert die Knochenmarkbiopsie bei: Solitären oder multilokulären Granulomen, Lymphomherden, Myelomherden, Karzinommetastasen, bestrahlten Arealen, aus denen die Biopsie entnommen wurde.

Vorbereitung

➤ **Instrumentarium:** Jamshidi-Nadel.
➤ **Lokalanästhesie:** 2 % Lidocain ca. 5 – 10 ml, subkutan verabreicht bis zum Periost an der dorsalen Crista iliaca.

Durchführung

➤ In Ausnahmefällen Prämedikation z. B. 2,5 – 5 mg Midazolam i. v.
➤ **Lagerung:** Bauchlage.
➤ **Markierung der Punktionsstelle** (Spina iliaca posterior superior): Am Beckenkamm nach dorsal entlangtasten, tastbare Knochenverdickung entspricht der Spina iliaca posterior superior.

➤ **Hautdesinfektion**, sterile Handschuhe anziehen, Abdecken.
➤ **Lokalanästhesie:** Auf ausreichende Periostinfiltration achten und mehr als 5 Minuten warten.
➤ **Stichinzision** der Haut mit dem Skalpell.
➤ **Punktion:**
  – *Biopsie:* Einführen der Stanznadel in Richtung Spina iliaca anterior superior, nach Erreichen des Knochens Mandrin entfernen und unter Drehbewegungen Stanznadel noch ca. 2 – 3 cm weiter vorführen, dann Stanznadel leicht abwinkeln und drehen, danach herausziehen, Stanzzylinder mit Hilfe des Stößels in vorbereitetes Gefäß geben.
  – *Aspirationszytologie:* Erfolgt besser durch zusätzliche Sternalpunktionsnadel im anästhesierten Bezirk ohne Punktionstiefenbegrenzer.
➤ Bei Patienten mit malignen Nicht-Hodgkin-Lymphomen werden (zum Ausschluß eines Tumorstadiums IV) meist zwei Knochenmark-Nadelbiopsien links und rechts an der Crista iliaca dorsalis durchgeführt (Lokalanästhesie).
➤ **Komplikationen:** Wundinfektion, Hämatome.

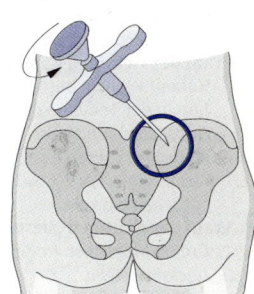

Abb. 23   Beckenkammpunktion (nach Biermann und Kelly)

Arbeitstechniken (diagnostisch und therapeutisch)

Intravenöse Zytostatikaapplikation

Voraussetzungen

➤ **Risikofaktoren:**
  – *Technische und verhaltensmäßige Risikofaktoren:* Zeitdruck, Mangel an Erfahrung und Sorgfalt.
  – *Physiologische Risikofaktoren:* z.B. Abfluß-Probleme im Arm (Lagerung, Venenstatus etc.).
➤ **Personal:** Nur Personal mit entsprechender Ausbildung/Anleitung darf Zytostatika injizieren. In Deutschland und Österreich mehrheitlich Ärzte/Ärztinnen, in der Schweiz fast ausschließlich speziell ausgebildetes Pflegepersonal.
➤ **Patienten:** Patienten informieren, worauf sie achten müssen und worin die Gefahr eines Paravasates besteht. Im Rahmen dieser Aufklärung soll der Patient informiert und zur Mitarbeit angeregt und nicht verängstigt werden.

Vorbereitung

➤ **Zytostatika:**
  – Zubereitung der Medikamente nach Vorschrift.
  – Bei gebrauchsfertiger Lieferung der Zytostatika am Bett des Patienten nochmals überprüfen, ob die Infusion mit dem Namen des Patienten versehen ist.
➤ **Wahl der richtigen Kanüle:**
  – *Kurzinfusionen:* Butterfly. Der Butterfly ist gut fixierbar, so daß kein Verschieben in der Vene möglich ist.
  – *Infusionen > mehrere Stunden:* Kurze Verweilkanüle. Bei wiederholter zytostatischer Therapie und schwierig zu punktierenden Venen sollte die Implantation eines Port (s.S. 76) in Erwägung gezogen und mit dem Patienten besprochen werden.
➤ **Wahl der richtigen „besten" Vene:**
  1. *Größe:* Möglichst große Vene.
  2. *Injektionsstelle:*
    • Kontraindiziert: Injektionen in den Arm auf Seite eines operierten Mammakarzinoms mit Axilladissektion bzw. Brustwandbestrahlung (Gefahr des Lymphödems, s.S. 176).
    • Möglichst nicht über Gelenken oder Sehnen.
    1. Wahl: Vorderarm.
    2. Wahl: Handrücken.
    3. Wahl: Ellenbeuge (Kubitalvene). Diese bietet zwar oft den leichtesten Zugang, die sofortige Entdeckung eines Paravasates ist aber schwierig.

Durchführung

➤ **Punktion:**
  – *Bei erfolgreicher Punktion* (Blut fließt spontan aus Vene zurück, liegende Kanüle schmerzt nicht): Langsam 10–20 ml NaCl injizieren. Bei Schmerzlosigkeit, fehlendem Widerstand und fehlender Schwellung kann man von der korrekten intravenösen Lage der Kanüle ausgehen.
  – *Bei mißlungener Punktion:* Injektionsstelle nach proximal wechseln, da sonst das Ausfließen der Zytostatika aus der defekten Vene möglich ist.

➤ **Injektion/Infusion der Zytostatika:**
   1. Zuerst nekrotisierende Substanzen in kleinen Volumina langsam injizieren. Zur Orientierung: ca. 10 ml/min injizieren.
   2. Andere Zytostatika nach Protokoll injizieren bzw. Infusion starten.
➤ **Überwachung der Injektion/Infusion:** In regelmäßigen Abständen Blutrückfluß kontrollieren, v. a. bei sedierten Patienten muß dies in kurzen Abständen geschehen. Wache Patienten werden dazu angehalten, auf Veränderungen, insbesondere Schmerzen oder Stop der Infusion (s. u.), zu achten.
➤ **Ende der Infusion/Injektion:** Spülung der Nadel mit NaCl, anschließend Kanüle entfernen.

Paravasat

➤ **Prävention:**
   1. *Information und Instruktion der Patienten:* Die Prävention eines Paravasates hat die höchste Priorität vor allen anderen Maßnahmen.
   2. *Frühzeitiges Erkennen* begrenzt das Ausmaß der Gewebeschädigung und der Beschwerden des Patienten.
➤ **Anzeichen:** Schmerzen, Brennen, Stechen, Rötung im Bereich der Nadel, Schwellung sofort oder im Verlauf der Infusion, Dysästhesie, fehlender Blutrückfluß, verlangsamte Infusion bzw. Infusionsstop.
➤ **Lokale Probleme** durch intravenös verabreichte Zytostatika:
   – *Irritation* der Vene, Schmerzen entlang der Vene, mit/ohne Entzündungsreaktion auch bei korrekter intravenöser Position der Kanüle. Beispiele: Dacarbacine, Carmustine, Etoposid s. Anhang I.
   – *Gewebeschädigung/Nekrose* am Ort der Injektion bei Paravasaten. Beispiele: Vinblastin, Vincristin, Doxorubicin, Epiribicin, Mitomycin, Dactomycin, s. S. 497–498 und Anhang I).
➤ **Vorgehen** im Falle eines Zytostatika-Paravasates s. Notfallsituationen S. 497. Dabei sind in vielen Fällen allerdings die Rolle von Antidots, Wärme/Kälte bzw. chirurgischer Intervention noch nicht abschließend geklärt.

Arbeitstechniken (diagnostisch und therapeutisch)

Voll implantierter Venenkatheter (Port)

Vorteil eines implantierten Venenkatheters

➤ Jederzeit von außen therapeutisch und diagnostisch nutzbarer intravenöser Zugang.
➤ Verminderung therapielimitierender und die Patienten-Arzt-(Schwester-)Beziehung belastender technischer Behandlungsprobleme.
➤ Keine kosmetische und technische Belastung sowie Infektionsgefährdung des Patienten bei der Körperpflege im therapiefreien Intervall (im Gegensatz z.B. zum Hickman-Katheter).

Indikationen

➤ **Langzeitchemotherapie:**
  – Voraussehbare, intermittierende Zyklen bei „günstiger Indikation" und längerer Überlebenswahrscheinlichkeit.
  – Fehlender Zugang zu peripheren Venen.
  – Abbau von technisch bedingten Therapie-Aversionen und von Angst.
➤ Längerfristige parenterale Ernährung.

Vorbereitung

➤ **Festlegen der Implantationsstelle**
  – Nicht auf der Seite eines Mammakarzinoms oder über Rippen- oder Klavikulametastasen.
  – Nicht über Büstenhalter bzw. Hosenträger.
  – Kaudal zur Port-Narbe (nicht unter der Narbe).
  – Nicht zu tief im Fettgewebe.
  – Bei Frauen nicht zu weit kaudal (Mamma).

Operative Technik

➤ Zur operativen Technik s. auch Abb. 24.

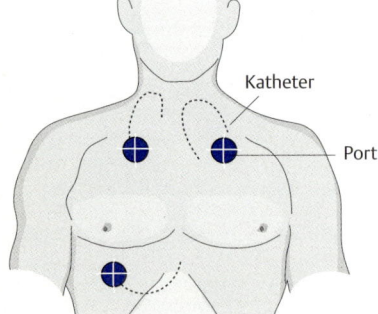

Katheter

Port

Abb. 24 Empfohlene Implantationsstellen für den Port und den Katheter

➤ **Operatives Vorgehen:**
1. Meist Vollnarkose, seltener Lokalanästhesie.
2. Hautinzision, Vena sectio (z. B. Vena jugularis interna), Einführung des Katheters zur gewünschten Stelle.
3. Präparation der Porttasche.
4. Führung des Katheters durch einen subkutanen Tunnel an die vorher präparierte Porttasche.
5. Anschluß des Katheters an den Port und Fixierung durch den Sicherungsring.
6. Positionierung und Befestigung des Ports in der subkutanen Tasche.
7. Evtl. Abtragung von überschüssigem Fettgewebe über dem Port, um das Anstechen zu erleichtern.
8. Überprüfung des Systems auf Lage, Gebrauchsfähigkeit und Durchfluß: Spülung mit heparinisierter physiologischer Kochsalzlösung und Belassung der Spülflüssigkeit im System („Heparin-Lock").
9. Naht: Die Naht soll nicht direkt über dem Port liegen. Anschließend steriler Wundverband.

Handhabung

➤ **Erste Benutzung des Port-Systems:** Das Portsystem kann unmittelbar nach der Implantation erstmals genutzt werden.
➤ **Beachte:** Ärzte und Pflegende müssen speziell angeleitet werden, bevor sie Punktionen vornehmen.
➤ **Punktion:**
   – *Material:*
     • Evtl. anästhetische Salbe.
     • Desinfektionsmittel.
     • Sterile Handschuhe.
     • Wahl der richtigen Huber-Nadel (vertikaler atraumatischer Schliff): Dem Bedarf entsprechende Länge und Dicke der Nadel. Form: Gerade Nadeln für Kurzzeitinfusionen, gebogene Nadeln für Langzeitinfusionen.
     • Ankoppelung (Dreiweghahn) mit/ohne Verlängerung.
     • 0,9%ige Kochsalzlösung.
     • 10 ml-Spritze.
     • Heparin (100 I.E./ml NaCl).
     • Sterile Kompressen.
   – *Durchführung:*
     • Evtl. Oberflächenanästhesie der Haut mit anästhesierender Salbe (1 Std. vorher auflegen).
     • Großflächige, gründliche Desinfektion der Haut.
     • Streng aseptisches Vorgehen mit Anziehen steriler Handschuhe.
     • Fixation der Haut über dem Port und senkrechtes Anstechen des Ports, bis die Nadel am Boden der Kammer anstößt (vgl. Abb. 25).
     • Spülung mit 10 ml Kochsalzlösung.

Voll implantierter Venenkatheter (Port)

➤ **Blutentnahme:**
– Nach Spülung 10 ml Blut aspirieren, verwerfen, dann Blut für Proben entnehmen.
– Spülung des Systems mit 20 ml Kochsalzlösung.
– *Heparin-Lock:* Spülung mit 2 – 5 ml heparinisierter Kochsalzlösung (100 I.E./ml).
– Entfernen der Nadel unter Injektion der heparinisierten Lösung, bzw. positivem Druck (Patient hält die Kammer gegen sich gedrückt).

➤ **Bolusinjektion:**
– Spülung des Systems mit 10 ml Kochsalzlösung.
– Prüfung des Blutrückflusses.
– Injektion, zwischen Medikamenten spülen (Achtung: Ausflockungen können das System definitiv blockieren).
– Spülen mit 20 ml Kochsalzlösung.
– Heparin-Lock setzen (wie oben beschrieben).

➤ **Längerfristige Infusionen:**
– Es gilt das gleiche Prozedere wie oben, es wird eine gebogene Nadel eingesetzt. Für Infusionen über mehrere Tage Spezialnadeln z. B. Gripper (gut fixierbare Nadel) verwenden.
– Gute Fixation, Folienverband.
– Auf kontinuierliches Einlaufen achten (Infusion darf nicht stoppen).

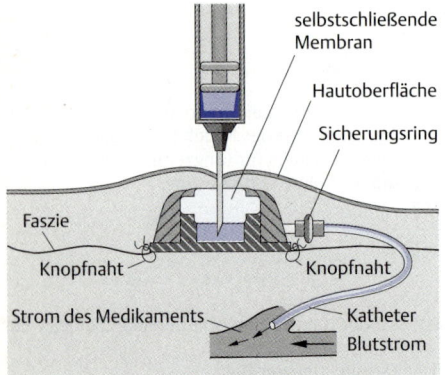

Abb. 25 Darstellung des Ports während der Injektion bzw. Infusion

➤ **Spülung des Systems bei Nicht-Gebrauch:**
– Spülung des Systems mit 0,9%iger Kochsalzlösung alle 3 – 6 Monate, anschließend Heparin-Lock, s. o.
– Der Patient dokumentiert diese Maßnahmen.

➤ **Spezielles:** Systeme ohne Metallgehäuse stören weniger bei Diagnostik (Röntgen) und Therapie (keine Aussparungen bei Bestrahlungen).

Komplikationen

➤ **Unmittelbar Postoperativ:** Wundinfektion, Wundheilungsstörungen, Serom, Hämatom.
➤ **Unabhängig von der OP:**
  – *Katheter-Dislokation* ins Gefäßsystem, im Extremfall Abriß des Katheters. In allen diesen Fällen besteht die Gefahr von Paravasaten.
  – *Infektion* bis hin zur Kathetersepsis.
  – *Thrombosierung* der Vene.
  – *Verstopfung* des Katheters. Ein Deblockierungsschema ist unten dargestellt.
  – *Fehlender Blutrückfluß.* Lösungsansätze: Lagewechsel, Pressen, Neuanstechen, Infusion ohne Zusätze anhängen, vor Zytostatikaapplikation Röntgenkontrolle.

Deblockierung eines verstopften Ports

➤ **Problem:** Der Katheter ist nicht mehr durchgängig, es kann nichts mehr oder nur sehr langsam infundiert werden. Für fehlenden Blutrückfluß bei vorhandener Infundierbarkeit gelten andere Vorgehensweisen, s. o.
➤ **Vorgehen:**
  1. *Deblockierung mit liqueminisierter Kochsalzlösung:*
     • Mit einer 5 ml-Spritze mit 100 I.E. Liquemin/ml ohne massiven Druck spülen
     • Bei weiterer Undurchgängigkeit: Ein Verschieben der Port-Nadel (vorwärts/rückwärts) ist wegen Infektionsgefahr nicht erlaubt. Im Zweifelsfall Nadel ziehen und erneutes Anstechen nach guter Desinfektion unter Aussparung der verletzten Hautstelle, anschließend erneuter Deblockierungsversuch.
     • Bei weiterhin fehlender Durchgängigkeit: Deblockierung des Katheters mit Urokinase (nur nach ärztlicher Verordnung).
  2. *Deblockierung mit Urokinase:*
     • Die Deblockierung wird durch instruierte Krankenschwestern oder Ärzte durchgeführt. Wegen möglicher allergischer Reaktion sollte ein Arzt präsent sein, insbesondere wenn Urokinase bereits verabreicht wurde (evtl. Sensibilisierung des Patienten).
     • Urokinase ist in verschiedenen Ampullen-Größen erhältlich, z. B. Ampullen je 10 000 I.E.
     • Eine Ampulle Urokinase (10 000 I.E.) mit 2 ml Aqua dest. auflösen.
     • 1 ml dieser Lösung injizieren. Dies entspricht 5000 I.E. Urokinase.
     • 20 – 30 Minuten einwirken lassen.
     • Flüssigkeit (d. h. Urokinase-Lösung) aus Port aspirieren.
     • Mit 20 ml 0,9%iger Kochsalzlösung spülen.
     • Dieser Vorgang kann bis zu 3 × wiederholt werden.
  – *Bei weiterhin verstopftem Port:* Wenn die Deblockierungsmaßnahmen erfolglos bleiben, wird die Nadel entfernt. Es erfolgt eine röntgenologische Kontrolle der Katheter-Lokalisation. Bei korrekt liegendem Port wird die Deblockierung zu einem späteren Zeitpunkt wiederholt, wobei wiederum mit liqueminisierter Kochsalzlösung begonnen wird. Ein Katheter mit Port, der nicht mehr durchgängig wird, muß chirurgisch entfernt werden.

Definition der Therapieansätze

➤ **Kurative Intention:**
  – *Ziel:* Bei kurativer Intention wird die Heilung der Tumorerkrankung angestrebt. Bei Erfolg würde das bedeuten, daß die Lebenserwartung durch den Tumor unbeeinflußt bliebe. Um dies für jeden Tumor/jedes Behandlungsprotokoll festzustellen, sind derzeit die Beobachtungszeiträume noch zu kurz. Heilung formuliert man daher derzeit als den Prozentsatz derjenigen Patienten, die dauerhaft krankheitsfrei überleben.
  – *Adjuvante Therapie:* Die adjuvante Therapie dient der Eliminierung von Mikrometastasen, die bei manchen Tumoren (z. B. Mammakarzinom, s. S. 176 – 177) bereits bei lokalisierten Stadien vorhanden sind. Die adjuvante Therapie wird postoperativ meist in Form von zytostatischer Therapie oder Hormontherapie eingesetzt und setzt eine R0-Resektion (s. S. 53) voraus.
  – *Neo-adjuvante Therapie:* Die neo-adjuvante Therapie hat zum Ziel, die Operationsmöglichkeiten und die Heilungschancen zu verbessern. Sie wird präoperativ, meist als zytostatische Therapie oder Radiochemotherapie durchgeführt.
➤ **Palliative Intention:**
  – *Ziel:* Die palliative Therapie hat zum Ziel, die Lebenserwartung bzw. die Lebensqualität des Patienten zu verbessern. Dazu gehören die Beseitigung von quälenden Tumorsymptomen wie Blutungen, neurologischen Ausfällen, Schmerzen, Obstruktion, Husten etc. sowie die Vorsorge gegenüber tumorbedingten Symptomen wie Perforation, Obstruktion und Blutung. Eine nur kurzzeitig zu erreichende Lebensverlängerung darf nicht durch eine Minderung der Lebensqualität (Schmerzen, Übelkeit, Erbrechen etc.) „erkauft" sein.
  – *Methoden:* Die palliative Therapie beinhaltet chirurgische, radiotherapeutische und chemotherapeutische Maßnahmen.

Therapeutische Methoden

➤ **Chirurgische Therapie** s. S. 82 – 86.
➤ **Radiotherapie** s. S. 87 – 97.
➤ **Chemotherapie:**
  – Zytostatische systemische Chemotherapie s. S. 98 – 107.
  – Regionale und intracavitäre Chemotherapie s. S. 108 – 112.
  – Nebenwirkungen und Schutzmaßnahmen s. S. 113 – 120.
➤ **Knochenmarktransplantation** s. S. 124 – 130.
➤ **Supportivtherapie** (Schmerztherapie, Nausea- und Emesisprophylaxe bzw. Therapie etc.) s. S. 131 – 150, 157 – 163.
➤ **Hämatologische** Support-Maßnahmen s. S. 151 – 156.
➤ **Therapie von Notfallsituationen** s. S. 466 – 498.

Voraussetzungen vor Therapiebeginn

1. Histologisch gesicherte Diagnose und bekanntes histologisches Grading.
2. Bekanntes Tumorstadium. Bei soliden Tumoren muß die Klassifizierung mittels TNM-System (bzw. FIGO bei gynäkologischen Tumoren) erfolgt sein, bei hämatologischen Neoplasien die Immunphänotypisierung etc., s. jeweiliges Krankheitsbild.

Immunologie/Tumortherapie

➤ **Vorbemerkungen:**
  – Tumor-Wirt-Beziehungen sind in den letzten Jahren intensiv erforscht worden, ohne daß die endgültige Klarheit über den immunologischen Mechanismus der Entstehung und Beeinflussung maligner Tumoren gewonnen worden wäre.
  – Ungeklärt ist nach wie vor, weshalb ein abnormer, potentiell maligner Zellklon sich der normalerweise funktionierenden, immunologischen Überwachung und Elimination entziehen kann.

➤ **Onkogene:** Im Erbgut sind sog. Onkogene integriert, die zum normalen Zellwachstum benötigt werden, die aber auch unter bestimmten Bedingungen (Einwirkung von Ko-Karzinogenen) malignes Wachstum auslösen können. Zahlreiche dieser Onkogene sind in den letzten Jahren beschrieben worden.

➤ **Tumorassoziierte Antigene:** Die meisten Tumorzellen unterscheiden sich vom entsprechenden Normalgewebe durch tumorassoziierte Antigene, gegen welche der Wirtsorganismus Antikörper bilden kann. Aus welchem Grunde Tumoren trotz scheinbar effektiver immunologischer Überwachung wachsen können, ist unklar.

➤ **Träger der Tumorabwehr:** Von besonderer Bedeutung sind die verschiedenen Untergruppen der T-Lymphozyten, die in einem komplexen Zusammenspiel, ergänzt/gesteuert durch Lymphokine, an der Tumorabwehr beteiligt sind. Vertreter dieser Untergruppen sind u. a. Helferzellen, Suppressorzellen und zytotoxische T-Lymphozyten und viele mehr (vgl. Lehrbücher der Immunologie).

➤ **Tumortherapie/Immunologie:** Jede Tumortherapie greift mehr oder weniger stark in das komplexe Tumor-Wirt-Verhältnis ein. Tumorhemmende Medikamente wirken meist (vorübergehend) immunosuppressiv. Ob sich dies negativ auswirkt (Komplikationen, z. B. Infekte), oder ob darin evtl. in gewissen Therapiesituationen ein entscheidender Wirkmechanismus liegt, ist noch weitgehend ungeklärt.

Chirurgische Tumortherapie: Grundlagen

Vorbemerkungen

➤ Die überwiegende Mehrzahl der Tumorheilungen wird durch die chirurgische Tumortherapie erreicht. Voraussetzung zu deren Einsatz ist ein lokalisierter Tumor ohne Fernmetastasierung.

➤ Man unterscheidet zwischen kurativer und palliativer Operation (s. u.).

Kurative operative Therapie

➤ **Definition/Ziel:** Die kurative operative Therapie ist die komplette Entfernung des Tumors mit dem Ziel der Heilung. Eine kurative Tumorentfernung liegt vor, wenn der Primärtumor lokal radikal exstirpiert werden kann (kein Tumorrestgewebe bei der Operation, histologisch tumorfreie Resektionsränder bzw. Resektionsflächen, sog. R0-Resektion) und Fernmetastasen fehlen.

➤ **Methoden:**
 – *Radikaloperation:* Monoblockresektion des Tumors unter Einhaltung eines ausreichenden Sicherheitsabstandes bei Mitentfernung des zugehörigen regionalen Lymphabflußgebietes. Dies beinhaltet oft die partielle oder totale Entfernung von Organen (z. B. Gastrektomie, Hemikolektomie).
 – *Eingeschränkte Radikaloperation:* Organerhaltung durch Einschränkung der Sicherheitszonen. Indikation nur für kleine Tumoren mit niedrigem Malignitätsgrad zu empfehlen (z. B. Rektumadenom mit invasivem Karzinom, sog. pTis oder pT1-Tumoren). Sicherheit im Hinblick auf ein Lokalrezidiv ist meist nur durch kombiniertes Vorgehen zu erreichen, z. B. Operation und Strahlentherapie oder Chemotherapie bei brusterhaltender Therapie des Mammakarzinoms s. S. 174 – 176.
 – *Erweiterte Radikaloperation:* Neben der en-bloc-Entfernung von Primärtumor und regionären Lymphabflußwegen werden hierbei juxtaregionale Lymphknoten oder angrenzende Organe mitentfernt. Bei Tumorinfiltration in die Nachbarorgane sind operative Maßnahmen mit dem Ziel auf Heilung nur durch erweiterte Eingriffe möglich. Beispiele: Partielle Beckeneviszeration bei lokal fortgeschrittenen gynäkologischen oder kolorektalen Tumoren, multiviszerale Resektion beim in die Leber oder das Pankreas infiltrierenden Magenkarzinom.
 – *Supraradikale operative Eingriffe:* Durch die Möglichkeiten moderner Kombinationstherapien sind derartige Eingriffe heute nur noch selten indiziert. Es handelt sich um exzessive, meist mutilierende Operationen unter Entfernung von Teilbereichen des Körpers, z. B. Hemipelvektomie oder totale Beckenexenteration.

➤ **Prinzipien der kurativen operativen Therapie:**
 – *Exaktes intraoperatives Staging:* Tumorgröße, Lymphknotenstatus, Fernmetastasierung.
 – *Festlegung adäquater Sicherheitszonen:* Zentrale Ligatur von Arterien und Venen entsprechend den vorgesehenen Resektionsgrenzen, gewebeschonendes Operieren (No-touch-Isolation), Entfernung des regionären Lymphabstromgebietes.
 – *Vorbeugung einer Tumorzellkontamination* im Operationsgebiet: Spülen mit zytotoxischen Substanzen, z. B. 5-Fluorouracil-Lösung oder hyperosmolarer Kochsalzlösung intraperitoneal.
 – *Adjuvante Therapie:* Einbeziehung von peri- und postoperativen Zusatztherapiemaßnahmen wie Strahlentherapie und Chemotherapie.

Palliative operative Therapie

➤ **Indikationen:** Bei Unmöglichkeit einer radikalen Tumorentfernung aufgrund lokaler Inoperabilität oder Fernmetastasierung kann zur Minderung von Symptomen oder tumorbedingten Komplikationen die chirurgische Therapie als palliative Maßnahme indiziert sein.

➤ **Beachte:**
  – *Inkurabilität* ist nicht gleichzusetzen mit Inoperabilität: Ein kleines Karzinom bei bestehenden Fernmetastasen ist operabel, aber nicht heilbar, d. h. inkurabel.
  – Die *Inoperabilität* eines Patienten ergibt sich durch funktionelle Inoperabilität (schlechter Allgemeinzustand, Begleiterkrankungen) oder topographische Inoperabilität (Tumor in Beziehung zu lebenswichtigen, nicht entfernbaren Strukturen, die eine Radikaloperation nicht zulassen).

➤ **Symptomatische operative Therapie:** Besserung subjektiver Beschwerden bzw. bestehender Tumorkomplikationen (z. B. Umgehungsanastomosen bei fortgeschrittenem stenosierendem Darmtumor).

➤ **Tumor-„debulking":** Resektion oder Verkleinerung der Tumormasse metastasierter Tumoren bzw. monströser, lokal inoperabler Tumoren. Hierdurch können entweder Beschwerden gemindert und/oder die Möglichkeiten von chemo- bzw. radiotherapeutischen Zusatzmaßnahmen verbessert werden.

➤ **Metastasenchirurgie:** Operative Entfernung von symptomatischen Metastasen (z. B. bei Obstruktion) oder solitären Metastasen, z. B. Lebermetastasen beim Kolonkarzinom, Lungenmetastasen bei Weichteilsarkomen etc. Beim kolorektalen Karzinom oder bei Weichteilsarkomen kann die Metastasenchirurgie evtl. auch unter kurativer Zielsetzung erfolgen, s. S. 282.

Postoperative Nachsorge

➤ **Rezidivdiagnostik:**
  – *Ziel:* Verbesserung der Effektivität einer Sekundärtherapie durch frühzeitige Diagnose des Tumorrückfalls bzw. einer Fernmetastasierung.
  – *Definition Lokalrezidiv:* Regionales Rezidiv im ehemaligen Tumorbett, Narben- oder Anastomosenrezidiv, regionales Lymphknotenrezidiv.
  – *Beachte:* Die sekundäre Kuration durch alleinige Operation ist im allgemeinen gering, meist besteht die Indikation zu Kombinationstherapien.

➤ **Überwachung und Therapie von operationsbedingten Folgezuständen:**
  – Spezielle Maßnahmen s. jeweiligen Tumor.
  – *Substitutionstherapie* (z. B. Vitamin B_{12} nach Gastrektomie).
  – *Stomatherapie:* Versorgung von Patienten mit künstlichen Stuhl- und Harnableitungen (Kolostomien, Ileostomien, Urostomien s. S. 84 – 85).
  – *Lymphdrainage* bei Lymphödem nach Lymphknotendissektion im Extremitätenbereich (DD: Lymphstau durch Fortschreiten der lymphogenen Metastasierung).
  – *Logopädische Schulung* nach Laryngektomie zur Erlernung einer „Ersatzsprache".

Enterostoma

➤ **Vorbemerkungen:**
  - Die Stomatherapie stellt eine besondere Aufgabe an den Operateur und die postoperative Nachsorge.
  - Eine adäquate Stomaversorgung beginnt bereits vor bzw. mit dem operativen Eingriff.

➤ **Stomaplazierung und -Anlage:**
  - *Planung:* Die Lage soll präoperativ im Stehen bestimmt und im Sitzen und Liegen kontrolliert werden.
  - *Regeln der Stomaplazierung:*
    • Das Stoma soll im Rektusmuskel liegen.
    • Die Lage soll möglichst fern von Knochen (Rippenbogen, Beckenkamm), Narben oder Nabel sein.
    • Die Kleidungsgewohnheiten des Patienten (Hosenbund, Rockbund) müssen berücksichtigt werden.
    • Der Patient soll wegen der späteren Selbstversorgung das Stoma sehen können.
  - *Vom Operateur sind folgende Gesichtspunkte zu berücksichtigen:*
    • Runde Anlage des Stomas.
    • Gesonderte Inzision für das Stoma (außerhalb des Bereichs der Laparotomie).
    • Ausreichende Mobilisierung des Darms zur Vermeidung von Spannung und nachfolgender Retraktion.
    • Vermeidung einer Siphonbildung.
    • Hautniveau: Die Kolostomie soll 2–3 mm, die Ileostomie 1–2 cm über dem Hautniveau liegen.

➤ **Stomapflege allgemein:**
  - Reinigung der Haut mit Wasser und Seife (nicht mit Äther, Benzin oder Desinfektionsmittel).
  - Trocknen der Haut vor Anbringen der neuen Versorgung.
  - Starker Haarwuchs soll verringert werden (Rasieren), da sonst der Klebekontakt der Versorgungsbeutel vermindert wird bzw. der Haarwuchs zu Follikulitis prädisponiert.
  - Der Beutelausschnitt muß mit dem Stoma abschließen (Schablone).
  - *Zum Schutz der Haut* gibt es folgende Möglichkeiten: Pflasterklebeflächen (u. U. Einschränkung der Atmungsaktivität der Haut), Karaya-Produkte (s. u., sorgen für trockene Stoma-Umgebung, Hautschutz), adhäsive Produkte (hautfreundlich bei Problemstoma).

➤ **Versorgung der Ileostomie**
  - *Vorbemerkung:* Dünndarmstuhl hat eine flüssige bis breiige Konsistenz und ist wegen der Reste an aktiven Fermenten hautaggressiv.
  - *Prominentes Stoma:* Das prominente Stoma verhindert das Überlaufen von Stuhl am Stomarand und verhindert die Unterwanderung des Versorgungssystems.
  - *Ausreichender Hautschutz:* Klebebeutel schützen die Haut meist nicht ausreichend. Daher sollten Karaya (Harz eines tropischen Baumes) oder adhäsive Produkte eingesetzt werden, um den Beutel zusätzlich abzudichten.
  - *Ausstreifbeutel:* Mit dem Einsatz von Ausstreifbeuteln umgeht man die Notwendigkeit eines häufigen Beutelwechsels und einer unnötigen Hautstrapazierung.

➤ **Versorgung der Kolostomie:**
- *Vorbemerkung:* Dickdarmstuhl ist meist geformter Stuhl bei 1 – 2 × täglicher Entleerung (Sigmastoma).
- *System:* Es wird ein geschlossenes Beutelsystem mit Entlüftungsmöglichkeit (Kohlefilter) verwendet.
- *Hilfsmittel:* Gürtel, Schutzbezüge, Deodorantien (kommen in den Beutel und binden den Eigengeruch des Stuhls).
- *Irrigation:* Durch Spülungsbehandlung (Irrigation) kann in ausgewählten Fällen auf eine Beutelversorgung verzichtet werden (→ Stomakappe). Dies ist nur bei endständigem Sigmastoma (ohne Siphonbildung oder Retraktion) möglich.
➤ **Psychosoziale Nachsorge:** Die Betreuung des Stomaträgers besteht nicht nur aus der Versorgung seines Stomas, sondern auch in der psychosozialen Nachbetreuung sowie Verarbeitung des Organverlustes.

Urostoma-Therapie und -Pflege

➤ **Methode:** Operationstechnisch unterscheidet man den Ileum-Conduit (Bricker-Blase) bzw. Kolon-Conduit von der Harnleiterhautfistel (Ureterokutaneostomie):
- *Ileum- bzw. Kolon-Konduit:* Definitive (endgültige) Ableitung des Harns in eine ausgeschaltete Ileum- bzw. Kolonschlinge. Dazu werden ein oder beide Harnleiter in die Darmwand implantiert und die ausgeschaltete Darmschlinge als Stoma angelegt.
- *Ureterokutaneostomie:* Implantation eines oder beider Harnleiter in die Haut.
➤ **Versorgung der Urostomie:**
- *Forderungen:*
  - Die Urostomieversorgung muß schnell und präzise gewechselt werden können.
  - Der Urostomiebeutel muß eine Rückflußsperre besitzen, da sonst aufsteigende Harnwegsinfektion droht.
  - Der Urostomiebeutel muß einen Bodenauslaß besitzen, hier wird auch der Nachtdrainagebeutel angesetzt.
  - Zeitpunkt: Am besten erfolgt die Versorgung vor dem Frühstück, da dann weniger Ausscheidung nach der Flüssigkeitskarenz über Nacht zu erwarten ist.
- *Zubehör:*
  - Conduit: Urostomiebeutel mit integrierter Klebefläche.
  - Ureterokutaneostomie: Adhäsive Platte mit passendem Urostomiebeutel.

Splenektomie

➤ **Indikationen:** Es gibt nur wenige elektive Indikationen zur Splenektomie.
- Bei nicht beherrschbaren Lokalsymptomen durch Splenomegalie, z. B. bei myeloproliferativen Erkrankungen (s. S. 399 ff).
- Bei M. Waldenström (s. S. 442 – 443) zur sysmptomatischen Therapie bei Hypersplenismus, autoimmunhämolytischen Episoden, großem störendem Milztumor bzw. therapeutisch bei zunehmender Panzytopenie, v. a. mit Anämie und Thrombopenie.
- Bei CLL (s. S. 327 ff) mit Hypersplenismus, Hämolyse und Panzytopenie.

– Nach konservativem Therapieversuch bei thrombopenischer Blutung, z.B. bei Lymphomen und myeloproliferativen Syndromen (s. S. 339 ff). Die selektive Embolisation von Milzgefäßen wirkt aber meist schneller und die Milzfunktion erholt sich oft, so daß diese Methode primär verwendet werden sollte.

➤ **Kontraindikationen:**
– Granulozytopenie bzw. Panzytopenie bei leerem Knochenmark (in der Knochenmarkbiopsie).
– Thrombozytose.
– Zur Stadiendiagnostik des Morbus Hodgkin wird die Splenektomie heute in der Regel nicht mehr durchgeführt (vgl. S. 415).

➤ **Vorbereitung:**
– *Intensive Aufklärung*, da die Splenektomie meist ein elektiver Eingriff ist.
– *Pneumokokken-Vakzination*, v.a. bei jüngeren Patienten, da sonst ein OPSI-Syndrom = Overwhelming postsplenectomy infection droht.
– *Hämoglobin* auf > 10 g/dl anheben. Erythrozytenkonzentrate bereitstellen.
– Die Gabe von Thrombozyten-Konzentraten ist selten notwendig, weil die Thrombozyten meist rasch postoperativ ansteigen. Evtl. werden nach Ligatur der Milzarterie intraoperativ Thrombozyten substituiert.
– *Gerinnung:* Präoperativ müssen folgende Bedingungen erfüllt sein: Blutungszeit < 6 min., Quick < 1,8 INR, Thrombinzeit < 20 s, PTT < 50 s.

➤ **Operation:**
– Laparotomie, bevorzugt Median- oder Subkostalschnitt. Die bei großer Splenektomie komprimierte Lunge entfaltet sich wieder.
– Präliminäre Ligatur der A. lienalis.
– Mobilisation der Milz (cave Pankreasschutz).
– Sichere Ligatur an der Absetzungsfläche zur Vermeidung einer Nachblutung.
– Einlegen einer subphrenischen Drainage (Blutungskontrolle).

➤ **Postoperative Nachsorge:**
– Heparinisierung unabhängig von der Thrombozytenzahl intravenös (15 000 – 20 000 I.E. Heparin/Tag über Perfusor unter PTT-Kontrolle). HIT (Heparin-induzierte Thrombopenie) beachten. Nach Mobilisierung wird die Heparintherapie subkutan fortgeführt: 3 × 5000 I.E. Heparin s.c./Tag oder 1 × Monoembolex/Tag.
– Aggregationshemmer zusätzlich bei Thrombozytose > 1000 000/μl wegen des Thromboserisikos.
– Beachte die Pneumoniegefahr, der Patient muß intensiv zum Atemtraining angehalten werden und alle Regeln der Pneumonieprophylaxe sind dringend zu beachten.

➤ **Weitere Nachsorge/Prognose:**
– Nachsorgeplan s. jeweilige Grunderkrankung. Die Grunderkrankung bestimmt die Prognose in erster Linie.
– Es besteht eine bleibende Abwehrschwäche mit großer Gefahr von Pneumokokken-, Meningokokken- und Streptokokkensepsis mit foudroyantem Verlauf (OPSI-Syndrom, vgl. oben). Bei Kindern ist daher die Penicillinprophylaxe obligat (bzw. die Schutzimpfung gegen Pneumokokken), bei Erwachsenen empfohlen: Penicillin G 500 000 – 1 Mio. Einheiten i.v. wöchentlich.
– Sofortige stationäre Überwachung bei Fieber, auf Sepsiszeichen sofort reagieren.

Vorbemerkungen

➤ **Wirkung:** Die Radiotherapie besitzt lokale therapeutische Wirkung. Es wird - wie bei der Chemotherapie - keine selektive Wirkung am Tumor erzielt, sondern das gesunde Gewebe wird mitbelastet. Deshalb wird die Dosis durch die Strahlentoleranz des Normalgewebes limitiert.

➤ **Bedingungen optimaler Strahlentherapie:**
  – Bestmögliche Begrenzung des Zielvolumens (individuelle Konturierung der Bestrahlungsfelder).
  – Komplexe Bestrahlungsplanung und Ausnutzung der unterschiedlichen Reparaturmechanismen durch differenzierte Fraktionierung (s. S. 90–91).
  – Einsatz strahlensensibilisierender Substanzen (Radiochemotherapie).

➤ **Strahlenarten:**
  – *Elektromagnetische Photonenstrahlung:* Röntgen- und Gammastrahlen.
  – *Korpuskulärstrahlung:* Elektronenstrahlen, Neutronen, Protonen und schwere Ionen im klinischen Experiment.

➤ **Bestrahlungsmöglichkeiten:**
  – Perkutane Strahlentherapie (s. u.).
  – Brachytherapie (s. u.).

Definition von Dosisangaben

➤ **Gray (Gy):** Gray ist die Dosiseinheit für die absorbierte Energie (Energiedosis), bezogen auf die Masse eines Materials. Die Absorptionskoeffizienten unterscheiden sich in den einzelnen Körpergeweben. Bei hochenergetischer Strahlung sind diese Unterschiede weniger ausgeprägt.

➤ **Zielvolumendosis:** Dies ist die Referenzdosis, die im Zielvolumen absorbiert wird (Dosis im Zielvolumen), d. h. Primärtumor +/- Ausbreitungsgebiet.

➤ **Maximaldosis:** Die Maximaldosis ist die höchste absorbierte Dosis, für gewöhnlich wird sie nur in einem punktförmigen Areal ("hot spot") erreicht. Idealerweise sollte die Maximaldosis im Tumor liegen.

➤ **Isodosen:** Isodosen bezeichnen Linien gleicher Dosis. Normiert wird nach ICRU 50 (50. Empfehlung der International Commission of Radiation Units) auf einen Referenzpunkt im Gewebe (100%). Darauf bezogen beträgt die Dosis im Zielvolumen 85–95%, im Maximum 105–115%. Die Angabe der Isodosen in absoluten Dosiswerten ist möglich und wird in Behandlungsprotokollen festgehalten.

Bestrahlungstechnik

➤ **Ziel:** Beabsichtigt ist eine homogene Dosisverteilung im Zielvolumen und der Schutz des durchstrahlten Volumens in der Nachbarschaft.

➤ **Möglichkeiten:**
  – Stehfelder: Meistens zwei oder mehr Stehfelder pro Zielvolumen = Kreuzfeuerbestrahlung.
  – Verschiedene Bewegungstechniken, z. B. Pendelbestrahlung.
  – Sehr diffizile interstitielle ("Spickung", s. u.) und intrakavitäre Applikationsweisen (Kontaktbestrahlung, s. u.).

➤ **Hilfsmittel:** Keilfilter, Ausgleichskörper, Halbschattentrimmer, Bleisatelliten, Individualabsorber, Bestrahlungsmasken und andere Fixierungs- bzw. Lokalisationshilfen.

Spezialausdrücke aus der Großfeldtechnik

➤ **Mantelfeld:** Großfeld zur supradiaphragmalen Lymphknotenbestrahlung. Lunge, Oberarmknochen, Schädelbasis, Mundhöhle und Rückenmark werden geschützt.

➤ **Umgekehrtes Y-Feld:** Großfeld zur infradiaphragmalen LK-Bestrahlung (z.B. bei Morbus Hodgkin). Gonaden (evtl. nach Lateralisation der Ovarien), Leber, Nieren, wesentliche Darmanteile, Rückenmark und Knochenmark der Beckenschaufeln werden geschützt.

➤ **Abdominelles Bad:** Großvolumen zur Behandlung intraabdominaler Tumormanifestationen. Schutz von Nieren, Leber, Rückenmark und Knochenmark der Beckenschaufeln.

➤ **Zerebrospinale Radiotherapie:** Erfassung des gesamten intrakraniellen und spinalen Liquorraums.

➤ **Involved field:** Nur der Primärtumor bzw. die befallene LK-Station wird erfaßt.

➤ **Extended field:** Primärregion und Nachbarregionen werden erfaßt.

➤ **Totalnodale Bestrahlung:** Strahlentherapie aller Stammlymphknoten.

➤ **Boost:** Lokale Dosisaufsättigung.

➤ **Konformationsbestrahlung:** Komplexe Bestrahlungstechnik zur Fokussierung der Strahlendosis auf ein unregelmäßiges Zielvolumen, d.h. steiler Dosisgradient zum umgebenden Normalgewebe. Anwendung z.B. im Gehirn: Stereotaktische Bestrahlung = Radiosurgery.

Perkutane Strahlentherapie

➤ **Teletherapie:** Die Strahlenquelle liegt außerhalb des Körpers in 0,5–3,5 m Abstand.

➤ **Hochenergie-Strahlentherapie:** Allein die Hochenergie-Strahlentherapie ist für die moderne Strahlentherapie geeignet:
  – *Kreis- oder Linearbeschleuniger:* Photonen- und Elektronenstrahlen.
  – Telekobalt: Kobalt-60 als Strahlenquelle.
  – *Neutronengenerator bzw. Zyklotron:* Neutronenstrahlen.
  – *Vorteile:* Durch die hohe Strahlungsenergie wird die Körperoberfläche geschont, eine hohe Dosis erreicht das Zielvolumen, die Dosisabsorption in den verschiedenen Körpergeweben gleicht sich an und es gibt praktisch keine Streustrahlung. Dadurch wird die Strahlentherapie gut verträglich.

➤ **Weichstrahltherapie:**
  – *Energie:* Röntgenoberflächentherapie bzw. Weichstrahltherapie mit 10–100 kV.
  – *Indikationen:* Therapie von Spinaliomen, Basaliomen und malignen Melanomen im Falle einer maximalen Penetrationstiefe von 3 mm.

➤ **Hartstrahltherapie (Orthovolttherapie):**
  – *Indikationen:* Die Orthovolttherapie ist in der kurativ ausgerichteten Strahlentherapie nicht mehr zulässig. Sie wird allenfalls zur Palliativtherapie oberflächlich gelegener Metastasen eingesetzt.
  – *Qualität:* Röntgen-Hartstrahltherapie mit 100–400 kV.

Brachytherapie

➤ **Strahlenquelle:** Die Strahlenquelle liegt im oder unmittelbar am Tumorgewebe.
- Bei Kontaktbestrahlung (s. u.): Strahlenquellen sind Iridium-192, Kobalt-60 und Cäsium-137.
- Bei interstitieller „Spickung" (s. u.): Strahlenquellen sind Gold-198, Iridium-192, Jod-125.

➤ **Applikation/Technik:** Heute wird die Afterloadingtechnik (AL) eingesetzt: Einführung des ungeladenen Trägers, anschließend Röntgenkontrolle. Erst dann wird der Träger ohne Strahlenbelastung für das Personal automatisch nachgeladen.

➤ **Methoden:**
- *Kontaktbestrahlung:* Entweder mit radioaktiven Moulagen, Dermaplatten u. ä. oder intrakavitär durch Einführen der Strahlenquelle in Organ- oder Körperhöhlen, z. B. bei gynäkologischen Tumoren, Therapie von Ösophaguskarzinomen, Bronchialkarzinom, Gallengangskarzinom oder Epipharynxtumoren.
- Interstitielle Therapie („Spickung") des Tumorgebietes, z. B. bei Prostatakarzinom, bei Kopf-Hals-Tumoren (HNO), bei Mammakarzinom, Weichteilsarkomen.

➤ **Dosisleistung bei der Brachytherapie:**
- Die Zeitspanne, in der eine Dosis appliziert wird, bestimmen die Anti-Tumor-Wirkung und die Verträglichkeit. Je mehr Dosis pro Zeiteinheit gegeben wird, um so größer kann der Effekt im Tumorgewebe sein, um so kritischer ist aber auch die Reaktion der Strukturen in der Nachbarschaft zu beachten. Man unterscheidet zwischen HDR, MDR und LDR.
- High dose rate (HDR): > 10 Gy/h.
- Medium dose rate (MDR): $1 - 10$ Gy/h.
- Low dose rate (LDR): < 1 Gy/h.

Strahlenwirkung

➤ **Energieabsorption/biologische Folgen:** Der vorerst rein physikalische Vorgang der Energieabsorption hat am Ziel-Molekül zwei biologische Folgen:
  1. Den direkten Treffer (direkte Strahlenwirkung), besonders häufig bei Anwendung von Neutronen, π-Mesonen und Protonen.
  2. Die indirekte Strahlenwirkung über die Bildung von Intermediärprodukten, den sogenannten freien Radikalen. Dies ist die häufigste Strahlenwirkung bei Verwendung von Photonen- und Elektronenstrahlen der üblichen Hochenergietherapie.

➤ **Folgen des Strahleneffekts an der Zelle:**
  – DNA-Schäden: Einzel- und Doppelstrangbrüche, Basenschäden, Proteinvernetzungen und intramolekulare Vernetzungen (Crosslinks), Bulky Lesions (Mehrfachereignisse).
  – Schäden der Zell- und Kernmembran.
  – Alteration der Kern- und Zellorganellen, dadurch Schädigung des Kohlenhydrat- und Eiweißstoffwechsels.

➤ **Sauerstoffeffekt:**
  – *Grundlagen:* Bei der indirekten Strahlenwirkung werden im aeroben Milieu 2,5–3 × soviele freie Radikale gebildet wie unter anaeroben Bedingungen. Im anaeroben Gewebe ist deshalb die Dosis, welche zur Erzielung desselben Strahleneffektes notwendig ist, 2,5–3 × höher als bei Sauerstoffsättigung. Ungünstigerweise hat jeder Tumor einen mehr oder weniger großen anaeroben Zellanteil, der entsprechend strahlenresistenter ist als der euoxische (aerobe).
  – *Wege zum Ausgleich des Sauerstoffeffektes:*
    • Hyperfraktionierung oder Dosisprotrahierung, um die Reoxygenierung des Gewebes zu erleichtern (s. u., Zeitfaktor).
    • Einsatz elektroaffiner Substanzen (Radiosensitizer), welche ähnlich wie Sauerstoff die Bildung freier Radikale begünstigen (z. B. Misonidazol).
    • Einsatz chemotherapeutischer Zytostatika zur Strahlensensibilisierung.
    • Kombination mit lokaler Hyperthermie, welche im schlecht durchbluteten Gewebe wegen des fehlenden Wärmeabstroms besonders gut gespeichert wird und das Gewebe für ionisierende Strahlung sensibilisiert.
    • Verwendung von Strahlenarten mit hohem linearen Energietransfer, also vor allem direkter Strahlenwirkung: Neutronen, π-Mesonen, Protonen.

➤ **Zeitfaktor (Fraktionierung):**
  – Eine einzeitig oder in kurzer Zeit verabfolgte Strahlendosis hat eine höhere Wirkung als eine über lange Zeit verdünnte, protrahierte bzw. fraktionierte Dosis. Dies gilt sowohl am Tumor als auch am Normalgewebe.
  – In den Bestrahlungspausen zwischen zwei Fraktionen erholt sich das Gewebe, das Normalgewebe allerdings wesentlich rascher und vollständiger als das Tumorgewebe. Deshalb nimmt, steigert man die Dosis über eine lange Behandlungszeit, der therapeutische Spielraum zwischen letaler Tumorzellschädigung einerseits und unerwünschter Nebenwirkung am gesunden Körpergewebe andererseits zu.
  – Die Sauerstoffversorgung vorher hypoxischer Zellen bessert sich während einer fraktionierten bzw. protrahierten Bestrahlung (Reoxigenierung), und bisher in der G0-Phase ruhende Zellen treten in den Intermitosezyklus ein (Rekrutierung) und werden dadurch radiosensibel.

– Bleibende Strahlenfolgen entstehen überwiegend nach hohen Einzeldosen. Deshalb sollten kleine Einzelfraktionen, möglichst mehrfach am Tage verabfolgt (Hyperfraktionierung), gegeben werden.
– Die Einzeldosis pro Fraktion sollte deshalb ≤ 2 Gy (am Referenzpunkt) sein, wenn ein kuratives Therapieziel verfolgt wird.
– Bei palliativer Therapie sind Einzeldosen von 2,5 – 3 Gy zulässig, wenn das Auftreten eventueller Spätfolgen am Normalgewebe nicht mehr erlebt werden wird, selten auch 4 – 5 Gy bei limitierter Lebenserwartung.

Modifizierung der Strahlenwirkung

➤ **Radiosensitizer** bzw. elektroaffine Substanzen für hypoxische Zellen (z. B. Misonidazol) erhöhen die Strahlenwirkung.
➤ **Sauerstoffüberdruck-Beatmung** vermindert den Sauerstoffeffekt (s. o.) am schlecht durchbluteten Gewebe.
➤ **Hypoxie** setzt im gesunden Gewebe den Sauerstoffpartialdruck kurzzeitig herab, wodurch das Normalgewebe gegen Strahlenfolgen geschützt werden kann.
➤ **Hyperthermie** bleibt insbesondere in schlecht durchbluteten Geweben deponiert und potenziert die Strahlenwirkung. Hyperthermie allein hat bei 42 – 43 °C einen tumoriziden Effekt.
➤ **Zytotoxische Chemotherapeutika** addieren ihre Antitumorwirkung zu derjenigen der ionisierenden Strahlung oder potenzieren sie sogar (Radiochemotherapie).

Radiosensibilität/-resistenz

➤ **Definition:** Strahlensensibel ist ein Tumor, der ohne Beeinträchtigung des Normalgewebes radiokurabel ist. Nähert sich die Strahlenempfindlichkeit derjenigen des Normalgewebes oder überschreitet sogar dessen Toleranz, spricht man von Strahlenresistenz.
➤ **Faktoren mit Einfluß auf die Radiosensibilität:**
– *Tumorgröße:* Die Tumorgröße ist die wichtigste, Strahlenresistenz verursachende Größe. Sie korreliert negativ mit der lokalen Heilungswahrscheinlichkeit.
– Bei Verdoppelung des Tumor-Volumens benötigt man 5 Gy mehr Dosis zur lokalen Tumorkontrolle.
– *Intrinsische Strahlensensibilität:* Sie ist vermutlich wie die unterschiedliche Resistenz verschiedener Tumorhistologien auf eine geringe Reparaturleistung des Tumorgewebes zurückzuführen.
– *Histologie* (Typ und Differenzierungsgrad): Im allgemeinen bedeuten hoher Differenzierungsgrad geringere und niedrigerer Differenzierungsgrad (G III–IV) höhere Strahlensensibilität.
– *Ausmaß der Tumorzellproliferation:* Geringere Proliferation kann unter Umständen Strahlensensibilität bedeuten, hohe Proliferation Tumorresistenz.
– Reaktionen des Tumorbettes.
➤ **Ursachen der Radioresistenz:** Die wichtigsten Ursachen sind entsprechend den Ursachen für Radiosensibilität: Große Tumorgröße, hohe Reparaturkapazität (intrinsische Strahlenresistenz), schlechte Sauerstoffversorgung/Reoxigenierung (s. o.) und starke Tumorzellproliferation.

➤ **Tumordosis bzw. Tumorvernichtungsdosis:** Diese ist definiert als diejenige Dosis, welche mit einer Wahrscheinlichkeit von 95 % eine lokale Tumorkontrolle (lokale Tumorheilung) bewirkt. Beispiele: Die Tumorvernichtungsdosis beträgt bei einer Fraktionierung von 5 × 2 Gy/Woche:

  – 20 – 30 Gy für das Seminom, Germinoblastom und die akute lymphatische Leukämie.

  – 35 – 40 Gy für die Lymphogranulomatose (Morbus Hodgkin), das Neuroblastom, einzelne Non-Hodgkin-Lymphome vom niedrigen Malignitätsgrad und das Nephroblastom.

  – 50 – 60 Gy für Plattenepithelkarzinome, für Mammakarzinome mit mikroskopischem Tumorrest (postoperativ), Medulloblastom, Retinoblastom, Ewing-Sarkom und Dysgerminom.

  – 50 – 65 Gy für das Larynxkarzinom (< 1 cm), für Mammakarzinome nach Lumpektomie.

  – 70 – 75 Gy für HNO-Tumoren (2 – 4 cm), Harnblasenkarzinom, Zervixkarzinom, Ovarialkarzinom, Bronchialkarzinom (< 3 cm), Lymphknoten-Metastasen (1 – 3 cm).

  – > 80 Gy für HNO-Karzinome (< 4 cm), Mammakarzinome (< 5 cm), Knochensarkome, Weichteilsarkome, malignes Melanom, Plattenepithelkarzinom-Metastasen in LK (> 6 cm).

➤ **Regressionsverhalten:**

  – Das Regressionsverhalten ist abhängig von der Proliferationskinetik. Eine Verkleinerung des Tumorvolumens ist oftmals erst nach Abschluß der Strahlentherapie oder nach Ablauf von 1 – 2 Zellteilungszyklen erkennbar. Es besteht keine Beziehung zwischen der Regressionsgeschwindigkeit und der lokalen Tumorkontrolle.

  – Die strahlengeschädigte Zelle ist mikroskopisch oft nicht von einer ungeschädigten zu unterscheiden. Das histologische Präparat kann zerstörte Tumorzellen zeigen, aber auch vital erscheinende, die gleichwohl letal geschädigt sind.

Kuratives Behandlungskonzept

➤ **Voraussetzungen:** Lokoregional begrenztes Tumorstadium; Radiokurabilität des betreffenden Tumors; Guter Allgemein- und Ernährungszustand; Intensive Behandlung der Nebenwirkungen und Begleitkrankheiten sowie Schmerz- und Ernährungstherapie.

➤ **Wirkung:** Eine kurativ intendierte, alleinige Radiotherapie kann in ausgewählten Fällen lokal gleich effizient wie eine Radikaloperation, aber funktionell und kosmetisch befriedigender sein. Zur Optimierung sollte prätherapeutisch ein Therapiekonzept entwickelt werden, bei dem sowohl die Radikaloperation wie auch die Radiotherapie zu berücksichtigen sind.

Palliatives Behandlungskonzept

➤ Definition/Zielsetzung s. S. 80.
➤ Zu den Indikationen einer palliativen Radiotherapie s. Therapie des jeweiligen Krankheitsbildes.

Alleinige Strahlentherapie

➤ **Indikationen:** Die alleinige Strahlentherapie ist jeweils dann gerechtfertigt bzw. erforderlich, wenn bei ausreichender Strahlensensibilität des Tumors dieselbe Heilungsaussicht besteht wie mit Radikaloperation und gleichzeitig ein besseres funktionelles und/oder kosmetisches Ergebnis erreicht wird.

➤ **Beispiele:** Maligne Lymphome, Zervixkarzinom, Hautmalignome an exponierten Körperstellen, Larynxkarzinom, Epipharynx- und begrenzte Mundhöhlen- und Zungengrundkarzinome, Prostatakarzinom, anorektale Karzinome.

Kombinierte Radiochemotherapie

➤ **Vorbemerkung:** Der kombinierte Einsatz der Radiochemotherapie hängt von der Histologie des Tumors, vom Tumorstadium und der therapeutischen Intention ab.

➤ **Indikationen:**
  – *Hochmaligne Tumoren*, die durch eine Lokalmaßnahme allein nicht kurabel sind, weil sie frühzeitig zu systemischer Metastasierung neigen, sollten mit einer Kombination von Radio- und Chemotherapie behandelt werden. Beispiele: Kleinzellig-anaplastisches Bronchialkarzinom, verschiedene Knochen- und Weichteilsarkome, fortgeschrittene maligne Lymphome.
  – *Primär disseminierte Tumoren*, wo eine durch Chemotherapie erreichte Vollremission in zytostatisch schlecht zugänglichen Organen durch Radiotherapie konsolidiert werden soll. Beispiele: ZNS-Bestrahlung bei akuter lymphatischer Leukämie, Morbus Hodgkin im Stadium IIIB und Stadium IV.
  – *Radiosensibilisierung:* Simultane Radiochemotherapie zur lokalen Wirkungsverstärkung am Tumor. Beispiele: Blasen- und Analkarzinome, Kopf-Hals-Tumoren.
  – *Initiale Chemotherapie:* Die initiale Chemotherapie vor der Radiotherapie ist zwar noch gebräuchlich, steht aber im Verdacht, nicht beseitigte Zellklone zur Proliferation anzuregen. Dadurch kann in der Pause zwischen Chemo- und Radiotherapie der Tumor nachwachsen und strahlenresistent werden. Die Intention der initialen Chemotherapie war es, weit fortgeschrittene Tumoren zu verkleinern und in einen bestrahlbaren Zustand zu bringen.

Therapeutische Strategie in der Radiotherapie

Präoperative Strahlentherapie

➤ **Ziele:**
  - Verkleinerung eines schlecht abgegrenzten Tumors, um eine kurative Resektion (R0) zu ermöglichen.
  - Zerstörung von bereits in die Nachbarschaft eingedrungenen Tumorausläufern, um Lokalrezidive zu vermeiden.
  - Reduktion der intraoperativen Tumorzellverschleppung.
  - Devitalisierung der Tumorzellen, um im Falle einer Dissemination das Angehen von Metastasen zu verhindern bzw. zu verringern.

➤ **Dosis/Methode:** Bestrahlung mit eingeschränkter Dosis im Kurzzeit- oder Langzeitverfahren:
  - Kurzzeitvorbestrahlung: Einstrahlung einer Gesamtdosis von 10–25 Gy in zwei bis fünf Fraktionen an 1–5 Kalendertagen. Ziel ist die Devitalisierung der Tumorzellen. Operiert wird am letzten oder nächstfolgenden Tag.
  - Langzeitvorbestrahlung: Einstrahlung von etwa 75% einer Tumordosis (+/- simultane Chemotherapie) in üblicher Fraktionierung, d.h. z.B. beim Rektumkarzinom 45–50 Gy in 5 Wochen. Operiert wird 4–6 Wochen später. Dann ist neben einer Tumorzell-Devitalisierung auch eine Tumorschrumpfung eingetreten.

➤ **Beispiele:** Ösophaguskarzinom, Knochen- und Weichteilsarkome, Harnblasenkarzinom, Rektumkarzinom.

Postoperative Strahlentherapie

➤ **Ziele:** Beseitigung von im Operationsgebiet verbliebenen Tumorresten, Sterilisierung von manifesten oder okkulten, aufgrund allgemeiner Erfahrung zu vermutender Tumorabsiedlungen im Ausbreitungsgebiet des Primärtumors.

➤ **Zeitpunkt:** Nach Abschluß der Wundheilung.

➤ **Dosis:** Die Dosis wird in Abhängigkeit von der Operationsradikalität bestimmt. Je nach Tumorrest (mikroskopischer oder makroskopischer Tumorrest) wird sie im Bereich von 50–56 Gy gehalten (R0) oder kleinvolumig um weitere 10–20 Gy erhöht (R1 –R2).

➤ **Beispiele:** Mammakarzinom (v.a. T3/T4-Stadien, hochpositive Axilla, s.S. 176), nichtkleinzellige Bronchialkarzinome, Rektumkarzinom, Weichteilsarkome, Mundhöhlen-, Pharynx- und Hypopharynxkarzinome.

Nachsorge

➤ Der mit kurativer Intention bestrahlte Patient sollte vom behandelnden Radiotherapeuten in der Nachsorge betreut werden. Dieser ist auch nach Kombinationsbehandlungen (Operation, Chemotherapie) bei der Nachsorge konsultierend hinzuzuziehen. Vorteilhaft ist, falls möglich (Tumorzentrum, onkologischer Arbeitskreis), eine multidisziplinäre, gemeinsame Tumornachsorge.

➤ Die Kontrollintervalle und die erforderlichen klinischen, endoskopischen, laborchemischen und radiologischen Untersuchungen sind krankheitsabhängig verschieden, vgl. jeweiliges Krankheitsbild.

➤ Außer der aktuellen Tumorsituation (symptomfrei, stationär, nicht beurteilbar, progredient) sind auch Therapienebenwirkungen zu beurteilen, zu quantifizieren und gegebenenfalls zu behandeln.

Genetische Strahlenfolgen

➤ **Definition:** Genetische Strahlenfolgen betreffen das Erbgut und wirken sich an nachfolgenden Generationen aus.

➤ **Ausmaß genetischer Strahlenfolgen:**
  – Erbleiden als Folge einer Strahlenexposition sind bisher nicht nachgewiesen. Das Risiko ist stochastisch (zufällig) und kann individuell nicht vorausgesagt werden. Eine Schwellendosis gibt es nicht.
  – *BEIR-Report:* Hypothetische Annahme des BEIR-Reports (Committee on the „Biological Effects of Ionizing Radiations") 1980: Die Exposition jeder Elterngeneration mit 0,01 Sv (Sievert; 1 Sv = 100 rem) führt zu 60 – 1100 genetischen Störungen pro 1 Million Lebendgeburten, das sind im Mittel 0,5 % der spontanen Schadensrate.

Somatische Strahlenfolgen

➤ **Definition:** Somatische Strahlenfolgen betreffen die exponierte Person selbst.

➤ Wegen des engen Zusammenhangs verschiedener Organsysteme können funktionelle und strukturelle Alterationen auch in Geweben auftreten, die nicht unmittelbar der Strahlung exponiert waren:
  – *Beeinträchtigung des Immunsystems:* Sowohl das zelluläre als auch das humorale Immunsystem sind betroffen: Abfall von B- und T-Lymphozyten im peripheren Blut, Abnahme der besonders strahlensensiblen Vorläuferzellen der einzelnen T-Zell-Subpopulationen, Beeinträchtigung der Transformierbarkeit stimulierter Lymphozyten in vitro, abgeschwächte Hautreaktionen. Die Bewertung dieser Einzelbefunde bleibt bisher unklar.
  – *Postnatale Wachstumsverzögerung* während der Wachstumsperiode, z.B. des Knochens und der jugendlichen Mamma. Bei Einschluß der Wachstumsfuge in das strahlenexponierte Feld beträgt die kritische Dosis bei Kindern/Jugendlichen 7,5 – 25 Gy.
  – *Kanzerogenese:*
    • Dosis: Die Kanzerogenese ist bei relativ hohen Strahlendosen nachgewiesen, es gibt aber keine definierte Schwellendosis, nur orientierende Werte: Bei ≤ 0,01 Sv besteht kein sicheres Risiko für eine Malignominduktion (Risikokoeffizient 0,05 x Sv^{-1}, d.h. 5 % Krebstodesfälle lebenslang bei Ganzkörperexposition mit 1 Sievert). Das Risiko für die Induktion von Leukämien oder Non-Hodgkin-Lymphomen durch eine totalnodale Strahlenbehandlung mit 40 Gy ist < 1 %.
    • Latenzzeit: Die Latenzzeit bis zum Auftreten von Malignomen ist relativ lang. Die Zeit ist um so kürzer, je höher die Proliferationsrate des Gewebes ist: Knochenmark → Leukämien 5 – 10 Jahre, solide Tumoren 10 – 30 Jahre. Dabei sind Gastrointestinaltrakt, Lunge, weibliche Brust und Knochenmark gefährdeter als Schilddrüse, Ösophagus, Leber und Niere. Möglicherweise ist das Risiko bei Kindern größer als bei Erwachsenen.

Nebenwirkungen der Radiotherapie

➤ **Organveränderungen:**
- *Akute Strahlenfolgen:* Akute Strahlenfolgen beruhen auf einem Stammzell-verlust in Geweben mit regelmäßiger und rascher Zellteilungsrate (hohe Strahlenempfindlichkeit). Beispiele: Knochenmark, Dünndarmkrypten, Epi-dermis und Schleimhaut. Ein weiterer Faktor ist die Störung der Innervation und Permeabilität der Arteriolen und Kapillaren. Dauer: Diese akuten Strah-lenfolgen (Stammzellverlust und Gefäßschaden) sind in der Regel rasch re-versibel.
- *Späte bzw. chronische Strahlenfolgen:* Die chronischen Strahlenfolgen treten in Geweben mit geringer oder nicht vorhandener Proliferation auf. Die kriti-schen Dosen sind höher, die Latenzzeit länger als bei den schnell proliferie-renden Geweben. Wesentlich sind der sich langsam entwickelnde strukturel-le und funktionelle Schaden der versorgenden Mikrovaskularisation und der Stammzellschaden an den langsam proliferierenden Geweben.
- *Beachte:* Akute und chronische Strahlenfolgen sind voneinander unabhängi-ge Reaktionsabläufe. Repairvorgänge am biologischen Target spielen bei chronischen Strahlenfolgen (Gefäßapparat, Bindegewebe) eine wichtige Rol-le, nicht bei akuten Strahlenreaktionen. Dehalb ist zur Prävention schwerer Strahlenspätreaktionen die Abstimmung von Einzeldosis (≤ 2 y), bestrah-lungsfreiem Intervall (> 6 Stunden) und Gesamtdosis besonders wichtig. Die Unterdrückung einer akuten Reaktion verhindert nicht die Spätkomplikatio-nen.

Prophylaxe und Therapie

➤ Die Verhütung und Behandlung der wichtigsten Strahlentherapie-Nebenwir-kungen ist oft erfolgreich.
➤ **Allgemeine Grundsätze:**
- *Technisch:* Bestrahlungs-Volumen sparen, geeignete Technik anwenden, kri-tische Organdosen beachten, hohe Einzeldosen (> 2 Gy) vermeiden.
- *Ernährung:* Hyperalimentation mit standardisierten Nährstoffgemischen.
- Völlige Abstinenz von Alkohol und Nikotin.
- *Medikamente:* Radioprotektiva, z. B. gefäßabdichtende und antiphlogistische Medikamente, und Polyvitaminpräparate einsetzen.
➤ **Radiodermatitis:**
- *Prophylaxe:* Meidung physikalischer und chemischer Reize, wie Waschen, Bürsten, Sonneneinstrahlung etc.
- *Pflege:* Hydrophiles Puder verwenden, solange die Haut feucht und geschlos-sen ist. Später Öl-in-Wasser-Emulsionen, Lanolincreme, Bepanthensalbe. Wunden werden mit Kamille und 1 %iger Kaliumpermanganatlösung gerei-nigt.
➤ **Radiomukositis (Stomatitis):**
- Zur Stomatitis s. auch S. 146 – 148.
- Mundspülungen mit Salbei oder Kamille, 1 %iger Kochsalzlösung, Chlorhexi-din, Dexpanthenollösung, Antiphlogistika. Pinselungen mit Kaliumperman-ganat. Lidocain viskös und Nährsonde bei schwerer Mukositis.
- Bei Pilzbefall Mykostatika-Lutschtabletten bzw. oral Ketoconazol 200 mg/ Tag.

➤ **Parodontose:**
- Zahnsanierung vor Bestrahlungsbeginn: Großzügige Handhabung von Zahnextraktionen, die Wundheilung muß vor Bestrahlungsbeginn abgeschlossen sein.
- Eine gründliche Zahnsäuberung muß mehrmals täglich erfolgen, dabei auch Bürsttraining der Gingiven.
- Zahnfluoridierung evtl. mit individuellen Miniplastschienen.

➤ **Pneumonitis:**
- Prävention mit Mehrfeldertechnik, wobei die Dosis pro Volumeneinheit Lungengewebe auf < 1 Gy/Fraktion herabsetzt wird.
- Rauchverbot. Inhalationen mit Sole, Dexpanthenol-, Tyloxapol- und Bromhexin-Lösung. Gezielte Antibiotikaanwendung.
- Bei manifester Strahlenpneumonitis müssen unbedingt zusätzlich Kortikosteroide und Antibiotika gegeben werden, z.B. beginnend mit 75–100 mg Prednison p.o./Tag, anschließend langsam ausschleichen.

➤ **Strahlenösophagitis:** Antiphlogistika, Antazida mit Lokalanästhetika 30 Minuten vor und nach dem Essen. In schweren Fällen wird der Patient vorübergehend parenteral oder enteral per Sonde ernährt.

➤ **Strahlengastritis:** Anregung der Peristaltik und Pylorusöffnung mit Metoclopramid oder Domperidon, außerdem Antazida, H_2-Blocker und Antiemetika einsetzen.

➤ **Strahlenenteritis:** Ernährung mit häufigen kleinen, leicht verdaulichen, fettarmen Mahlzeiten. Als Fette sind mittelkettige Triglyzeride und ungesättigte Fettsäuren bevorzugt. Vitamine und Elektrolyte sind zu substituieren. Weiterhin werden Antidiarrhoika (z.B. Loperamid, Tinctura opii) sowie Parasympathikolytika eingesetzt.

➤ **Strahlenkolitis und Proktitis:**
- Leicht verdauliche Kost (s.o.), Stuhlregulierung. Klistiere mit Olivenöl, Sulfonamiden, Dexpanthenol. Bei starker Akutreaktion auch vorübergehend Kortikosteroide und Hämostyptika.
- Anus praeter temporär zur Ruhigstellung betroffener Dickdarmabschnitte.
- Regelmäßige rektoskopische Kontrolle gefährdeter Bezirke während und nach der Therapie. In seltenen Fällen muß ein chronisch geschädigter Darmabschnitt reseziert werden.

Therapieziele und Lebensqualität

Therapieziele

➤ Jede Tumortherapie kann grundsätzlich zwei Ziele haben: Ein kuratives oder ein palliatives, s. S. 80.
➤ **Ziel der medikamentösen Tumortherapie:** Die medikamentöse Tumortherapie kann nur selten mit kurativer Intention eingesetzt werden. In diesen Fällen ist sie mit mehr oder weniger starken Nebenwirkungen verbunden. Daher kommt der medikamentösen Therapie im Rahmen einer palliativen Zielsetzung besondere Bedeutung zu. Neben dem Nachweis der Wirksamkeit ist dabei immer auch der Nutzen für den Patienten zu bedenken, s. Tabelle 11. Dies gilt insbesondere für adjuvante Chemotherapien, s. Abb. 26.

Lebensqualität

➤ **Bedeutung der Lebensqualität für die medikamentöse Tumortherapie:** Immer häufiger wird in onkologischen Behandlungsstudien die Lebensqualität, d.h. die subjektive Befindlichkeit, in die Erfolgs- bzw. Mißerfolgsbeurteilung einbezogen. Dies erleichtert den Vergleich bzw. die Auswahl verfügbarer Therapiepläne für bestimmte Indikationen und Patienten.

Tabelle 11 Methoden zum Nachweis der Wirksamkeit und des Nutzens onkologischer Therapien

Nachweis der Wirksamkeit	Nachweis des Nutzens
1. Ansprechrate	1. Linderung oder Verhinderung krankheitsbedingter Symptome
2. Rate der kompletten Remissionen	2. Verbesserung verschiedener Dimensionen der Lebensqualität
3. Verlängerung des krankheitsfreien Überlebens und Verlängerung der Zeit bis zur Progression	3. Verlängerung des Überlebens

Ziel der Chemotherapie	Kurzfristige Toxizität	Spät-Toxizität	Lebens-qualität
Adjuvant			kurzfristig Verlust langfristig Gewinn
Palliativ			Kosten-Nutzen-Relation

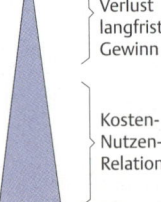

Abb. 26 Ziel der Chemotherapie und Lebensqualität (nach Castiglione)

Vorbemerkungen

➤ **Pathogenese:** Die pathogenetischen Mechanismen, die für die Dysregulationen im Rahmen der Tumorgenese verantwortlich sind, sind größtenteils unbekannt.
➤ **Charakteristika:** Malignes Wachstum zeichnet sich im Gegensatz zu normalem Wachstum durch folgende Charakteristika aus:
  1. Ungehemmtes Wachstum: Proliferationsentgleisung.
  2. Blockierte Ausreifung: Differenzierungshemmung.
  3. Verzögerter Zelltod, d. h. verzögerte Apoptose s. S. 100.
➤ **Ansatz der zytostatischen Therapie:** Alle medikamentösen Behandlungsmethoden hemmen die Zellproliferation oder beschleunigen den Zelltod, während eine Stimulation der Zelldifferenzierung bisher praktisch nicht realisierbar ist.

Wachstumskinetik

➤ **Limitierende Faktoren:** Das Wachstum von Tumorzellen erfolgt im Gegensatz zum gesunden Gewebe unkontrolliert, aber abhängig von der Größe des Tumors und seiner Blutversorgung: mit zunehmender Tumorgröße wächst der Tumor immer langsamer. Die mit zunehmender Größe mangelhafte Blutversorgung ist hierbei ein bedeutender Faktor.
➤ **Wachstumskurve:** Im semilogarithmischen Maßstab dargestellt, folgt die Wachstumskurve nicht einer Geraden, sondern einer anfangs steilen, im späteren Verlauf bei größerem Tumor sich immer mehr der Horizontalen nähernden Linie (sog. Gompertz-Kurve, s. Abb. 27).

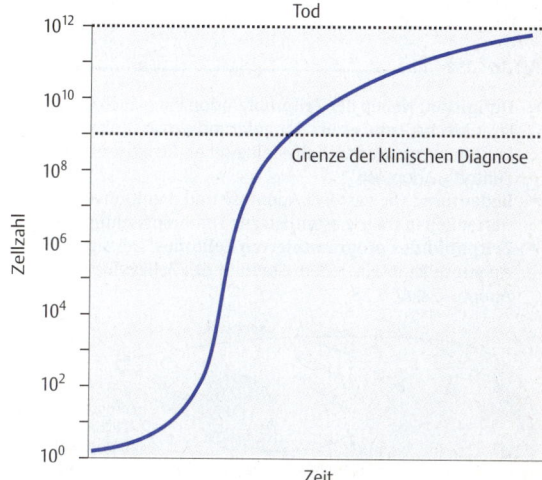

Abb. 27 Gompertz-Wachstumskurve: In den frühen Phasen der Tumorentwicklung erfolgt das Wachstum exponentiell. Mit zunehmender Größe wächst der Tumor langsamer. Der größte Teil des Tumorwachstums erfolgt in den meisten Fällen, bevor der maligne Tumor bzw. dessen Metastasen Symptome erzeugen bzw. klinisch diagnostiziert werden

Grundlagen des Tumorwachstums

➤ **Verdoppelungszeit:** Die Verdoppelungszeit maligner Tumoren ist sehr variabel. Sie reicht von wenigen Tagen (z. B. bei akuten Leukämien) bis zu Monaten (solide Tumoren) und Jahren (z. B. bei Plasmozytom oder endokrin aktiven Tumoren). Die Verdoppelungszeit hängt in erster Linie von der Wachstumsfraktion ab, d. h. dem Verhältnis sich teilender zu temporär oder permanent ruhenden Zellen. Vgl. unten: Zellzyklus.

Zellzyklus

➤ **Wachstum** ist die Folge wiederholter Zellteilungen, die den Zellverlust überwiegen. Der Ablauf des Wachstums wird durch den Zellzyklus (s. Abb. 28 und 29) bestimmt.

➤ **Es werden vier Zyklusphasen unterschieden:**
  – G_1: Präsynthetische = postmitotische Phase: Bereitstellung der für den späteren Zellaufbau notwendigen Substanzen (RNS, Proteine).
  – S: Synthesephase: Aufbau der Desoxyribonukleinsäuren (DNA).
  – G_2: Postsynthetische = prämitotische Phase: RNS- und Eiweißaufbau. Umbau der Zellmembran als Vorbereitung für die Mitose.
  – M: Mitosephase = eigentliche Zellteilung. Gruppierung der nun sichtbar werdenden verdoppelten Chromosomen am Spindelapparat der Zelle, Durchschnürung der Zelle und Teilung in zwei neue identische Zellen.

➤ **Ruhephase:** Neben den vier Phasen des Zellzyklus besteht eine fünfte Phase, die sog. Ruhephase (G_0, s. Abb. 28 und 29). Der Anteil sich in G_0 befindender Zellen variiert von Tumor zu Tumor stark. Nur ein Teil dieser Zellen kann wieder in den Zyklus eintreten (Rekrutierung). Die Rekrutierung findet z. T. erst nach Monaten bis Jahren statt → Rezidive.

Apoptose

➤ **Definition:** Neben der Zellproliferation kann auch der Zelltod ein aktiver zellulärer Mechanismus sein, der aufgrund extrazellulärer Signale nach einem definierten Programm zellphysiologischer Reaktionen verläuft: Programmierter Zelltod = Apoptose.

➤ **Bedeutung:** Die gestörte Apoptose und damit unvollständige Elimination mutierter Zellen trägt wesentlich zur Tumorentstehung bei (s.o.).

➤ **Zeitpunkt des programmierten Zelltodes:** Der signalinduzierte Eintritt in die Apoptose kann aus jedem Stadium des Zellzyklus erfolgen. Zur Induktion der Apoptose s. Abb. 28.

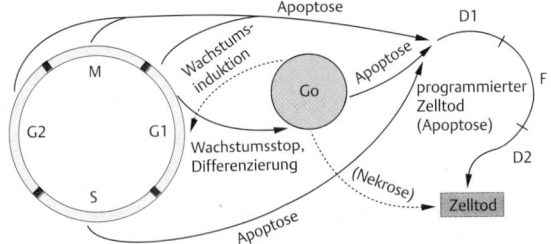

Abb. 28 Die Induktion des programmierten Zelltodes (Apoptose) (nach Isaacs 1994)

Zytostatika und Zellzyklus

➤ **Zytostatika-Gruppen:** Zytostatika können in kinetischer Hinsicht in drei Gruppen unterteilt werden:
  1. *Zyklus- (proliferations-) unabhängig wirkende Zytostatika:* Diese greifen auch Tumorzellen an, die sich nicht teilen. Beispiele: Hormone (s. Anhang I).
  2. *Zyklusabhängig, aber phasenunspezifisch wirkende Zytostatika:* Diese können nur proliferierende Zellen angreifen, aber in allen Phasen des Zellzyklus. Beispiele: Alkylierende Substanzen (z. B. Cyclophosphamid, Dacarbazin etc.).
  3. *Zyklusabhängig und phasenspezifisch wirkende Zytostatika:* Diese können die sich teilende Zelle nur in bestimmten Phasen des Zellzyklus angreifen. Beispiele: Spindelgifte (z. B. Etoposid, Vincristin), Antimetaboliten (z. B. 5-Fluorouracil).
➤ **Beachte:** Während für phasen- und zyklusunabhängig wirksame Zytostatika eine lineare Dosis-Wirkungs-Relation besteht, erreicht die Wirkung der phasenspezifisch aktiven Substanzen ein Plateau.
➤ **Angriffsort der Zytostatika:** Der Angriffsort verschiedener gebräuchlicher Zytostatika im Zellzyklus ist in Abb. 29 dargestellt.

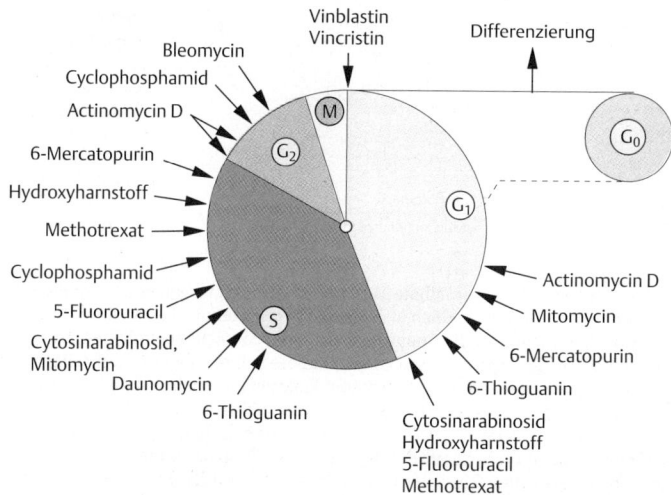

Abb. 29 Zellzyklus und Angriffsorte verschiedener Zytostatika (aus Glaus A., Jungi W.F., Senn H.J. Onkologie für Krankenpflegeberufe. 5. Aufl. Stuttgart: Georg Thieme; 1997)

➤ **Kinetik 1. Ordnung:**
  – *Definition:* Kinetik 1. Ordnung beschreibt die Tatsache, daß Zytostatika nicht eine absolute Zahl von Tumorzellen, sondern stets nur einen bestimmten Prozentsatz der Ausgangstumorzellzahl zerstören können.

Wirkungsweise der Zytostatika

- *Bedeutung:*
  - Bei Ansprechen des Tumors auf die Behandlung wird die Tumormasse stufenweise verkleinert, bei Erfolg bis in den unsichtbaren Bereich, in dem der Tumor klinisch nicht mehr nachweisbar ist (s. Abb. 30). In diesem Bereich kann möglicherweise die körpereigene Abwehr den Tumor definitiv bekämpfen → Heilung.
  - „Vollremission" (s. S. 13 – 14) ist meist nur ein Verschwinden des Tumors in den diagnostisch unsichtbaren Bereich. Rezidive sind aber jederzeit möglich.
  - Die Kinetik 1. Ordnung erklärt die relativ begrenzte Wirkung gegenwärtiger Zytostatika auf die meisten (soliden) Tumoren, s. Abb. 30.

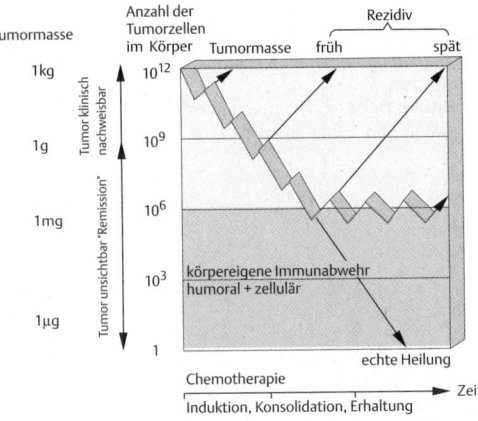

Abb. 30 Schematische Darstellung der Tumorzerstörung im Körper, semilogarithmischer Maßstab (aus Glaus A., Jungi W.F., Senn H.J. Onkologie für Krankenpflegeberufe. 5. Aufl. Stuttgart: Georg Thieme; 1997)

➤ **Rekrutierung:** Viele maligne Tumoren lassen sich wegen eines großen Anteils nicht in Teilung befindlicher, in G_0 (G_1) verharrender Zellen durch proliferationshemmende Medikamente schlecht oder gar nicht beeinflussen. Durch verschiedene Maßnahmen wird versucht, diese Zellen wieder in den Zellzyklus zu rekrutieren und damit die Wachstumsfraktion zu erhöhen. Da kleine Tumoren eine höhere Wachstumsfraktion haben als große, besteht eine Möglichkeit in der Verkleinerung des Tumors vor der systemischen Chemotherapie, meist durch Operation, seltener durch präoperative Radiotherapie (s. S. 94).

➤ **Synchronisation:** Viele der besten Zytostatika wirken nur in bestimmten Zyklusphasen (s. o.) und erreichen damit stets nur einen gewissen Prozentsatz sich teilender Zellen. Versuche, die Zellzyklen eines Tumors zu synchronisieren (d. h. künstlich aufzuhalten oder zu beschleunigen), haben bisher nicht zu besseren Therapie-Resultaten geführt.

➤ **Erfolgschancen durch Hochdosis-Chemotherapie:** Die dosislimitierende Myelosuppression kann durch gentechnologisch hergestellte Wachstumsfaktoren (s. S. 155, 376) oder Retransfusion prätherapeutisch entnommener peripherer Blut-Stammzellen oder autologen Knochenmarks (s. S. 128 – 130) aufgefangen werden. Dies ermöglicht eine Therapie mit wesentlich höheren Dosen von Zytostatika und damit höheren Erfolgschancen.

Pharmakokinetik

➤ **Wichtige Faktoren der Pharmakokinetik und -dynamik:**
   - Tumorhemmende Substanzen sind, wie andere Medikamente auch, von zahlreichen pharmakokinetischen bzw. -dynamischen Faktoren abhängig: Absorption ($\rightarrow$ Plasmaspiegel $\rightarrow$ Gewebespiegel), Biotransformation zu aktiven bzw. inaktiven Metaboliten, Konjugation, Eiweißbindung, Fettlöslichkeit und Ausscheidung (über Niere, Leber, Galle bzw. Magen-Darm-Trakt).
   - Die Aufnahme, Verteilung auf die verschiedenen Kompartimente, die Penetration ins Tumorgewebe und der Abbau/Abtransport der Zytostatika bedingen Konzentration und Verweildauer eines tumorhemmenden Medikaments am Zielort. Von großer Bedeutung ist dabei eine intakte und normale Blut- (und Sauerstoff-) Versorgung, die sich mit zunehmender Tumorgröße verschlechtert und durch operative Eingriffe und Radiotherapie weiter beeinträchtigt wird (s. S. 96).

➤ **Beeinflussung der Pharmakokinetik:** Durch verschiedene „Tricks" wird versucht, die Wirkung einzelner Zytostatika zu verbessern, z. B. durch Hemmung ihres Abbaus/Verlängerung ihrer Wirkung. Beispiel: Kombination von 5-Fluorouracil mit Methotrexat oder Folinsäure (sog. Leucovorin-rescue).

Resistenz

➤ **Primäre Resistenz:** Der Tumor läßt sich durch ein bestimmtes Medikament a priori nicht beeinflussen.

➤ **Sekundäre Resistenz:** Die sekundäre Resistenz ist erworben, sie basiert auf zwei Grundphänomenen:
   1. *Selektiv-zytotoxische Wirkung:* Nur ein Teil der Zellen (z. B. ein Zell-Klon) wird vom Zytostatikum zerstört, die anderen Klone können sich ungehemmt vermehren.
   2. Anpassung der Tumorzelle selbst an die Zytostatika (s. u.).

➤ **Pathogenetische Mechanismen der Resistenzentwicklung:**
   - Ungenügende Aufnahme des Medikaments durch die Tumorzelle.
   - Ungenügende Aktivierung im Körper.
   - Gesteigerte Inaktivierung.
   - Erhöhte Konzentration von Zielenzymen.
   - Verminderter Bedarf für ein spezifisches Stoffwechselprodukt.
   - Vermehrte Nutzung alternativer Stoffwechselwege (sog. „salvage pathways").
   - Beschleunigte Reparatur medikamenteninduzierter Veränderungen (z. B. Auflösung der Disulfidbrücken zwischen der DNA-Doppelhelix).

➤ **Ausmaß der Resistenz:** Es handelt sich meist um Resistenz gegen mehrere Zytostatika: Multidrug-Resistenz.

➤ **Nachweis:** Resistenz kann z. B. durch Nachweis entsprechender Gene (z. B. mdr1) bzw. Membranproteine (z. B. P170 Glykoprotein) nachgewiesen werden.

➤ **Lösungsansätze:** Mit verschiedenen Substanzen wird versucht, die Resistenz zu überwinden. Dies wird durch sog. „Resistenzmodulatoren" wie Hormone (z. B. Gestagene) oder Cytokine als Ko-Medikationen geprüft. Bisher ist dies noch nicht klinischer Standard.

Durchführung der zytostatischen Therapie

Indikationsstellung/therapieentscheidende Faktoren

➤ **Von seiten des Tumors:** Chance des Ansprechens (Histologie, Chemosensibilität, Hormonrezeptoren), Proliferationsgeschwindigkeit (schneller = eher besser), Lokalisation, Größe und Anzahl der Metastasen (Tumorzellvolumen → diagnostische Bilanz), Meßbarkeit des Therapieverlaufs.

➤ **Von seiten des Patienten:** Therapiebedürftigkeit (Beschwerden, Leidensdruck), Allgemein- und Ernährungszustand, Alter (v. a. biologisches Alter), Compliance, Begleitkrankheiten (Organfunktionen, Therapieverträglichkeit), Venenverhältnisse (evtl. prophylaktischer Port s. S. 76), soziale Bedingungen (Entfernung des Wohnortes, Versicherungs- und Kostenfrage).

➤ **Von seiten des Arztes:** Positive Einstellung, Bereitschaft zur interdisziplinären Kooperation, Zeit (Praxisbelastung), Kompetenz und technische Voraussetzungen (Labor: Möglichkeit zur Bestimmung von Leuko- und Thrombozyten; Injektions- bzw. Infusionstechnik).

➤ **Von seiten der Therapie:** Garantierte Verfügbarkeit von Medikamenten und Supportivmaßnahmen.

Behandlungsplan

➤ **Vorbemerkung:** Ein Behandlungsplan bei Therapie mit biologisch sehr aktiven Medikamenten muß schriftlich festgelegt werden. Dieser Plan enthält die im folgenden genannten Punkte:

➤ **Verordnung der Zytostatika (Hormone):** Genaue Dosierung per m^2 Körperoberfläche (Nomogramm) und Applikationsform. Hinweise auf evtl. Sofort-Toxizität.

➤ **Vollständige Verordnung der nötigen Supportivmaßnahmen:** Emesis/Nausea-Prophylaxe, Schmerztherapie etc. s. S. 131 ff.

➤ **Orientierung** des Patienten: Welche Maßnahmen werden wann wie und von wem durchgeführt.

➤ **Kontrolle,** ob alle erforderlichen Untersuchungen (z. B. Blutbild) unmittelbar vor Therapiebeginn durchgeführt wurden.

➤ **Voraussichtliche Dauer** der geplanten Therapie.

➤ **Zwischenkontrollen:**
  – *Nach erwarteter Toxizität* (s. Anhang I, S. 499 – 525). Z.B. Leukozyten, Thrombozyten, Leber- und Nierenparameter, Harnsäure (Gefahr der Uratnephropathie), Verdauungsfunktion, Neurostatus, evtl. Echokardiogramm bei Kardiotoxizität etc.
  – *Zeitpunkt der ersten Erfolgsbeurteilung:*
    • Nach 1 – 2 Wochen bei rasch auf Zytostase ansprechende Tumoren, z. B. Leukämien, maligne Lymphome, Keimzelltumoren, kleinzellige Bronchialkarzinome.
    • Nach 4 – 8 Wochen bei soliden Tumoren.
  – *Therapeutische Konsequenzen:* Verordnen zusätzlicher Maßnahmen z. B. Verabreichung von Wachstumsfaktoren (s. S. 185), Bekämpfung einer sekundären Hyperurikämie (s. S. 488), einer therapieinduzierten Hyperkalzämie (s. S. 482). Außerdem Anpassung der Ernährung und Gabe von Antidiabetika bei Steroid-Diabetes etc.

➤ **Kooperationsplan** mit Hausarzt/anderen Fachspezialisten, z. B. mittels Kontrollblatt zur raschen gegenseitigen Information über Behandlung, Laborwerte und Nebenwirkungen.

Prätherapeutische Testung

> ➤ Eine zuverlässige Chemosensitivitätstestung einzelner oder mehrerer tumor-
> hemmender Substanzen in vitro bzw. in der Zellkultur ist in der klinischen Rou-
> tine noch nicht etabliert (vgl. Zellkinetik, S. 27), allerdings ist durch Tumor-
> stammzellkulturen bei gewissen Tumoren testbar, welche Medikamente vor-
> aussichtlich nicht wirken. Dies wird derzeit (mit allerdings wechselndem Er-
> folg) bei Ovarialkarzinomen durchgeführt.
> ➤ Die Auswahl der Zytostatika erfolgt meist jedoch in der Regel aufgrund der kli-
> nisch-statistischen Erfahrung (Empirie).

Kombinations-Chemotherapie

> ➤ **Vorteile der Kombinations-Chemotherapie:**
> – Die Kombination von Zytostatika verschiedener Wirkungsweise und Toxizi-
>   tät ist erfolgversprechender als der Einsatz einzelner Substanzen (Monoche-
>   motherapie). Die Kombination ermöglicht die Dosis des einzelnen Medika-
>   ments – und damit auch die Nebenwirkung – zu reduzieren (s. Abb. 31).
> – Der zytotoxische Effekt wird größer, wenn die Zellen mehrmals im Ablauf ih-
>   res Teilungszyklus (s. Abb. 29, S. 101), d. h. von Zytostatika mit verschiedener
>   Wirkung im Zellzyklus angegriffen werden (→ Dauertropfinfusion).

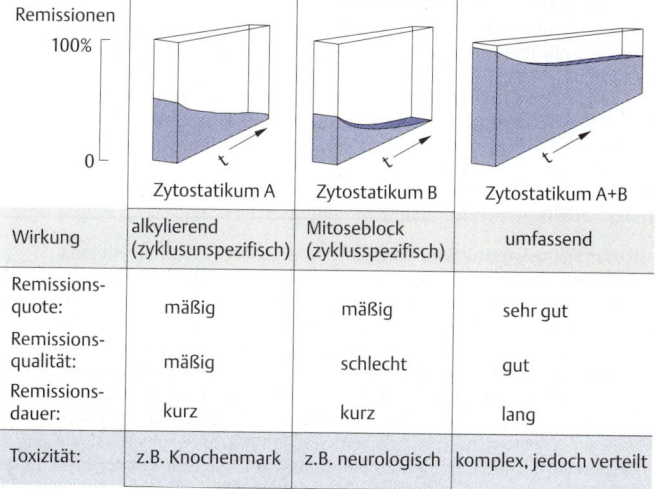

	Zytostatikum A	Zytostatikum B	Zytostatikum A+B
Wirkung	alkylierend (zyklusunspezifisch)	Mitoseblock (zyklusspezifisch)	umfassend
Remissionsquote:	mäßig	mäßig	sehr gut
Remissionsqualität:	mäßig	schlecht	gut
Remissionsdauer:	kurz	kurz	lang
Toxizität:	z.B. Knochenmark	z.B. neurologisch	komplex, jedoch verteilt

Abb. 31 Gegenüberstellung der Monochemotherapie mit zwei Einzelsubstanzen und ihrer Kombination (aus Glaus A., Jungi W.F., Senn H.J. Onkologie für Kranken-pflegeberufe. 5. Aufl. Stuttgart: Georg Thieme; 1997)

Durchführung der zytostatischen Therapie

➤ **Wirkungsweise der Kombinations-Chemotherapie:** Die meisten Zytostatika wirken additiv, einzelne synergistisch. Welche Kombination die beste ist, muß für jeden Tumor in vergleichenden klinischen Studien erprobt werden. Gängige Schemata der Kombinations-Chemotherapie s. Anhang III.

Dosierung

➤ **Vorbemerkungen:** Zytostatika haben eine sehr schmale therapeutische Breite. Wirkung und Nebenwirkungen sind proportional zur Dosis. Sie müssen daher in der adäquaten, durch klinische Forschung erprobten, wirksamen Dosis gegeben werden. Bei Unterdosierung wird oft eine Erfolgschance verpaßt, dafür – ähnlich wie in der Antibiotikabehandlung – Resistenzbildung gefördert.
➤ **Berechnung der einzusetzenden Dosis/m²:**
   – *Voraussetzung* ist die Berechnung der Körperoberfläche (m²) aus Länge (cm) und Gewicht (kg) mit Hilfe eines Nomogramms, s. Umschlaginnenseite.
   – *Vorteil:* Die Zytostatikadosierung pro m² Körperoberfläche ist stoffwechselgerechter als pro kg Körpergewicht. Bei adipösen Patienten wird dabei das Sollgewicht und nicht das aktuelle Gewicht eingesetzt. Dadurch wird eine übermäßige Toxizität bei Beachtung der vermehrten, stoffwechselinaktiven Körpermasse vermieden.
➤ **Stoßtherapie:**
   – Zytostatika werden heute meist stoßweise (intermittierend) gegeben, um dem Patienten im behandlungsfreien Intervall die Möglichkeit zur Erholung sowohl auf somatischer Ebene (Knochenmark bzw. Blutbildung, Immunsystem, Schleimhäute, Magen-Darm-Trakt) als auch psychisch zu geben.
   – Die Stoßtherapie ist auch aus kinetischen Überlegungen sinnvoll (s. S. 99 – 101).
   – Einige Zytostatika haben bei Dauertropfinfusion, meist über mehrere Tage, stärkere Wirkung, aber auch andere Toxizität (z. B. verstärkte Myelosuppression). Beispiele: Cytosinarabinosid, 5-Fluorouracil, Bleomycin, Anthracycline.

Dosismodifikation

➤ **Toxizität/Dosisreduktion:** Toxizitätsgrade s. S. 114 – 117 sowie Anhang II.
   – *Toxizität Grad 1 – 2:* Bei Feststellen einer relevanten Toxizität Grad 1 – 2 erfolgt i. d. R. die vorübergehende Dosisreduktion auf 50%. Dies gilt v. a. für die hämatologische Toxizität, die Kardiotoxizität und die Nephrotoxizität. Nach 1 – 2 Wochen kann meist auf die früheren Dosen zurückgegriffen werden.
   – *Toxizität Grad 2 – 3:* Temporäres Aussetzen der Zytostatika (1 – 2 Wochen abwarten), im Zweifelsfall Rücksprache mit dem Hämato-Onkologen.
➤ **Dosissteigerung:** Bei vollständig fehlender biologischer Toxizität, v. a. bei normalen Blutwerten nach mindestens 2 Chemotherapiezyklen, ist die auf die Körperoberfläche berechnete Standarddosis um 25%, evtl. später um 50% anzuheben, bis eine mäßige Leukopenie (3000 – 3500) (evtl. auch Thrombopenie 80 000 – 100 000) auftritt.

Dauer der Behandlung

➤ Eine internistische Tumorbehandlung wird so lange weitergeführt, bis sie nicht mehr notwendig ist (Heilung) oder ihre Wirksamkeit verloren hat (Tumorprogression, Rezidiv).

➤ Bei Behandlungsabbruch in der Remission müssen eine genaue diagnostische Bilanz gezogen werden und die Nachkontrolle garantiert sein.

➤ Bei einigen chemosensiblen Tumoren (Morbus Hodgkin, maligne Hodentumoren) wurden Intensität und Dauer der zytostatischen Behandlung im Vertrauen auf eine medikamentöse Heilungschance reduziert, auch im Falle eines Rezidivs („salvage therapy"), z. B. bei Hodentumoren.

Forderungen an die praktische Durchführung der zytostatischen Therapie

➤ **Personelle Voraussetzung:** Die Anwendung von Zytostatika und Hormonen bedingt Erfahrung und genaue Kenntnis ihrer Wirkungen und Nebenwirkungen (vgl. auch Anhang I und II).

➤ **Therapiekontrolle:** Regelmäßige, der betreffenden Therapie angepaßte, klinische Kontrollen und Laborkontrollen in 1 – 3wöchentlichen Abständen sind obligat.

➤ **Dokumentation:** Das Ausmaß der Tumorerkrankung muß vor Beginn und in regelmäßigen Abständen während der Behandlung möglichst genau festgehalten werden.

➤ **Ambulante/stationäre Therapie:** Intensive und experimentelle Behandlungen können nur stationär durchgeführt werden, weniger komplexe Konsolidierungs- und Erhaltungstherapien dagegen meist ambulant.

Interdisziplinäre Tumortherapie

➤ Gleichzeitiger oder sequentieller Einsatz verschiedener Therapiemodalitäten (Chirurgische Therapie, Radiotherapie, Zytostase, Hormontherapie) ist heute die Regel.

➤ Eine solche „multimodale" Kombinationsbehandlung ist besonders anspruchsvoll und bedarf einer sorgfältigen Planung und regelmäßiger gegenseitiger Absprachen.

➤ Überlagernde Nebenwirkungen werden durch Therapiekombinationen oft verstärkt bzw. machen die vorgesehenen, komplementären Behandlungsschritte unmöglich. Therapieentscheide gehören in die Hand von Hämato-Onkologen im Tumorzentrum oder in freier Praxis.

Regionale Perfusions-Chemotherapie

Grundlagen

➤ **Ziel:** Ziel der regionalen Perfusions-Chemotherapie ist die verstärkte zytostatische Wirkung in einem bestimmten Blutstromgebiet durch lokal erhöhte Zytostatikakonzentration bei geringerer systemischer Toxizität.

➤ **Indikationen:** Therapie lokoregionär begrenzter, inoperabler Tumoren oder zur Metastasierungs-Prophylaxe. Beispiele:
  – Lebertumoren: Primäres Leberzellkarzinom und Metastasen.
  – Extremitäten: Melanome, Sarkome.
  – Tumoren des HNO-Gebietes.
  – Tumoren des ZNS.

Methode

➤ **Beachte:** Die regionale Perfusions-Chemotherapie sollte nur in spezialisierten Kliniken mit entsprechender Erfahrung (onkologisches Zentrum) durchgeführt werden.

➤ **Applikation:** Die Applikation erfolgt intraarteriell oder intraportal. Dazu bestehen prinzipiell zwei Möglichkeiten:
  1. *Transkutane/offene Systeme* mit einer extrakorporalen Infusionspumpe (Perfusor), die in einer Tasche getragen werden kann. Der intraarterielle/intraportale Zugang wird bei dieser Methode bei jedem Klinikaufenthalt neu gelegt und nach Beendigung des Zyklus wieder entfernt.
     • Vorteile: Einfach, relativ kostengünstig, wieder entfernbar.
     • Nachteile: Rasche Gefäßthrombosierung mit der Gefahr von Embolien. Die Methode ist nicht beliebig wiederholbar, es drohen Infektionen und der Patient muß immobilisiert werden.
  2. *Implantierte/geschlossene Systeme* (verschiedene Fabrikate):
     • Vorteile: Die Systeme sind sicher und bergen nur ein geringes Infektionsrisiko, die Langzeitbehandlung ist möglich, der Patient ist mobil und die Systeme sind kosmetisch unauffällig.
     • Nachteile: Hohe Kosten, Abhängigkeit von entsprechenden technischen Spezialisten, Auftreten von Komplikationen (z.B. Thrombose).

➤ **Wirkungsverstärkung durch Zusatzmaßnahmen:** Die Wirkung der regionalen Perfusions-Chemotherapie kann durch folgende Maßnahmen verstärkt werden: Ligatur nicht perfundierter Arterien, temporäre Unterbrechung des venösen Abflusses, extrakorporale Zirkulation, Zugabe von Mikropartikeln (sog. Chemo-Embolisation), Hyperthermie.

➤ **Zytostatika:**
  – *Voraussetzungen:* Zur regionären Chemotherapie eignen sich Zytostatika mit kurzer Halbwertszeit, d.h. einer hohen Gesamtkörperclearance. Außerdem muß die Wirksamkeit beim betreffenden Tumor nachgewiesen sein.
  – *Beispiele:* 5-Fluorouracil, Mitomycin-C, Adriamycin, Actinomycin-D, Alkylantien.

Wirkungen/Nebenwirkungen

➤ **Stärke der Wirkung:** Die Wirkung der regionalen Perfusions-Chemotherapie ist direkt proportional der Gesamtkörperclearance und umgekehrt proportional zur Austauschrate/Durchblutung in der perfundierten Region für ein bestimmtes Zytostatikum.

➤ **Behandlungserfolge:**
  – *Therapeutischer Einsatz:* Bei Lebermetastasen werden in ca. 50% der Fälle Remissionen erreicht, eine Überlebenszeitverlängerung ist nicht nachweisbar. Analoge Ergebnisse liegen für Extremitätentumoren vor. Eine Überlegenheit gegenüber einer systemischen (intravenösen) Chemotherapie ist bisher nicht bewiesen.
  – *Prophylaktischer/adjuvanter Einsatz:* Die Verlängerung des rezidivfreien Überlebens bei Extremitätenmelanomen ist bewiesen.

➤ **Nebenwirkungen/Gefahren:**
  – *Leberperfusion:* Infektionen, entzündliche/degenerative Lebererkrankungen, chemische Enteritis und Ulzera im Magen-Darm-Trakt.
  – *Extremitätenperfusion:* Schwellung, Entzündung, Infektion, Schmerzen, Fieber, selten Nervenstörungen, Lungenembolie.

Medikamentöse Tumortherapie

Intrakavitäre und topische Chemotherapie

Grundlagen

➤ **Ziel:** Lokale Therapie von Metastasen in Körperhöhlen, z. B. Pleura- bzw. Peritonealkarzinosen. Das Verkleben der serösen Häute ist in der Regel erwünscht, da z. B. bei Pleurakarzinosen mit Ergußbildung die Nachbildung des Ergusses zumindest für einige Zeit unterdrückt werden kann.

➤ **Allgemeine Indikationen:** Die direkte Instillation in Körperhöhlen wird bei Befall seröser Häute bzw. Körperhöhlenergüssen, ggf. nach deren Punktion, angewendet, s. u.

Methode/spezielle Indikationen

➤ **Intrathekale Instillation** s. S. 111.
➤ **Intrapleurale Instillation** (Pleurapunktion s. S. 67):
  – *Indikationen:* Pleurakarzinose und Pleuraerguß.
  – *Zytostatika:* Lokal irritierende Zytostatika können zur Pleurodese (Verklebung) eingesetzt werden: Bleomycin, Mitoxantron, Mustargen.
➤ **Intraperitoneale Instillation** (Aszitespunktion s. S. 69):
  – *Indikationen:* In erster Linie bei mikroskopischer/kleinherdiger Aussaat von Ovarialkarzinomen (Peritonealkarzinose).
  – *Zytostatika:* Cisplatin, Carboplatin, Mitoxantron.
➤ **Intraperikardiale Instillation:** Bei Perikarditis neoplastica.
➤ **Topische Applikation:**
  – *Indikationen:* Z.B. bei schlecht operablen Basaliomen, s. S. 363, oder Hautmetastasen.
  – *Zytostatika:* z. B. 5-Fluorouracil-Salbe (Effudix, bei Basaliomen) bzw. Miltefostincreme (bei Hautmetastasen).

Wirkung/Nebenwirkungen

➤ **Wirkungen:**
  – *Intrakavitäre Chemotherapie:* Zu der erhofften lokalen Wirkung kommt meist auch die systemische Wirkung infolge der Resorption der eingebrachten Zytostatika hinzu. Am besten geprüft ist die Indikation der chemischen Pleurodese (z. B. mit Talk, Bleomycin, usw., Erfolgsquote um 60 – 80 %).
  – *Topische Chemotherapie:* Die topische Applikation von Zytostatika hat im allgemeinen wenig Wirkung. Wenige Ausnahmen finden sich in der Dermato-Onkologie, z. B. bei Therapie kosmetisch schlecht operabler bzw. zu bestrahlender Basaliome mit 5-Fluorouracilsalbe bzw. Miltefostincreme (bei Hautmetastasen).
➤ **Nebenwirkungen:** Wegen der systemischen Resorption der Zytostatika sind entsprechende toxische Nebenwirkungen wie auch bei systemischer Chemotherapie zu erwarten.

Indikationen

➤ **Prophylaxe:** Prophylaxe eines meningealen Befalls nach erreichter kompletter Remission bei akuter lymphoblastischer Leukämie (ALL, s. S. 385) und lympho-blastischen malignen Lymphomen vom T- (non-B-) Zell-Typ mit Mediastinalbe-teiligung.
➤ **Therapie:** Zur Therapie einer Meningeosis leucaemica oder Meningeosis carci-nomatosa, eines Medulloblastoms sowie besonderer Formen der akuten mye-loischen Leukämie im Kindesalter.
➤ **Erhaltungstherapie:** Nach ZNS-Befall, vgl. unten Omaya-Reservoir.

Kontraindikationen

➤ **Stauungspapille** (Hirndruck-Zeichen): Keine Liquorpunktion und keine intra-thekale Gabe von Medikamenten.
➤ **Nicht kompensierte Blutungsneigung:** Thrombozyten $< 30\,000/\mu l$, Blutungs-zeit > 6 Min., Quick-Wert $< 40\%$, Thrombinzeit > 30 s.

Methode

➤ **Lumbalpunktion** s. S. 70. Vor der Zytostatika-Instillation werden 1 – 2 ml Liquor zur Analyse aufgefangen. Zur Instillation wird Liquor in die Spritze gesaugt und mit dem Medikament gemischt. Diesen Vorgang während der Injektion mehr-mals wiederholen.
➤ **Zytostatika:**
  – *Methotrexat* in Aqua pro injectionem, $6 – 8$ mg/m^2 ($2,5 – 25$ mg/ml Konzentra-tion bei Hypotonie des Liquors).
  – *Cytosin-Arabinosid* (Ara-C) gelöst: 60 mg/m^2 ($4 – 10$ mg/ml Konzentration im Liquor). Ara-C wird vor allem bei therapeutischem Einsatz in Kombination mit Methotrexat eingesetzt.
➤ **Therapeutischer Einsatz:**
  – *Methotrexat:* In Abständen von 3 – 4 Tagen bis zur Sanierung des Liquors. Be-achte den langsamen Medikamentenabbau im Liquor. Die systemische Leu-kovoringabe kann in Einzelfällen sinnvoll sein.
  – *Ara-C:* Tägliche Anwendung über 5 – 8 Tage möglich, Ara-C und Methotrexat werden zwar häufig kombiniert, dürfen aber nicht in einer Spritze gemischt werden.
➤ **Prophylaktischer Einsatz:** Intrathekale Zytostatika-Gabe in 4- bis 8wöchentli-chen Abständen geben, u. a. Methotrexat und Cytosine Arabinosid.

Nebenwirkungen

➤ **Kältegefühl und Schmerz** nach kaudal ausstrahlend sind möglich. Radikuläre Schmerzen verlangen die Korrektur der Nadellage.
➤ **Kopfschmerzen:** Luftfreie Injektion beachten. Zur Vorbeugung eine große Trinkmenge (1 Liter zusätzlich/d).
➤ **Prophylaxe:** Evtl. Mestinon (Pyridostigmin) 1 Tablette nach der Injektion pro-phylaktisch.

Intrathekale Instillation von Zytostatika

Überwachung des Patienten nach der Instillation

➤ **Liegezeit:** Ambulante Patienten sollen 1 Stunde liegenbleiben.
➤ **Beachte:**
  – *Mißempfindungen:* Auftreten von Mißempfindungen nach einem Intervall von > 5 Min. zwingt zur Kontrolle der Medikamente. Folgende Fehler müssen ausgeschlossen werden: Injektion des Lokalanästhetikums bzw. nicht korrekte Medikamentendosis.
  – *Ungewöhnliche Reaktion:* Treten ungewöhnliche Reaktionen (unerwartete Blutbildveränderungen) auf, dann ist bei Methotrexatgabe im Zweifelsfall systemisch Leukovorin (45 mg i. v.) zu geben.

Omaya-Reservoir

➤ **Indikation:** Das Omaya-Reservoir dient der Behandlung eines meningealen Befalls.
➤ **Methode:**
  – Das Omaya-Reservoir ist ein transkutan füllbarer Medikamentenbehälter mit Pumpmechanismus und Schlauchverbindung zu den Hirnventrikeln.
  – Durch den Neurochirurgen wird das Schlauchsystem mit Pumpe auf der Kalotte implantiert. Der parasagittale Schnitt hat dabei ein anästhetisches Gebiet zur Folge, das für die folgenden Punktionen und die intermittierend vom Patienten durchzuführenden Pumpenmassagen genutzt wird.

Vorbemerkungen

➤ **Information des Patienten:**
  - Häufigkeit und Intensität von Zytostatikanebenwirkungen bedingen eine eingehende Information des Patienten (und des Pflegepersonals) vor Therapiebeginn.
  - Es empfiehlt sich die Abgabe verständlicher Orientierungshilfen an Patient und Angehörige, z.B. die Broschüre „Was ist Chemotherapie?" der Schweizerischen Krebsliga oder ähnlicher Schriften der Arbeitsgemeinschaft Internistische Onkologie der Deutschen Krebsgesellschaft e.V. (Adressen s. Anhang IV).

➤ **Intensität/Vielschichtigkeit der Nebenwirkungen:**
  - *Jedes Zytostatikum* bzw. jede Stoffklasse hat sein eigenes Nebenwirkungsspektrum, vgl. S. 114–117 und Tabelle 12–14 sowie Anhang I.
  - *Jeder Patient* reagiert individuell verschieden stark (v.a. in bezug auf Nausea/Emesis, Haarausfall etc.) auf dieselben Medikamente und Dosen.

Akute Nebenwirkungen

➤ **Akute Nebenwirkungen** treten kurzfristig, d.h. im engen zeitlichen Zusammenhang mit der Chemotherapie auf. Überblick über die akuten Nebenwirkungen s. Tabelle 12.

➤ **Reversibilität:** Akute Nebenwirkungen sind meist reversibel.

Nebenwirkungen der zytostatischen Therapie

Tabelle 12   Akute Nebenwirkungen der zytostatischen Therapie

Nebenwirkung		Verursachende Zytostatika
Organ/System	**Symptom**	
Knochenmark/Hämato-poese	Leukopenie Thrombopenie Anämie	Alkylantien Anthrazykline Antimetabolite
Brechzentrum ZNS	Nausea/Emesis	
Gesamtorganismus	Fieber	Bleomycin Vinca-Alkaloide Interferone
Schleimhäute	Ulzerationen in Mund, Öso-phagus und Darm	Antimetabolite Anthrazykline
	Diarrhöen	Antimetabolite
Haarwurzel	Alopezie	Antibiotika Vinca-Alkaloide
Nervensystem	Parästhesien (Akren) motorische Schwäche Subileus Geschmacksstörungen	Vinca-Alkaloide
Herz	Rhythmusstörungen	Adriamycin
	Pektanginöse Beschwerden	5-Fluorouracil
Leber	Anstieg der Leberenzyme	Antimetabolite Antibiotika
Niere	Funktionseinschränkung, im Extremfall Nierenversagen	Platinhaltige Sub-stanzen
Harnblase	Hämorrhagische Zystitis	Cyclophosphamid Ifosfamid

Späte Nebenwirkungen

➤ **Späte Nebenwirkungen** sind zum Teil irreversibel. Einen Überblick gibt die Tabelle 13.

Tabelle 13　Späte Nebenwirkungen der zytostatischen Therapie

Nebenwirkungen		Verursachende Zytostatika
Organ/System	**Symptom**	
Gesamtorganismus	Zweitmalignome	v. a. bei langfristiger dauernder Therapie mit Alkylantien (→ Leukämien und Lymphome)
Immunsystem	Immunsuppression mit Infektanfälligkeit	z. B. 2-CDA (Lymphome)
Nervensystem	Degenerative Veränderungen des ZNS (sehr selten)	z. B. Platinsalze Taxane
	Polyneuropathie	Cisplatin u. a.
Herz	Kardiomyopathie Herzinsuffizienz	Kumulative Dosen von Adriamycin und anderen Anthracyclinen
Lunge	Fibrose	Bleomycin Busulfan
Geschlechtsorgane/Fortpflanzung	Frauen: (z. T. reversible) Amenorrhoe Männer: Infertilität	die meisten Zyklostatika

Nebenwirkungen einzelner Zytostatika

➤ Zu den Nebenwirkungen einzelner Zytostatika s. Tabelle 14.

Nebenwirkungen der zytostatischen Therapie

Tabelle 14 Nebenwirkungen einzelner Zytostatika

Zytostatikum	Abkürzung	Applikation	Knochenmarkdepression	Nausea/Emesis	Stomatitis	Diarrhoe	Alopezie	Hautveränderungen	Fieber	Hepatotoxizität	Zystitis	Nephrotoxizität	Lungenfibrose	Kardiotoxizität	Neurotoxizität
Aclarubicin															
Actinomycin-D *	ACT-D	i.v.	+++	+++	++	++	++			+					
Adriamycin *	ADM	i.v.	+++	++	++	+++	+++	(+)						++	
Amethopterin	MTX	p.o. / i.v.	+++ / ++	++	++	+ / ++		+		++			+		(+)
Bleomycin	BLEO	s.c. / i.v.	(+)	+	+		++	++	++				+		
Busulfan	BUS	p.o.	++	+									+		
Carboplatin *	CARBO	i.v.	+++	+								+			+
Carmustin *	BCNU	i.v.	+++	++						+			+		
Chlorambucil	CLB	p.o.	++							+		++			
Cisplatin *	DDP	i.v.	+	+++								++			+
Cyclophosphamid	CYT	p.o. / i.v.	++ / +++	+ / ++			+ / ++				++ / ++				
Cytarabin	ARA-C	s.c. / i.v.	+++	+	+	+	+		+	+					
Dacarbacin	DTIC	i.v.	++	++											(+)
Daunorubicin *	DNM	i.v.	+++	++	++	+++	+++							++	
Epirubicin	EPI	i.v.	+++	+	++	++	++							+	
Etoposid *	VP16	p.o. / i.v.	+++	+ / ++	+	++	++							(+)	
5-Fluorouracil	5-FU	i.v.	++ / +++	++	++	++	+	+						(+)	(+)
Hydroxyurea	HU	p.o.	++	+	+	+	+								+
Ifosfamid	IFO	i.v.	+++	++		++	++				++				+

Lomustin	CCNU	p.o.	+++						
Mechlorethamin	HN2	i.v.	+++		+			+	
Melphalan	L-PAM	p.o. / i.v.	+++	+	+				+
6-Mercapto-purin	6MP	p.o.	++			+	+		
Mitomycin-C	MMC	i.v.	+	+	+		+		
Mitoxantrone		i.v.	+++	++	+		+		
Procabazin	PRO	p.o.	++	++		(+)		+++	+++
Taxol			++						
Teniposid	VM26	i.v.	+++	++	++				
6-Thioguanin	6-TG	p.o.	++		+	+			
Vinblastin *	VLB	i.v.	+++	+	+		+	++	
Vincristin	VCR	i.v.		++	+	+	+	+++	+++

+ = selten, mild ; ++ = häufig, ausgeprägt ; +++ = meist stark ausgeprägt
* Streng i.v. applizieren, sonst schmerzhafte Entzündungen, Nekrosen

Nebenwirkungen der zytostatischen Therapie

Prophylaxe von Nebenwirkungen

➤ Zur Prophylaxe von Nebenwirkungen s. Abb. 32. Vgl. auch Anhang I.

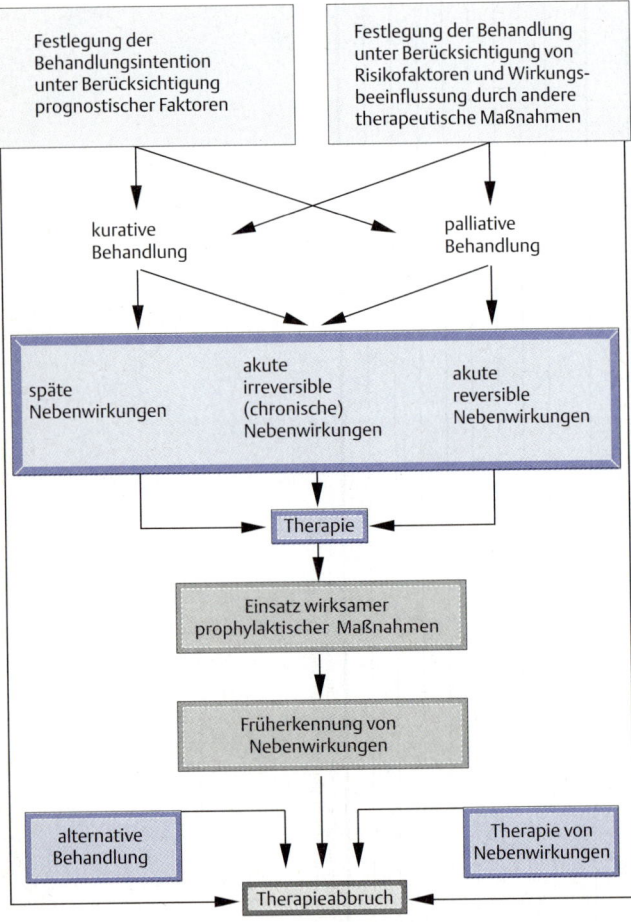

Abb. 32 Vermeidung von therapiebedingten Nebenwirkungen im Verlauf der Planung und Durchführung der Behandlung (aus Aulbert E. Die Lebensqualität des chronisch Krebskranken. Stuttgart: Georg Thieme; 1990)

Vorbemerkungen

➤ Im Urin zytostatikaexponierter Onkologieschwestern wurde vereinzelt die mutagene Aktivität an Mikroorganismen, Zell- oder Gewebekulturen (Ames-Test) nachgewiesen. Nachuntersuchungen in verschiedenen Ländern ergaben jedoch kontroverse Daten: Erhöhte mutagene Aktivität wurde auch bei nicht zytostatika-exponierten Kontrollpersonen und insbesondere bei Rauchern gemessen. Mutagenität bedeutet potentielle Karzinogenität.

➤ Im Umgang mit zytotoxischen Substanzen sind daher prophylaktische Vorsichtsmaßnahmen geboten, um eine mögliche repetierte Mikrokontamination perkutan (Hände) und/oder über die Atemluft (Aerosole bei Zubereitung) zu vermeiden.

Leitlinien

➤ Die Sektion Internistische Onkologie der Schweizerischen Arbeitsgruppe für Klinische Krebsforschung SAKK empfiehlt, folgende Leitlinien einzuhalten, welche zwischenzeitlich durch die Schweizerische Unfallversicherungsanstalt (SUVA) übernommen wurden:

1. Die Zubereitung und Verabreichung von Zytostatika soll grundsätzlich nur durch speziell instruiertes, diplomiertes Personal erfolgen: Krankenschwester, Arztgehilfin, Arzt, evtl. Apotheker für die Zubereitung.

2. Die Zubereitung und Verabreichung soll ausschließlich mit wegwerfbarem Injektions- und Infusionsmaterial ausgeführt werden.

3. Beim Vorbereiten von Zytostatikalösungen soll eine saugfähige, wasserundurchlässige Arbeitsunterlage benutzt werden. Langärmlige Schürzen oder Vorderarmstulpen und Handschuhe, evtl. auch Nasenschutz und Schutzbrille werden empfohlen; diese beiden Maßnahmen entfallen bei Benutzung eines Laminar-flow-Gehäuses (vgl. Punkt 5).

4. Bei Stechampullen mit aufzulösender Trockensubstanz ist zur Vermeidung einer Aerosolbildung (mögliche Atemluftkontamination) auf langsamen Druckausgleich zu achten: Druckausgleichsfilter (Sterilfilter mit hydrophober Membran) verwenden, sterilen Gazetupfer beim „Luftleermachen" an der Nadel fixieren! Nach der Zugabe des Lösungsmittels ist die Nadel aus der Ampulle zu entfernen, die Einstichstelle mit einem Tupfer zu bedecken. Erst dann die Ampulle schütteln, bis das Medikament aufgelöst ist.

5. In größeren Kliniken und Spezialpraxen, wo dieselben Fachpersonen regelmäßig und mehrfach täglich mit Zytostatika arbeiten, empfiehlt sich die Anschaffung eines „Vertical-Laminar-air-flow-Gehäuses", um Aerosol-Kontamination bei der Medikamentenzubereitung zu verhüten. Für Krankenhäuser mit sog. „Kleinverbrauchern" (Bettenstationen < 1 Zytostatikaapplikation/Tag) lohnt sich u. U. eine zentrale Zytostatikazubereitung durch die Kliniks- bzw. Krankenhausapotheke.

6. Das Verabreichen der Medikamente soll ebenfalls mit Handschuhen erfolgen. Diese können auch erst nach dem Einlegen der Injektionskanüle angezogen werden.

7. Medikamentenüberreste dürfen nicht ins Abwasser (Waschbecken/WC) entleert werden. Spritzen- und Nadelmaterial, kontaminierte Tupfer und Ampullen (leere sowie solche mit Überresten) sollen in speziellen, verschließbaren Abfallbehältern zur Verbrennung gegeben werden.

Schutzmaßnahmen für Personal und Umwelt

8. Mit Urin, Stuhl, Erbrochenem oder Sekreten von Patienten unter Zytostatikatherapie ist ebenfalls vorsichtig umzugehen. Das Tragen von Handschuhen wird empfohlen; Laborpersonal ist entsprechend zu informieren.

9. Das Hausdienstpersonal hat beim Einsammeln der verschlossenen und zur Verbrennung bestimmten Zytostatika-Abfallbehälter ebenfalls Handschuhe zu tragen.

10. Onkologischen Fachabteilungen und Fachpraxen wird das Anlegen einer Kartei des regelmäßig exponierten Personals empfohlen.

Medikamentöse Tumortherapie

Vorbemerkungen

➤ Die im folgenden zusammengefaßten Remissions- und Überlebensraten sind statistische Mittelwerte aus der Literatur und der Erfahrung onkologischer Studiengruppen.
➤ Für den Einzelpatienten gelten diese Werte nur bedingt; die Bandbreite der individuellen Prognose ist bei sämtlichen Indikationen groß. Deshalb rechtfertigt sich (v.a. bei symptomatischen, therapiebedürftigen und -willigen Patienten) oft ein zeitlich befristeter Behandlungsversuch mit Bilanz nach 2–3 Behandlungszyklen. Dies bedeutet, dem Erfolg der Chemotherapie 6–8 Wochen „eine Chance zu geben", ihn nicht primär auszuschließen.
➤ Voraussetzung zum Erzielen dieser Werte ist eine optimale, interdisziplinär abgesprochene Behandlungsführung und Supportivtherapie.

Kurativ intendierte Therapien

➤ Potentiell kurative Therapien sind bei den in Tabelle 15 erwähnten Tumorkrankheiten indiziert.
➤ **Statistik:** Bei 10–12% der menschlichen Neoplasien, aber 50% der Patienten < 45 Jahren sind potentiell Heilungen durch zytostatische Therapie möglich. In der Tabelle 15 sind die Vollremissionsraten und die 5-Jahres-Überlebensraten (5-JÜR) angegeben.

Tabelle 15 Durch zytostatische Chemotherapie potentiell heilbare, disseminierte Tumorerkrankungen (kurative Indikationen)

Tumorerkrankung	Vollremissions-rate (%)	Überlebensrate nach 5 und mehr Jahren [a] (%)
Akute lymphatische Leukämie (Pat. < 20 Jahre)	90–100	60–70
Akute myeloische Leukämie	70	20–30
Morbus Hodgkin III-IV	80–90	60–70
Non-Hodgkin-Lymphome II-IV	70–80	40–50
Burkitt-Lymphom III-IV	80	50
Ovarialkarzinome FIGO III-IV	60–70	10–20
Metastasierendes Chorionkarzinom (Frau)	90	90
Metastasierende Hodentumoren	90	90
Kleinzelliges Bronchialkarzinom	60–70	10–20

[a]: Restliche (nicht „geheilte") Patienten mit meist längerfristigen guten Tumorrückbildungen. Diese haben eine signifikant verlängerte Überlebenszeit im Vergleich zu Therapieversagern bzw. Spontanverlauf

Übersicht über derzeitige Behandlungsaussichten

Palliativ intendierte Therapien

➤ In Tabelle 16 sind die Tumorkrankheiten dargestellt, die in den meisten Fällen durch zytostatische Therapie günstig zu beeinflussen sind, d.h., bei denen gute Voll- bzw. Teil-Remissionen mit Überlebensgewinn erzielt werden können.
➤ **Statistik:** Einer palliativ intendierten Chemotherapie sind ca. 40% aller Neoplasien zugänglich.

Tabelle 16 Durch zytostatische (und Hormon-) Therapie günstig zu beeinflussende Tumorkrankheiten (palliative Indikationen)

Tumorerkrankung	Voll- bzw. Teilremissionsrate (%)	Mittlere Überlebenszeit bei Remission (Jahre)
Chronische Leukämien (CLL, CML)	90 – 100	3 – 5[a,b]
Multiples Myelom	60 – 70	2 – 3[b]
Mammakarzinom	60 – 70	2 – 3
Endometriumkarzinom	50	1 – 2
Prostatakarzinom	70 – 80	2 – 3
Weichteil- und Knochen-Sarkome	50	1 – 2[b]
Solide Tumoren des Kindesalters (ohne Wilms-Tumor)	60 – 70	2 – 3[b]
Medulloblastom	40 – 50	1 – 2[b]

[a] Bei CLL: Stark abhängig vom Krankheitsstadium, s. S. 428
[b] Vereinzelte Heilungen sind möglich v. a. bei jüngeren Patienten

Begrenzte Erfolge bei zytostatischer Therapie

➤ Tumorkrankheiten, bei denen eine zytostatische Therapie nur begrenzte Aussichten auf Erfolg hat, sind in Tabelle 17 dargestellt. Dies sind in kleinerem Prozentsatz und nur kurzfristig zu beeinflussende Tumoren mit kurz- bis mittelfristigen palliativen Indikationen, Teilremissionen mit subjektivem Überlebensgewinn ohne wesentliche Verlängerung der Überlebenszeit. Die dargestellten Tumorkrankheiten sind alle in einem lokal inoperablen Stadium bzw. es liegen bereits Fernmetastasen vor.
➤ **Statistik:** Bei ca. 30% aller Neoplasien bestehen begrenzte Aussichten auf eine erfolgreiche Chemotherapie.

Tabelle 17 Tumorkrankheiten mit begrenzten Erfolgsaussichten einer zytostatischen Therapie

Tumorerkrankung (inoperabel, metastasierend)	Teilremissionsrate (%)	Mittlere Überlebenszeit bei Remission (Monate)
Urothelkarzinome	40 – 50	8 – 10
Adenokarzinom des Magens	40 – 50	10 – 12
Übrige Adenokarzinome des Gastrointestinaltrakts	20 – 30	6 – 8
Plattenepithelkarzinome (HNO-Bereich)	30 – 40	8 – 10
Nebennierenrindenkarzinom	30 – 40	8 – 12
Malignes Melanom	20 – 25	6 – 8

Mit zytostatischer Therapie kaum beeinflußbare Tumoren

➤ In Tabelle 18 sind die Tumorkrankheiten dargestellt, deren Verlauf durch eine zytostatische Therapie derzeit noch kaum beeinflußbar ist. Die Chemotherapie-Versuche bei diesen Erkrankungen sind daher nur experimentell im Rahmen klinischer Phase I- und Phase II-Studien.

➤ **Statistik:** Ca. 20 % aller Neoplasien können derzeit durch zytostatische Therapie praktisch nicht beeinflußt werden.

Tabelle 18 Durch zytostatische Chemotherapie derzeit nicht nennenswert zu beeinflussende Tumoren

Tumorkrankheit (inoperabel, metastasierend)	Teilremissionsrate (%)
Plattenepithelkarzinome im gynäkologischen Bereich	20 – 30
Hypernephrom	< 10
Anaplastische Schilddrüsenkarzinome	< 10
Langsam wachsende Sarkome (z. B. Chondrosarkom)	< 10
Primäre ZNS-Tumoren (außer Medulloblastom)	10 – 20

Überlebenszeit: Die Überlebenszeit bei allen genannten Tumoren ist kurz, sie beträgt im Mittel wenige Monate. Ausnahme: Längere Überlebenszeit bei einer Minderheit von Patienten mit biologisch langsam wachsenden, differenzierten Tumoren

Grundlagen

Vorbemerkungen

➤ Zur Knochenmarktransplantation werden pluripotente Stammzellen mit nahezu unerschöpflicher Regenerationsfähigkeit benötigt. Solche Zellen können aus fetalen Blutbildungszellen, Plazentablut, Knochenmark oder nach „Konditionierung" auch aus dem peripheren Blut gewonnen werden.

➤ Die genannte Reihenfolge spiegelt die Abnahme von pluripotenten Stammzellen wider; die relativ höher vertretenen Stammzellen verkürzen die Zeit bis zum Erscheinen funktionierender Blutzellen beim Empfänger.

Glossar

➤ In der Tabelle 19 sind die wichtigsten Begriffe im Zusammenhang mit Knochenmarktransplantationen erläutert.

Tabelle 19 Glossar zur Knochenmarktransplantation

Begriff	Bedeutung/Befund
Autologe Stammzellen	Eigenmaterial zur Retransfusion
Syngene Spende	Homozygoter Zwilling
Allogene Spende	Spende durch (in abnehmender genetischer Übereinstimmung): Zwillinge (heterozygot), Geschwister, Eltern, Kinder, Fremde
Stammzellen aus der Nabelvene [a]	Plazentastammzellen
Angehen	Auftreten funktionell wirksamer Zellzahlen im Blut: Hb nicht transfusionsbedürftig Granulozyten $> 500/\mu l$ Thrombozyten $> 20\,000\,\mu$
GvHD: Graft-versus-Host-Disease	Spenderlymphozyten gewinnen zytotoxische Aktivität gegen den neuen Wirt
Abstoßung	Toleranz gegen allogenes Transplantat nicht eingetreten
Chimärismus	Nebeneinander von Empfänger- und Spenderpopulationen

[a] Neues Verfahren, bei dem bis zu 40 kg schwere Geschwister erfolgreich mit der kompletten Hämopoese versorgt werden. Die Ausweitung der Technik auf Erwachsene und wegen einer erwarteten besseren Toleranzentwicklung auf Empfänger wird erhofft

Indikationen

➤ **Leukämien:**
- Akute Leukämien mit besonders schlechter Prognose (Beispiele s. u.).
- ALL (vgl. S. 386):
  - Philadelphia-Chromosom-positive (Ph+) ALL in der ersten Remission.
  - Translokation t 9;14.
  - Zweite Vollremission und spätere Stadien.
- AML, vgl. S. 392.
- Chronische myeloische Leukämie (CML) in der frühen chronischen Phase, selten noch in der Akzeleration, vgl. S. 403 – 405.
➤ **Non-Hodgkin- und Hodgkin-Lymphome** mit besonderen Risikoprofilen, vgl. S. 418.
➤ **Weitere** (hier nicht behandelt): Strahlenunfall, angeborene Immundefekte.

Spender- und Empfänger-Auswahl

➤ **Spender:**
- *HLA-Typisierung,* Aussuchen eines HLA-kompatiblen Spenders.
- *Alter:* Das Alter ist im Prinzip nicht begrenzt.
- *Narkosefähigkeit* ist erforderlich.
- *Antikoagulation:* Bei Sammlung peripherer Blutstammzellen muß für die Zeit am Separator die Antikoagulation möglich sein.
- Im Prinzip gelten die gleichen Kontraindikationen wie für eine Blutspende (z. B. keine Anämie, keine Hepatitis B- oder C-Infektion, keine HIV-Infektion etc., vgl. unten Vorbereitung der Knochenmarkentnahme).
➤ **Empfänger:**
- *Alter:* Maximal 55 Jahre bei allogener Verwandtenspende, 65 Jahre bei autologen Verfahren.
- Keine schwerwiegenden Zweiterkrankungen.

Konditionierung

➤ **Vorbemerkung:** Die (zytostatische) Vorbehandlung erfolgt zur Ausschaltung der Abwehrreaktion gegen allogenes Spendermaterial oder/und als Konsolidierungstherapie. Die Konditionierung schließt häufig auch die Radiotherapie ein (z. B. total-nodal, s. S. 88 ff bzw. Ganzkörperbestrahlung).
➤ **Zytostase:** Alle besonders die Myelopoese betreffenden Substanzen können eingesetzt werden, die keine sonstige Organtoxizität bei einer Hochdosistherapie haben, s. Tabelle 14, S. 116 – 117.
➤ **Radiotherapie:**
- Die Bestrahlung wird meist als Ganzkörperbestrahlung eingesetzt. Die Fraktionierung verbessert die Verträglichkeit.
- *Dosis:* 10 – 14 Gy (14 Gy bei Fraktionierung).
- *Nebenwirkungen:* Starke Belastung durch Erbrechen, Durchfall und Übelkeit. Schleimhautschäden (diese gefährden den Patienten in der noch neutropenischen Phase des frühen Angehens des Spendermarks). Spätschäden sind z. B. narbige Prozesse in der Lunge.

Allogene Knochenmarktransplantation

Tabelle 20 Konditionierung des Empfängers bei allogener Knochenmarktransplantation

Zytostatikum	Dosissteigerung (FN)[a]
Cyclophosphamid	20fach
Ifosphamid	12fach
Busulfan	6fach
Melphalan	15fach
Etoposid	6fach
Thiotepa	15fach
Carboplatin	4fach

[a] FN: Faktor, um den die Standarddosierung überschritten werden kann

➤ **Immunsuppression:**
  – Vorbereitende Immunsuppression mit Cyclosporin A (CSA) zur Verhütung der Graft-versus-host-disease (GvHD, s.o.). Vor der Infusion des Spendermarks sollte ein CSA-Spiegel von ca. 300 ng/ml erreicht sein.
  – Evtl. Methotrexat ab dem 3. Tag zugeben.
  – Evtl. Ergänzung der Vorbereitung mit Prednisolon ab dem 10.–20. Tag, je nach Empfänger-Spender-Konstellation und Vorbehandlung des Knochenmarkpräparats.
➤ **Prophylaxe von Infektionen:** Die notwendige stärkere Unterdrückung von Immunreaktionen bei den allogenen Verfahren zwingt zu besonderen Schutzmaßnahmen.
  – *Isolierung des Patienten:* Die geringe therapeutische Effizienz und Breite von Antimykotika verlangen die Isolierung des Patienten, z. B. zum Schutz vor Aspergillus. Umkehrisolation, s. S. 142.
  – *Antibiotische Therapie:* Ausschließlich mit bakteriziden Antibiotika (vgl. Pharmakologie bzw. Lehrbücher der Inneren Medizin).
➤ **Beachte:** Andere Vorbehandlungen erfolgen bei: Syngenem Spendermaterial, nicht neoplastischer Grunderkrankung, Strahlenunfall oder angeborenem Immundefekt, z. B. andere Konditionierung bzw. Abstimmung Spender und Empfänger.

Knochenmarkentnahme beim Spender

➤ **Vorbereitung:**
  – Einige Tage vor der Knochenmarkentnahme Blut zur Retransfusion abnehmen, das der Spender sofort nach Entnahme des Knochenmarks erhält.
  – *Labor:* Blutbild, Gerinnung, Nierenwerte (Kreatinin, Harnstoff), Leberenzyme (GOT, GPT, γGT, APH), Elektrolyte, Eiweiß (Gesamteiweiß und Albumin).
  – *Narkosefähigkeit feststellen:* Herz-Kreislauf-System, Lungenfunktion, Nieren- und Leberfunktion, neurologischer Status, Gerinnung.

- *Infektionserkrankungen:* Infektionserkrankungen des Spenders ausschließen (z. B. Hepatitis B und C, Zytomegalie, HIV, auch Parasiten wie Trypanosoma cruzi). Jede Infektion kann für den Empfänger akut lebensbedrohlich sein.
- *Einständniserklärung/Aufklärung* zur Knochenmarkentnahme inkl. Narkose.

➤ **Technik der Knochenmarkentnahme:**
- *Narkose:* Spinal- oder Allgemeinanästhesie.
- *Operativer Zugang:* Punktion des dorsalen Beckenkamms mit speziellen Nadeln, die auch seitlich durch den Schaft Blut aufnehmen lassen.
- *Intraoperatives Vorgehen:* Entnahme von 800 – 1000 ml Knochenmark (Blut) oder mehr. Mehr Blut wird benötigt, wenn das Material präpariert wird, z. B. um es von Tumorzellen oder T-Lymphozyten zu befreien. Außerdem begünstigt das größere Transplantat das Angehen der Stammzellen (z. B. bei aplastischer Anämie).

Transplantation

➤ **Vorbereitung der Knochenmark-Suspension:** Ausschalten reifer T-Lymphozyten zur Verminderung der Transplantat-gegen-Wirt-Reaktion. Hierzu werden Antikörper +/- Komplement während Inkubationen oder für die Absorption an Durchflußsäulen für das Blut verwendet.

➤ **Transfusion des Knochenmarks:** Über einen zentralen Venenkatheter wird dem Empfänger die Knochenmarksuspension infundiert. Die Infusionszeit wird durch die Verträglichkeit geregelt.

Komplikationen (und deren Therapie)

➤ **Fehlendes Angehen der Stammzellen:** Bei autologer Transplantation wird eine Reserve eingefroren und ggf. nachgegeben. Bei allogener Transplantation ist eine zusätzliche Entnahme beim Spender notwendig.

➤ **Organtoxizität durch Radio- oder Chemotherapie:** Einige Patienten mit insuffizienten Reparaturmechanismen erleiden unvorhergesehen tödliche Organschäden an Leber, Niere, Darm, Lunge oder Gehirn.

Besonderheiten: Blutgruppenwechsel

➤ Bei nichtidentischer Blutgruppe müssen die Spendererythrozyten durch Sedimentation entfernt werden, sonst würde im Empfänger eine Isoagglitination stattfinden.

➤ Der Wechsel der Blutgruppe erfolgt während der Immuntoleranz meist ohne klinische Zeichen. Die neue Spenderblutgruppe erhält Vorrang.

Nachbehandlung/Erfolgskontrollen

➤ **Aplastische Phase:** Die aplastische Phase wird durch Thrombo- und Granulozyten (vorzugsweise vom Spender) überbrückt. Die Konserven werden zuvor mit 15 Gy bestrahlt, um immunreaktive Lymphozyten unschädlich zu machen.

➤ **Dekontamination:** Dauer: 4 – 8 Wochen, d. h. bis die Granulozytenzahlen wieder ansteigen.

Allogene Knochenmarktransplantation

➤ **Weitere Infektionsprophylaxe:** Die weitere Infektionsprophylaxe wird für 100 – 120 Tage nach der Transplantation durchgeführt. Antibakteriell und gegen Pneumocystis carinii, antiviral (z. B. adaptive T-Zell-Immunität durch selektierte Spenderlymphozyten ist an einigen Zentren verfügbar, ansonsten Virostatika), antimykotisch:

➤ **Erfolgskontrolle:**
  – Genaue Dokumentation. Die blutbildende Knochenmarkfunktion wird zwischen 14.– 25. Tag nach der Knochenmarktransplantation zurückerwartet. Es werden die Tage gezählt, die benötigt werden, bis die neutrophilen Granuloyzten 500/ μl und die Thrombozyten 20 000/ μl überschreiten.
  – *Sicherung der „Spendernatur"* der Zellen durch Untersuchung der Blutgruppe, evtl. der Geschlechtschromosomen und anderer genetischer Marker.
  – *Immunkompetenz:* Eine neue immunologische Kompetenz des Empfängers wird erst nach mehreren Monaten bis Jahren erreicht.

Nachsorge

➤ Die Nachsorge bezieht sich auf: Funktionen des Transplantates, Steuerung der Graft-versus-host-Reaktion, frühe, verzögerte Organtoxizität durch die Hochdosistherapie, Remissionsstatus der zugrundeliegenden Erkrankung und Infektionen.

➤ Das Muster der möglichen Komplikationen hängt von der Erkrankung, dem Regime der Hochdosischemotherapie, der Immunkonstellation und dem Zeitverlauf ab.

➤ Psychologische Betreuung, z. B. wegen Infertilität des Empfängers oder auch des Spenders, wenn das Transplantat nicht angeht.

Indikationen

➤ **Solide Tumoren, die sensibel auf Chemo- und Strahlentherapie sind:**
  – Hodenteratome, im Rezidiv bzw. bei risikohafter Ersterkrankung.
  – Mammakarzinome, im Rezidiv bzw. risikohafter Ersterkrankung.
➤ **Leukämien:** Derzeit noch im Rahmen klinischer Studien bzw. experimentell, z. B. wenn kein passender allogener Spender gefunden wird:
  – CML in der chronischen Phase.
  – AML in der zweiten Remission.
  – ALL bei Sonderformen mit hohem Rezidivrisiko.

Kontraindikationen

➤ Fehlender Effekt von Chemo- oder Radiotherapie.
➤ Ungenügende Mobilisierbarkeit von Stammzellen aus Blut oder Knochenmark.

Patientenauswahl

➤ **Alter:** Das Höchstalter zur autologen Stammzelltransplantation ist derzeit 65 Jahre.
➤ **Organtoxizität:** Die zu erwartende Organtoxizität der Chemotherapie oder Radiotherapie muß berücksichtigt werden und begrenzt die Anwendung der autologen Stammzellretransfusion.
➤ **Immunsuppression:** Die Effekte der Immunsuppression sind zu vernachlässigen.

Konditionierung

➤ Die Wahl der Leukämie- oder tumorvernichtenden Therapie entspricht der bei der allogenen Transplantation.

Stammzellseparation

➤ **Gewinnung von autologem Mark** oder **Präparation von Blutstammzellen** durch Leukapherese s. S. 152 möglichst in der (Rebound-) Phase im besten Remissionszustand, z. B. nach Konsolidierung. In einer solchen Phase ist das autologe Material optimal: Tumorzellarm und stammzellreich. Zur Konditionierung s. o.
➤ **Selektion:** Gewinnen peripherer Stammzellen oder von Stammzellen aus aktivem Knochenmark, die nicht (mehr) oder nur sehr wenig durch leukämische oder Lymphomzellen belastet sind. Möglichkeiten:
  – *Negative Selektion:* Befreiung von Tumor- bzw. Leukämiezellen (Purging mit in vitro aktiven Zytostatika).
  – *Antiserumbehandlung* kann gegen leukämieassoziierte Antigene gerichtet sein.
  – *Positive Selektion:*
    • Nutzen der frühen Rebound-Phase nach der Chemotherapie vor erneuter Zirkulation von Tumorzellen.
    • Stimulation von CD34+-Stammzellen zum Übertritt in die Zirkulation.
    • Expansion von Stammzellen in vitro.
    • Immunologische Anreicherung der CD34+-Zellen. Die CD34+-Zellen werden als Maß für den Gehalt an Stammzellen gezählt.

Autologe Knochenmarktransplantation

Konservierung

➤ Stammzellen sind einfrierbar und lagerungsfähig. Nach dem Auftauen besteht auch nach Monaten eine Viabilität von bis zu 80%.

Retransplantation

➤ **Dosis:** Unter den heutigen Präparationsbedingungen sollten $> 1 \times 10^8$ Stammzellen/kg KG infundiert werden.
➤ **Infusionsgeschwindigkeit:** Wenige Minuten.

Komplikationen und deren Therapie

➤ Die Komplikationen beziehen sich auf die zytotoxische Tumor- bzw. Leukämietherapie (s. jeweils dort).
➤ In einigen Zentren werden die Patienten bereits ambulant versorgt.

Prognose

➤ Die Hochdosistherapie mit der Unterstützung durch autologe Blutstammzellen verbessert die Prognose rezidivierender akuter Leukämien, des metastasierten Mammakarzinoms, rezidivierender Hodenteratome und einiger Lymphome.
➤ Der Stellenwert ist derzeit noch nicht quantifizierbar.

Vorbemerkungen

➤ **Häufigkeit:** 20–30% der Tumorpatienten leiden in der ersten Phase ihrer Krankheit, ca. 60–70% der Patienten im fortgeschrittenen Stadium an starken Schmerzen.

➤ **Ursache:** Der Ursprung der Schmerzen liegt bei der Mehrheit von Krebspatienten in der Tumorinfiltration in die Weichteile, Knochen oder Nervenbahnen bzw. Nervenkompression:
  – 70–80% durch direkte Beteiligung des Tumors, z. B. Invasion, Obstruktion.
  – 10–20% im Zusammenhang mit der Tumortherapie, z. B. Mukositis.
  – ca. 10% im Zusammenhang mit Komplikationen der Krebskrankheit, z. B. paralytischer Ileus.
  – < 10% andere, tumorfremde Ursachen.

➤ **Das Ziel** der Schmerzbehandlung muß realistisch sein: Schmerzfreiheit in Ruhe ist leichter und häufiger zu erzielen als in Bewegungen (v. a. bei osteolytischen Skelettmetastasen).

Abklärung der Schmerzen

➤ **Die Abklärung der Schmerzen erfordert folgende Schritte:**
  – *Klinisches Staging* (Tumorprogression?).
  – *Plausibilitäts-Kontrolle:* Ist das Schmerzsyndrom mit der Tumorprogression zu erklären?
  – *Schmerzdiagnostik:* Wo ist der genaue Ursprung des Schmerzes?
  – *Schmerzerfassung/Dokumentation:* Ort, Intensität, Art des Schmerzes:
    • Erhebung der onkologischen Krankengeschichte.
    • Schmerzanamnese, frühere Erfahrungen mit Schmerzen und frühere Schmerzbehandlungen (im Rahmen des sozio-kulturellen Hintergrunds).
    • Regelmäßige Schmerzdokumentation zur Verlaufskontrolle: In Ruhe und Bewegung, auf einer Meßskala (s. Abb. 33) möglichst durch den Patienten selber.
  – *Bewertung des Schmerzes:* Ist der Schmerz das Hauptsymptom bzw. Hauptproblem des Patienten?

➤ **Barrieren einer effektiven Schmerzkontrolle:**
  – Unmöglichkeit, die genaue Schmerzursache zu erkennen.
  – Ungenügende Erfahrung und Anleitung bezüglich Schmerzphysiologie und Pharmakologie der Schmerzbehandlung.
  – Angst des Patienten vor Abhängigkeit, Sucht und Bedarf an zunehmenden Dosen.
  – Mißverständnisse bezüglich Einsatz, Wirkungen und Nebenwirkungen von Schmerzmittel, z. B. „Mythos Morphin": „Letzte barmherzige Spritze vor dem Tod". Solche Barrieren gilt es durch Aufklärung des Patienten zu durchbrechen.

Schmerztherapie

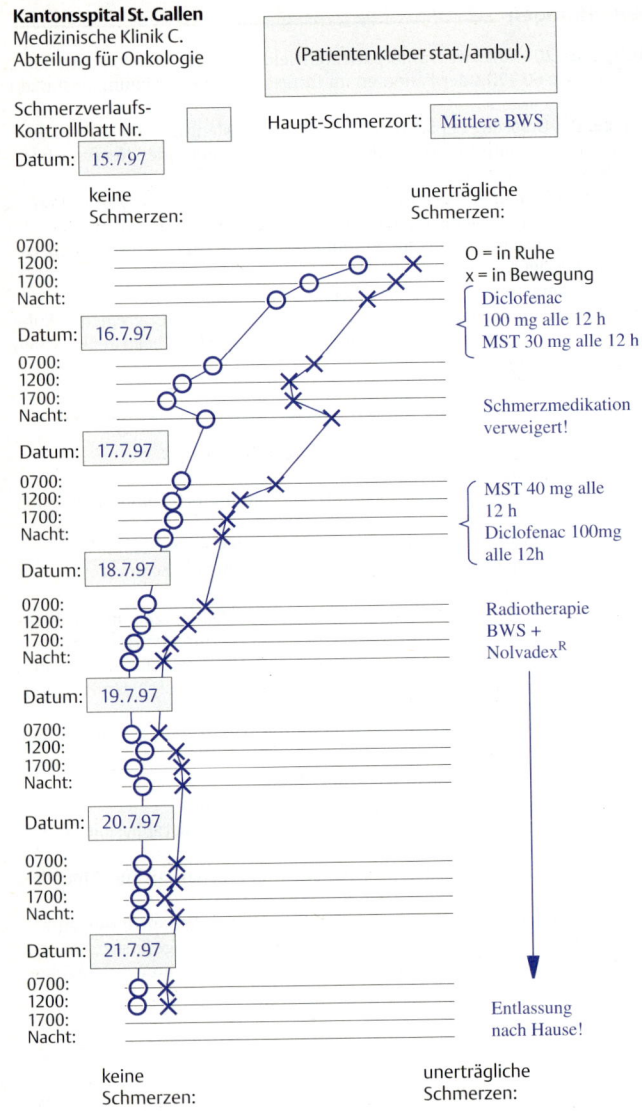

Abb. 33 Schmerzdokumentation: Verlaufs-Kontrollblatt (Beispiel)

Methoden der Schmerztherapie (außer WHO-Schema) ———

➤ **Kausale Therapie:** Chemo-, Radio- oder Hormontherapie des Tumors: Eine erfolgreiche Tumortherapie ist die beste dauerhafte Schmerztherapie.
➤ **Symptomatische/lokoregionale Schmerztherapie:**
  – *Chirurgie:* Beseitigung einer Obstruktion oder Fixation.
  – *Anästhesie:* Nervenblock, Neurolyse, epidurale, intraspinale Opiate oder Lokalanästhetika (nur bei therapierefraktionären lokalisierten Schmerzen, s. u.).
  – *Radiotherapie:* Therapie von Osteolysen etc.
➤ **Patienten mit Therapie-resistenten Schmerzen** werden am besten einem Spezialisten mit Erfahrung bei Tumorpatienten vorgestellt. Meistens ist ein sinnvoller interdisziplinärer Ansatz mit Einbezug von Onkologen, Anästhesisten, Radioonkologen, Neurologen, Pflegenden, Psychologen und Angehörigen hilfreich.
➤ **Psychosoziale Unterstützung:** Information, Pflege, psychologische Begleitung, Seelsorge, Musiktherapie etc.

Medikamentöse Schmerztherapie (inkl. WHO-Schema) ———

➤ **Akute Schmerzzustände** müssen mt rasch-wirkenden Mitteln behandelt werden.
➤ **Eingesetzte Medikamente/Substanzen:**
  – *Nicht-Opioid-Analgetika:* Nichtsteroidale Antiphlogistika (NSAID) z. B. Diclofenac, Ibuprufen, Paracetamol.
  – *Opioide:*
    • Schwache Opioide: Z.B. Codein, Tilidin, Tramadol.
    • Starke Opioide: Morphin, Morphium-Sulfat (z. B. M-long, MSI), slow release Morphin (z. B. MST-Continus), Buprenorphin, Methadon.
  – *Adjuvantien:* Kortikosteroide, Antidepressiva, Neuroleptika, Muskel-Relaxantien, Antikonvulsiva, s. Tabelle 21.
➤ **Drei-Stufen-Schema der WHO:**
  1. Nicht-Opioid-Analgetika +/- Adjuvans.
  2. Schwache Opioide +/- Nicht-Opioid-Analgetika +/- Adjuvans.
  3. Starke Opioide + Nicht-Opioid-Analgetika + Adjuvans.
  – In der Tabelle 21 ist ein drei-Stufen-Schema zur Therapie chronischer Schmerzen dargestellt.
  – *Stufenwechsel:* Oft sind einfache Schmerzmittel bei ausreichender Dosierung wirksam. Wenn diese nicht mehr wirken, soll unmittelbar zur nächst höheren Stufe gewechselt werden.
  – *Wahl der adjuvanten Medikation* s. Tabelle 22:
➤ **Beachte zur Therapie chronischer Schmerzen:**
  – *Merke:* Chronische Schmerzen sind am besten mit einer festen, regelmäßigen Medikation zu kontrollieren. Die Einnahme von Analgetika „nach Bedarf" ist nur als Reservemedikation (bei Schmerzdurchbrüchen) sinnvoll.
  – Wenn immer möglich, sollte die orale Medikation erfolgen, damit der Patient unabhängig von den Betreuern ist.
  – Ziel ist das Erzeugen einer Schmerzfreiheit bei erhaltenem Bewußtsein und möglichst viel Unabhängigkeit/Mobilität.

Schmerztherapie

Tabelle 21 Beispiel eines Stufenschemas zur medikamentösen Schmerztherapie bei Tumorpatienten (Onkologiezentrum, Kantonsspital St. Gallen)

Medikament	Wirkdauer (h)	Dosierung/24 h
1. Stufe (Alternativen) (evtl. + Adjuvantien)		
Paracetamol	4	$4-6 \times 0,5-1,0$ g
Ibuprufen	3–4	$4-6 \times 400-600$ mg
Diclofenac	4–8	$2-3 \times 100$ mg
2. Stufe (Alternativen) (evtl. + Stufe 1 + Adjuvantien)		
Tramadol	4–8	$4-6 \times 50-100$ mg
Codein	2–3	$4-6 \times 20-100$ mg
Tilidin-N	2–4	$4-8 \times 50-100$ mg
3. Stufe (Alternativen) (evtl. + Stufe 1 + Adjuvantien)		
Morphin-Sulfat (Tropfen oder Suppositorien)	2–4	$4-8 \times 10-30$ mg
Morphin-Retard (MST-Continus)	12	$2-3 \times 30-80$ mg
Buprenorphin	> 30	$2-3 \times 0,2-0,4$ mg
Fentanyl TTS (transdermal)	48–72	$25-100$ µg/Std.

Adjuvantien = Zusatzmedikation mit Neuroleptika, Antidepressiva, Muskelrelaxantien, Antiepileptika und Kortikosteroide, auf jeder Stufe s. Tabelle 22, S. 135.

- Anwendung von Langzeit-Medikamenten, das bedeutet weniger Einnahmen/Tag und längere Schmerzfreiheit.
- Verfügbarkeit der Schmerzmittel für den Patienten erhöht die Unabhängigkeit.

➤ **Möglichkeiten der parenteralen medikamentösen Schmerztherapie:**
- *Rektale Verabreichung* von Suppositorien, z.B. Morphin Supp.
  Bei Nausea/Emesis Resorptionsstörungen.
- *Transdermale* Medikamente, z.B. Fentanyl TTS.
  Bei gestörter oraler Einnahme.
- *Subkutane* Dauerinfusionen mit Morphin, z.B. mit portabler Pumpe, oft auch kombiniert mit Antiemetika.
  Bei gestörter oraler Einnahme und ungenügender Wirkung.
- *Intravenöse Therapie:* Bei schon bestehendem, implantiertem Venenkatheter auch i.v.-Gabe der Analgetika, via Pumpe oder Infusion, je nach Möglichkeit der Pflege.
  Bei oral ungenügend wirksamer Therapie.

Tabelle 22 Adjuvantien der Schmerztherapie

Indikationen	Medikament	Dosierung
Reaktive Depression bei Schmerzen Brennende Dysästhesien (Neuralgien, Neuropathien)	Antidepressiva (z. B. Clomipramin)	1 × 25 mg, bei Bedarf steigern auf 3 × 25 mg bzw. 1 × 75 mg retard
	+/– Neuroleptika (z. B. Haloperidol)	3 × 0,5 – 1 mg
Nervenkompressionsschmerz, gesteigerter Hirndruck	Kortikosteroide (z. B. Dexamethason)	4 mg, evtl. mehrmals/d
Intermittierende, stechende Schmerzen	Antiepileptika, z. B. Carbamazepin (Tegretol) oder Valproinsäure	2 × 200 mg, max. 800 mg/d 3 × 300 mg, max 4 × 600 mg
Spastiken	Muskelrelaxantien, z. B. Baclofen	3 × 5 mg, max. 3 × 25 mg/d

Nebenwirkungen

➤ **Typische Nebenwirkungen:**
  – *Nicht-Opioid-Analgetika:* Nausea, leichte.
  – *Opioid-Analgetika:* Nausea/Emesis (anfangs), Koprostase (immer), Verwirrtheit (anfangs).
➤ **Prophylaxe:**
  – Organfunktionen beachten: Cave Niereninsuffizienz, Leberinsuffizienz, Dehydratation.
  – Vorsichtiges Eintitrieren der Opioide, um Verwirrtheit und Nausea zu vermeiden.
➤ **Therapie der Nebenwirkungen:**
  – *Nausea/Emesis:* Antiemetika solange nötig zusätzlich einsetzen, z. B. Metoclopramid.
  – *Obstipation:* Regulation der Darmfunktion für die Dauer der Morphin-Therapie, z. B. Importal, 2 × 20 ml/d.
  – Gute Mundpflege.

Ursachen/Mechanismen

➤ **Therapie-Nebenwirkungen:**
  – *Zytostatika:* Meistens sind Nausea/Emesis bei Patienten mit Zytostatika durch die Therapie verursacht. Dabei haben verschiedene Zytostatika auch ein unterschiedliches emetisches Potential, vgl. Tabelle 23, S. 137 oder Anhang I.
  – *Radiotherapie:* Bei hochdosierter Radiotherapie sind Nausea und Emesis häufig.

➤ **N/E aufgrund der Tumorkrankheit:** Darm-Obstruktion, Lebermetastasen, Hirnmetastasen, Hyperkalzämie. Diese Ursachen sind vor allem dann in Betracht zu ziehen, wenn die antiemetische Standard-Therapie nicht erfolgreich ist.

➤ **Zentrale Regulation von N/E:** Man nimmt an, daß Nausea/Emesis im Brechzentrum (laterale, retikuläre Formation) des vierten Hirnventrikels kontrolliert wird. Das Brechzentrum wird durch afferente Impulse stimuliert und koordiniert die emetische Antwort. Die Impulse kommen aus folgenden Bereichen:
  – *Chemorezeptor-Triggerzone* (4. Ventrikel): Durch Substanzen im Blut oder im Liquor cerebrospinalis stimuliert.
  – *Gastrointestinaltrakt:* Sympathische und vagale Einflüsse und Freisetzung von Neurotransmittern. Serotonin (5-HT3) spielt dabei vermutlich eine entscheidende Rolle.
  – *Höhere Hirnzentren:* Durch Transmission psychologischer Stimuli.
  – *Vestibulär-Apparat:* Das Gleichgewichtsorgan ist als Impulsgeber an das Brechzentrum bei Zytostatika-induzierter N/E nur untergeordnet wichtig.

➤ **Erhöhtes N/E-Risiko für folgende Populationen:** Frauen, junge Patienten, bereits erlebte Zytostatika-induzierte N/E, früheres Schwangerschaftserbrechen, Reisekrankheit, andere emetogene Medikationen, Begleitkrankheiten wie Niereninsuffizienz, Magen-Darm-Erkrankungen etc.

➤ **Typen von Zytostatika-induzierter N/E:**
  1. *Akute N/E:* Unmittelbar nach der Chemotherapie, Dauer im Stunden-Bereich.
  2. *Verzögerte N/E:* 24 Stunden nach Chemotherapie, 3 – 5 Tage andauernd.
  3. *Antizipatorische N/E:* Vor der Chemotherapie bei Erwartungsangst, Umgebungseinflüssen, Erinnerung etc. Die Dauer ist dementsprechend individuell.

➤ **Einflüsse, die den Grad der Zytostatika-induzierten N/E wesentlich bestimmen:**
  – Typ des Zytostatikums oder der Kombination (s. Tabelle 23, S. 137 und Anhang I).
  – Dosierung, Verabreichungsdauer, Verabreichungsart. In der Regel verursachen emetogene Zytostatika mehr N/E wenn sie in hoher Dosis über kurze Zeit verabreicht werden.

Vorbereitende Maßnahmen

➤ **Von seiten des Personals:**
  – Zu erwartenden N/E-Grad einer Chemotherapie kennen (s. Tabelle 23, S. 137).
  – Individuelles Risikoprofil des Patienten einschätzen (s. o.).
  – Berücksichtigung der Dosis und Applikationsart der Zytostatika (hohe Dosen mit Emesisgrad II-Mitteln können hoch-emetogen sein).
  – Gute Information und Anleitung der Pflegenden.

➤ **Therapie-Planung:** Frühzeitige Planung der N/E-Prophylaxe, eine „Therapie nach Bedarf" ist zu spät. Schriftliche Verordnung der N/E-Prophylaxe mit der Zytostatika-Verordnung vornehmen.

➤ **Patienteninformation:**
  – Verständliche Patienteninformation, die N/E als mögliche Nebenwirkung einer Chemotherapie/Radiotherapie erklärt. Möglichst gleichzeitig auf die intensive (bestmögliche) Prophylaxe/Therapie hinweisen.
  – *Nebenwirkungen:* Den Patienten im Gespräch darauf aufmerksam machen, daß die Fahrtauglichkeit während der Antiemetika-Therapie eingeschränkt sein kann (Auto, Motorrad).

➤ **Dokumentation:** N/E-Dokumentation durch den Patienten selbst (evtl. Pflegepersonal). Die Dokumentation ist eine wichtige Voraussetzung für die weitere erfolgreiche Therapie-Planung.

Emesis-Potential der Zytostatika

➤ Die Tabelle 23 gibt einen Überblick der zu erwartenden Nausea/Emesis bei den gängigen Zytostatika.

Tabelle 23 Nausea/Emesis-Potential gängiger Zytostatika

Zytostatikum	Handelsname	Abkür-zung
Emesisgrad 0: In der Regel keine Emesis		
Bleomycin	Bleomycin	BLEO
Busulfan	Myleran	BUS
Chlorambucil	Leukeran	CLB
2 Chlorodeoxyadenosin		2 CDA
Hydroxyurea	Litalir	HU
Melphalan p. o.	Alkeran	L-PAM
6-Mercaptopurin	Puri-Nethol	6-MP
Navelbin	Vinorelbin	
6-Thioguanin	Lanvis	6-TG
Tomudex	Tomudex	
Vinblastin	Velbe	VLB
Vincristin	Oncovin	VCR
Vindesin	Eldisine	DVA

Supportivtherapie

Nausea/Emesis (N/E)

Tabelle 23   Fortsetzung

Zytostatikum	Handelsname	Abkür-zung
Emesisgrad I: Geringes Emesispotential		
Cyclophosphamid[a] (< 500 mg)	Endoxan	CYT
Docetaxel	Taxotere	
Etoposid	Vepesid	VP-16
5-Fluorouracil	Flu/ouracil	5-FU
Gemcitabin	Gemzar	GEM
Paclitaxel	Taxol	TAXOL
Emesisgrad II: Mäßiges Emesispotential		
Cyclophosphamid[a] (≥ 500 mg– 1 g)	Endoxan	CYT
Cytarabin	Alexan, Cytosar	Ara-C
Daunorubicin	Cerubidin	DNR
Doxorubicin	Adriblastin	ADM
Epirubicin	Farmorubicin	EPI
Ifosfamid[a] (< 2 g)	Holoxan	IFO
Melphalan i. v.	Alkeran	L-PAM
Methotrexat (Amethopterin)	Methotrexate	MTX
Mitomycin-C	Mitomycin	MMC
Mithramycin	Mithracin	
Mitoxantrone	Novantrone	NOV
Procarbacin	Natulan	PRO
Topotecan	Hyamtin	
Emesisgrad III: Starkes Emesis-Potential		
Actinomycin-D/Dactinomycin	Cosmegen	Act-D
Carboplatin[a]	Paraplatin	Carbo
Carmustin	BiCNU	BCNU

a: Typisch verzögerte Nausea/Emesis (delayed), 3 – 5 Tage andauernd

Tabelle 23 Fortsetzung

Zytostatikum	Handelsname	Abkür-zung
Cisplatin/Platin[a]	Platinol	DDP
Cyclophosphamid[a] (> 1 g)	Endoxan	CYT
Dacarbacin	DTIC Dome	DTIC
Ifosfamid[a] (> 2 g)	Holoxan	IFO
Lomustin	CiNU	CCNU
Mechlorethamin	Mustargen	HN2

a: Typisch verzögerte Nausea/Emesis (delayed), 3 – 5 Tage andauernd

Stufenschema zur Durchführung einer antiemetischen Therapie

➤ **Emesisgrad 0:**
  - *Sachgerechte Information* (s. o.), die Patienten erwarten oft zu viel Nausea/Emesis.
  - *Keine Antiemetika*, jedoch für außerordentliche Reaktionen vorbeugend eine Reservemedikation (s. u.) mitgeben.
  - *Reservemedikation:*
    • Metoclopramid Kapseln 20 mg 12stündlich oder 3 × 1 Suppositorium für 2 – 3 Tage.
    • Alternativen (gleiche Zeitfolge wie oben): Thietylperazine 6,5 mg (Tbl./Supp.), Domperidon 20 mg (Tbl./Supp.).
➤ **Emesisgrad I oder N/E bei Grad 0-Zytostatika-Therapie:** Wie Reservemedikation Grad 0, s. o. Diese Therapie sollte bereits prophylaktisch zu Beginn einer Chemotherapie (1. Zyklus) eingesetzt werden.
➤ **Emesisgrad II oder N/E bei Versagen der Grad I-Behandlung:**
  - *Primär Metoclopramid* (außer bei N/E-Risikopatienten, s. u.):
    • Stationäre Patienten: 20 – 40 mg p. o. Erste Dosis 2 h vor der Chemotherapie, zweite Dosis ca. 4 h nach Chemotherapie, anschließend 12stündlich. Insgesamt 2 – 3 Tage lang.
    • Ambulante Patienten: Erste Dosis vor der Therapie, evtl. 20 mg direkt i. v., anschließend 12stündlich 20 – 40 mg p. o.
  - *Alternativen:*
    • Dexamethason 4 mg p. o. 12stündlich, 1 – 2 Tage lang. Erste Dosis 2 h vor der Chemotherapie, alternativ erste Dosis direkt vor Therapiebeginn i. v. Diese Alternative kann bei Metoclopramid-Unverträglichkeit eingesetzt werden.
    • Bei N/E-Risikopatienten: Primär Kombination von Dexamethason und Metoclopramid: (bessere Wirksamkeit erwiesen). Dosierungen s. Metoclopramid/Dexamethason.

Nausea/Emesis (N/E)

- Ondansetron: 4 – 8 mg p. o. alle 12 – 24 h, 1 – 2 Tage lang. Erste Dosis 2 h vor der Therapie, alternativ direkt vorher als Kurzinfusion i. v. Indiziert bei Metoclopramid/Dexamethason-Unverträglichkeit oder schlechter Wirkung.
- Tropisetron: 5 mg i. v., sonst wie Ondansetron. Aufgrund individuellen Vorzugs des Arztes, Wirksamkeit gleich.
- Granisetron: 1 – 3 mg p. o. oder i. v. wie Ondansetron.
  - *Reservemedikation:* Metoclopramid:
    - Stationäre Patienten: 25 – 50 mg als Kurzinfusion i. v., 2 – 3 x/die.
    - Ambulante Patienten: 20 mg als Suppositorium, 2 – 4 x/die.

➤ **Emesisgrad III oder N/E bei Versagen der Grad II-Behandlung:**
  - *5-HT3 (Serotonin)-Rezeptor-Antagonisten,* z. B.:
    - Ondansetron 8 mg i. v. oder p. o. 12 stündlich, 1 – 3 Tage lang. Zumindest die erste Dosis wird unmittelbar vor Therapiebeginn i. v. verabreicht.
    - Tropisetron 5 mg i. v. oder p. o. alle 12 – 24 h. Sonst wie Ondansetron.
    - Granisetron 3 mg p. o. oder i. v. Sonst wie Ondansetron.
    - Bewertung: 5-HT3-Rezeptor-Antagonisten sind Metoclopramid in der akuten N/E-Phase überlegen und verursachen weniger Nebenwirkungen: Keine extrapyramidalen Symptome, dafür jedoch selten Kopfschmerzen, Verstopfung, die aber leicht zu therapieren sind.
  - *Alternative* (kostengünstiger, aber mehr Nebenwirkungen, s. o.): Metoclopramid 1 – 1,5 mg/kg Körpergewicht als Kurzinfusion i. v. 30 Minuten vor und 90 Minuten nach der Therapie. Gleichzeitig Dexamethason 8 mg i. v. (langsam, wirkt sonst emetogen!). Diese Kombination 12 – 24 stündlich wiederholen. Zusätzlich Lorazepam 1 mg p. o. einmalig bei Therapiebeginn.

➤ **Zu erwartende, verzögerte N/E (delayed emesis) am Tag nach der Chemotherapie:**
  - Metoclopramid 40 mg p. o.: 2 Kapseln oder 2 Suppositorien 12 stündlich 3 – 5 Tage lang. Bei Bedarf zusätzliche Dosen, evtl. i. v.
  - Dexamethason 4 mg p. o. 12 stündlich 1 – 3 Tage lang.
  - Bewertung/Erfolge:
    - Bei der verzögerten N/E wurde die beste Wirkung mit der Kombination von Metoclopramid und Dexamethason erreicht, vor allem nach Therapie mit platinhaltigen Substanzen (vgl. Tabelle 23).
    - 5-HT3-Rezeptor-Antagonisten scheinen in der Behandlung der verzögerten N/E nach platinhaltigen Zytostatika weniger wirksam zu sein als Metoclopramid und Dexamethason.

➤ **Reservemedikation für N/E-Durchbrüche unter Antiemetikatherapie:**
  - *Metoclopramid* 20 mg Tbl. p. o. (nicht in Retard-Form) oder als Suppositorien. Evtl. als Kurzinfusion mit 25 – 50 mg i. v. oder als Dauerinfusion 50 – 100 mg i. v. über 24 h.
  - *5-HT3-Rezeptor-Anatgonisten:* Ondansetron 8 mg i. v. oder Tropisetron 5 mg i. v. oder Granisetron 3 mg i. v.
  - *Haloperidol* 1,25 – 2,5 mg als Kurzinfusion bzw. langsam i. v.
  - *Thiethylperazin* 6,5 – 13 mg als Kurzinfusion i. v.

➤ **Antizipatorische N/E:**

- Gute Antiemetikatherapie vor dem Start der ersten Chemotherapie beugt der Entwicklung einer antizipatorischen N/E vor!
- Sedation vor der Therapie, z.B. mit Lorazepam 1 mg p.o. am Vorabend der Therapie. Retrograde Amnesie möglich.
- Psychologische Begleitung, evtl. Verhaltenstherapie.
- Organisatorische Hilfen (keine langen Wartezeiten, gut vorbereitete Therapie, die ein rasches Durchführen ermöglicht. Evtl. Warten im Freien, individuelle Betreuung.

Nebenwirkungen und deren Therapie

➤ **Metoclopramid** löst, insbesondere bei jungen Patienten, oft extrapyramidale Symptome aus. Therapie: Biperidin, 2,5 – 5 mg langsam i.v., oder prophylaktisch p.o. Die Fahrtauglichkeit kann reduziert sein.

➤ **Lorazepam:**

- Schläfrigkeit: Bei intravenösen Zytostatikatherapien (Paravasat-Risiko) muß die Einlaufstelle durch die Betreuer gut beobachtet werden, da der Patient dazu manchmal nicht in der Lage ist.
- Die Fahrtauglichkeit kann reduziert sein.

➤ **5-HT3-Rezeptor-Antagonisten:**

- *Häufig:* Die Nebenwirkungen sind manchmal nur schwer von denen der zytostatischen Therapie zu unterscheiden: Kopfschmerzen, Müdigkeit, Schwindel, Diarrhoe oder Obstipation.
- *Selten:* Extrapyramidale Störungen.
- *Cave:* Ondansetron kann bei Patienten mit KHK Koronarspasmen auslösen.
- *Therapie:* Mit Ausnahme der Koronarspasmen sind die Nebenwirkungen der 5-HT3-Rezeptor-Antagonisten nur selten behandlungsbedürftig.

Infektprophylaxe bei Granulozytopenie

Grundlagen

➤ **Ursache:** Durch leukämische Erkrankungen sowie intensive zytostatische Chemotherapie kommt es (vorübergehend) zur Granulozytopenie.

➤ **Formen der Infekt-Prophylaxe:** Patienten mit Granulozyten $\leq 0{,}5 \times 10^9$/l müssen sorgfältig klinisch beobachtet werden. Formen der Infekt-vorbeugenden Betreuung:
1. Pflege in der Sterileinheit bei langdauernder Aplasie, v. a. bei der allogenen Knochenmarktransplantation (s. S. 127 – 128).
2. Pflege mit Infektprophylaxe mit gelockerter Isolation (= Umkehrisolation). Die Intensität und Art der Umkehrisolation wird sehr unterschiedlich praktiziert.

Maßnahmen bei der Pflege mit Infektprophylaxe (bei Granulozyten $< 0{,}5 \times 10^9$/l)

➤ **Information des Patienten und der Angehörigen** über die Ursache, den voraussichtlichen Verlauf und die Folgen / Komplikationsmöglichkeiten des Granulozytenmangels.

➤ **Einrichtung von Schutzmaßnahmen** zur Verhütung bakterieller Exposition:
  – Möglichst Einbettzimmer, mindestens aber nicht gemeinsam mit infektiösen Patienten im gleichen Raum.
  – Maßnahmen vor dem Eintreten ins Zimmer:
    • Sorgfältige Händedesinfektion.
    • Mitbringen von Blumen und Pflanzen untersagt.
    • Besuche nach Absprache.
    • Kein Eintritt für Besucher mit Erkältungen; wenn das Eintreten von Personen mit Erkältungen ins Zimmer unumgänglich ist, tragen sie einen Mundschutz.
  – Tägliche Reinigung/Desinfektion: Türfallen, WC-Sitze, Duschraum, Böden.
  – Äußerst sorgfältige Händedesinfektion der Betreuer zwischen Handlungen an anderen Patienten.
  – Vermeidung der Station nur nach Absprache mit dem Pflegepersonal und mit einem Mundschutz.
  – Vermeidung des Aufenthalts in einer Ansammlung von Personen (sofern das Zimmer kurzfristig verlassen werden darf).

➤ **Reduktion der bakteriellen der bakteriellen Exposition** durch spezielle Körperpflege:
  – Tägliche Dusche oder Ganzwaschung mit desinfizierender Seife (z. B. Hibiscrub).
  – Vor dem Waschen/Duschen den Wasserhahn während 3 Minuten öffnen (tiefere Keimzahl im Wasser).
  – Desinfektion der Füße (zuerst) und Hände nach der Dusche, mit Desinfektionsmittel (z. B. Hibital).
  – Vorsicht und Zurückhaltung beim Verwenden von Salben und Körperlotionen, keine angebrochenen Packungen verwenden.
  – Intimpflege täglich und nach jeder Darmentleerung (mit Papiertüchern und z. B. Hibiscrub), anschließende Händedesinfektion (mit z. B. Hibital). Wo vorhanden, den hygienisch speziell gewarteten Closomat benutzen.

– *Mundhygiene:*

- Zahnreinigung nach jeder Mahlzeit und vor der Nachtruhe, mit einer sehr weichen Zahnbürste, auch bei tiefen Thrombozyten sehr sorgfältig durchführen. Wegen erhöhter Infektionsgefahr ohne Reinigung darf die Zahnreinigung nicht unterlassen werden.
- Nach jeder Zahnreinigung den Mund eine Minute lang gut mit Chlorhexidin 0,12 % spülen.
- Bei schwerer Granulozytopenie und wenn der Patient bekannterweise Träger von Herpes-Viren ist, werden prophylaktisch oft Virostatika verabreicht (z. B. Acyclovir).

➤ **Reduktion der Patienten-eigenen Keime im Gastrointestinaltrakt** durch medikamentöse Magen-Darm-Dekontamination:

- Orale Antibiotika, z. B. Sulphamethoxazol und Thrimethoprim oder Ciprofloxacin.
- Orale Fungistatika, z. B. Amphomoronal oder Fluconacol.
- Art und Dosierung der Medikamente werden unterschiedlich eingesetzt.

➤ **Reduktion der bakteriellen Exposition** durch Keim-reduzierte Ernährung:

- Information des Küchenpersonals über das Ziel der keimarmen Ernährung, die jedoch Nährstoff-, Kalorien- und Vitaminreich sein soll. Vorzugsweise Auswahl der Speisen nach Wunsch (Appetit oft eingeschränkt).
- *Kritische Speisen:*
  - Blattsalat, Beeren (erlaubt sind gekochte Salate, gut waschbare, geschälte Früchte).
  - Joghurt.
  - Schlagrahm, Sauerrahm (nur wenn ganz frisch zubereitet).
  - Schimmelkäse (portionierter Weichkäse, Schmelzkäse erlaubt).
  - Kalte Wurstwaren (gekocht, heiß erlaubt, ebenso Bündnerfleisch).
  - Rohe Eier (gekocht erlaubt).
  - Eisspeisen, offene (abgepackte, frische Einzelportionen erlaubt).
  - Erdnüsse, Pommes, Chips.
  - Fruchtsäfte aus angebrochenen Packungen (über 24 Stunden).
  - Wasser vom Wasserhahn (Mineralwasser, Tee, Kaffee, Milch, Frappés erlaubt).

➤ **Kontinuierliche Beobachtung** zur Erfassung von Frühzeichen einer Infektion:

- Kontrolle der Körpertemperatur mindestens 2 x täglich.
- Regelmäßige Vitalzeichen-Kontrolle, regelmäßige Granulozyten-Kontrolle.
- Tägliche Inspektion der Mundhöhle (Schleimhautdefekte, Soor), Haut (Druckstellen, Pupura), Rektum (soweit durch Patient selber).
- Tägliche Kontrolle von Katheter-Einstichstellen, Wunden (Achtung fehlende Rötung und Eiterbildung bei Granulopenie möglich).
- Beobachtung von Urin, Stuhlgang, Auswurf (Farbe, Menge, Geruch).
- Bei Infektanzeichen Abnahme von Blutkulturen, Antibiotikaeinsatz.

➤ **Verhütung von Blutungen als Infektions-vorbeugende Maßnahme.** Blutungen (z. B. Hämatome) können zur Quelle einer Infektion werden. Da eine Granulopenie oder Agranulozytose sehr oft mit einer Thrombopenie einhergeht, ist in der Pflege auf blutungsverhütende Interventionen zu achten. Insbesondere dürfen keine intramuskulären Injektionen durchgeführt werden.

Infektprophylaxe bei Granulozytopenie

➤ **Unterstützung des Patienten im psychischen, sozialen und seelischen Bereich als Grundlage guter Genesungsvoraussetzung:**
 – Gute, fortlaufende Information über die Befunde, Laborwerte.
 – Integration der Nächsten in diesen Prozeß.
 – Unterstützung durch Psychotherapie, Musiktherapie, Seelsorge, Ergotherapie, je nach Bedürfnis des Patienten.
 – Soziale Hilfe nach Bedarf (Hilfe zu Hause, finanzielle Sorgen).
 – Kontakt zur „Außenwelt" durch Fernseher, Radio, Telefon.

Schwierigkeiten/Komplikationen und deren Therapie —————

➤ **Reservemedikation:**
 – *Bakterielle Infektionen:* Nichtansprechen auf Antibiotika (z. B. Aminoglykosid und Cephalosporin der 3. Generation): Versuch mit Vancomycin, das auch Staphylokokken erfaßt.
 – *Pilzinfektionen:* Amphotericin-B i. v.
➤ **Hämatologischer Support:** Oft leiden granulopenische Patienten auch an einer Thrombopenie. Bei der Pflege/Therapie muß deshalb auch auf die erhöhte Blutungsneigung geachtet werden. Vgl. S. 151, 468.

Vorbemerkungen

➤ Gute Mund- und Zahnhygiene, Stomatitis-Prophylaxe und -Therapie sind wesentliche Bestandteile einer guten Tumortherapie.

➤ Bei Hochrisikopatienten (vgl. Tabelle 24 und 25) muß vor Therapiebeginn die Mundhöhle gründlich untersucht werden, evtl. ist zunächst eine Zahnsanierung nötig.

Ursachen/Klinik

➤ Einige Zytostatika (vor allem Antimetabolliten und zytostatisch wirksame Antibiotika) können eine exfoliative Entzündung der Schleimhäute, insbesondere der Mundschleimhäute, verursachen. Man unterscheidet direkte und indirekte Schädigungen, die zur Stomatitis führen.

1. *Direkte Schädigung:*
   • Ursache: Schädigung der Schleimhautzellen durch Zytostatika und/oder Strahlen:
   • Beginn der Stomatitis 5 – 7 Tage nach Chemotherapiebeginn.
   • Abhängig von der Art und Dosis der Medikamente oder Strahlen: Die gleichzeitige Anwendung von Radio- und Chemotherapie erhöht das Risiko einer schweren Stomatitis. Dies ist besonders zu beachten bei: Therapie im Kopf-Hals-Bereich, gleichzeitige intrathekale Zytostatikatherapie, Ernährungsdefizit und schlechte Mundhygiene.
   • Geschmacksstörungen, Schmerzen, Schluck- und Sprechprobleme sind Folgen der direkten Schädigung.

2. *Indirekte Schädigung:*
   • Ursache: Neutropenie als Therapiefolge oder Krankheitsfolge (Leukämie). Je länger die Neutropenie andauert, desto größer wird die Gefahr der indirekten Stomatitis.
   • Klinik s. direkte Schädigung. Bei Stomatitis und Neutropenie ist das Infektionsrisiko deutlich erhöht. Die geschädigte Schleimhaut bietet Eintrittspforten für Erreger: Bakterien (speziell Pseudomonas, Escherichia coli, Klebsiella, Proteus), Pilze (Candida albicans) und Viren (Herpes simplex). Alle diese Erreger können zu systemischen, lebensbedrohlichen Infektionen führen.
   • Beachte: Durch eine Xerostomie (Mundtrockenheit) infolge Schleimhautschädigung ist die Reinigungskapazität vermindert, was das Infektionsrisiko weiter erhöht. Auch die eingeschränkte Ernährung vermindert die Reinigungskapazität.

Prophylaxe und Therapie

➤ **Vorbemerkungen:**
   – Die direkte Schädigung der Schleimhaut ist letztlich nicht vermeidbar, eine gezielte Pflege kann aber Komplikationen, z.B. systemische, gefährliche Infektionen, verhüten und auch Linderung verschaffen.
   – Wichtig ist die konsequente, systematische Stomatitisprophylaxe mit Spül-Substanzen, die nicht schädlich sind.
   – *Schädliche Substanzen* sind solche Spül-Lösungen, die eine Alkoholbasis haben, scharf und irritierend sind, gerben oder färben.

Stomatitisprophylaxe/-therapie

➤ **Umfang der Maßnahmen:**
- Prophylaktische Maßnahmen sind abhängig vom eingeschätzten Risiko, s. Tabelle 25.
- Therapeutische Maßnahmen sind abhängig vom Grad der Stomatitis, s. Tabelle 24 und Tabelle 25.

Tabelle 24 Gradeinteilung der Stomatitis nach Richtlinien der American Oncology Nursing Association (McNally, 1986)

Grad	Befunde
Grad I	Rötung der Mundschleimhaut
Grad II	Vereinzelte kleine Ulzerationen oder weiße Flecken. Keine wesentlichen Probleme beim Essen oder Trinken
Grad III	Ineinanderfließende Ulzerationen oder Flecken, die mehr als 25 % der Mundschleimhaut bedecken. Der Patient kann nur noch Flüssigkeiten zu sich nehmen
Grad IV	Blutende Ulzerationen, die über 50 % der Mundschleimhaut bedecken. Patient kann nicht mehr essen und trinken

Tabelle 25 Übersicht: Prophylaxe und Pflege bei Stomatitis nach Risikogruppen und Stomatitisgrad

Patient: Risikogruppe bzw. Grad der Stomatitis	Definition	Maßnahmen
Prophylaktische Maßnahmen		
Geringes Risiko	Zytostatika ohne zu erwartende Stomatitis vgl. Anhang I	Information über die Notwendigkeit einer guten Mund- und Zahnhygiene
Risikopatient	Chemotherapie mit zu erwartender, leichter Schleimhauttoxizität, Radiotherapie im Kopf-Hals-Bereich, Zusätzlich intrathekale Chemotherapie	– Information über die Notwendigkeit einer guten Mund- und Zahnhygiene nach jeder Mahlzeit und vor dem Schlafengehen – Zusätzlich nach jeder Zahnreinigung Spülung mit milden Substanzen, z. B. mit Kamille ab Beginn der Therapie für 10–20 Tage – Keine Verwendung von Schleimhautschädigenden Substanzen (s. S. 116–117) – Nikotinabstinenz
Hochrisikopatient	Hochdosischemotherapie mit zu erwartender schwerer Schleimhauttoxizität, Granulopenie (vgl. Anhang I) Kombinierte Chemo-Radiotherapie im Kopf-Hals-Bereich	– Wie Risikopatient, jedoch Spülung nach der Zahnreinigung mit Chlorhexidin 0,12 %, nach jeder Mahlzeit, Zwischenmahlzeit und vor dem Schlafengehen, ab Beginn der Therapie für ca. 20 Tage – Keine Verwendung von schleimhautschädigenden Substanzen (s. S. 116–117) – Infektprophylaxe mit Virostatika, Antimykotika und Antibiotika – Evtl. schleimhautschützende Mittel, z. B. Cytotec

Supportivtherapie

Stomatitisprophylaxe/-therapie

Tabelle 25 Fortsetzung

Patient: Risikogruppe bzw. Grad der Stomatitis	Definition	Maßnahmen
Therapeutische Maßnahmen		
Grad I Stomatitis	S. Tabelle 24, S. 146	– Wie Hochrisikopatient – Zusätzlich weiche, milde Nahrung, flüssiges Oberflächenanästhetikum zur Schmerzlinderung – Intensives Weiterführen der Mundhygiene mit sehr weicher Zahnbürste und Chlorhexidin 0,12 % Spülungen
Grad II, III, IV Stomatitis	S. Tabelle 24, S. 146	– Wie Hochrisikopatient – Weiterhin Spülungen mit Chlorhexidin, jedoch 2stündlich oder häufiger – Alternative zu Chlorhexidin 0,12 %: Spülung mit Betadine bucal. Dies hat die gleiche antibakterielle und leicht fungizide Wirkung – Evtl. Fungistatika, Virostatika, Antibiotika – Zusätzliche orale Anwendung flüssiger Oberflächenanästhetika, Schmerzmittel, evtl. per Infusion (z. B. Morphin) – Parenterale Ernährung (Vitamine, Nährstoffe) bei Ernährungsdefizit – Zuwendung, Unterstützung

Grundlagen

➤ **Vorbemerkungen:**
- Infolge ihrer raschen Zellproliferation ist die Matrix der Haaransatzzellen durch einzelne Zytostatika besonders gefährdet.
- Da eine totale Alopezie für den Kranken ein psychosoziales Trauma darstellt, sollte deren Verhütung bzw. Abschwächung angestrebt oder der sichtbare Haarverlust durch eine gut angepaßte Perücke kompensiert werden. Die Perücke soll bereits vor der ersten Chemotherapie verschrieben werden.

➤ **Verursachende Zytostatika:**
- Hauptverantwortliche Zytostatika für die meist längerfristige totale Alopezie sind Adriamycin (Doxorubicin), Epirubicin, Taxol und VP 16 (Etoposid), auch Cyclophosphamid i. v. in hohen Dosen.
- Neuere Anthrazykline bzw. Antrachinone wie z. B. Idarubicine, Mitoxantrone verursachen weniger bzw. erst bei höheren kumulativen Dosen bedeutsamen Haarausfall.

Verlauf und Ausmaß des Haarausfalls

➤ **Zeitpunkt:** Beispiele:
- *Adriamycin:* Der Haarausfall tritt 2–3 Wochen nach Erreichen einer Dosis von 100–150 mg/m^2 Körperoberfläche Adriamycin (Doxorubicin) ein.
- *Taxol:* Die Alopezie tritt meist 2–3 Wochen nach der ersten Therapie oft innerhalb weniger Tage ein.

➤ **Dauer:** Nach einer Alopezie (teilweise oder total) wachsen die vorher vorhandenen Haare immer wieder nach. In der Regel geschieht dies noch unter der Therapie, meist nach 6–8 Chemotherapiezyklen. Das mehrmalige Ausfallen der Haare wird dann beobachtet, wenn die Behandlungszyklen in unregelmäßigen Abständen durchgeführt werden (müssen).

Skalphypothermie

➤ **Indikationen:** Therapie mit Doxorubicin (Adriamycin) und Epirubicin (Kurzinfusion, Bolus).

➤ **Kontraindikationen:** Die Indikation zur Skalphypothermie wird kontrovers diskutiert. Folgende Kontraindikationen sind unbedingt zu beachten:
- Leukämie-Patienten.
- Patienten mit Kälteantikörpern.
- Gleichzeitige oder anschließende Schädelbestrahlung.
- Tumoren, deren zuführende Blutgefäße in der Nähe des unterkühlten Bezirkes liegen.
- Skalp- und Kopfhautmetastasen.
- Verlängerte Applikationsdauer bzw. Dauerinfusionen zu Haarausfall führender Zytostatika (zulässige Infusionszeiten s. Methode).
- Zytostatika, deren biologische Halbwertszeit > 1–2 Stunden liegt. Z.B. Halbwertszeit von Adriamycin: 30 Minuten.
- Dauertherapie mit oralen Zytostatika (z. B. Cyclophosphamid p. o.).

➤ **Wirkung:** Die Kälte bewirkt eine Vasokonstriktion der Skalpblutgefäße. Die dadurch erreichte Minderdurchblutung schützt die Haaransatzzellen vor der temporären „Anflutung" (Spitzenkonzentration) entsprechender i. v. verabreichter Zytostatika.

Alopezieprophylaxe

➤ **Methode:**
- *Voraussetzung:* Gute Patienteninformation und -motivation.
- Hochgesteckte Haare auflösen.
- Haare leicht anfeuchten (bessere Kälteleitung).
- Schutz der empfindlichen Kopfpartien (Stirne, Schläfen, Ohren, evtl. Nacken) z. B. mit Zellstoff.
- Mindestens 5 Min. vor der (Adriamycin-) Chemotherapie das -13 °C tiefgekühlte „Chemocap" aufsetzen, eng am Kopf befestigen. Dabei ist die halbsitzende Haltung des Patienten von Vorteil.
- Anschließend Adriamycin als i. v. Bolus bzw. Kurzinfusion (max. 20 Min.) verabreichen.
- „Chemocap" bis mindestens 30 Min. nach der Injektion (Infusion) belassen.
- *Beachte:* Bei mehreren Zytostatikainjektionen und plaziertem „Chemocap" zuerst Adriamycin (Doxorubicin) bzw. Cyclophosphamid applizieren.
- Nach Entfernung des „Chemocap" dem Patienten die Möglichkeit zum Trocknen und Kämmen der Haare anbieten.

➤ **Erfolge:** In klinischen Studien wurde die Wirksamkeit der Skalphypothermie bei ca. 50 % der Patienten unter Adriamycintherapie nachgewiesen. Die Wirksamkeit der Skalphypothermie für Taxol und Taxotere wird derzeit geprüft.

➤ **Probleme der Skalphypothermie:**
- Der Erfolg der Skalphypothermie wird durch die Höhe der Dosis (ab > 80 mg Adriamycin eingeschränkter Erfolg), durch die Leberfunktion sowie durch die Qualität der Skalphypothermie-Technik bestimmt.
- Gleichzeitig mit Adriamycin verabreichte hohe Dosen von Cyclophosphamid vermindern den Erfolg ebenfalls.
- Eine Häufung von Kopfhaut-Tumormetastasen durch lokale Inaktivierung des Zytostatikums konnte bisher nicht bewiesen werden.

Grundlagen

➤ **Indikationen:** Manifeste Blutungsneigung bei Thrombozytenzahlen < 20 000/µl. Die stumme Thrombopenie wird oft auch bis zu Werten ≥ 5000/µl toleriert. Bei immunologisch bedingter Thrombopenie (Zerstörung eigener Plättchen) bringen Spenderthrombozyten keine Besserung.

➤ **Spenderauswahl:**
  - Bei neu aufgetretener Thrombopenie können blutgruppeneigene Plättchen transfundiert werden.
  - Sensibilisierte Patienten (z.B. nach mehrfacher Thrombozytensubstitution) oder Patienten, die für eine Knochenmarktransplantation vorgesehen sind, sollten Thrombozyten HLA-kompatibler Spender erhalten. Diese werden oft über Apherese-Techniken (Zellseparator) gewonnen.

Durchführung

➤ **Bedarf:** Ein einfaches Konzentrat enthält ca. $0,5 \times 10^{11}$ Thrombozyten/Einheit, ein Zellseparator-Konzentrat ca. $2-4 \times 10^{11}$ Thrombozyten/Einheit. 1×10^{11} Thrombozyten führen ca. zu einem Anstieg von 10 000/µl.

➤ **Transfusion:**
  - Die Transfusion der Thrombozyten sollte unverzüglich und rasch erfolgen, vor der Transfusion sollten Antihistaminika verabreicht werden. Es wird ein spezielles Transfusionsbesteck benötigt.
  - *Dokumentation:* Dokumentation der Thrombozytenzahl 30 Minuten nach Transfusionsende (Anstieg um wieviel?), um evtl. die Spenderauswahl zu optimieren.

➤ **Besondere Situationen/Maßnahmen:**
  - Ein besonderes Problem stellt der allogen immunologisch reagierende, transfusionsrefraktäre Patient dar. Solche Patienten müssen von intensiven zytotoxischen Therapien ausgeschlossen werden.
  - Bei Autoimmunthrombopenien ist oft der Einsatz von Zytostatika oder Immunsuppressiva indiziert.

Granulozyten-Substitution

Indikationen

➤ Nicht beherrschbare Infektion bei grundsätzlich reversibler Granulozytopenie ($<500/\mu l$). Die Granulozyten-Transfusion wird erst nach Mißerfolg eines höchstdosierten Therapieversuchs mit Antibiotika und Antimykotika eingesetzt.

➤ Die Sepsis mit gramnegativen Erregern ist die klassische Indikation zur Granulozyten-Substitution, der Einsatz bei Pilzinfektionen scheint weniger erfolgversprechend zu sein.

Spenderauswahl

➤ **HLA-System:** Die HLA-Antigene haben wie bei der Thrombozyten-Substitution für die Transfusion die größte Bedeutung. Eine frühzeitige Spenderauswahl nach dem HLA-Muster ist sinnvoll.

➤ **Immunphänotypisierung:** Wenn keine Immunphänotypisierung im HLA-System besteht, werden die begleitenden Erythrozyten (Blutgruppen) berücksichtigt.

➤ **Antikörper:** Empfängerinnen nach Schwangerschaften und Empfänger nach Bluttransfusionen sollten auf HLA- und granulozytenspezifische Antikörper untersucht werden.

Herstellung

➤ **Problem:** Die pro Tag benötigten Granulozyten (1×10^{10}/kg KG) waren bisher kaum zu gewinnen. Bei Vorbehandlung der Spender mit Wachstumsfaktoren (s. S. 155) ist dies möglich.

➤ **Vorbehandlung der Spender:** Die Granulozytenumverteilung marginaler Zellen in den Zentralstrom des Blutes wird durch die Vorbehandlung mit 2 mg/kg KG Prednisolon am Vortag begünstigt.

➤ **Separation:** In ca. 4 Std. können aus ca. 10 l Blut bis zu 3×10^{11} Granulozyten durch Zellseparation (Durchlauf durch spezielle Filter) gewonnen werden. Die Lagerung der Granulozyten ist nicht möglich, sie müssen sofort transfundiert werden. Spender werden durch Wachstumsfaktoren, Sedimentationsmittel und Separation belastet.

➤ **Bestrahlung der Präparate:** Für Kleinkinder und immuninkompetente Patienten sind ausschließlich mit 15 Gy vorbestrahlte Präparate zu verwenden, um die Ausbildung einer Spender-gegen-Wirt-Reaktion (Graft versus host disease) zu vermeiden.

Durchführung

➤ **Bedarf:** Mindestens täglich $1-2 \times 10^{11}$ Granulozyten über 3–4 Tage sind notwendig, um bei Erwachsenen eine Infektion zu beeinflussen.

➤ **Erfolgsbeurteilung:** Fieberabfall, Wundwallreaktionen und Granulozyten im Mundspülwasser werden beobachtet. Tritt in wenigen Tagen keine Besserung ein, ist mit einem Erfolg nicht zu rechnen.

➤ **Praktische Durchführung:**
- *Vorbehandlung mit Antihistaminika.*
- *Geschwindigkeit:* Die Transfusion kann zügig erfolgen, wenn keine Nebenwirkungen (Überreaktion) auftreten.
- *Gleichzeitige Infusion anderer Medikamente:* Die Gefahr der gleichzeitigen Infusion anderer Medikamente wird unterschiedlich eingeschätzt. Ein getrennter venöser Zugang ist sinnvoll.

Komplikationen

➤ **Akut:** Auslöser sind Leukozytenantikörper bei Vortransfundierten oder nach Schwangerschaft. Symptome: Fieber und Schüttelfrost, Zyanose, im Extremfall Schocksymptomatik.
➤ **TRALI** (Transfusion Related Acute Lung Injury): 6 – 8 Stunden nach Transfusion einsetzende Transplantat-gegen-Wirt-Reaktion durch die immer in der Granulozytensuspension enthaltenen Lymphozyten. Diese Reaktion ist auch bei der Gabe anderer Blutkomponenten möglich.

Weitere hämatologische Support-Maßnahmen

Plasmapherese

➤ **Indikation:** Verminderung von Paraproteinen, Mediatoren, Autoantikörpern.
➤ **Technik:**
  – Abschöpfen des Plasmas aus 12 – 14 l Blutvolumen am Zellseparator.
  – Bei Einsatz von Frischplasma als Ersatz des entnommenen Volumens ist eine serologische Vortestung erforderlich, damit beim Patienten keine Überreaktion auftritt.
➤ **Ergebnis:** 10 – 40 % von Paraproteinen oder Toxinen sind mittels Plasmapherese in einer Sitzung zu reduzieren. Das Ausmaß ist abhängig vom Verteilungsraum der Substanz.
➤ **Nebenwirkungen:**
  – Selten unverträgliche Antikoagulation.
  – Infektübertragung bei der Substitution, selten auch Sepsis-Erreger.
  – Volumenmangel bei großer Probeentnahme.
  – Auslösung einer Allergie (Typ I Überreaktion) ist in Einzelfällen möglich.

Immunglobulintherapie

➤ **Indikationen:**
  – Substitution bei erworbenem Antikörpermangel-Syndrom bei niedrigmalignen Non-Hodgkin-Lymphomen vom B-Zelltyp.
  – Bei hochdosierter Chemotherapie und Stammzelltherapie zur Überbrückung der Zeit bis zur Wiederkehr der Immunkompetenz.
➤ **Durchführung:**
  – Nativkonzentrate intramuskulär, wenn keine Blutungsneigung vorliegt (Thrombopenie bzw. Thrombopathie ausschließen). 5 – 10 ml eines Konzentrats schützen für 2 – 4 Wochen. Ca. 75 Immunglobuline, die unterschiedlich hergestellt werden, können bei Thrombopenie oder Antikoagulation intravenös gegeben werden. Dosen von 10 – 20 g/2 – 3 Wochen werden empfohlen.
  – Beachte einen angeborenen IgA-Mangel. In diesem Fall werden modifizierte Immunglobulinkonzentrate zur intravenösen Gabe eingesetzt. Diese sind oft IgA-depletiert.
➤ **Erfolgskontrolle:** Der Erfolg der Therapie kann nur am Schutz vor viralen oder bakteriellen Infektionen gemessen werden. Während der Schutz von Neugeborenen gesichert ist, fehlen eindeutige Beweise für die Wirksamkeit bei Erwachsenen und Kindern.

Grundlagen

➤ **Funktionen der Zytokine:**
  1. *Wachstumsfaktoren* der Hämatopoese: Granulo-, Magakaryo- und Erythropoiese.
  2. *Kommunikationssystem:* Interleukine (IL-1 – 17; Monokine, Chemokine und Lymphokine), Tumornekrose-Faktor (TNF-α und -β) und Interferone (IFN-α, -β und -γ).
➤ **Einsatz für den klinischen Gebrauch:** Bereits etabliert ist der Einsatz von Wachstumsfaktoren (vgl. S. 376), Interferonen (IFN-α, -β und -γ) und Interleukin. TNF wird für den klinischen Gebrauch vorbereitet.

Einsatz von Zytokinen der Hämatopoese

➤ Eingesetzte Wachstumsfaktoren s. Tabelle 117, S. 376. In dieser Tabelle sind auch die gängigen Abkürzungen erläutert.
➤ **Indikationen/Effekt:**
  – *Gemeinsamkeiten:* Bei aktivierbarem Grundsystem, d.h. vorhandenen Stammzellen, wird die Reifung beschleunigt, die Proliferation evtl. gesteigert und oft wird auch die Funktion der Zielzelle verstärkt. Insgesamt kann mit Wachstumsfaktoren die Zytopenie nach Zytostatikatherapie verkürzt werden.
  – Hämopoetische Wachstumsfaktoren werden mit Vorsicht auch bereits bei Hämoblastosen eingesetzt.
  – *G-CSF:*
    • Bei zytostatikainduzierter Zytopenie. Wirkung: Verkürzte Dauer der Zytopenie (2 – 5 Tage kürzer).
    • Bei Stammzelltransplantation (s. S. 129) zur Stammzellmobilisierung.
  – *GM-CSF:* Verbesserte Antigenpräsentation durch Aktivierung von Langhans- und anderen dendritischen Retikulumzellen. Die lokalen und systemischen Wirkungen und Nebenwirkungen haben zu größerer Zurückhaltung beim Einsatz (verglichen mit G-CSF) geführt.
  – *EPO:* Bei nephrektomierten Patienten, platininduziertem Nierenschaden mit Erythropoetinverlust. Zur Besserung einer Tumor- oder Infektanämie ist der Einsatz weniger erfolgreich.
  – *IL-3:* Kooperation mit CSFs. Wirkung: Besserung der Wirkung von GM-CSF und EPO.
  – *TPO/MGDF:* Bei Thrombopenie zur Steigerung der Thrombopoese. Die Substanz wird für den klinischen Gebrauch vorbereitet. MDGF wird möglicherweise eine Rolle bei der Stammzellgewinnung übernehmen.
➤ **Beachte:** Die verringerte oder zumindest relativ verminderte Konzentration eines Zytokins sollte bekannt sein (vgl. EPO-Anwendung bei Nierenparenchymausfall). Die Wirkung pharmakologischer Dosen ist aber damit nicht ausgeschlossen und Kombinationen können durch Konditionierung (z.B. G-CSF gefolgt von Erythropoetin) überadditiv wirken.

Zytokintherapie

Einsatz von Zytokinen in der Tumortherapie

➤ **IFN-α, IL-2, IL-10 (und TNF-α):**
  – Unterdrückung des Ph+-Klons der CML (vgl. S. 403).
  – Reduktion von Haarzellen vgl. S. 430.
  – Verstärkung der IL-2-Wirkung durch verstärkte HLA-Klasse I-Expression.

➤ **IL-2 zur Immunstimulation:**
  – *Wirkung:* IL-2 wirkt zur Tumorzellabwehr durch in vivo- und in vitro-Aktivierung von lymphokin-aktivierbaren Killerzellen (LAK-Zellen) und tumorinfiltrierenden Lymphozyten (TIL).
  – *Dosierung:* Es können nur niedrige Dosen von IL-2 ambulant gegeben werden, wenn eine intensive Schulung des Patienten erfolgt ist. Zu den drohenden Nebenwirkungen vgl. unten „Leakage-Syndrom".
  – *Ergebnisse:* Therapeutische Wirkungen sind meist passager. Sie werden beim malignen Melanom, Nierenzellkarzinom und kutanen Lymphomen, sowie bei der Haarzellen-Leukämie und der chronischen myeloischen Leukämie erzielt (experimentell bzw. kleine klinische Studien).

➤ **IL-10 zur Immunstimulation:** NK-Zell-Aktivierung (NK = Natürliche Killerzellen) mit wenigen Nebenwirkungen.

➤ **TNF-α:** Bisher keine breite klinische Anwendung. Ermutigende Ergebnisse wurden bei Aszitesbildung und bei regionalen Perfusionen erzielt.

Durchführung der Zytokintherapie

➤ **Applikation:** Am besten tägliche subkutane Depotgabe, dabei möglichst einschleichend dosieren.

➤ **Dosierungen:** Die Tagesdosen noch nicht standardisiert (vgl. Packungsbeilagen und wechselnde Dosierungsvorschriften). Mehrfache und mehrtägige Pulse wie auch Dauergaben werden erprobt.

➤ **Zulassung/Kosten der Zytokintherapie:** Alle Zytokintherapien sind kostenintensiv und je nach Land in der Krankenversicherung (noch) nicht zugelassen. Daher muß vor der Therapie mit dem Kostenträger die Übernahme der Kosten abgesprochen werden.

Nebenwirkungen und deren Therapie

➤ **Häufige Verursacher:** Nebenwirkungen treten bei den meisten Zytokinen auf, am meisten bei TNF-α, IFN und GM-CSF. Bei GM-CSF kommt es auch relativ häufig zu lokalen Reaktionen an den Injektionsstellen.

➤ **Symptome:** Fieber, Grippegefühl, Müdigkeit, Knochenschmerzen und weitere Sekundäreffekte durch Zellaktivierung und Freisetzung von weiteren Zytokinen.

➤ **Leakage-Syndrom:**
  – *Ursache:* Nach IL-2- und TNF-α-Therapie kommt es regelmäßig zu vermehrter Kapillardurchlässigkeit und damit zu einem Flüssigkeitsverlust aus dem Gefäßsystem.
  – *Problem:* Flüssigkeitsverlust, Lungenödem etc.
  – *Vorgehen:* Bilanzierung der Flüssigkeitszufuhr/Ausscheidung, Kontrolle des Körpergewichts, Thorax-Röntgen 2 × pro Woche, Bettruhe und Kreislaufüberwachung bei drohendem Lungenödem sind bei entsprechender Dosierung einzurichten und evtl. bis zur intensivmedizinischen Betreuung fortzusetzen.

Vorbemerkungen

➤ Patienten mit aktivem Tumor leiden häufig an einer Anorexie bzw. Mangelernährung.
➤ Es gibt keine erwiesenermaßen „krebshemmende Diät".
➤ Tumorkranke benötigen dann eine Diät, wenn sie an einer zusätzlichen Stoffwechselkrankheit leiden (z. B. Diabetes) oder eine tumorbedingte Stoffwechselkomplikation aufweisen (z. B. Hyperkalzämie).
➤ Die Ernährung wird oft in Phasen aktiver Chemo- oder Radiotherapie vorübergehend wesentlich erschwert. Dies verlangt eine gute Diät-Beratung und evtl. vorübergehende, zusätzliche parenterale Ernährung.
➤ Bei Patienten mit intensiver Therapie oder auch vor größeren operativen Eingriffen wird bei Ernährungsproblemen oft eine vollwertige parenterale Ernährung in Betracht gezogen.
➤ Lang andauernde schlechte Nahrungsaufnahme führt zu Katabolismus, Verschlechterung des Allgemeinzustandes und zur Verschlechterung der Abwehrlage.

Maßnahmen bei Mangelernährung

➤ **Bei Mangelernährung bestehen folgende unterstützende Möglichkeiten:**
  – *Orale* Zusatzernährung (angereicherte Zutaten, evtl. kommerzielle Formuladiäten).
  – *Sondenernährung*, z. B. über eine perkutane, endoskopisch kontrollierte Gastrostomie (PEG, v. a. bei Schluckproblemen).
  – *Parenterale*, zentralvenöse Ernährung.
➤ **Vitamin- und Nährstoffzusätze** nach Bedarf geben.
➤ Es ist auf Ausgewogenheit der Nährstoffe zu achten: 50 – 60 % Kohlenhydrate, 30 – 35 % Eiweiße, 10 – 20 % Fett.

Maßnahmen bei therapiebedingtem Appetitverlust

➤ **Antiemetika** vor den Mahlzeiten einnehmen, z. B. Metoclopramid oder Domperidon p. o. oder evtl. als Suppositorium.
➤ **Mahlzeiten:**
  – Dem Patienten genügend Zeit zum Essen lassen.
  – Häufige, kleine Mahlzeiten (Zwischenmahlzeiten), eiweißhaltige Zusatzdrinks als Bettmahlzeit.

Maßnahmen bei Stomatitis/Ösophagitis

➤ Zur Stomatitis vgl. auch S. 146 – 148.
➤ **Oberflächenanästhesie** des Mund-/Rachenraumes vor der Nahrungsaufnahme durch ein orales Anästhetikum (teilweises Hinunterschlucken bei Ösophagitis).
➤ **Pflege:** Gute Mundpflege/Zahnhygiene.
➤ **Nahrung:** Säurearme, breiige Kost, evtl. flüssige Kost. Kein Alkohol und Nikotin.
➤ **Weitere Maßnahmen:** Bei Mundtrockenheit (v. a. nach Radiotherapie) evtl. künstlichen Speichel anwenden.

Ernährung bei Hyperkalzämie

➤ **Kalziumarme Diät:** Wenig Milchprodukte, kalziumarme Getränke, viel Flüssigkeit. Die Flüssigkeitsaufnahme ist bei Patienten mit ohnehin schlechtem Appetit oft schwer oral durchzuführen.

➤ **Im Terminalstadium** soll man von dieser strikten Diät absehen, sie ist bei schlechtem Appetit oft ungenießbar.

➤ **Spezifische Therapie** der Hyperkalzämie s. S. 482 – 484.

➤ Da die Ernährung des Tumorpatienten sehr komplex sein kann, wird hier auf die spezifische Fachliteratur verwiesen.

Ziel/Limitationen

➤ Viele Kranke ziehen die Pflege zu Hause einem Krankenhausaufenthalt vor. Der ungezwungene Tagesablauf zu Hause, die gewohnte Umgebung, die Nähe der Familie bzw. enger Bezugspersonen ermöglichen bei besten Beziehungs- und Pflegevoraussetzungen eine erträglichere Krankheitsphase oder sogar ein gut vorbereitetes, würdiges Sterben.

➤ Man kann indessen im heutigen sozialen Umfeld die Limitationen der Heimpflege nicht übersehen: Kleinfamilien, zerbrochene Ehen bzw. Familienverhältnisse, fehlende Pflegemotivation bzw. Angst und Überforderung der familiären Betreuer.

Voraussetzungen

➤ Wunsch und freie Entscheidung des Patienten.
➤ Gute Beziehung und Offenheit zwischen Patient und Angehörigen.
➤ **Bereitschaft der Angehörigen:**
  – *Generell:* Wille, Belastbarkeit?
  – *Zeitliche Freistellung:* Temporäre Beurlaubung, Ablösedienst für Nächte, Wochenende etc.?
  – *Pflegerisch:* Fähigkeit und Bereitschaft zur Übernahme spezieller pflegerischer Maßnahmen wie Waschen, Lagern etc.?
➤ **Bereitschaft für die Mitarbeit** von:
  – Gemeindekrankenschwester.
  – Hausarzt (regelmäßige Hausbesuche).
  – Weitere Betreuungspersonen (Pflegedienste, kirchliche Organisationen etc.).
➤ **Supportivtherapie:** Möglichkeit der guten Symptomlinderung zu Hause, z. B. Schmerztherapie etc.
➤ **Geeignete Räumlichkeiten:** Wohnung mit Lift oder Parterrewohnung, sanitäre Installationen auf gleicher Ebene etc.

Organisationsmaßnahmen

➤ **Frühzeitige Kontaktaufnahme** mit Angehörigen, Hausarzt und Gemeindekrankenschwester durch Ärzte, Krankenschwestern und Sozialarbeiter des Krankenhauses/der Klinik.
➤ **Einrichtung des Pflegeplatzes** zu Hause durch die Gemeindekrankenschwester und die Angehörigen.
  – *Geeignetes Krankenzimmer:* Im Wohnraum kann evtl. die Isolation vermindert werden.
  – *Bett:* Bei Bettlägerigkeit verstellbares Bett mit Bettbügel. Antidekubitusmaterial zur optimalen Lagerung, evtl. spezielle Matratze.
  – *Weitere Utensilien:*
    • Bei Bedarf Nachtstuhl, Krankentischchen, Infusionshaken, Rollstuhl, Rufanlage. Solche Utensilien sind z. B. durch die Gemeindekrankenschwester zu beziehen.
    • Organisation von Sauerstoffgeräten, Medikamentenpumpen, Inhalationsgeräten etc. in Sanitätsgeschäften.
➤ **Nachtwache:** Bei Bedarf Organisation einer Person für die Nachtwache durch Krankenschwester oder Sozialarbeiterin.

Organisation der Pflege zu Hause

➤ **Administrative Vorbereitungen vor der Entlassung des Patienten aus dem Krankenhaus:**
  - Rezeptur von Medikamenten und Verbandmaterial. Darauf achten, daß für das Wochenende bzw. als Reserve-Medikation ausreichende Mengen verschrieben werden.
  - Arztbrief an den Hausarzt senden.
  - Gemeindeschwester informieren.
  - Zeugnis für die Krankenkasse ausstellen.

➤ **Instruktion der Gemeindeschwester, Angehörigen oder des Patienten über spezielle pflegerische Maßnahmen, z. B.:**
  - *Medikamente:* Orale Medikamentenverabreichung, Spritzen und Infusionen per schriftlichen Plan.
  - Umgang mit Dauerkathetern: Urinkatheter, Periduralkatheter, Venenkatheter, Medikamentenpumpen.
  - Einweisung zur Benutzung von Absauggeräten.
  - Spezielle Pflege von Stomata: Tracheostoma, Darmstoma, Urostoma s. S. 84–85.
  - Spezielle Verbände.
  - Instruktion über Sauerstoffverabreichung bzw. Inhalation.
  - Grundpflege zur Förderung des Wohlbefindens zur Prophylaxe von Dekubitus, Stomatitis (s. S. 146–148) und Infektionen (s. S. 142–143).

Betreuungsinstanzen zu Hause

➤ **Vorbemerkung:** Die im folgenden aufgezählten Instanzen sind nicht in jedem Land gleichermaßen vertreten.

➤ **Sozialberaterin der Krebsliga oder der Gemeinde:** Diese bietet: Psychosoziale Unterstützung, finanzielle Hilfe, Organisation von Haushalthilfen, Mitarbeiter des Rotkreuzdienstes für Transporte, Nachtwachen, Botengänge, Betreuungsbesuche etc.

➤ **Beratende Pflegeperson mit onkologischer Ausbildung** zur Unterstützung für spezielle Behandlungen. Dies geschieht immer in Zusammenarbeit mit dem Hausarzt und der Gemeindekrankenschwester.

➤ **Hauspflegeorganisationen** von Kirche oder Gemeinde.

➤ **Pro Senectute bzw. Altershilfe** für verschiedene Dienste, Mahlzeitenlieferung etc.

➤ **Seelsorger** der Gemeinde.

➤ Selbsthilfegruppen.

Psychische Aspekte zu Hause

➤ Das offene Gespräch über die Krebskrankheit und deren Folgen ist in den meisten Fällen anzustreben, Angst und Isolation können dadurch gemindert werden.

➤ Die Konfrontation der Patienten zu Hause mit paramedizinischen Ratschlägen ist wahrscheinlich. Die offene Diskussion darüber ist anzustreben, da die Patienten möglicherweise bedrängt werden.

➤ Miteinbezug der Angehörigen in die Pflege vermittelt diesen das Gefühl, einen sinnvollen Beitrag zu leisten. Um dies tun zu können, brauchen sie das nötige Wissen und die Fähigkeiten für die entsprechende Pflege.

➤ Auch Angehörige bedürfen einer phasenweisen Entlastung, z.B. Ablösung durch Bekannte an einem Nachmittag oder für eine Nacht etc.

➤ Bei Unruhe des Kranken muß der Arzt zum Wohle dessen selbst sowie der Angehörigen eine angepaßte Medikation in Erwägung ziehen. Besondere Bedeutung hat diesbezüglich auch eine gute Bekämpfung von Schmerz und Schlaflosigkeit.

➤ Angst und Ungewißheit lassen sich durch regelmäßige Kontakte und Unterstützung durch Fachpersonen sowie die Betreuung durch Seelsorge oder andere psycho-soziale Betreuer reduzieren.

➤ Eine fachlich-onkologisch geschulte Bezugsperson ist oft nötig über die letzte Lebensphase hinweg und kann durch Reduktion von Angst und Hilflosigkeit eine vorzeitige unnötige Hospitalisation verhindern.

Terminalpflege (Sterbephase)

Schmerzbekämpfung

➤ Zur Schmerztherapie s. S. 131 – 135.
➤ **Oberstes Ziel:** Schmerzfreiheit durch regelmäßige Verabreichung eines Schmerzmittels (Schmerzprophylaxe). Dies erfordert eine gute Information der Betreuer und des Kranken.
➤ Solange wie möglich sollten Schmerzmittel oral oder rektal appliziert werden. Opiate in Tropfenform können auch im präterminalen Stadium oft noch eingenommen werden (in wenig Flüssigkeit).
➤ Bei parenteraler Medikation: Instruktion der Injektionstechniken (i. m. und s. c.) an die Angehörigen, so daß die Verabreichung über 24 Stunden gewährleistet ist.
➤ Evtl. Dauerinjektion von Schmerzmedikamenten (z. B. mit Pumpe, s. c. oder subkutanen Infusionen); Instruktion der Überwachung an die Angehörigen.
➤ Bei anhaltenden Schmerzproblemen Rücksprache mit Spezialisten (evtl. Nervenblockade, Periduralkatheter oder spezielle Medikamentenkombinationen).
➤ Sorgfältige Berücksichtigung der psychosozialen Aspekte, insbesondere auch der Betreuer (Belastbarkeit).

Verminderung von Dyspnoe

➤ Beruhigung durch Anwesenheit der Nächsten und der Fachleute.
➤ Oberkörperhochlagerung, Arme unterlegen.
➤ Ruhiges Zimmer mit offenen Fenstern.
➤ Evtl. leichte Sedation, z. B. in Form von niedrigdosierten Morphintropfen (ruhigeres Atmen, Angstverminderung).
➤ Angepaßte O_2-Zufuhr: Eine O_2-Brille ist besser als eine Maske, weil sie weniger beengend ist.
➤ Freihaltung der Atemwege, evtl. absaugen.
➤ Atropin kann die Sekretbildung reduzieren.
➤ Reduktion der Flüssigkeitszufuhr kann die Sekretbildung reduzieren.
➤ Evtl. gezielt bronchiolytische Unterstützung.
➤ Bei Dyspnoe durch kardiale Insuffizienz evtl. Unterstützung der Herzfunktion.
➤ Abpunktieren von raumfordernden Ergüssen.
➤ Evtl. Ausschwemmen eines Lungenödems.

Verhütung von Dekubitus

➤ Regelmäßiges Umlagern, wenn möglich, gelegentlich aufstehen (Lehnstuhl). Dazu genügend Schmerzmittel verabreichen.
➤ Antidekubitusmatratze, Fersenschoner etc.
➤ Gutes Waschen und Einreiben gefährdeter Stellen: Gesäß, Hüfte, Knöchel, Fersen, Schulter, Hinterkopf und Ohren.
➤ Gutes Beobachten dieser Stellen, bei Rötung sofort entlasten.
➤ Bei Inkontinenz häufige Nässekontrolle, bei Durchfällen Antidiarrhoika.

Verhütung von Stomatitis/Pharyngitis

➤ Zur Stomatitis vgl. auch S. 146 – 148.
➤ Häufige Mundpflege mit milden Substanzen, evtl. zusätzlich mit Mundpflege-stäbchen.
➤ Bei Trockenheit Verwendung von künstlichem Speichel (hält lange feucht, in Sprayform erhältlich), evtl. Anregung des Speichelflußes mit z.B. Kaugummi, Ananassaft o.ä. Prüfen, ob eine Pilzinfektion zur Trockenheit beiträgt.
➤ Evtl. Befeuchtung der Atemluft mit Ultraschallvernebler-Gerät.

Ernährungsprobleme

➤ Der Patient soll essen und trinken, worauf er Lust hat bzw. was er verträgt (kein „Diät-Terror").
➤ Häufige kleine Mahlzeiten.
➤ Genügend Flüssigkeit, evtl. löffelweise geben, Eiswürfel lutschen.
➤ Bei Schluckschwierigkeiten und Schwäche zu flüssiger Nahrung wechseln.
➤ Bei Durst oder lästiger Dehydratation Infusionen subkutan durch den Hausarzt oder die Gemeindekrankenschwester. Die Angehörigen müssen zur Überwachung instruiert werden. Der Flüssigkeitsbedarf ist oft sehr gering, es wird daher z.B.1 Liter über Nacht s.c. infundiert.
➤ Zuviel Flüssigkeit bringt Nachteile wie z.B. häufiges Wasserlassen, Sekretbildung (Atemwege), häufigeres Erbrechen (bei Ileus).

Mögliche Pflegeprobleme

➤ **Unstillbares Erbrechen:**
  – Antiemetika, evtl. rektal, parenteral (vgl. S. 136 – 141).
  – Auf Wunsch der Patienten (Absprache) bei Retentionsmagen oder Ileus Entlastungssonde mit Ableitung.
  – Parenteraler Flüssigkeitersatz und Antiemetika.
➤ **Heftiger Juckreiz bei Ikterus:**
  – Evtl. externe Gallenableitung.
  – *Medikamente:* Antihistaminika, evtl. Steroide.
  – *Sonstiges:* Verschiedene hautberuhigende Cremes, Bäder (z.B. Schwefelbäder).
➤ **Stinkende Wunden:**
  – *Antibiotika:* Der Geruch ist oft durch die Verabreichung eines Antibiotikums gegen anaerobe Keime beeinflußbar. Beispiele: Metronidazol enteral oder auch i.v. oder lokal (Infusionslösung).
  – *Charcoalgetränkte* Kompressen sind geruchsbindend.
➤ **Verwirrtheit:**
  – *Ursache suchen:*
    • Medikamenten-induzierte Verwirrtheit.
    • Stoffwechselentgleisung, z.B. Hyperkalzämie, Hyponatriämie.
  – Die Sedation ist zu Hause besonders wichtig, z.B. mit Haloperidol, weil die Angehörigen diesen schwierigen Zustand alleine zu bewältigen haben.

Primäres Mammakarzinom

Epidemiologie

➤ **Übersicht:** Das Mammakarzinom ist der häufigste maligne Tumor der weiblichen Bevölkerung in Europa und USA. Das Mammakarzinom betrifft 6 – 7 % aller Frauen und macht 25 % der gesamten weiblichen Krebsmortalität aus.

➤ **Inzidenz:**
  – ca. 104/100 000 Frauen /Jahr in USA, BRD, Schweiz, Österreich u. a.
  – ca. 20/100 000 Frauen/Jahr in Japan, Südamerika u. a.

➤ **Mortalität:**
  – ca. 30 – 35/100 000 Frauen/Jahr in USA, BRD, Schweiz, Österreich u. a.
  – ca. 7 – 8/100 000 Frauen/Jahr in Japan, Südamerika u. a.

➤ **Altersstandardisierte Inzidenz und Mortalität:** Diese beiden Größen sind weltweit in den Jahrzehnten leicht angestiegen, die 5- und insbesondere 10-Jahres-Überlebensquoten stagnieren weltweit. Die Ausnahme bilden seit 1980 jüngere Altersgruppen < 45 Jahre, wahrscheinlich als Folge verbesserter Therapiemöglichkeiten (adjuvante Therapie).

➤ **Erkrankungsalter:**
  – Der Gipfel liegt zwischen 50 – 70 Jahren. Mehr als 70 % aller Fälle fallen in dieses Lebensalter.
  – Ein Drittel der Patientinnen ist < 50 Jahre alt.
  – Das Mammakarzinom betrifft nur selten Frauen < 30 Jahren.

➤ **Geschlecht:** Frauen : Männer = 99 : 1.

Ätiologie/Risikofaktoren

➤ Die Ätiologie des Mammakarzinoms ist noch nicht bekannt, man kann aber sog. Risikofaktoren beschreiben, vgl. Tabelle 26. Eine Rolle spielen u. a. fettreiche Ernährung, Strahlenexposition und Östrogeneinfluß. Wegen der bekannten Risikofaktoren besteht ein onkogenetischer Beratungs- und Diagnostikbedarf.

➤ **Familiäre Disposition:**
  – Die familiäre Disposition ist unbestritten. Zunehmend wird die Bedeutung genetischer Ursachen erfaßt.
  – Die Brustkrebsgene BRCA-1 und BRCA-2 werden in ca. 2 – 3 % aller Fälle und in ca. 60 – 70 % aller familiär gehäuften Fälle gefunden.

Histologie

➤ **Epitheliale maligne Tumoren der Mamma:** Nach einem Vorschlag der WHO (1981) werden die epithelialen malignen Tumoren der Mamma in 2 Gruppen zusammengefaßt: Nicht-invasive Karzinome und invasive Karzinome der Mamma.

➤ **Nicht-invasive Karzinome:** Ca. 10 – 15 %, Tendenz steigend:
  – *Intraduktale Karzinome:*
    • Duktales Carcinoma in situ (DCIS): Das DCIS wird als Folge der frühzeitigen Erkennung zunehmend häufiger diagnostiziert.
    • Komedo-Form: Das Komedokarzinom ist prognostisch günstiger als die Non-Komedo-Form (= prognostisch ungünstiger).
    • Morbus Paget der Mamille: Dieser stellt eine Sonderform der intraduktalen Karzinome der Mamma dar.
  – *Lobuläres Carcinoma in situ (LCIS).*

Tabelle 26 Bekannte Risikofaktoren beim Mammakarzinom

Faktor	Erhöhtes Risiko	Relatives Risiko	Niedriges Risiko	Relatives Risiko
Familiäre Belastung	Erkrankte Mutter/ Schwester: (v. a. <50 J.) – 1 Person – 2 Personen	1 – 2 3 – 5 9	Nicht bekannt	
Familienstand	Ledig	2	Verheiratet	
Nullipara	Ja	1,5 – 4		
Alter bei 1. Geburt	> 35 Jahre	3	< 20 Jahre	
Stillperioden > 4 Wochen			Ja	0,5
Menarche	< 12 Jahre	2	> 16 Jahre	0,3
Menopause	> 55 Jahre	2	< 45 Jahre	0,5
Mastopathie	II. Grades III. Grades	1 – 2 5		
Ionisierende Strahlen	> 90 cGy	5	< 90 cGy	
Frühere Adenokarzinome	Mammakarzinom Korpuskarzinom Ovarialkarzinom Kolorektal-Karzinome	5 1,5 3 3		

➤ **Invasive Karzinome:** Ca. 80 – 85%:
  – *Invasive duktale Karzinome:* Mit 60 – 70% ist dies die häufigste Form aller Mammakarzinome.
  – *Invasive duktale Karzinome mit prädominant intraduktaler Komponente.*
  – *Weitere Typen:* Zu der Gruppe der invasiven duktalen Karzinome gehören auch viele sehr seltene, spezielle Typen:
    • Muzinöse Mammakarzinome.
    • Tubuläre Mammakarzinome.
    • Medulläre Mammakarzinome.
    • Apokrine Mammakarzinome.
    • Adenoid-zystische Mammakarzinome.
    • Plattenepithelkarzinome der Mamma etc.
  – *Invasive lobuläre Karzinome.*
➤ **Sonderform:** Eine klinische und pathologisch-anatomische Sonderform mit besonderem Risiko stellt das sog. „inflammatorische Mammakarzinom" dar (vgl. S. 187).

Primäres Mammakarzinom

➤ **Tumoren anderen Ursprungs:**
  – *Sarkome:* Tumoren mesenchymalen Ursprungs, Sarkome, sind in der Mamma selten. Beispiel: Cystosarcoma phylloides.
  – *Maligne Lymphome:* V. a. Non-Hodgkin-Lymphome können auch in der Mamma lokalisiert sein.

Klassifikation

➤ Die Mammakarzinome werden nach der internationalen TNM-Klassifikation eingeteilt, s. Tabelle 27.
➤ **Anmerkungen zur Tabelle 27:**
  – *Rezidive* werden durch den Buchstaben „R" angegeben, z. B. RT2 etc.
  – *Brustwand:* Die Brustwand schließt die Rippen, die Interkostalmuskeln und den vorderen Serratusmuskel mit ein, nicht aber die Pektoralismuskulatur.

Tabelle 27 TNM-Klassifikation der Mammakarzinome (p = postoperativ klassifiziert)

Stadium	Bedeutung
T = Ausdehnung des Primärtumors	
Tx	Primärtumor kann nicht beurteilt werden
T0	Kein Anhalt für Primärtumor
Tis	Carcinoma in situ: Intraduktales CIS oder Lobuläres CIS oder Morbus Paget der Mamille ohne nachweisbaren Tumor
T1	Tumor 2 cm oder weniger in der größten Ausdehnung
T_1mic	Mikroinvasion $\leq 0{,}1$ cm in der größten Ausdehnung
pT1 a	$> 0{,}1$ cm aber $< 0{,}5$ cm
pT1 b	$> 0{,}5$ cm aber ≤ 1 cm
pT1 c	> 1 cm aber ≤ 2 cm
T2	Tumor > 2 cm aber ≤ 5 cm in der größten Ausdehnung
T3	Tumor > 5 cm in der größten Ausdehnung
T4	Tumor jeder Größe mit direkter Ausdehnung auf Brustwand oder Haut
T4 a	Mit Ausdehnung auf die Brustwand
T4 b	Mit Ödem (inkl. Apfelsinenhaut), Ulzeration der Brusthaut oder Satellitenmetastasen der Haut der gleichen Brust
T4 c	Kriterien T4 a und T4 b gemeinsam
T4 d	Inflammatorisches Karzinom

Stadium	Bedeutung

Tabelle 27 (Fortsetzung)

N = Befall der regionalen Lymphknoten

Nx	Regionäre Lymphknoten können nicht beurteilt werden, z. B. wenn sie vor der klinischen Klassifikation bioptisch entfernt wurden
N0	Keine regionären Lymphknotenmetastasen
pN1	Metastasen in beweglichen ipsilateralen axillären Lymphknoten
pN1 a	Mikrometastasen $\leq$ 0,2 cm
pN1 b pN1 b(a) pN1 b(b) pN1 b(c) pN1 b(d)	Makrometastasen 0,2 cm– 2 cm in 1 – 3 LK 0,2 cm– 2 cm in $\geq$ 4 LK Kapseldurchbruch des Lk, Größe < 2 cm Metastase > 2 cm
pN2	Metastasen in ipsilateralen axillären Lymphknoten, untereinander oder an andere Strukturen fixiert
pN3	Metastasen in ipsilateralen Lymphknoten entlang der A. mammaria interna

M = Fernmetastasen

Mx	Fernmetastasen sind nicht beurteilbar
M0	Keine Fernmetastasen nachweisbar
M1	Fernmetastasen vorhanden. Anm.: Supraklavikuläre LK zählen bereits zu M1

- *Morbus Paget:* Ist der Morbus Paget mit einem nachweisbaren Tumor kombiniert, wird entsprechend der Größe des Tumors klassifiziert.
- Die Prognose von Patienten mit pN1 a ist ähnlich jener bei Patienten mit pN0.
➤ **Stadiengruppierung** s. Tabelle 28.
➤ **Histologisches Grading:** Es gibt Standardisierungsversuche des Gradings mittels „Scoring System" nach Bloom und Richardson.
  - *Beurteilt werden:*
    • Mitoserate (1 – 3 Punkte).
    • Zellpolymorphie (1 – 3 Punkte).
    • Ausmaß der Drüsenbildung (1 – 3 Punkte).
  - *Ergebnis:* Die Punktzahl kann 3 – 9 Punkte betragen:
    • G 1: Bis zu 4 Punkte
    • G 2: 5 – 7 Punkte
    • G 3: 8 – 9 Punkte

Primäres Mammakarzinom

Tabelle 28 Stadien des Mammakarzinoms nach UICC

Stadium	T	N	M
Stadium 0	Tis	N0	M0
Stadium I	T1	N0	M0
Stadium IIA	T0	N1	M0
	T1	N1	M0
	T2	N0	M0
Stadium IIB	T2	N1	M0
	T3	N0	M0
Stadium IIIA	T0	N2	M0
	T1	N2	M0
	T2	N2	M0
	T3	N1, N2	M0
Stadium IIIB	T4	Jedes N	M0
	Jedes T	N3	M0
Stadium IV	Jedes T	Jedes N	M1

Klinik

➤ **Führendes Symptom** ist eine meist primär von der Patientin bemerkte Verhärtung bzw. ein tastbarer Knoten der Brustdrüse. Die Tabelle 29 gibt einen Überblick über die typischen Symptome, die zur Diagnose eines Mammakarzinoms führen.

➤ **Beachte:** Nicht jede in der Brust tastbare Veränderung ist einem Mammakarzinom gleichzusetzen. Jeder solche Befund ist indessen bis zum Beweis des Gegenteils als karzinomverdächtig zu betrachten (s. S. 170). **Beispiel Mastopathie:**
  – 40–50% aller Frauen entwickeln zwischen dem 25. bis 50. Lebensjahr eine (fibro-)zystische Mastopathie, die sich als tastbare knotige Veränderung der Brust äußert.
  – *Karzinomrisiko:* Bei dieser Erkrankung besteht nur bei der proliferativen Form, der Mastopathie III. Grades, ein erhöhtes Karzinomrisiko.
  – Die Diagnose der Mastopathie wird mittels Biopsie gesichert.

➤ Ausnahmsweise (< 5%) werden Mammakarzinome auch über zuerst auftretende regionäre Lymphknotenmetastasen entdeckt.

➤ Allgemeinsymptome sind bei der Tumorerstdiagnose äußerst selten. Sie sind fast ausnahmslos Zeichen einer Begleiterkrankung oder einer bereits stattgefundenen meist hämatogenen Metastasierung.

➤ Symptome, die zur Diagnose des Mammakarzinoms führen, sind in Tabelle 29 aufgezeigt.

Tabelle 29 Symptome, die zur Diagnose eines Mammakarzinoms führen

Knoten, Verhärtung in der Brust(haut)	ca. 60%
Schmerzen, Druck, Spannungsgefühl in der Brust	ca. 20%
Peau dOrange, Entzündung	ca. 8%
Mamillenveränderung (Einziehung u. a.)	ca. 6%
Sekretion aus Mamille	ca. 4%
Allgemeinsymptome (Metastasen)	< 2%

Metastasierungswege

➤ Mammakarzinome sind die Prototypen von malignen Tumoren, die sich früh auf dem Lymph- und sekundär oder gleichzeitig auf dem venösen Blutweg ausbreiten.
➤ **Lokalisation der Metastasen:** (Mehrfachmetastasierung ist möglich, daher ist die Summe der Prozentzahlen > 100.)
  – In entfernten Lymphknoten: 60%.
  – Lunge: 55%.
  – Skelett: 50%.
  – Leber: 50%.
  – Haut: 35%.
  – Ovar: 12%.
  – ZNS: 10%.

Früherkennung bzw. diagnostische Kontrollen

➤ Der Umfang der Früherkennungsuntersuchungen beim Mammakarzinom ist in Tabelle 30 dargestellt.

Tabelle 30 Umfang der Früherkennungsuntersuchungen bzw. Kontrollen beim Mammakarzinom

	Selbst-palpation	Mammo-graphie	Weitere Maßnahmen
Prämenopausale gesunde Frau mit Durchschnitts-risiko	Monatlich nach Menses	Ab 40. LJ alle 2 – 3 Jahre bzw. bei Verdacht	Evtl. Sonographie, bzw. MRI
Meno-/postmenopausale Frau mit Durchschnitts-risiko	Monatlich nach Menses	Ab 45. – 50. Lebensjahr alle 2 Jahre	Evtl. Sonographie, bzw. MRI
Risikopatientin (v. a. bei familiärer Belastung) vgl. S. 165.	Monatlich nach Menses	Ab 25. – 30. Lebensjahr alle (1)– 2 Jahre	Evtl. Sonographie, bzw. MRI

Primäres Mammakarzinom

Diagnostik des Primärtumors

➤ **Zeitlicher Ablauf der Diagnostik** vgl. Abb. 34.

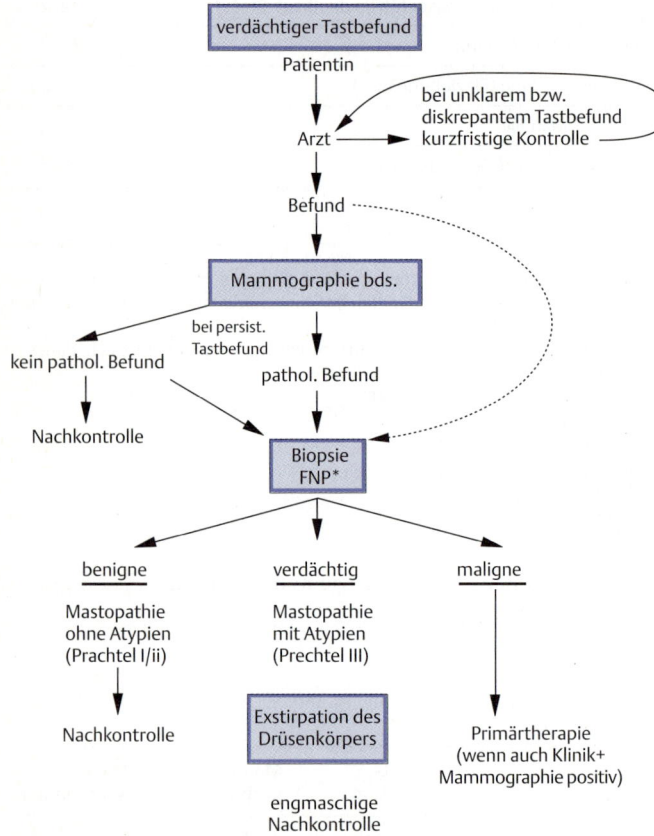

Abb. 34   Flußdiagramm der diagnostisch-therapeutischen Schritte bei verdächtigem Palpationsbefund in der Mamma (Tumorzentrum St. Gallen und OSAKO).
*(FNP = Feinnadelpunktion oder Tru-Cut-Nadelpunktion)

➤ **Körperliche Untersuchung:**
  – Trotz vermehrter Aufklärung wird die Diagnose im Mittel 5–6 Monate durch die Patientinnen und Ärzte verzögert.
  – *Inspektion der Brust:* Die Patientin steht bzw. sitzt. Beurteilung von: Symmetrie, Größe.

- *Palpation der Brust:* Hierzu liegt die Patientin flach. Beurteilung von:
  - Konsistenz des Drüsengewebes.
  - Knoten: Verschieblichkeit gegen Haut und Unterlage (Muskel), Größe: ein tastbarer Knoten hat einen Durchmesser ab 1 – 1,5 cm.
- *Quadrantenangabe* des Tumorverdachts: 50% und mehr Tumoren der Brust finden sich im lateralen oberen Quadranten, vgl. Abb. 35.

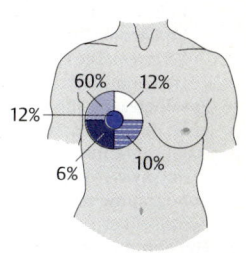

Abb. 35   Karzinomverteilung in den Quadranten der Brust

- *Mamille:* Zu achten ist auf: Verhärtung, Sekretion, v. a. blutige Sekretion, ekzematöse Veränderungen sind beim Morbus Paget typisch.
- *Haut von Mamma, Brustwand und Rücken:* Gesucht wird nach: Hautmanifestationen, subkutanen Herden, Lymphödem des Armes, „Entzündung" (bei inflammatorischem Mammakarzinom).
- *Axilla:* Die Axilla muß gründlich in entspanntem Sitzen und Liegen palpiert werden. Beurteilungskriterien der Lymphknoten: Einzelne oder verbacken tastbare Lymphknoten, Beweglichkeit, Schmerz.
- *Supraklavikulargruben und Halsgegend beiderseits:* Hier wird nach Lymphknotenvergrößerungen gesucht.
- *Abdomen:* Leberpalpation.
- *Neurologischer Status:* Suche nach neurologischen Ausfällen, v. a. Armplexusparesen.
- *Skelett:* Prüfung auf Klopfschmerz: Schädelkalotte, Femur, Humerus, Wirbelsäule.
- *Thorax:* Auskultation und Perkussion zur Diagnose eines Pleuraergusses.
➤ **Mammographie: Indikationen** (vgl. bildgebende Diagnostik S. 29 – 31):
- Die Mammographie ist vor jeder Therapie obligat.
- *Klinischer Karzinomverdacht:* Bei subjektiven Beschwerden oder klinischen Symptomen wie z. B. einem tastbaren Knoten sollte die Mammographie sofort durchgeführt werden, unabhängig von Lebensalter und Risikoprofil der Patientin.
- *Früherkennungs-Untersuchungen:*
  - Jede Frau: Basismammographie um das 40. Lebensjahr, jenseits des 50. Lebensjahrs Reihenuntersuchungen alle 2 Jahre.
  - Risikopatientinnen (Risikofaktoren s. S. 165): Basismammographie bereits zwischen dem 25.– 30. Lebensjahr, ab dem 40. Lebensjahr jährliche Kontrollen. Dies gilt insbesondere für Patientinnen mit erheblicher familiärer bzw. genetischer Belastung.

Primäres Mammakarzinom

➤ **Feinnadelpunktion (FNP)/Stanzbiopsie vgl. S. 170: Indikationen:**
  – Palpable und radiologische Befunde müssen durch FNP geklärt werden.
  – Ist die Feinnadelpunktion negativ, dann muß die chirurgische Exstirpation zur histologischen Untersuchung erfolgen.
  – Gleiches gilt für die Stanzbiopsie z. B. mit der Tru-Cut-Nadel.

➤ **Exstirpation verdächtiger Befunde:** Die Exstirpation ist die wichtigste Untersuchung zur Sicherung der Diagnose eines Mammakarzinoms.
  – *Indikationen:* Die Exstirpation ist bei allen anderweitig nicht sicher geklärten Verhärtungen/Knoten des Brustdrüsenkörpers indiziert.
  – *Vorgehen:* Die Exstirpation hat immer in toto zu erfolgen. Keinesfalls darf nur „teilbioptisiert" werden.

➤ **Zytologie:** Der Inhalt einer Zyste oder Sekret aus der Mamille müssen zytologisch untersucht werden.

➤ **Galaktographie** vgl. S. 33: Bei Mamillensekretion bzw. -blutung muß galaktographiert werden.

➤ **Sonographie und evtl. MRT:** Diese Methoden werden zur Differentialdiagnose Zyste/solider Tumor eingesetzt, vgl. S. 34.

➤ **Hormonrezeptoren:**
  – *Umfang:* Die Rezeptoren für Östrogen (ER) und Progesteron (PR) des Primärtumors sind zu untersuchen.
  – *Konsequenz:* Das Vorliegen bzw. Fehlen der Hormonrezeptoren im Primärtumor ist therapeutisch und prognostisch relevant (vgl. S. 27).

➤ **Onkogenetische Diagnostik:**
  – *Indikationen:* Bei familiär gehäuften Mammakarzinomen, v. a. bei jüngeren Patientinnen bzw. potentiell betroffenen weiblichen Verwandten 1. Grades (vgl. auch S. 165).
  – *Umfang:* BRCA-1 und BRCA-2-Genmutationen können heute bestimmt werden.

Staging/Ausschluß von Metastasen

➤ Vor Beginn einer Therapie müssen folgende Untersuchungen zum Staging durchgeführt werden. Vgl. hierzu metastasiertes Mammakarzinom S. 183 ff:
  – Mammographie der anderen Brust.
  – Oberbauchsonographie zur Suche nach Lebermetastasen.
  – Thorax-Röntgen in 2 Ebenen.
  – Skelettszintigraphie.
  – Gynäkologische Untersuchung inkl. Sonographie.
  – *Labor:*
    • Kleines Blutbild (Hb, Leukozyten, Thrombozyten).
    • Serumchemie: Kreatinin, Harnsäure, Calcium, Alkalische Phosphatase (AP), ALT (Alaninaminotransferase) = SGPT alle 4 – 6 Wochen.
  – *Tumormarker:* CEA, CA 15 – 3, CA 125 etc. Diese sind eher Verlaufsparameter bei metastasiertem Mammakarzinom, sie dienen weniger der Diagnose des primären Mammakarzinoms.

➤ **Bei klinischem Verdacht:**
  – *Radiologische Diagnostik:* Abdominales CT zum Ausschluß von Lebermetastasen, Schädel CT zum Ausschluß von ZNS-Metastasen, Skelettszintigraphie und gezielte Skeletttröntgenbilder zum Nachweis von Osteolysen.
  – *Abklärung endokriner Zusatzparameter:* Dies ist z. B. bei Hyperkalzämie indiziert (Parathormon, Vit. D-ähnliche Substanzen).

Differentialdiagnosen

➤ **Gutartige degenerative Mammaveränderungen:** Zysten, Galaktozele, Mastopathie, Adenosis mammae (gehört zu den Mastopathien II. Grades).
➤ **Gutartige Tumoren:** Fibroadenome, Adenome, Milchgangspapillome, Akanthome der Brusthaut u. a.
➤ **Traumafolgen:** Narben, Lipophages Granulom.
➤ **Infekte:** Plasmazelluläre Mastitis: DD inflammatorisches Mammakarzinom, Mykosen, Tuberkulose (heute sehr selten).
➤ **Andere (nicht epitheliale) Neoplasien:** Maligne Lymphome, v. a. Non-Hodgkin-Lymphome, Weichteilsarkome, v. a. das seltene Cystosarcoma phylloides.

Lymphknotenstationen der Axilla

➤ **Level I:** Lymphknoten lateral des M. pectoralis minor.
➤ **Level II:** Lymphknoten zwischen lateralem und medialem Rand des M. pectoralis minor.
➤ **Level III:** Lymphknoten zwischen medialem Rand des M. pectoralis minor und dem Unterrand der Clavicula.

Therapiegrundsätze

➤ Die (chirurgische) Behandlung der Mammakarzinome wird zunehmend zu standardisieren versucht (vgl. NCI Consensus-Conference Statement for the Treatment of Early Stage Breast Cancer, June 18 – 21, 1990).
➤ **Gründe für die Standardisierungsversuche:**
  – Das Mammakarzinom wurde in viele prognostisch unterschiedliche Untergruppen aufgeteilt.
  – Die unterschiedlich radikale operative Erstversorgung hat Variationen der lokoregionären Rezidivrate, nicht aber der langfristigen Überlebenschance zur Folge.
  – Radikale bzw. „supraradikale" Operationsverfahren und v. a. deren Kombination mit adjuvanter Radiotherapie führen zu erhöhter somatischer Morbidität (Armlymphödem, Plexusparesen, eingeschränkte Schultergelenksbeweglichkeit etc.) und psychischer Morbidität ohne bessere Heilungschancen zu bieten.
  – Durch eingeschränkte organerhaltende Operationsverfahren und ergänzende Radiotherapie konnten die gleichen 5- und 10-Jahres-Resultate erreicht werden.
  – Die traditionelle routinemäßige Nachbestrahlung ist ohne Wirkung auf die stadienabhängige Überlebensrate, da meist bereits eine okkulte Mikrometastasierung bei Diagnose besteht.
  – Das Umsetzen von in Studien erprobten adjuvanten Chemo- bzw. Hormon-Therapien in die klinische Praxis ist schwierig.
➤ **Forderungen:**
  – Die Primärversorgung des Mammakarzinoms ist keine „lokal-therapeutische" Angelegenheit. Es gelten interdisziplinäre Therapiekonzepte, die derzeit zwischen Kliniken- bzw. Tumorzentren variieren können.
  – Zur Erzielung bedeutsamer Fortschritte bezüglich Langzeitprognose sind weitere kooperative und prospektiv angelegte Therapiestudien unabdingbar!

Primäres Mammakarzinom

➤ **Indikationen zur primären Operation des Mammakarzinoms:**
  – Mit wenigen Ausnahmen soll jedes operable Mammakarzinom selbst bei nachgewiesener Fernmetastasierung chirurgisch behandelt werden.
  – *Ausnahmen:*
    • Hohes Alter, kurze Lebenserwartung.
    • Inoperabilität: Allgemeinzustand, Begleitkrankheiten.
    • Inflammatorisches Mammakarzinom (vgl. S. 187).
➤ **Temporäre Kontraindikationen zur primären Operation:** Bei folgenden Patientinnen wird initial die Chemo- bzw. Radiotherapie durchgeführt und erst später operiert:
  – Bei inflammatorischem Mammakarzinom, s. S. 187.
  – Bei Exulzerationen, d. h. ausgedehnte T4b-Stadien.
➤ **Art und Ausmaß** des operativen Eingriffs sind stadien- und altersabhängig festzusetzen.
➤ **Forderungen an jede Operation eines Mammakarzinoms:**
  – *Axilladissektion:*
    • Die sorgfältige Ausräumung der homolateralen Axilla ist Voraussetzung für ein optimales Staging zur Risikoabschätzung und zur Auswahl der Nachbehandlung.
    • Obligat ist die Entfernung der Lymphknoten des Level I und II (Level s. S. 173).
    • Mindestens 10 – 12 Lymphknoten sollten histologisch untersucht werden, mindestens 6 Lymphknoten aus Level I.
  – *Hormonrezeptoren:*
    • Bei allen Patientinnen außer im hohen Lebensalter müssen postoperativ die Hormonrezeptoren bestimmt werden.
    • Die Östrogen- und Progesteron-Rezeptorbestimmung im Primärtumor dient der Prognoseschätzung sowie der Wahl einer adjuvanten oder späteren Therapie.
    • Rezeptorbestimmende Labors finden sich in praktisch allen Tumorzentren (vgl. Transportbedingungen, i. d. R. auf Eis).
    Auch besteht heute vielerorts die Möglichkeit zur immunhistologischen Rezeptoranalyse am Frischgewebe. Diese erfolgt ohne Formalinfixation, ist kostengünstiger, einfacher, aber nur semiquantitativ.

Operationsverfahren des Primärtumors

➤ Die Abb. 36 zeigt die heute verfügbaren Operationsverfahren.
➤ **Standardoperation:** Die eingeschränkte radikale Mastektomie, die Ablatio nach Patey, ist für die Mehrheit der v. a. älteren Frauen mit Mammakarzinom und Tumorstadien T1 – 3, N0 – 1 die Standardoperation.
➤ **Brusterhaltende Operationen: Exzision** des Primärtumors und des umliegenden Brustgewebes mit anschließender **Radiotherapie**.
  – *Indikationen:* Mammakarzinome im Stadium I und II als Alternative zur totalen Mastektomie.
  – *Kontraindikationen:*
    • Multifokale Karzinome.
    • Ausgedehntes intraduktales Wachstum des Karzinoms im Tumor/um den Tumor von > 25 %.
    • Lymphangiosis cutis.
    • Nur inkomplette Entfernung des Tumors möglich, ein Sicherheitssaum von ≥ 1 cm muß gegeben sein.

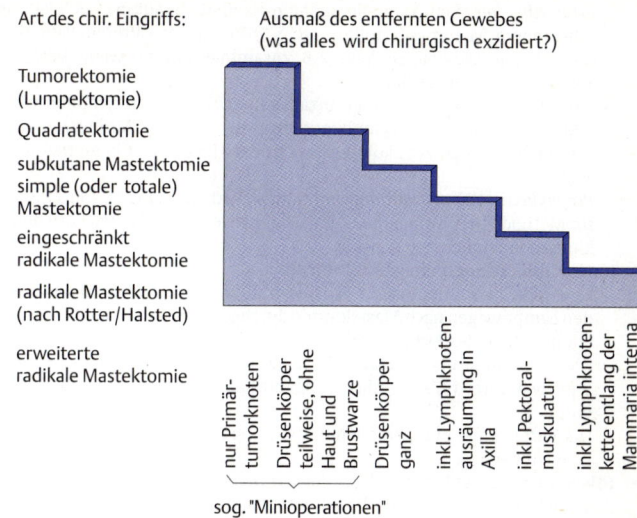

Art des chir. Eingriffs:

Ausmaß des entfernten Gewebes
(was alles wird chirurgisch exzidiert?)

Tumorektomie
(Lumpektomie)

Quadratektomie

subkutane Mastektomie
simple (oder totale)
Mastektomie

eingeschränkt
radikale Mastektomie

radikale Mastektomie
(nach Rotter/Halsted)

erweiterte
radikale Mastektomie

nur Primär-
tumorknoten

Drüsenkörper
teilweise, ohne
Haut und
Brustwarze

Drüsenkörper
ganz

inkl. Lymphknoten-
ausräumung in
Axilla

inkl. Pektoral-
muskulatur

inkl. Lymphknoten-
kette entlang der
Mammaria interna

sog. "Minioperationen"

Abb. 36 Chirurgische Verfahren zur lokalen Behandlung des primären Mammakarzinoms (nach Meuret)

- *Beachte:* Bei der Wahl dieser Therapie müssen bedacht werden:
  - Das kosmetische Ergebnis, evtl. werden Implantate, Lappenplastiken etc.
    notwendig.
  - Psychosoziale Probleme.
- *Anschließende Radiotherapie:*
  - Der Verzicht auf die chirurgische Radikalität bedingt eine zeitlich aufwen-
    dige und technisch anspruchsvolle adjuvante Radiotherapie.
  - Die Radiotherapie erfolgt an Tumorzentren, die Hochvoltbestrahlungen
    durchführen können (Dosis s. u.).
  - Wird die Radiotherapie abgelehnt, z.B. durch prämenopausale Patientin-
    nen, dann sollte auf die brusterhaltende Operation verzichtet werden und
    die Mastektomie erfolgen.

Adjuvante Radiotherapie

➤ **Indikationen:**
- *Bei brusterhaltenden Operationsverfahren* (vgl. dort): Methode: Megavoltthe-
  rapie meist mit Telekobalt mit 45 – 50 Gy in Einzeldosen von ca. 2 Gy auf die
  Restbrust. Zusätzlich 10 – 15 Gy Elektronen-Boostbestrahlung auf das Tumorbett. Die Boostbestrahlung ist kosmetisch umstritten.
- *Tumorstadien mit Faszien-, Muskel- bzw. Hautbefall:* T1 – 3 b, T4 a,b,c: Hier erfolgt die Radiotherapie nach der (eingeschränkt) radikalen Mastektomie.

Primäres Mammakarzinom

– *Primärtherapie:* Evtl. kann die Radiatio als Erstbehandlung bei lokal fortgeschrittenem Mammakarzinom (vgl. S. 187), v. a. bei älteren Patientinnen, durchgeführt werden. Sie kann z. B. zusammen mit der wenig belastenden Tamoxifen-Therapie erfolgen.
– *„Hochpositive" Axilla:* Bei einer Anzahl von ≥ 10 positiven Lymphknoten und/oder Durchbruch der Lymphknotenkapsel wird die Mitbestrahlung der Lymphabflußwege evtl. kombiniert mit der Hochdosis-Chemotherapie versucht.
– *Prophylaktische Ausschaltung der Ovarien* (Radiomenolyse): Der Einsatz dieser Methode bei prämenopausalen ER-positiven Patientinnen wird derzeit in klinischen Studien neu geprüft.
➤ **Kontraindikationen/Einschränkungen:**
– Es wird keine routinemäßige Nachbestrahlung von Brustwand und ableitenden Lymphwegen nach Mastektomie durchgeführt, da die Gefahr der Lymphödembildung des Arms besteht.
– Die Indikation ist nur selektiv. Die Senkung der lokoregionären Rezidivraten wird zwar erreicht, vermutlich bringt die Radiatio aber keinen Überlebensgewinn.
– Der Vorteil einer präoperativen Bestrahlung im Vergleich zur postoperativen ist nicht bewiesen.
➤ **Pflege der Bestrahlungsregion:** Jucken behandeln, keine Seife oder andere Stoffe, im übrigen gemäß Merkblatt der lokalen Bestrahlungsinstitute.

(Anti)-Hormontherapie

➤ **Ablative Hormontherapie: Übersicht:**
– *Operativ:* Bilaterale Ovarektomie.
– *Strahlentherapeutisch:* Radiomenolyse.
– *Medikamentös:*
  • Aromatasehemmer (s. S. 184 – 185).
  • GnRH-Analoga (s. S. 184 – 185).
➤ **Aromatasehemmer:**
– Aminoglutethimid (Orimeten):
– Aromatasehemmer der 2./3. Generation: z. B. Fareston, Anastrozole, etc.
➤ **GnRH-Analoga:** Goserelin (Zoladex).
➤ **Adjuvante bzw. additive Hormontherapie:** Medikamentös mit Tamoxifen.
– Diese Methode führt gemäß neuesten Daten (Oxford-Overview und St. Gallen Konsensus Konferenz, beide 1995) zur Rezidiv-Senkung von 25 – 30 % und zur Erhöhung der Gesamt-Überlebenswahrscheinlichkeit von > 10 – 15 % nach 10 Jahren bei Hormonrezeptorpositiven postmenopausalen Patientinnen.
– *Indikationen:* Hormonrezeptor-positive postmenopausale Patientinnen.
– *Durchführung:*
  • Dosis: Meist werden 20 – 30 mg Tamoxifen p. o./Tag als orale Dauertherapie für 3 – 5 Jahre gegeben.
  • Vorteil: Die Tamoxifentherapie hat nur wenig Nebenwirkungen.
  • Cave: Es können sekundäre Korpuskarzinome auftreten.
➤ **Kombinationstherapie:** Die Kombination von Tamoxifen mit adjuvanter Chemotherapie ist wahrscheinlich von Vorteil, ist aber als Routineindikation noch zu wenig geprüft. Derzeit laufen hierzu klinische Studien.

Adjuvante Chemotherapie

➤ **Vorbemerkung:** Zur Optimierung der Wirkung und Verträglichkeit adjuvanter Chemo-(Hormon-)Therapieprogramme sind weitere kontrollierte klinische Studien notwendig. Diese können von den genannten Indikationen und Programmen abweichen!

➤ **Gesicherte Indikationen:** In dieser Patientinnengruppe werden eine Rezidivsenkung von 20–40% und ein > 10–15% Überlebensgewinn nach ≥ 10 Jahren festgestellt:
  – *Stadien* T1–3a N_+ (1–9 Lymphknoten positiv):
    • Prä- und perimenopausale Patientinnen.
    • Evtl. auch ER-negative postmenopausale Patientinnen < 70 Jahre.
  – *CMF-Schema:* Das am besten geprüfte Schema ist CMF:
    • Therapeutika: Cyclophosphamid, Methotrexat, 5-Fluorouracil.
    • Therapiebeginn: Sobald wie möglich, < 28 Tage postoperativ.
    • Durchführung: 6 Zyklen alle 4 Wochen (vgl. Anhang III), am besten in Zusammenarbeit mit einem internistischen Onkologen.
  – *Alternative:* EC oder AC: Diese Schemata sind gleichwertige, aber nicht bessere Alternativen zum CMF.
    • Therapeutika: Epirubicin (E) bzw. Doxorubicin (A) und Cyclophosphamid.
    • Durchführung: 4 Zyklen alle 4 Wochen (vgl. Anhang III).
    • **Cave:** Zu beachten ist die Kardiotoxizität bei älteren Patientinnen mit kardialer Vorerkrankung bzw. Brustwandbestrahlung links.

➤ **Noch ungesicherte Indikationen:** Alle im folgenden erwähnten Therapien werden im Rahmen klinischer Studien eingesetzt.
  – N_--Patientinnen (Lymphknoten negativ) bei positiven Rezeptoren, insbesondere postmenopausal, sog. „low risk“: Kombinierte Chemo-Hormon-Therapien, z. B. 4 AC-Zyklen oder CMF, gefolgt von Tamoxifen.
  – N_+ mit ≥ 10 positiven Lymphknoten, sog. Hochrisikopatientinnen:
    • Intensivere Chemotherapieschemata wie z. B. 4 Zyklen EC oder AC, gefolgt von 3 Zyklen CMF, vgl. Anhang III.
    • Sog. Hochdosis-Chemotherapien (s. Anhang III) mit autologem Stammzell-Ersatz, evtl. kombiniert mit Tamoxifen.
    • **Cave:** Bei diesen Methoden sind Toxizität und Komplexität der Therapie zu beachten. Die Zusammenarbeit mit einem Tumorzentrum ist daher unerläßlich.

➤ **Kontraindikationen:**
  – Patientinnen > 75 Jahre.
  – *Begleiterkrankungen:*
    • V. a. Nieren- und Leberinsuffizienz wegen mangelhafter Zytostatika-Elimination.
    • Chronisch-rezidivierende Infekte.
    • Andere progrediente Organtumoren.

Dokumentation der durchgeführten Maßnahmen

➤ Die postoperative klinische, histologische und therapeutische Information läßt sich in einer pragmatisch erweiterten TNM-Formel zusammenfassen.

➤ **Beispiel für die Entlassungsbericht-Diagnose:**
  – Invasiv duktales Mammakarzinom links.
  – Brusterhaltende Therapie bei pT2 aG2 pN$_+$ (3/12) M0 R0.
  – ER+/PR+ bei prämenopausalem Status am 27.10.96.
  – Adjuvante Chemotherapie mit 6 x CMF: 11/96 – 5/97.
  – Bestrahlung der Restbrust mit 45 Gy Telekobalt und des Tumorbetts mit 10 Gy schnellen Elektronen 5/97 – 6/97.

Prognose

➤ Die Prognose ist statistisch betrachtet streng abhängig vom homolateralen axillären Lymphknotenstatus und der Tumorgröße. Vgl. Abb. 37 für die rezidivfreie Überlebenswahrscheinlichkeit (ÜLW) und Abb. 38 für die Gesamt-ÜLW.

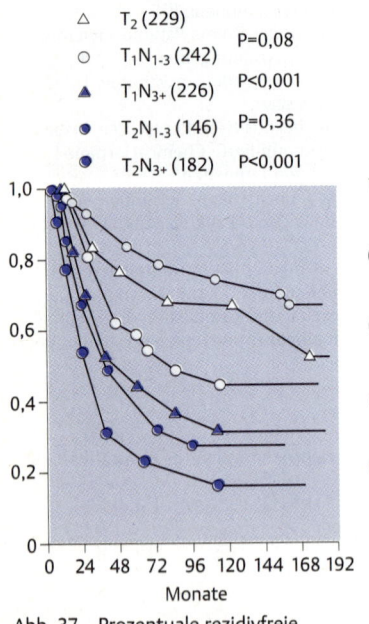

Abb. 37 Prozentuale rezidivfreie ÜLW bei Mammakarzinom (1305 Patientinnen, aus „Natural History Data Base", Tucson/USA)

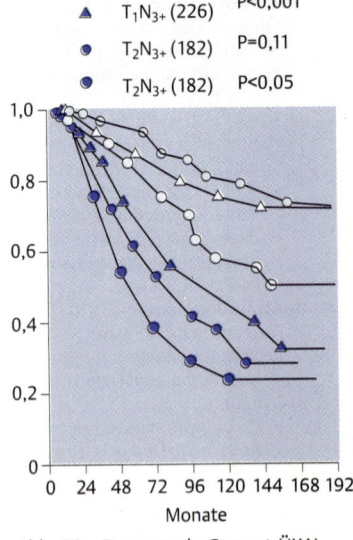

Abb. 38 Prozentuale Gesamt-ÜLW bei Mammakarzinom (1305 Patientinnen, aus „Natural History Data Base", Tucson/USA)

➤ **Ausschlaggebende Risikofaktoren für die Prognose**, d. h. rezidivfreies und Gesamt-Überleben bzw. 5- und 10-Jahres-Prognose sind:
  – *Lymphknoten:* Die Zahl tumorbefallener homolateraler axillärer Lymphknoten (LK) vgl. S. 173 – 174.
  – *Tumorgröße* (T-Stadium).
  – *Hormonrezeptorstatus* der Primärtumorzellen, vgl. S. 26. Ein positiver Hormonrezeptorstatus (ER+ und PR+) modifiziert die Prognose innerhalb derselben TN-Kategorie nach oben, ein negativer Rezeptorstatus nach unten. Je höher die Werte sind, desto günstiger.
  – *Genetische Parameter:*
    • Onkogen-Amplifikation z. B. HER-2-neu und
    • Verminderung von Tumorsuppressorgenen z. B. p53 u. a. sind prognostisch ungünstig.
  – *Weitere Parameter:* Zusätzliche, derzeit noch nicht allgemein anerkannte Parameter sind z. B.:
    • Intramammäre Lymph- und Gefäßeinbrüche.
    • Histologisches Grading.
    • Proliferationskinetische Daten: S-Phasen-Fraktion, Ploidie-Status etc.
  – *Nicht akzeptierte Kriterien:* Das Menopausenalter ist kein akzeptiertes prognostisches Kriterium mehr: Prämenopausale Patientinnen sind vermehrt hormonrezeptornegativ, postmenopausale mehr rezeptorpositiv.
  – *Beachte:* Lokoregionäre Rezidive, ossäre und viszerale Fernmetastasen werden nicht selten erst nach 5, sogar 10 und mehr Jahren manifest. Es ist daher unklug und irreführend, beim Mammakarzinom von „5-Jahres-Heilungen" zu reden.

Nachsorge

➤ Die Nachsorge teilen sich je nach Krankheitsphase vorteilhafterweise Hausarzt und letztbehandelnder Spezialist (Operateur, Radiotherapeut, Onkologe).
➤ **Die Nachsorge sollte an prognostischen Faktoren und am Alter der Patientin orientiert werden:**
  – $pN_\ominus$: Geringes Rezidiv- bzw. Metastasierungsrisiko.
  – $pN_\oplus(1-9)$: Hohes Rezidiv- bzw. Metastasierungsrisiko.
  – $pN_\oplus(\geq 10)$: Sehr hohes Rezidiv- bzw. Metastasierungsrisiko.
➤ **Gründe für die Nachsorge:** Ein lokalregionäres Rezidiv (v. a. nach brusterhaltender Therapie) ist durch Salvage-Mastektomie samt sekundär adjuvanter Therapie potentiell heilbar.
➤ **Argumente zur Suche nach asymptomatischer Metastasierung:**
  – Vermeidung von potentiell folgenschweren, belastenden Komplikationen wie z. B. Querschnittssyndrom, Hemithoraxverschattungen etc.
  – Monofokale Fernmetastasen sind evtl. chirurgisch und/oder radiochemotherapeutisch langfristig zu kontrollieren.
➤ **Intervalle:** Alle 3 Monate während der ersten 3 Jahre, alle 6 Monate bis zum Ablauf von 5 Jahren, alle 12 Monate bis 10 Jahre postoperativ.

Primäres Mammakarzinom

➤ **Umfang der Untersuchungen:** Minimalprogramm nach Primärtherapie und Lokalrezidiv-Therapie:
   – *Zwischenanamnese:* Skelettschmerzen bzw. „Rheuma", pulmonale Symptome, Hautveränderungen.
   – *Klinische Untersuchung:* Zu achten ist auf bzw. zu untersuchen sind: Haut, Lymphknotenstationen, Mastektomie-Narbenbereich, physikalische Lungenbefunde, Leber-Palpation, Armlymphödem, Skelettschmerzen.
   – *Labor:* Kleines Blutbild (Hb), BSG, Harnsäure, Calcium, Kreatinin, Alkalische Phosphatase, Tumormarker CEA oder CA 15 – 3 fakultativ alle 6 – 12 Monate.
   – *Röntgen:*
      • Thorax-Röntgenaufnahme alle 6 – 12 Monate.
      • Kontralaterale Mammographie alle 1 – 2 Jahre, nach 3 Jahren alle 2 – 3 Jahre.
   – *Sonographie:* Leberuntersuchung fakultativ alle 6 – 12 Monate.
   – *Skelettszintigraphie* und abdominale Sonographie werden außerhalb klinischer Studien nur bei klinischem Verdacht eingesetzt.
➤ **Kontrollen während adjuvanter Chemotherapie:**
   – Klinische Toxizitätsüberwachung alle 2 – 4 Wochen.
   – Kleines Blutbild mit Hb, Leukozyten, Thrombozyten alle 2 – 4 Wochen.
   – Serumchemie: Kreatinin, Harnsäure, Calcium, Alkalische Phosphatase (AP), ALT (Alaninaminotransferase) = SGPT alle 4 – 6 Wochen.
➤ Kontrollen nach Abschluß der adjuvanten Chemo- bzw. Hormontherapie: Wie oben beschrieben.
➤ **Beachte:** Patientinnen während und nach jahrelanger, adjuvanter Tamoxifen-Therapie (partielles Antiöstrogen) müssen 1- bis 2jährlich vaginal bzw. vaginal-endosonographisch untersucht werden, da diese Patientinnen ein erhöhtes Endometrium-Ca-Risiko haben.

Grundlagen

➤ **Definition:** Lokalrezidive des Mammakarzinoms sind definiert als:
1. Restbrust
   - Gleicher Quadrant
   - Anderer Quadrant
   - Narbe
2. Narbe der Thoraxwand, soweit keine diffuse Hautmetastasierung vorliegt.
3. Axilla-Lymphknoten homolateral.

➤ **Fernmetastasen** sind auszuschließen (Diagnostische Bilanz, vgl. S. 172).

➤ **Keine lokoregionären Rezidive sind:**
   - Ausgedehnte „Cancer en cuirasse": Lymphangiosis carcinomatosa cutis.
   - Inflammatorische Brustwandrezidive bei inflammatorischem Mammakarzinom.
   - Isolierter homolateraler, maligner Pleuraerguß.

Klassifikation

➤ Für das lokoregionäre Rezidiv des Mammakarzinoms existiert keine international anerkannte Einteilung.

➤ **Risikogruppeneinteilung** der Schweiz: Arbeitsgruppe für Klinische Krebsforschung (und andere Gruppen):
   - *„Low risk"-Patientinnen:*
     - ER-positiv oder
     - Tumorfreies Intervall seit Primärtherapie > 2 Jahre.
     - Nicht mehr als 3 Tumorherde je < 3 cm im Durchmesser.
   - *„High risk"-Patientinnen:*
     - ER-negativ oder unbekannt oder
     - Tumorfreies Intervall < 2 Jahre.
     - Nicht mehr als 3 Tumorherde, je > 3 cm im Durchmesser.

Diagnostik

➤ **Diagnosesicherung:** Lokoregionäre Rezidive sind zytologisch oder histologisch mittels Feinnadelbiopsie oder Exzision zu sichern. Die Inspektion allein ist oft irreführend: „doctor's delay".

➤ **Hormonrezeptoren:**
   - Wenn es technisch möglich ist, sollte die (erneute) Hormonrezeptorbestimmung im Tumorrezidivgewebe durchgeführt werden.
   - In 20–30% der Fälle erfolgt ein „Rezeptorwechsel" im Vergleich zum Primärtumor. Meist kommt es dabei zur Verringerung des Rezeptorgehalts (positiv → negativ) im Krankheitsablauf. Dies beeinflußt die Therapiewahl!

➤ Zum Ausschluß einer weiteren Tumordissemination Kontrollprogramm, s. S. 172.

Therapie

➤ **Chirurgische Exzision:**
   - Abhängig von der topographischen Ausdehnung sollte, soweit es technisch möglich ist, die weiträumige chirurgische Exzision erfolgen.
   - Evtl. kann die Brustwandresektion ggf. mit plastischer Deckung nötig sein.

➤ **Nachbestrahlung:** In der Regel erfolgt die Nachbestrahlung der Brustwand bzw. der befallenen Lymphknotenstation. **Cave:**
  – Bei Axillabestrahlung nach vorangegangener adjuvanter Radiotherapie kann es zum Armlymphödem kommen. Kombiniert mit chirurgischer Exstirpation tritt es in ca. 30–50% der Fälle auf.
  – Die Bestrahlung der supraklavikulären Lymphknoten nach vorangegangener adjuvanter Radiotherapie kann zur Armplexusläsion führen.

➤ **Sekundär-adjuvante Chemo- oder Hormontherapie:** Der Wert einer systemischen Zusatzbehandlung als sekundär-adjuvante Chemo- oder Hormontherapie ist noch nicht sicher erwiesen:
  – *„Low-risk"-Patientinnen:* Tamoxifen-Dauerbehandlung für 3–5 Jahre. Diese Therapie verlängert wahrscheinlich das tumorfreie Intervall, evtl. auch die Überlebenszeit.
  – *„High-risk"-Patientinnen:* Evtl. 4–6 Zyklen AC (oder EC) bzw. 6 Zyklen CMF, vgl. Anhang III. Der Wert der Therapie ist noch umstritten.

Prognose

➤ **Heilung:** Die langfristige Heilung ist möglich, v. a. wenn das lokoregionäre Rezidiv Ausdruck einer ungenügenden chirurgischen Primärtherapie ist.

➤ **Fernmetastasierung:** Bei 50% der Patientinnen mit lokoregionärem Rezidiv manifestiert sich innerhalb eines Jahres, bei 70–80% innerhalb 2–3 Jahren eine Fernmetastasierung. Vgl. metastasierendes Mammakarzinom S. 183–184.

➤ **Überlebenszeit:** Ca. 20–25% der Patientinnen überleben nach einem lokoregionären Rezidiv ≥ 5 Jahre. Das Restbrust-Rezidiv ist prognostisch günstiger als das Thoraxwandrezidiv.

Nachsorge

➤ Vgl. S. 179.

Grundlagen

➤ **Epidemiologie:**
  – Über 60% aller Patientinnen mit initial lokalisiertem und „kurativ" operiertem und evtl. nachbestrahltem Mammakarzinom zeigen im Verlauf von 10 Jahren postoperativ eine systemische Metastasierung.
  – Der Entwicklung wirksamer medikamentöser Behandlungspläne (Antihormone, Zytostatika) kommt daher größte Bedeutung zu.
➤ **Lokalisation der Metastasen:** Skelett, Haut, Lymphknoten, Lunge und Pleura, Leber, ZNS.
➤ **Therapieerfolge:** Beim metastasierenden Mammakarzinom lassen sich heute mit sinnvoll gestaffeltem Einsatz internistischer und radiotherapeutischer Maßnahmen bei $2/3$ aller Patientinnen wertvolle, objektivierbare Tumorrückbildungen von 2- bis mehrjähriger Dauer erzielen.
➤ **Therapiekonzept:** Diese Behandlungen gehören in den Erfahrungsbereich kompetenter internistischer Spezialisten (Onkologen), gleiches gilt auch für die entsprechenden radiotherapeutischen Behandlungen.

Risikogruppen

➤ Risikogruppen bezüglich spontanem Verlauf des Mammakarzinoms s. Tabelle 31.

Tabelle 31 Risikogruppen bezüglich spontanem Krankheitsverlauf des Mammakarzinoms

Kriterium	Günstig („low risk")	Ungünstig („high risk")
Metastasierungs-Typ	Haut, LK, Pleura, Skelett	Viszerale Organe, v. a. Leber, ZNS
Tumorfreies postoperatives Intervall	≥ 2 Jahre	< 2 Jahre
Wachstumskinetik	Langsam	Schnell
Allgemeinzustand	Gut (0 – 1)*	Schlecht (≥ 2)*
Hormonrezeptoren	Hoch-positiv	Negativ (tief)
Alter	> 55 Jahre	< 55 Jahre

*Aktivitätsindex vgl. Umschlaginnenseite:

Diagnostik

➤ Die notwendigen Untersuchungen zum Ausschluß bzw. Nachweis von Mammakarzinom-Metastasen gehen über die Anamnese und klinische Untersuchung hinaus:
➤ **Radiologische Routine:**
  – *Thorax-Röntgenaufnahme* in 2 Ebenen.
  – *Mammographie* als Basisdokument.

- *Skelettszintigramm* als Basisdokument und zum „Screening" für pathologische Umbauzonen.
- *Gezielte Skelettröntgenbilder* bei Verdacht und/oder lokalen Skelettschmerzen.
➤ **Sonographie:** Ultraschall der Leber und gynäkologische Sonographie.
➤ **Labor-Routine:**
  - *Kleines Blutbild* (Hb, Leukozyten, Thrombozyten).
  - *Serumchemie:* Kreatinin, Harnsäure, Calcium, Alkalische Phosphatase (AP), ALT (Alaninaminotransferase) = SGPT alle 4 – 6 Wochen.
  - *Tumormarker:* CEA, CA 15 – 3, CA 125 (→ Suchen des passendsten Verlaufsmarkers).
➤ **Selektive Untersuchungen bei klinischem Verdacht:**
  - *Radiologische Diagnostik:* Abdominales CT zum Ausschluß von Lebermetastasen, Schädel CT zum Ausschluß von ZNS-Metastasen, Skelettszintigraphie und gezielte Skelettröntgenbilder zum Nachweis von Osteolysen.
  - *Abklärung endokriner Zusatzparameter:* Dies ist z. B. bei Hyperkalzämie indiziert (Parathormon).
  - *Hormonrezeptoren:* Evtl. Neubestimmung der Hormonrezeptoren am Tumorgewebe aus Lokalrezidiven oder exzidierten Fernmetastasen, z. B. Lymphknoten.

Therapiegrundsätze

➤ Der Einsatz einer systemisch wirksamen Therapie verlangt zur Indikationsstellung und Verlaufskontrolle eine Krankheitsbilanz (vgl. S. 172).
➤ Diese diagnostischen Kontrollen sind nach der initialen Therapiephase von 6 – 8 Wochen zur Remissionsbeurteilung zu wiederholen.
➤ Therapieentscheidend sind insbesondere auch internistische Begleiterkrankungen (Organfunktion, Toxizität der Therapie).

(Anti)-Hormontherapie

➤ **Indikationen:** Die (Anti)- Hormontherapie ist v. a. bei „Low-risk"-Patientinnen (s. S. 185) indiziert.
➤ **Remissionsraten:** Die Remissionsraten sind vom Gehalt der Tumorzellen an Hormonrezeptoren abhängig Die Zahlen beziehen sich jeweils auf den Östrogen- und/oder Progesteronrezeptorgehalt: < 10% Remissionen bei ≤ 10 fmol/mg; 30 – 40% Remissionen bei 11 – 100 fmol/mg; 70 – 80% bei > 100 fmol/mg.
➤ **Mittlere Remissionsdauer:** Die mittlere Remissionsdauer beträgt 10 – 12 Monate. Bei Patientinnen mit alleinigen Haut- und Lymphknotenmetastasen ist sie oft deutlich länger.
➤ **Therapiedauer:** Bei Erfolg bis zur dokumentierten Tumorprogression.
➤ **Verfügbare Therapieverfahren:**
  - *Chirurgisch und radiotherapeutisch:* Die bilaterale Ovarektomie (oder Radiomenolyse bei inoperablen Patientinnen) wird heute nur noch vereinzelt bei prä- oder perimenopausalen Frauen und bei deutlich positiven Östrogenrezeptoren durchgeführt.
  - *Medikamentöse Therapie:* Prä-Perimenopausal: GnRH-Analoga, vgl. S. 185: Beginn mit „hormonablativer Systemtherapie" mittels GnRH-Analoga (z. B. Goserelin, Gonadorelin) in Form monatlicher Depotinjektionen. Alternative: Tamoxifen 30 – 40 mg p. o. täglich als Dauertherapie. Bei Versagen bzw. Pro-

Tabelle 32 Möglicher, gestaffelter Therapieablauf bei Patientinnen mit metastasierendem Mammakarzinom

Metastasierung	„Low-risk"-Pat.	„High-risk"-Pat.
1. Phase (Nachweis der Metastasierung)	(Anti)-Hormon* Evtl. Ovarektomie ↓	(F)AC (→ CMF) ↓
2. Phase (Progression)	Wechsel des (Anti)-Hormons** ↓	Taxane (Taxol, Taxoter) oder MMC + Vinca-Alkaloide ↓
3. Phase (Progression)	LMF (evtl. CMF) ↓	Versuch mit hochdosiert Gestagenen ↓
4. Phase (Progression)	(V)AC Evtl. hochdosiert Gestagene oder Fraktioniert 1–2-wöchentlich Anthrazykline ↓	Experimentelle Chemotherapie? ↓
5. Phase (Progression)	Supportive Therapie und gute Pflege	

* i.d.R. Tamoxifen, ** i.d.R. Umstieg auf einen Aromatasehemmer

gression: evtl. hochdosiert Gestagene oder Übergang auf zytostatische Chemotherapie.
– *Medikamentöse Therapie: Postmenopausal:*
  • Tamoxifen 20 mg p.o. täglich als Dauertherapie. Bei Progression absetzen.
  • Aromatasehemmer (Aminoglutethimid): 500 mg p.o. als Dauertherapie, evtl. werden auch neuere Aromatasehemmer eingesetzt. Diese Therapie sollte immer in Zusammenarbeit mit einem onkologischem Facharzt durchgeführt werden. Eine (früher öfters durchgeführte) Corticosteroid-Substitution. z. B. mit Hydrocortison, ist bei diesen Dosen unnötig!
  • Hochdosiert Gestagene (Megestrolacetat): 160 mg p.o. pro Tag als Dauertherapie oder neuere Aromatasehemmer, vgl. oben.
    Cave Flüssigkeitsretention und thromboembolische Zwischenfälle.
  • Östrogene und Androgene in hohen Dosen sind heute wegen ihrer Toxizität obsolet.

Chemotherapie

▶ **Indikationen:** Die zytostastische Chemotherapie kommt v.a. bei „High-risk"-Patientinnen und bei hormontherapieresistenten Frauen zum Einsatz.
▶ Ärzte ohne Zusatzausbildung in diesem Gebiet wenden sich zum Vorteil bezüglich Indikationsstellung und Therapieeinleitung an einen erfahrenen Onkologen.

Metastasiertes Mammakarzinom

➤ **Therapiedauer:** In der Regel bis zur dokumentierten Progression. Der Therapieabbruch ist nach 6–12 Zyklen in „stabiler Remission" möglich. Eingehende, regelmäßige Kontrollen sind dann notwendig.

➤ **Remissionsraten:** Die Remissionsraten sind unabhängig vom Hormorezeptorgehalt aber wahrscheinlich abhängig von anderen „prädiktiven" Markern: HER-2-neu oder der Verlust des Suppressorgens p53 sind für das Ansprechen auf die Chemotherapie prognostisch ungünstig.

➤ **Mittlere Remissionsdauer:** Die mittlere Remissionsdauer beträgt 8–10 Monate, bei erfolgreichem Chemotherapiewechsel erneut 6–8 Monate.

➤ **Toxizität der Therapie:** Die erhöhte Toxizität (s. Anhang III) der meisten Zytostatika bedingt regelmäßige 1- bis 2wöchentliche klinische und Laborkontrollen während der Therapiephase: Kleines Blutbild: Hb, Leukozyten, Thrombozyten, evtl. Kreatinin, Harnsäure und ALT.

➤ **Verfügbare Chemotherapeutika:**
   – Mindestens 12 der über 30 klinisch verwendeten Zytostatika haben (begrenzte) Antitumorwirkung beim metastasierenden Mammakarzinom.
   – Der Einsatz der Chemotherapeutika erfolgt heute meistens in gestaffelten, standardisierten Kombinationen (vgl. Anhang III). Beispiele: LMF (oder CMF): Chlorambucil (oder Cyclophosphamid) + Methotrexat + Fluorouracil. AC (oder EC): Doxorubicin (Adriamycin) (oder Epirubicin) + Cyclophosphamid.

➤ **Therapieerfolge:** Zweit- oder Drittemissionen nach Chemotherapiewechsel sind nicht selten. Dadurch werden beschwerdearme Remissionsdauern von insgesamt 2–3 Jahren ermöglicht. Bei Therapieansprechen ist auch eine Verlängerung der Überlebenszeit möglich.

Multimodales Therapiekonzept: Lokaltherapie

➤ **Therapie lokalisierter Notsituationen:** Indiziert bei Schmerzen, Stabilitätsgefährdung des Skeletts, Hirnmetastasen.

➤ **Metastasen-Chirurgie:** Lunge: Solitärherde nach mindestens 2 Jahren sonstiger Tumorfreiheit, Leber: Solitärherde (MRT), noch in Prüfung! Skelett: Stabilisierung tragender Skelettanteile (v. a. untere Extremitäten), ZNS: Solitärmetastasen bei guter Zugänglichkeit.

➤ **Indikationen für Radiotherapie:** Lokalrezidiv: „Adjuvante" Radiotherapie nach oder ohne Exzision, Skelettmetastasen: Frakturgefahr, lokalisierte Schmerzen, vgl. S. ■. Umschriebene *Weichteilmetastasen* (LK), Hirnmetastasen: Stereotaktisch bzw. Ganzhirn.

Prognose

➤ **Mittlere Remissionsdauer:** Pro erfolgreicher Therapiephase mit Hormontherapie oder Chemotherapie beträgt die mittlere Remissionsdauer knapp 1 Jahr.

➤ **Überlebenszeit:**
   – Die mittlere Überlebenszeit ab der generalisierten Metastasierung und dem erfolgreich gestaffeltem Therapieeinsatz beträgt im Mittel 2–3 Jahre.
   – Ca. 40% der Patientinnen mit metastasierendem Mammakarzinom und erfolgreicher Therapie leben > 3 Jahre, ca. 20% > 5 Jahre.
   – „Low-risk"-Patientinnen überleben länger als „High-risk"-Patientinnen.

➤ Eine simultane Kombination von Hormon- und Chemotherapie hat die Prognose bisher nicht sicher verbessert. Außer der Durchführung solcher Kombinationen in experimentellen Programmen, ist daher dem sinnvoll gestaffelten Vorgehen der Vorzug gegeben (vgl. Tab. 32, S. 185).

Grundlagen

➤ **Definition:** Die Gruppe der Patientinnen mit initial meist nicht radikal operablem bzw. inoperablem Mammakarzinom umfaßt 8–10 % der Mammakarzinomfälle:
  – Tumorstadium IIIB (T4, jedes N, M0; jedes T, N3, M0), vgl. S. 166–168.
  – Inflammatorisches Mammakarzinom (IFM).
➤ **Charakteristika:** Diese Patientinnen (v. a. mit IFM) sind von einer besonders früh auftretenden Fernmetastasierung betroffen. Die Fernmetastasierung trat früher bereits bei der langwierigen Lokaltherapie (meist Radiotherapie) auf.
➤ **Therapie der Wahl** ist heute deshalb die primäre intensive Chemotherapie mit nachgestaffelten lokoregionären Maßnahmen (vgl. unten).

Diagnostik/Differentialdiagnose

➤ Wie Mammakarzinom allgemein, s. S. 171 ff.
➤ Inflammatorisches Mammakarzinom: Mastitis, Ekzem und Mykosen der Mamma.

Therapie

➤ **Primär:** Intensive Kombinations-Chemotherapie:
  – *Schemata:* AC (oder EC), FAC (oder FEC), bzw. Taxan-Kombinationen.
  – *Dauer:* 3–4 Zyklen in 3- bis 4wöchentlichem Abstand, vgl. Anhang III.
  – *Remissionsrate* 70–80 %.
➤ **Sekundär:** Radiotherapie je nach Befall mit 45 Gy fraktioniert in 4–6 Wochen.
➤ **Tertiär und selektiv:** Chirurgische Entfernung durch Chemo-/Radiotherapie operabel gewordener (Rest-)Tumorherde.
➤ **Konsolidierungstherapie:**
  – Je nach Rezeptorstatus bzw. Alter der Patientin erfolgt die Weiterführung einer konsolidierenden, möglichst nicht kreuzresistenten Kombinations-Chemo-(Hormon-)Therapie.
  – *Therapeutika:* Z.B. „CMF" bzw. Taxane inkl. Tamoxifen und weitere Antihormone.
➤ **Inflammatorisches Mammakarzinom:**
  – Die Beigabe von Prednison fördert beim IFM die Rückbildung der inflammatorischen Komponente und damit der subjektiven Beschwerden.
  – *Dosis:* 50–75 mg p.o./Tag während 2 Wochen, schrittweise innerhalb 6–8 Wochen ausschleichend.
  – Das inflammatorische Mammakarzinom muß in Zusammenarbeit mit einem Onkologen behandelt werden.

Prognose

➤ **Therapieabhängige Prognose:**
  – Bei alleiniger Lokaltherapie ist die Prognose äußerst schlecht: < 10 % Überlebende innerhalb von 5 Jahren.
  – Bei sinnvoller interdisziplinärer Behandlungsstaffelung: 30–40 % 5-Jahres-Überlebende.
➤ **Cave:** Postaktinische Lungenfibrose, Lymphödem.

Vaginalkarzinom/Vulvakarzinom

Epidemiologie

➤ **Inzidenz:**
  – Vaginalkarzinom 0,8 Fälle/100 000 Frauen/Jahr, 2% aller weiblichen Genital-karzinome.
  – Vulvakarzinom 3 Fälle/100 000 Frauen/Jahr, 3–4% aller Genitalmalignome.
➤ **Alter:**
  – Vulva- und Vaginalkarzinom kommen hauptsächlich im höheren Lebensalter vor, das Durchschnittsalter ist 70 Jahre. VIN (s. u.) nehmen bei jüngeren Frauen zu.
  – *Ausnahme:* Hellzellige Adenokarzinome treten gehäuft bei Töchtern von in der Schwangerschaft mit Stilböstrol behandelten Müttern auf. Die Manifestation erfolgt bereits in der Adoleszenz.

Ätiologie

➤ **Präkanzerosen der Vulva:** Vulväre intraepitheliale Neoplasien (VIN) I–III. Unter diesem Begriff werden die verschiedenen Präkanzerosen des Vulvakarzinoms zusammengefaßt.
  – VIN I: Milde Dysplasie (atypische Dystrophie).
  – VIN II: Mittelgradige Dysplasie.
  – VIN III: Carcinoma in situ der Vulva: Morbus Bowen, Erythroplasie Queyrat, Morbus Paget.
➤ **Präkanzerosen** der Vagina: VAIN I–III analog zu den VIN.

Histologie

➤ 85% Plattenepithelkarzinome.
➤ Der Rest verteilt sich auf:
  – *Vaginalkarzinom:* Adenokarzinome, Melanome und Rhabdomyosarkome (im Kindesalter).
  – *Vulvakarzinom:* Melanome, Sarkome und Basaliome.

Klassifikation

➤ Die Klassifikation des Vaginal- und des Vulvakarzinoms erfolgt nach TNM und FIGO, s. Tabelle 33.

Klinik

➤ Rötliche, erhabene Flecken oder derbe Bezirke.
➤ Exophytisch zerfallender Tumor.
➤ Juckreiz, Blutung, Geruchsbelästigung, Superinfektion, später Schmerzen.
➤ Rektovaginale Fistel bei Vaginalkarzinom.

Metastasierungswege

➤ **Vaginalkarzinom:**
  – *Lymphogen:* Pelvin, inguinal, supraklavikulär.
  – *Hämatogen:* Lunge, Leber, Knochen.

Tabelle 33 Klassifikation des Vaginal- und Vulvakarzinoms: TNM und FIGO

TNM	Vaginalkarzinom	Vulvakarzinom	FIGO
T1	Begrenzt auf die Vagina	Beschränkt auf Vulva, ≤ 2 cm FIGO: Und keine tastbaren inguinalen Lymphknoten.	I
T2	Infiltration des paravaginalen Gewebes, nicht bis zur Beckenwand	Ausdehnung auf Vulva/Perineum, > 2 cm FIGO: Und keine tastbaren inguinalen Lymphknoten.	II
T3	Bis zur Beckenwand	Infiltration von Urethra, Vagina, Anus FIGO: Oder einseitig tastbare inguinale Lymphknoten.	III
T4	Infiltration der Mukosa von Blase/Rektum und/oder Strukturen jenseits des Beckens	Infiltration der Mukosa von Blase/Rektum und/oder Strukturen jenseits des Beckens oder an Knochen fixiert FIGO: Oder beidseitig tastbare inguinale Lymphknoten.	IVa
M1	Fernmetastasen	Fernmetastasen FIGO: Inkl. Becken-Lymphknoten	IVb
N1	Obere 2/3 der Vagina: Beckenlymphknoten Unteres 1/3 der Vagina: Unilaterale inguinale LK	Unilaterale inguinale LK	
N2	Bilaterale inguinale LK	Bilaterale inguinale LK	
N3		Fixierte oder ulzerierte LK, ein- oder beidseitig	

Vaginalkarzinom/Vulvakarzinom

➤ **Vulvakarzinom:**
  – *Lymphogen:* Ipsi- bis kontralateral inguinal, pelvin.
  – *Hämatogen:* Leber, Lunge, Knochen.

Diagnostik

➤ **Körperliche Untersuchung:**
  – Inspektion, Palpation, Gynäkologische Untersuchung.
  – *Zusätzlich bei Vulvakarzinom:*
    • Suche nach inguinalen Lymphknoten.
    • Suche nach Präkanzerosen, s. S. 188.
    • Toluidinblau-Probe: VIN III sind meist hyperkeratotisch, sie stellen sich blau dar.
➤ **Direkter Tumornachweis:** Durch Biopsie.
  – Entnahme optimal am Tumorrand, keine Biopsie von nekrotischen Arealen.
  – Am besten Biospie mit dem Skalpell, alternativ tiefe Stanze.
  – Tumoren ≤ 2 cm exzidieren.
➤ **Staging/Ausbreitungsdiagnostik:**
  – Zystoskopie und Rektoskopie.
  – I.v. Urographie (IVP, s. S. 44): Ausschluß einer Hydronephrose und präoperative Darstellung des Ureterenverlaufs.
  – Lymphographie (s. S. 51) bei Verdacht auf inguinalen Lymphknotenbefall.

Differentialdiagnosen

➤ Präkanzerosen, s. S. 188.
➤ Zervix-, Urethra- und Analkarzinom.
➤ Malignes Melanom.

Therapie des Vaginalkarzinoms

➤ **Übersicht:** Die Behandlung des Vaginalkarzinoms entspricht den Richtlinien des Zervixkarzinoms, s. S. 196 ff.
➤ **Chirurgische Therapie** (s. Abb. 39):
  – Die radikale Hysterektomie mit Resektion von Vagina, Vulva (bei Befall) und Lymphknotenentfernung wird angestrebt, ist aber nicht immer möglich.
  – Bei Befall regionärer Lymphknoten erfolgt die postoperative Radiotherapie, s. dort.
➤ **Radiotherapie:**
  – *Methode der ersten Wahl:* Kurativ intendierte, definitive kombinierte Radiotherapie. Die definitive Kombinations-Radiotherapie erfolgt wie die des Zervixkarzinoms, s. S. 196 – 197.
  – *Postoperative Radiotherapie:*
    • Indikationen: Nach Radikaloperation, wenn Lymphknotenmetastasen oder eine R1-/R2-Resektion vorliegt.
    • Dosis 45 – 50 Gy, Boosterung mit 10 – 15 Gy, optimal als interstitielle Brachytherapie.
➤ **Chemotherapie:** In der Regel keine Indikation.

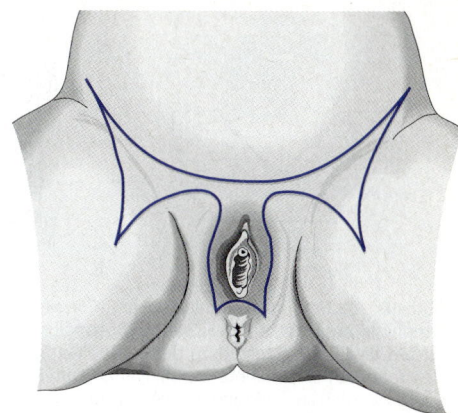

Abb. 39 Schnittführung beim Vulvakarzinom

Therapie des Vulvakarzinoms

➤ **Chirurgische Therapie:**
- *Standardtherapie: Radikale Vulvektomie.* Beim operablen Vulvakarzinom ist trotz vergleichbarer Heilungsergebnisse mit der Strahlenbehandlung die radikale Vulvektomie inkl. regionaler Lymphknoten mit Lymphknoten-Nachbestrahlung die Standardtherapie.
- *Alternative:* Elektroresektion des Primärtumors und Elektrokoagulation, anschließende Radiotherapie, s. dort.

➤ **Radiotherapie:**
- *Nach Vulvektomie bzw. Elektroresektion* des Primärtumors ist die postoperative Radiotherapie indiziert, wenn die Leistenlymphknoten nicht revidiert wurden oder wenn die Lymphknoten befallen waren.
  - Methode: Hochvoltbestrahlung mit Elektronen oder hochenergetischen Photonen.
  - Bestrahlungsfeld: Leistenlymphknoten oder iliakale Lymphknoten bei histologisch nachgewiesenem Leistenlymphknoten-Befall.
  - Zielvolumendosis: Bei mikroskopischem Befall 50 Gy, bei makroskopischem Befall ≥ 60 Gy.
- *Definitive Radiotherapie ohne Operation:* Mit ap/pa-Feldern (Gegenfeld) ist die Bestrahlung auch ohne gravierende Spätfolgen an der Vulva möglich. Die Abb. 40 zeigt die Vorgehensweise.
  - Voraussetzung: Vermeidung einer Dosisüberhöhung an Vulva/Perineum durch Ausgleichskörper bzw. zeitweise Ausblendung des tangentialen Strahleneinfalls.
  - Einzeldosis ≤ 1,8 Gy, Gesamtdosis bei makroskopischem Tumor 60 Gy, bei mikroskopischem 50 Gy.
  - Boosterung mit Elektronen oder interstitieller Afterloading-Therapie.

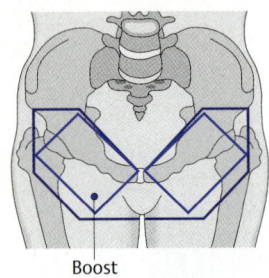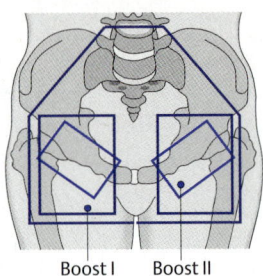

a   Boost   b   Boost I   Boost II

Abb. 40 Bestrahlungsvolumina beim Vulvakarzinom in Abhängigkeit vom Lymphknotenstatus. a) N0-Situation: Bestrahlung des Primärtumors und beider Leisten bis 50 Gy. Boosterung der Leistenlymphknoten bis 55 Gy mit schnellen Elektronen. b) Lymphknotenbefall: Neben dem Primärtumor und den inguinalen Knoten werden auch die iliakalen und übrigen Lymphknoten im Becken mit 45 – 50 Gy bestrahlt. Abhängig von der Lymphknotengröße werden diese 1 × oder 2 × bis 60 oder 70 Gy geboostet

Prognose

➤ Zur Prognose des Vaginal- und Vulvakarzinoms s. Tabelle 34.

Tabelle 34 Prognose von Vaginal- und Vulvakarzinom

FIGO	5 JÜR Vaginalkarzinom	5 JÜR Vulvakarzinom
I	90 %	80 – 85 %
II	50 %	70 %
III	10 – 20 %	40 %
IV	0 %	5 – 10 %

5 JÜR = 5-Jahres-Überlebensrate

Nachsorge

➤ Die Nachsorge ist für das Vulva- und Vaginalkarzinom gleich.
➤ **Intervalle:** Zunächst 3monatlich, dann 6monatlich und später jährlich.
➤ **Umfang der Untersuchungen:** Klinische Untersuchung.

Epidemiologie

➤ **Inzidenz:** 25 – 30 Fälle/100 000 Frauen/Jahr. Mit einem Anteil von 15 – 20 % ist es das zweithäufigste weibliche Genitalkarzinom (nach dem Endometriumkarzinom).
➤ **Mortalität:** 10 – 12 Fälle/100 000 Frauen/Jahr.
➤ Inzidenz und Mortalität des Zervixkarzinoms nehmen in den letzten 30 Jahren ständig ab. Gründe sind die Früherkennung, Vorsorgemaßnahmen und Sexualhygiene.

Ätiologie/Risikofaktoren

➤ **Viren:** Folgende Viren sind wahrscheinlich ursächlich an der Entstehung des Zervixkarzinoms beteiligt, nicht nur assoziiert (vgl. Tabelle 1, S. 6):
  – Humanes Papilloma-Virus Typ 16 und 18.
  – Herpes simplex Typ 2 (HSV-2).
➤ **Sexuelle Aktivität:** Je früher und je mehr Partner (Promiskuität), desto häufiger ist das Zervixkarzinom, mangelnde Genitalhygiene der Sexualpartner ist ein Risikofaktor.
➤ **Soziale Faktoren:** Das Zervixkarzinom tritt gehäuft in niedrigem sozialem Milieu, maximal bei Prostituierten auf.
➤ **Rauchen**.
➤ **Präkanzerosen der Zerxix:** Schwere Dysplasie und Carcinoma in situ nach Papanicolaou sowie zervikale intraepitheliale Neoplasien (CIN) I–III. Zur Papanicolaou- und CIN-Einteilung vgl. Lehrbücher der Gynäkologie.

Prävention

➤ **Früherkennungsuntersuchungen:**
  – Ab dem 20. Lebensjahr hat jede Frau in der BRD Anspruch auf eine gynäkologische Untersuchung inkl. Pap-Abstrich jährlich. Zum Vorgehen bei verdächtigen Abstrichen s. Diagnostik S. 190.
  – Diese Untersuchungen sollten für 2 – 3 Jahre jährlich durchgeführt werden, später sind bei negativen Befunden größere Intervalle von 2 – 3 Jahren verantwortbar.
➤ **Sexualhygiene**, gilt für beide Geschlechter: Monogamie, später Beginn des Geschlechtsverkehrs, Genitalhygiene.

Histologie

➤ Das Zervixkarzinom entsteht meist an der Übergangszone vom Zylinderepithel zum Plattenepithel der Portio.
➤ 95 % der Fälle sind Plattenepithelkarzinome.
➤ 4 % Adenokarzinome.
➤ < 1 % Sarkome.

Klassifikation

➤ Die Klassifikation des Zervixkarzinoms erfolgt nach TNM und FIGO, s. Tabelle 35.

Zervixkarzinom

Tabelle 35 Klassifikation des Zervixkarzinoms: TNM und FIGO

TNM	FIGO		Häufig-keit
TX		Primärtumor kann nicht beurteilt werden	
T0		Kein Anhalt für Primärtumor	
Tis	0	Carcinoma in situ	
T1	I	Zervixkarzinom begrenzt auf den Uterus (die Ausdehnung zum Corpus uteri sollte dabei unbeachtet bleiben)	28 %
T1a	Ia	Präklinisches invasives Karzinom, ausschließlich durch Mikroskopie diagnostiziert	
T1a1	Ia1	Minimale mikroskopische Stromainvasion (≤ 3 mm in der Tiefe, ≤ 7 cm in horizontaler Ausbreitung)	
T1a2	Ia2	Tumor mit einer invasiven Komponente ≤ 5 mm in der Tiefe, gemessen von der Basis des Epithels, und ≤ 7 mm in horizontaler Ausbreitung	
T1b	Ib	Tumor größer als in T1a2	
T1b1		Klinisch sichtbarer Tumor ≤ 4 cm	
T1b2		Klinisch sichtbarer Tumor > 6 cm	
T2	II	Zervixkarzinom infiltriert jenseits des Uterus, aber nicht bis zur Beckenwand und nicht bis zum unteren Drittel der Vagina	37 %
T2a	IIa	Ohne Infiltration des Parametriums	
T2b	IIb	Mit Infiltration des Parametriums	
T3	III	Zervixkarzinom breitet sich bis zur Beckenwand aus und/oder befällt das untere Drittel der Vagina und/oder verursacht Hydronephrose oder stumme Niere	30 %
T3a	IIIa	Tumor befällt unteres Drittel der Vagina, keine Ausbreitung zur Beckenwand	
T3b	IIIb	Tumor breitet sich bis zur Beckenwand aus und/oder verursacht Hydronephrose oder stumme Niere	
T4	IVa	Tumor infiltriert Schleimhaut von Blase oder Rektum und/oder überschreitet die Grenzen des kleinen Beckens	IVa und IVb 5 %
M1	IVb	Fernmetastasen	
Nx		Regionäre Lymphknoten können nicht beurteilt werden	
N0		Keine regionären Lymphknotenmetastasen	
N1		Regionäre Lymphknotenmetastasen	

Klinik

➤ Das Zervixkarzinom wird meist erst in späten Stadien symptomatisch, die Frühdiagnose kann daher nur im Rahmen von Früherkennungsuntersuchungen gestellt werden.
➤ **Hauptsymptom:** Vaginaler Ausfluß/Blutung als Meno- und Metrorrhagie bzw.
postkoital.
➤ **Fortgeschrittene Tumoren:** Schmerz (DD Ischias), Unfähigkeit, im Liegen die
Beine zu strecken, Lymphödem, Urämie, Defäkationsstörungen, Gewichtsabnahme, Anämie.

Metastasierungswege

➤ **Lymphogen:** Pelvin, paraaortal, mediastinal und supraklavikulär.
➤ **Hämatogen:** Lunge, Knochen, Leber.

Diagnostik

➤ **Merke:** Das Zervixkarzinom ist ein Musterbeispiel für einen Tumor, der über
Jahrzehnte aus leicht zu diagnostizierenden Dysplasien und in-situ-Karzino-
men entsteht.
➤ **Inspektion/Palpation** im Rahmen der gynäkologischen Untersuchung. Verdächtig sind: Erosion, Grau-blasse Verfärbung, Tumor, Nekrose/Ulkus, Kontakt-
blutung.
➤ **Direkter Nachweis:**
   – *Zytologie/Abstrich mit Papanicolaou-Färbung:* Verdächtig ist Pap IV, bewei-
   send Pap V. Ab Pap IIID sind 3 monatliche Kontrollen des Abstrichs notwen-
   dig, bei Pap IV und V erfolgt die Konisation.
   – *Kolposkopie* (Vergrößerung 10- bis 20fach) bei verdächtigem Abstrich: Ver-
   dächtig sind: Mosaike, Gefäßneubildungen, Leukoplakien, vgl. auch Lehrbü-
   cher der Gynäkologie.
   – *Schiller-Jodprobe* verdächtiger Areale: Fehlende Anfärbung.
   – *Knips-Biopsie* bei makroskopisch erkennbarem Tumor.
➤ **Labor:** Tumormarker zur Verlaufskontrolle ist das SCC (s. S. 24).
➤ **Staging/Ausbreitungsdiagnostik:** Thorax-Röntgen, i. v. Urographie, CT von
Becken und Abdomen, Zystoskopie und Rektoskopie, Oberbauchsonographie,
Lymphographie fakultativ bei Verdacht auf lymphogene Metastasierung.
➤ **Vor Radiotherapie:** Kolon-Kontrasteinlauf zum Ausschluß einer Divertikulose.

Differentialdiagnosen

➤ Verletzungen der Cervix uteri.
➤ Penetrierendes Rektumkarzinom.
➤ Korpuskarzinom.
➤ Vaginalkarzinom.

Chirurgische Therapie

➤ **Frühstadien:** In den Frühstadien werden chirurgische Verfahren von den meisten Kliniken bevorzugt, obwohl mit der kombinierten Radiotherapie (intrakavitäre und perkutane Bestrahlung) identische Resultate zu erreichen sind.
➤ **Konisation:** Zur Diagnosesicherung bei Pap IV und V, bei Carcinoma in situ und FIGO Ia ist die Konisation gleichzeitig die Therapie.
➤ **Extrafasziale, abdominale Hysterektomie** und selektive Lymphonodektomie im Stadium FIGO Ia.
➤ **Radikaloperation nach Wertheim-Meigs** in den Stadien FIGO Ib/IIb mit geringer parametraner Infiltration.
  – Entfernt werden: Uterus einschließlich Parametrien, Tuben, oberes $1/3$ der Vagina, beidseitig iliakale Lymphknoten.
  – Wenn kein Kinderwunsch besteht bzw. die Patientin postmenopausal ist, werden auch die Ovarien entfernt, dies ist aber nicht obligater Bestandteil der Operation nach Wertheim-Meigs.

Radiotherapie

➤ **Planung:** Die computergestützte Bestrahlungsplanung aufgrund von CT-Querschnitten muß im Verlauf der Behandlung an die Tumorrückbildung adaptiert werden.
➤ **Merke:** Bei frühen Stadien steht die Brachytherapie (HRD-Afterloading), bei späteren die perkutane Radiotherapie im Vordergrund.
➤ **Postoperative Radiotherapie:**
  – *Indikationen:* Die Histologie des Operationspräparates ergab einen Lymphknotenbefall oder eine R1- oder R2-Situation.
  – *Dosis/Bestrahlungsfeld:* 45 Gy in konventioneller Fraktionierung mit Boost von 5 – 10 Gy auf das Risikogebiet, bei Lymphknotenbefall Einschluß der Paraaortalregion.
➤ **Alleinige Radiotherapie im Stadium FIGO I–IIb (früh):** Als alleinige Therapie wird die Radiatio immer kombiniert intrakavitär und perkutan durchgeführt.
  – *Perkutantherapie des kleinen Beckens:* Gesamtdosis 40 Gy, Einzeldosis 1,8 – 2,0 Gy (bei Box-Technik ≤ 1,8 Gy), 4 × (wenn Brachytherapie integriert) bis 5 × wöchentlich (s. Abb. 42).
  – *Afterloading mit Iridium-192* nach 20 Gy Perkutandosis. Besser: Wöchentliche Integration in die Perkutantherapie, wobei mit ein oder zwei Einlagen begonnen wird (s. Abb. 41). Dosis: 6 × 6 Gy im Abstand von einer Woche = 36 Gy an Punkt A (2 cm kranial und lateral des Muttermunds) entsprechend 6 × 2 Gy = 12 Gy an Punkt B (Beckenwand).
  – *Ausblendung der Mittelstrukturen* nach 20 – 30 Gy entsprechend der CT-Planung, um die Toleranzdosen an Blase und Rektum nicht zu erreichen.
➤ **Alleinige Radiotherapie für die Stadien FIGO IIb (spät) und III:**
  – *Perkutantherapie des kleinen Beckens:* Gesamtdosis 50 Gy, Einzeldosis < 1,8 Gy, 5 × wöchentlich bis 30 Gy.
  – *Afterloading mit Iridium-192 nach 30 Gy Perkutandosis.* Besser: Wöchentliche Integration in die Perkutantherapie, wobei mit ein oder zwei Einlagen begonnen wird: 3 × 6 Gy im Abstand von einer Woche = 18 Gy am Punkt A, entsprechend 3 × 2 Gy = 6 Gy am Punkt B. Während der Afterloading-Therapie wird die Dosis an Blase und Rektum an definierten Punkten mitgemessen.

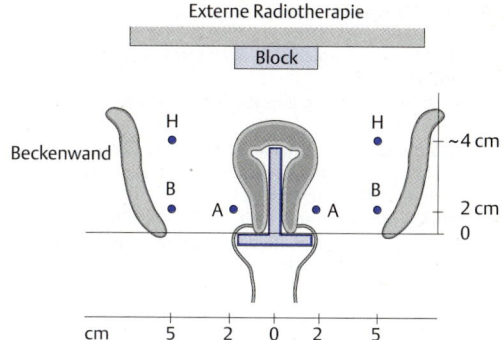

Abb. 41   Kombinierte Radiotherapie des Zervixkarzinoms: Stift-Platte-Kombination im Afterloadingverfahren. Perkutane Strahlentherapie, evtl. mit partieller Ausblockung der Mittelstrukturen. Das Schema definiert die Punkte A (2 cm lateral und oberhalb des Muttermundes), B (an der Beckenwand, 2 cm oberhalb des Muttermundes) und H (für die intrakavitäre Bestrahlung des Endometriumkarzinoms)

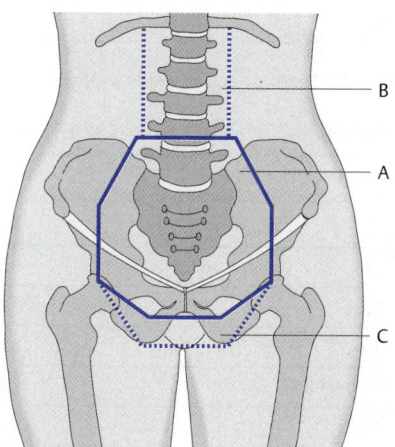

Abb. 42   Strahlentherapie-Planung des Zervixkarzinoms: Die Bestrahlung erfolgt über opponierende Gegenfelder ap-pa. Das Standardfeld umfaßt die Primärtumorregion und die Lymphknotenstationen im kleinen Becken einschließlich der iliakalen Gruppe (A). Bei Befall dieser Gruppe kann die Bestrahlung auf die paraaortale Gruppe ausgedehnt werden (B). Bei Befall der Vagina muß das Bestrahlungsfeld die gesamte Scheide einschließlich des Introitus umfassen

– *Weiterführung der Perkutanbestrahlung:* Wenn nach 30 Gy keine Tumorrückbildung eingetreten ist, erfolgt die Weiterführung der Perkutanbestrahlung bis 60 – 65 Gy, evtl. kleinvolumig bis 70 Gy.
– *Perkutanbestrahlung der Parametrien:* Weiterführen der Radiotherapie bis 50 Gy mit integriertem Afterloading, evtl. perkutane Boosterung auf der befallenen Seite.

Chemotherapie

➤ Die Chemotherapie spielt insgesamt eine untergeordnete Rolle.
➤ **Indikationen:**
  – Der *präoperative* Einsatz der Chemotherapie ist bei ausgedehnten Tumoren in Erprobung.
  – *Simultane Radiochemotherapie:* Die Chemotherapie kann im Rahmen einer simultanen Radiochemotherapie mit dem Erfolg einer hohen Tumorrückbildungsrate eingesetzt werden.
➤ **Wirksame Zytostatika:** Cisplatin ($50-100\,mg/m^2$), Carboplatin $300\,mg/m^2$ Mitomycin-C $10\,mg/m^2$, Ifosfamid $5\,g/m^2$ in Behandlungsstößen alle 2–3 Wochen, Vinca-Alkaloide, 5-Fluorouracil.

Hormone

➤ **Hormone** sind beim Zervixkarzinom unwirksam.

Rezidivtherapie

➤ Radikal operativ bei zentralem Rezidiv, sonst Radiotherapie, sofern noch möglich.
➤ Nach Chemotherapie: Keine wirksame Therapie bekannt.

Prognose

➤ Zur Prognose des Zervixkarzinoms s. Tabelle 36.

Tabelle 36 Prognose des Zervixkarzinoms

FIGO	5 JÜR
0	100%
Ia	95%
Ib	77%
IIa	55%
IIb/IIIa/IIIb	32%
IV	9%

5 JÜR = 5-Jahres-Überlebensrate

Nachsorge

➤ **Intervalle:** Bis zu 9 Monaten 3 monatlich, später 6 monatlich. Die meisten Rezidive treten < 24 Monaten auf.
➤ **Umfang der Untersuchungen:** Bimanuelle gynäkologische Untersuchung und Abdomen-Sonographie.

Epidemiologie

➤ **Inzidenz:** 25–35 Fälle/100 000 Frauen/Jahr, 10% aller weiblichen Malignome.
➤ **Alter:** 80% der Fälle treten nach der Menopause auf, der Altersgipfel liegt zwischen 65–75 Jahren.

Ätiologie/Risikofaktoren

➤ **Ätiologie:** Die Ätiologie des Endometrium-Karzinoms ist unbekannt, es sind aber Präkanzerosen und Risikofaktoren bekannt.
➤ **Präkanzerose:** Adenomatöse Hyperplasie des Endometriums. Die adenomatöse Hyperplasie geht aus der glandulär zystischen Hyperplasie hervor. In ca. 10% der Fälle geht die adenomatöse Hyperplasie in ein Endometrium-Karzinom über.
➤ **Hormone:**
  – *Prämenopausal:* Das Endometrium-Karzinom tritt gehäuft beim Stein-Leventhal-Syndrom (Polyzystische Ovarien) auf. Bei diesem Syndrom kommt es zu einer Östrogen-Dauerstimulation.
  – *Postmenopausal:* Die Inzidenz ist bei Dauersubstitution mit Östrogenen erhöht. Daher werden heute zur Östrogensubstitution Östrogen-Gestagen-Kombinationen empfohlen.
➤ **Weitere Risikofaktoren:** Adipositas, Diabetes mellitus, Hypertonie, Infertilität, Nulliparität.
➤ Die familiäre Häufung ist selten.
➤ **Zweitmalignom:** Das Endometrium-Karzinom tritt gehäuft nach/bei Tumoren der Mamma und des Dickdarms sowie bei Granulosazelltumoren des Ovars auf.

Prävention

➤ **Verhütung:** Die Verhütung des Endometrium-Karzinoms ist unmöglich, da die ätiologischen Faktoren unbekannt sind.
➤ **Risikosenkung:** Zu empfehlen sind: Gewichtsreduzierung, Diabeteskontrolle, Vermeiden unnötiger und langfristiger Substitution mit reinen Östrogenpräparaten.
➤ **Früherkennung:**
  – *Gynäkologische* Früherkennungs-Untersuchungen wahrnehmen.
  – *Kürettage* bei unklarer Postmenopausenblutung.
  – *Hysterektomie* bei ungeklärten wiederholten Blutungen bzw. dysplastischen Zellen im Kürettagematerial.

Histologie

➤ **Karzinome (98% der Fälle):**
  – 70% Adenokarzinome: Differenzierung G1 –G3.
  – 20% Adenoakanthome (Synonym Adenokankroid).
  – 10% Adenosquamöse Karzinome.
➤ **Sarkome (2% der Fälle):** Leiomyosarkome, Stromasarkome, Karzinosarkome, Müller-Mischtumoren.

Klassifikation

➤ Die Klassifikation des Endometrium-Karzinoms erfolgt nach TNM und FIGO, s. Tabelle 37.

Korpuskarzinom (Endometrium-Karzinom)

Tabelle 37 Klassifikation des Endometrium-Karzinoms: TNM und FIGO

TNM	FIGO	
Tx		Primärtumor kann nicht beurteilt werden
T0		Kein Anhalt für Primärtumor
Tis	0	Carcinoma in situ
T1	I	Tumor begrenzt auf Corpus uteri
T1a	Ia	Auf das Endometrium begrenzt
T1b	Ib	< 50 % Myometriuminfiltration
T1c	Ic	> 50 % Myometriuminfiltration
T2	II	Tumor infiltriert Zervix, breitet sich jedoch nicht jenseits des Uterus aus
T2a	IIa	Nur in den Drüsen der Zervix
T2b	IIb	Tumorinvasion in das Zervixstroma
T3	III	Tumor breitet sich jenseits des Uterus aus, verbleibt aber innerhalb des kleinen Beckens
T3a	IIIa	Infiltration der Uterusserosa bzw. Adnexbefall bzw. positive Peritoneal-Zytologie
T3b	IIIb	Tumor infiltriert die Vagina
T4	IVa	Tumor infiltriert die Mukosa der Harnblase oder des Rektums und/oder überschreitet die Grenzen des kleinen Beckens
M1	IVb	Fernmetastasen
NX		Regionäre Lymphknoten können nicht beurteilt werden
N0		Keine regionären Lymphknotenmetastasen
N1	IIIc	Tumor infiltriert die pelvinen bzw. paraaortalen LK

Klinik

➤ Das Endometrium-Karzinom zeigt erst spät Symptome. 30 % der Fälle sind bereits invasiv wachsende bzw. inoperable Stadien. Die Früherkennung ist schwierig.
➤ **Hauptsymptom:** Genitale Blutungen, insbesondere in der Postmenopause, bei 80 % der Fälle.

➤ **Weitere Symptome:**
- Putrider, oft hämorrhagischer Fluor, evtl. mit Pyometra.
- Abnormer Pap-Abstrich ohne erkennbares Zervixkarzinom: Dies gibt den Hinweis auf einen malignen Tumor im Cavum uteri.
➤ **Fortgeschrittene Tumoren imponieren durch die lokalen Komplikationen:** Tastbarer Tumor, Schmerzen, Aszites, Ikterus, Ileus, Hydronephrose, Urämie.

Metastasierungswege

➤ **Lymphogen:** Parametran, pelvin, paraaortal/inguinal.
➤ **Hämatogen:** Lunge, Leber, Knochen.

Diagnostik

➤ **Diagnostisches Vorgehen:** Das Endometrium-Karzinom ist nur durch die gynäkologische Untersuchung mit Abstrich und die Kürettage zu diagnostizieren.
➤ **Kürettage:**
- *Sensitivität:* 90–95%.
- *Methoden:* Fraktionierte Kürettage, Saug- bzw. Spülkürettage.
➤ **Endosonographie:** Die Endosonographie des Uteruskorpus kann ggf. ergänzend zur Kürettage eingesetzt werden.
➤ **Röntgen:** Die bildgebenden Verfahren sind zur Primärtherapie von geringer Bedeutung, evtl. kann eine Hysterographie durchgeführt werden.
➤ **Staging:**
- Thorax-Röntgen, I.v.-Urographie (IVP), CT von Abdomen und Becken.
- Oberbauchsonographie.
- Zysto- und Rektoskopie.
- Intraoperativer Befund.

Differentialdiagnosen

➤ **Benigne Endometrium-Erkrankungen** und glandulär-zystische Hyperplasie.
➤ **Zervixkarzinom:** Dieses ist meist ein Plattenepithelkarzinom, während das Endometrium-Karzinom meist ein Adenokarzinom ist.
➤ **Ovarialkarzinom** mit Befall der Gebärmutter, vor allem bei endometrioiden Formen des Ovarialkarzinoms.

Therapie

➤ Eine Übersicht über die stadiengerechte Therapie des Endometrium-Karzinoms gibt die Tabelle 38.
➤ **Hormontherapie:**
- *Gestagene:* Vor allem bei gut differenzierten und Hormonrezeptor-positiven Endometrium-Karzinomen und im Stadium IV sind Gestagene indiziert.
  • Z.B. Medroxyprogesteronacetat (MPA): 1000 mg/d, meit in zwei Einzeldosen je 500 mg.
  • Die Remissions-Chance beträgt 30–40%, auch bei Fernmetastasen.
- *Alternativ Antiöstrogene* z.B. Tamoxifen 30 mg/d.
➤ **Chemotherapie:** Die verwendeten Zytostatika Cisplatin, Alkylanzien und Vinca-Alkaloide sind erst wenig in die Therapie des Endometrium-Karzinoms eingeführt und werden derzeit im Rahmen klinischer Studien eingesetzt.

Korpuskarzinom (Endometrium-Karzinom)

Tabelle 38 Stadienabhängige Therapie des Korpus- bzw. Endometrium-Karzinoms

FIGO	Präoperative Strahlentherapie	Operation	Postoperative Strahlentherapie/Hormone
0		Abdominale Hysterektomie mit Adnexresektion bds.	
I G 1 – 2		Abdominale Hysterektomie mit Adnexresektion bds.	Myometrium-Infiltration < 1/3: Vaginale Einlage mit 6 x 5 Gy/Oberfl. (HDR-Afterloading)
			Myometrium-Infiltration > 1/3: Perkutane Radiotherapie mit 50 Gy Simultan vaginale Einlage mit 6 x 5 Gy/Oberfl. (HDR-Afterloading)
I/II	Bei positiven LK +/- Aszites		Ganzabdomen-Radiotherapie mit 30 Gy Zusätzlich 45 – 50 Gy auf paraaortale LK
I ab G3 II	Intrakavitär Heymann-Pak-kung oder HDR-Afterloading	Nach 4 Wochen: Radikaloperation nach Wert-heim-Meigs inkl. paraaortaler LK	Myometrium-Infiltration < 1/3: 2 Wochen nach Operation vaginale Einlage mit 6 x 5 Gy/Oberfl. (HDR-Afterloading)
			Myometrium-Infiltration > 1/3: Sofort nach Entlassung: **kombinierte perkutane Hochvolttherapie und intrakavitäres HDR-Afterloading**
			Perkutane Radiotherapie bis 40 Gy. Einzeldosis 1,8 – 2 Gy, 4 – 5 × wöchentlich Ab 20 Gy zentrale Aussparung (Schutz von Blase und Rektum) und Integration des HDR-AL 1 × wöchentlich, insgesamt 6 × 6 Gy = Gesamtdosis an Punkt A 36 Gy, an Punkt B 12 Gy (6 × 2 Gy)
III IV			Kombinierte perkutane Hochvolttherapie und intrakavitäres HDR-Afterloading, s. o. Die Brachytherapie kann reduziert werden und anstelle dessen die Perkutandosis bis 65 Gy am Punkt A erhöht werden. Bei Fernmetastasen erfolgt zusätzlich die systemische Therapie mit hochdosier-ten Gestagenen, s. dort

Anm.: Die Heymann-Packung entspricht intrakavitär plaziertem Radium-haltigen Kapseln (5 – 10 mg/Kapsel), die dicht gepackt in das Uteruskavum eingebracht werden

Prognose

➤ **Prognostisch wichtige Faktoren:**
  – Infiltrationstiefe ins Myometrium, s. Tabelle 38.
  – Grading, v. a. im Stadium I.
  – Histologie, s. Tabelle 39.

Tabelle 39   Prognose des Endometrium-Karzinoms in Abhängigkeit von Histologie und Grading bzw. Myometrium-Infiltration

Histologie		5-JÜR
Adenokarzinome		
	G1	89 %
	G2	85 %
	G3	33 %
Adenoakanthom		73 %
Adenosqamöses Karzinom		50 %
Myometrium-Infiltration		
< 1/3		90 %
< 2/3		67 %
> 2/3		33 %

Nachsorge

➤ **Intervalle:** Bis 9 Monaten 3 monatlich, später halbjährlich.
➤ **Umfang der Untersuchungen:** Bimanuelle gynäkologische Untersuchung und Abdomen-Sonographie.

Ovarialkarzinom

Epidemiologie

➤ **Inzidenz:** 10 – 15 Fälle /100 000 Frauen /Jahr, ca. 20 % aller gynäkologischen Malignome, vierthäufigstes weibliches Malignom (6 – 10 %). Die Inzidenz ist leicht ansteigend.
➤ **Alter:**
  – Keine Prädilektion, Ovarialkarzinome kommen in jedem Alter vor.
  – Ab dem 40. Lebensjahr ist ein Anstieg der Inzidenz zu beobachten.
  – Das Durchschnittsalter ist 55 Jahre.

Ätiologie/Risikofaktoren

➤ Die **Ätiologie** des Ovarialkarzinoms ist unbekannt.
➤ **Risikofaktoren:**
  – Erhöhte Inzidenz bei kinderlosen Frauen in der Postmenopause.
  – *Osteoporoseprophylaxe* mit Östrogen/Gestagen-Kombinationen.
  – *Ernährung:* Analog zum Mammakarzinom (vgl. S. 164 – 165): Gesamtkalorienzahl, Fett.
  – Das Ovarialkarzinom ist in hochindustrialisierten Ländern häufiger.
➤ **Zweitmalignom:** Das Ovarialkarzinom tritt oft mit Karzinomen der Mamma und des Endometriums auf.
➤ **Familiarität:** Selten.
➤ **Risikosenkende Faktoren:** Das Ovarialkarzinom ist seltener nach hormonaler Antikonzeption („Antibabypille").

Prävention

➤ **Verhütung:** Die einzige (meist nicht realisierbare) Möglichkeit ist die beidseitige Ovarektomie.
➤ **Früherkennung:** Die Früherkennung ist schwierig bis unmöglich, da die Ovarialkarzinome erst spät symptomatisch werden und Tumormarker zur Diagnose nicht verläßlich sind.

Histologie

➤ **Formen:** Die Vielzahl der histologischen Formen von Ovarialtumoren spiegelt die komplexe histogenetische Struktur der weiblichen Gonaden wider, s. Tabelle 40, S. 205.
➤ **Dignität:** Von 3 Ovarialtumoren ist nur einer maligne.

Klassifikation

➤ Die Klassifikation der Ovarialkarzinome erfolgt nach TNM und FIGO, s. Tabelle 41, S. 206.
➤ **Postoperativ: Resttumor**
  – R0: Kein Resttumor
  – R1: Resttumor < 2 cm
  – R2: Resttumor > 2 cm

Klinik

➤ Ovarialkarzinome wachsen lange asymptomatisch und werden daher meist erst spät entdeckt. Mehr als 70 % der Fälle sind FIGO-Stadien III und IV.

Tabelle 40 Histologische Formen der Ovarialtumoren (maligne und benigne)

	Gesamt-anteil	Anteil an malignen Tumoren	Übergang benigne – maligne
Epitheliale Tumoren	**65 %**	**70 %**	
Seröse Zystadenome	50 %	40 %	10 – 20 %
Endometrioide	3 %	20 %	selten
Muzinöse Zystadenome	12 %	10 %	5 – 10 %
Hellzellige (klarzellige) Tumoren (Mesonephroid)		5 %	Immer maligne
Brenner-Tumoren	1 %	1 %	selten
Weitere: - Unklassifizierbare epitheliale Tumoren - Undifferenzierte Karzinome - Gemischte Formen			
Gonadale Stromatumoren	**8 %**	**12 %**	
- Sertoli-Leydig-Zell-Tumor - Granulosazelltumor - Gynandroblastom - Androblastom			
Keimzelltumoren	**20 %**	**2 – 3 %**	**selten**
- Dysgerminom - Endodermaler Sinustumor - Embryonales Karzinom - Polyembryom - Chorionkarzinom - Teratome - Gemischte Formen			
Borderline-Tumoren			
Die Malignität eines Ovarialtumors kann histologisch nicht immer mit Sicherheit festgestellt werden, in diesem Fall wird der Tumor als Borderline-Typ charakterisiert			
Metastasen (meist bilateral)			
- Mammakarzinome - Kolorektale Karzinome (z. B. Krukenbergtumor beim Siegelringzellkarzinom des Magens) - Tumoren anderer Genitalorgane			
Sarkome: Selten			
Maligne Lymphome: Selten			

Ovarialkarzinom

Tabelle 41 Klassifikation der Ovarialkarzinome: TNM und FIGO

TNM	FIGO	
Tx		Primärtumor kann nicht beurteilt werden
T0		Kein Anhalt für Primärtumor
T1	I	Tumor begrenzt auf Ovarien
T1 a	Ia	Tumor auf ein Ovar begrenzt, Kapsel intakt, kein Tumor auf der Oberfläche des Ovars
T1 b	Ib	Tumor auf beide Ovarien begrenzt, Kapsel intakt, kein Tumor auf der Oberfläche der beiden Ovarien
T1 c	Ic	Tumor begrenzt auf ein oder beide Ovarien mit Kapselruptur, Tumor an Ovaroberfläche oder maligne Zellen im Aszites oder bei Peritonealspülung
T2	II	Tumor befällt ein oder beide Ovarien und breitet sich im Becken aus
T2 a	IIa	Ausbreitung auf und/oder Implantate an Uterus und/oder Tube(n)
T2 b	IIb	Ausbreitung auf andere Beckengewebe
T2 c	IIc	Ausbreitung im Becken (2 a oder 2 b) und maligne Zellen im Aszites oder bei Peritonealspülung
T3 und/ oder N1	III	Tumor befällt ein oder beide Ovarien, mit mikroskopisch nachgewiesenen Peritonealmetastasen außerhalb des Beckens und/oder regionären Lymphknotenmetastasen
T3 a	IIIa	Mikroskopische Peritonealmetastasen jenseits des Beckens
T3 b	IIIb	Makroskopische Peritonealmetastasen jenseits des Beckens, größte Ausdehnung ≤ 2 cm
T3 c und/ oder N1	IIIc	Peritonealmetastasen jenseits des Beckens, größte Ausdehnung > 2 cm, und/oder regionäre Lymphknotenmetastasen
M1	IV	Fernmetastasen (außer Peritonealmetastasen)
Nx		Regionäre Lymphknoten können nicht beurteilt werden
N0		Keine regionären Lymphknotenmetastasen
N1		Regionäre Lymphknotenmetastasen

Anmerkung: Metastasen an der Leberkapsel entsprechen T3/Stadium III, Leberparenchymmetastasen M1/Stadium IV.
Um einen Pleuraerguß als M1/Stadium IV zu klassifizieren, muß ein positiver zytologischer Befund vorliegen

➤ **Symptome:**
  – Druck im Abdomen, meist einseitige Unterbauchschmerzen.
  – Zunahme des Leibesumfanges.
  – Völlegefühl, Flatulenz, Aufstoßen etc.
  – Vaginale Blutungen.
➤ **Späte Symptome:**
  – Sichtbarer bzw. tastbarer Tumor, Vorwölbung.
  – Aszites.
  – Ileus.
  – Miktionsstörungen.

Metastasierungswege

➤ Per continuitatem.
➤ **Implantation auf:**
  – Peritoneum, meist mit (blutigem) Aszites.
  – Diaphragma.
  – Pleura mit Ergüssen.
➤ **Lymphogen** metastasieren die Ovarialkarzinome erst relativ spät. Die regionären Lymphknoten sind die iliakalen und paraaortalen Lymphknoten.
➤ **Hämatogen:** Leber, Lunge/Pleura, Skelett.

Diagnostik

➤ **Merke:** Definitive Diagnose und Stadieneinteilung erfolgen meist erst durch die Laparotomie.
1. Körperliche Untersuchung:
  – **Inspektion/Palpation:** „Großer Bauch", Umfangszunahme, palpable bzw. sichtbare Tumoren, Aszites. Die Leber ist oft nicht abgrenzbar, tastbare Lymphknoten sind selten.
  – *Gynäkologische Untersuchung:* Vergrößerte Adnexe, Resistenzen am Peritoneum, speziell im Douglas-Raum.
2. **Vorgehen bei unklarem Adnexbefund**, s. Tabelle 42, S. 208.
3. **Staging:**
  – *Laparotomie:* Bei weiterhin verdächtigem Adnexbefund erfolgt die Laparotomie mit Längsschnitt, s. Tabelle 42. Intraoperativ sind folgende Schritte zu beachten:
    • Nach Eröffnen des Peritoneums und vor Manipulation am Tumor: Aszites entnehmen bzw. Peritoneallavage durchführen.
    • Abstriche (zytologisch) von beiden Zwerchfellkuppeln, der Leberoberfläche, beider Beckenwände und dem Douglas-Raum.
  – *Präoperative Untersuchungen:* Zystoskopie und Rektoskopie.
  – *Weiteres Staging:* Thorax-Röntgen, Ausscheidungsurographie (IVP), spätestens bei Planung einer Strahlentherapie.
➤ **Bei Aszites:** Aszitespunktion mit Zytologie s. S. 61, 69.
➤ **Labor:**
  – Laboruntersuchungen sind zur Abschätzung des Behandlungsrisikos wichtig: Blutbild, Gerinnung, Elektrolyte, Leberenzyme, Retentionswerte und Eiweiß.

Ovarialkarzinom

Tabelle 42 Vorgehen bei unklarem Adnexbefund

Beobachten und Kontrolle in 4–6 Wochen	Operative Exploration
Prämenopausal	Peri- und postmenopausal
Befund < 8 cm	Befund > 8 cm
Sonographie: - Klare Zyste - an Größe abnehmend - zystisch	Sonographie: - Septierte Zyste mit soliden Anteilen - an Größe zunehmend - irregulär
Tastbefund: - weich - beweglich - einseitig	Tastbefund: - solide - fixiert - beidseitig
Asymptomatisch	Schmerzen
Kein Aszites	Aszites

- *Tumormarker* zur Verlaufskontrolle (vgl. Tabelle 7, S. 22–24):
  - CA-125: Seröses Zytsadenokarzinom und undifferenzierte Ovarialkarzinome.
  - CA 72–4: Muzinöses Zystadenokarzinom.
  - CEA: Muzinöses Zystadenokarzinom.
  - CA 15–3: Epitheliale Tumoren.
  - βHCG: Keimzelltumoren.
  - AFP: α1-Fetoprotein: Keimzelltumoren.
  - Proliferationsmarker: TPA und TPS bei epithelialen Tumoren.
- ➤ **Radiologische Diagnostik:** Die Computertomographie kann evtl. ergänzend zur Sonographie eingesetzt werden.

Differentialdiagnosen der Ovarialkarzinome

- ➤ **Gutartige Ovarialtumoren:**
  - Am wichtigsten: Zystadenome und funktionelle Zysten des Ovars.
  - Faustregel: Tumoren ≤ 6 cm bei prämenopausalen Frauen sind gutartig.
- ➤ **Entzündliche Veränderungen:** Adnexitis, Pyosalpinx, tuboovarieller Abszeß, Divertikulitis.
- ➤ **Metastasen** aus anderen Organen: Mamma, Magen, Endometrium, Kolon/Rektum, Blase.
- ➤ **Artefakte:** Volle Blase, Kotballen.
- ➤ Beckennieren.
- ➤ Endometriumtumoren, Leiomyom.
- ➤ Endometriose: Auch bei der Endometriose sind CEA und CA 125 oft mäßig erhöht.
- ➤ Extrauteringravidität.

Therapie epithelialer Tumoren

➤ **Merke:**
- Entscheidender Schritt ist die möglichst vollständige chirurgische Tumorentfernung mit minutiösem Staging (s. o.), auch wenn die operative Radikalität mikroskopisch kaum erreicht werden kann.
- Die maximale Tumorentfernung ist die entscheidende Voraussetzung für den Erfolg nachfolgender Therapien wie Radio- und/oder Chemotherapie.
- Borderline-Tumoren werden intraoperativ wie maligne Tumoren behandelt.

➤ **Stadiengerechte Therapie** s. Tabelle 43.

Tabelle 43 Therapie epithelialer Ovarialkarzinome

FIGO	Operativ	Zusatztherapie
Ia – c	Abdominelle Hysterektomie und bilaterale Adnexektomie, Omentektomie, Peritoneal-Lavage, Lymphknotenstaging. Fakultativ: Retroperitoneale Lymphadenektomie	Ia: Keine Zusatztherapie Ib/c: Adjuvante Chemotherapie (z. B. 2 Zyklen, Zytostatika s. u.). Alternativ Ganzabdomenbestrahlung (22 – 25 Gy in Einzeldosen von 1,5 Gy) und Dosisaufsättigung des kleinen Beckens und der Risikogebiete (bis auf 50 Gy Gesamtdosis, Einzeldosis 1,8 Gy) oder intraperitoneale Radioisotopen-Instillation (z. B. P-32)
IIa/b	Gleiche Operation wie Stadium I	Instillation eines Radioisotops (z. B. P-32) oder Radiotherapie auf kleines Becken und Ganzabdomenbestrahlung oder Adjuvante Chemotherapie wie bei FIGO I
III/IV	Chirurgische Tumorentfernung so weit wie möglich, d. h. Resektion aller Tumoren bis auf Restherde ≤ 2 cm	Anschließend Chemotherapie 4 – 6 Zyklen, z. B. CAP, s. dort

➤ **Chemotherapie:**
- *Standard* sind heute Kombinationen mit Platinsalzen und/oder Taxanen (vgl. Anhang III): CAP (Cyclophosphamid/Adriamycin/Cisplatin), CP (Cyclophosphamid/Cisplatin), Carboplatin/Paclitaxel.
- *Bei Kontraindikation* (z. B. ältere Patientin): Monotherapie mit Carboplatin, Cyclophosphamid, Chlorambucil, Melphalan.

➤ **„Second-look"-Laparotomie:**
- Das operative Re-Staging wird bei jüngeren Patientinnen zur genauen Erfassung und ggf. Entfernung des Resttumors durchgeführt.
- Die „second-look"-Laparotomie ist nur indiziert, wenn sich daraus therapeutische Konsequenzen ergeben:
  - Resttumor(en) ≤ 2 cm: Bestrahlung des ganzen Abdomens und des kleinen Beckens.

Ovarialkarzinom

- Resttumor(en) ≥ 2 cm: Alternativchemotherapie evtl. intraperitoneal (s. S. 209). Diese Therapien werden vom Onkologen bzw. in Tumorzentren durchgeführt.
➤ **Hormontherapie:** Eine Hormontherapie konnte bei der Therapie der Ovarialkarzinome noch nicht etabliert werden, da nur ein minimaler Anteil der Patientinnen darauf anspricht.

Therapie der Keimzelltumoren

➤ Die Therapie erfolgt je nach Stadium, s. Tabelle 44:

Tabelle 44 Therapie ovarieller Keimzelltumoren

FIGO	Weitere Kriterien	Therapie
I	Primärtumor ≤ 10 cm/Kinderwunsch	Einseitige Adnexektomie und kontralaterale Keilbiopsie. Keine routinemäßige Bestrahlung
	Primärtumor ≥ 10 cm oder kein Kinderwunsch oder ältere Patientinnen	Bilaterale Adnexektomie und Hysterektomie, evtl. iliakale und lumbale Bestrahlung
II–IV	Primäre Therapie	Kombinations-Chemotherapie: BEP- oder PVB-Schema (aufwendig und toxisch, daher nur als stationäre Infusionstherapie). BEP: Cisplatin/VP-16/Bleomycin; PVB: Cisplatin/Vinblastin/Bleomycin, Dauer: 4 – 6 Therapiezyklen alle 4 Wochen
	In klinischer Remission	Laparotomie zur etwaigen radikalen Tumorentfernung bzw. Tumorbilanz
	Inoperabler Resttumor oder konsolidierend	(Nach-)Bestrahlung: Resttumor: 45 – 50 Gy Gesamtdosis, 1,8 Gy Einzeldosis. Lymphknotengebiete oder Teile der Peritonealhöhle abhängig von der Tumorlokalisation
	Rezidiv oder großer Tumor	POMB-ACE (vgl. Anhang III)

Rezidivtherapie

➤ **Bei Aszites:**
  – Punktion und evtl. Instillation von Cisplatin: 50 mg in NaCl.
  – Instillation von Mitoxanthron bei rezidivierendem Aszites: 20 mg in NaCl.
➤ **Chemotherapie:** Folgende Zytostatika können eingesetzt werden, falls diese noch nicht bei der Primärtherapie gegeben wurden:
  – Etoposid: 100 mg oral/d.
  – Treosulfan 5000 mg/m^2 i. v. alle 4 Wochen oder 250 mg/d oral in Form von Kapseln für 4 Wochen und anschließend 4 Wochen Pause.

– Carboplatin.
– Paclitaxel.
– Evtl. 5-Fluorouracil/Mitomycin-C.

Prognose

➤ Zur Prognose epithelialer Ovarialkarzinome s. Tabelle 45.

Tabelle 45 Prognose epithelialer Ovarialkarzinome

FIGO	5 JÜR	FIGO	5 JÜR
I		III	
Ia	85 %	IIIa	31 %
Ib	69 %	IIIb	38 %
Ic	59 %	IIIc	18 %
II		IV	8 %
IIa	62 %		
IIb	51 %		

5 JÜR = 5-Jahres-Überlebensrate

➤ **Maligne Keimzelltumoren:**
– Die Prognose hängt von der histologischen Unterform ab.
– In Frühstadien gelingt in den meisten Fällen die Heilung.
– Mit der modernen Kombinations-Chemotherapie sind Heilungen auch in fortgeschrittenen Stadien möglich.

Nachsorge

➤ **Intervalle:** 3- bis 6 monatlich in den ersten 5 Jahren, später 6- bis 12 monatlich.
➤ **Umfang der Untersuchungen:**
– Klinisch-gynäkologische Untersuchung inkl. Sonographie des Beckens und Abdomens.
– *Labor:* Kleines Blutbild (Hb, Leukozyten, Thrombozyten), Serum: Kreatinin, AST, Tumormarker s. S. 208.
– *Thorax-Röntgen:* Alle 6 Monate, nach 3 Jahren alle 12 Monate bis zu 5 Jahren.
– Weitere Untersuchungen: Abdomino-pelvines CT und Endoskopien nur bei klinischem Verdacht.

Maligne Trophoblasterkrankung

Epidemiologie/Ätiologie

➤ **Synonyme:** Maligne Trophoblasterkrankung, invasive Mole, Chorionkarzinom (Chorionepitheliom).
➤ **Vorkommen:** Alle diese Neoplasien treten im Zusammenhang mit einer Schwangerschaft auf.
➤ **Inzidenz:** Westliche Länder 1/1500 Schwangerschaften, in Asien 10 × häufiger.
➤ **Ätiologie:** Die Ätiologie ist unbekannt. Diskutiert werden: Primitiver Defekt der Eizelle/des Spermiums, Störung der dezidualen Abwehr, Kofaktoren: Infekte (Toxoplasmose) bzw. Unterernährung.

Prävention

➤ Die Verhütung maligner Trophoblasterkrankungen ist unmöglich.
➤ **Früherkennung:** βHCG-Bestimmung beim kleinsten Verdacht, engmaschige Nachkontrollen nach der Geburt.

Klassifikation

1. **Blasenmole:** Die Blasenmole ist nicht maligne, sondern eine fakultative Präkanzerose.
2. **Nicht metastasierende Trophoblasttumoren:**
   – Persistierende oder wieder ansteigende βHCG-Titer im Serum nach behandelter Blasenmole.
   – Trophoblasterkrankungen nach normaler Geburt, Abort, Extrauteringravidität, sofern in der Nachkontrolle keine Metastasen diagnostiziert werden.
3. **Metastasierende Trophoblasttumoren:**
   – *High risk:*
     • Frauen > 39 Jahre.
     • ≥ 3 vorausgegangene Schwangerschaften.
     • Gesamt-HCG > 100 000 U/24-Stunden-Urin.
     • βHCG im Serum > 40 000 U/l.
     • Metastasen in Hirn, Leber, Darm.
     • Rezidiv bzw. Resistenz nach 1. Chemotherapie.
     • Auftreten des Trophoblasttumors ohne Zusammenhang mit einer Schwangerschaft.
     • Verzögerte Diagnose bzw. Behandlungsbeginn > 4 Monate.
   – *Low risk:* Alle nicht unter „high risk" fallenden Patientinnen.

Klinik

➤ Symptome einer gestörten Frühschwangerschaft: Blutung, evtl. mit Bläschenabgang.
➤ Amenorrhoe.
➤ Hyperemesis gravidarum im Sinne einer Gestose.
➤ Übermäßig zunehmender Bauchumfang.
➤ Schwitzen, Tachykardie, Gewichtsverlust wegen paraneoplastischem Hyperthyreoidismus.
➤ Bauchschmerzen.
➤ **Metastasen:** Symptome je nach Lokalisation: Lunge: Blutiger Auswurf, Leber: Ikterus oder unklare Oberbauchbeschwerden, Vulva/Vagina: Blaurote und blutende Knoten, ZNS, Darm.

Diagnostik

➤ **Palpation/Ultraschall:**
  - Diskrepanz zwischen Uterusgröße und Dauer der Amenorrhoe.
  - Fehlende Herztöne (fakultativ).
  - Typisches „Schneegestöber" in der Sonographie der Plazenta.
➤ **Labor: Choriongonadotropine:**
  - Bei ausgeschlossener Schwangerschaft ist die Bestimmung beweisend. Bei einer Schwangerschaft sind quantitative Bestimmungen notwendig.
  - *Suchtest:* Gesamt-HCG im 24-Stunden-Urin.
  - *Bei stark positivem Ausfall:* Quantitative Bestimmung des βHCG im Serum (s. Tabelle 46).
  - *Bei Verdacht auf ZNS-Befall:* Bestimmung des βHCG im Liquor (meist höher als im Serum).

Tabelle 46 Referenzwerte des βHCG im Serum

	Wert [u/l]
Non-gravide Frauen und Männer	< 5
Schwangere (Zeit nach Konzeption)	
1. Woche	10 – 30
2. Woche	30 – 100
3. Woche	100 – 1 000
4. Woche	1 000 – 10 000
5.– 12. Woche	10 000 – 60 000
2. Trimenon	1 000 – 30 000
3. Trimenon	400 – 15 000

➤ **Staging:**
  - *Gynäkologische Untersuchung* inkl. Inspektion der Vagina und Biopsie aller verdächtigen Läsionen.
  - *Radiologische Diagnostik:* Thorax-Röntgen, Computertomographie des Abdomens, Thorax und evtl. Schädels, Sonographie des Oberbauchs zur Beurteilung der Leber.
  - *Routine-Labor:* βHCG, Blutbild, Elektrolyte, Leberenzyme, Retentionswerte, Eiweiß.
➤ **Merke:** Bei Unklarheit, d. h. persistierender βHCG-Erhöhung, kurzfristige (wöchentliche) Kontrollen!

Maligne Trophoblasterkrankung

Therapie

➤ **Blasenmole:**
  – *Kinderwunsch:* Therapeutischer Abort nach Prostaglandineinleitung, Nachkürettage.
  – *Ältere Patientin/kein Kinderwunsch:* Hysterektomie.
➤ **Nicht metastasierende Trophoblasttumoren:**
  – *Kinderwunsch:* Monochemotherapie mit Methotrexat und Folinsäure (Ca-Folinat) bis zur Erreichung von zwei normalen βHCG-Werten im Abstand von 2 Wochen, anschließend engmaschige Nachkontrollen.
  – *Ohne Kinderwunsch:* Hysterektomie, βHCG-Nachkontrollen, Chemotherapie erst bei persistierender Erhöhung der βHCG-Werte.
➤ **Metastasierende Trophoblasttumoren:**
  – Metastasierende Trophoblasttumoren müssen in Tumorzentren therapiert werden. Therapie der Wahl: Kombinations-Chemotherapie.
  – *Zytostatika:* Z.B. MAC-Kombination: Methotrexat/Actinomycin-D/Cyclophosphamid oder Chlorambucil in 5 tägigen Zyklen alle 2 Wochen bis zur Erreichung von zwei normalen βHCG-Werten im Abstand von 2 Wochen.
➤ **Bei Versagen der Erstkombination bzw. in High-risk-Fällen:**
  – CHAMOCA-Kombination: Hydroxyharnstoff (Litalir), Actinomycin-D, Methotrexat + Folinsäure, Cyclophosphamid, Oncovin, Adriamycin.
  – EMA/CO.
  – POMB-ACE.
➤ **Radiotherapie:** Ergänzend zur Chemotherapie v.a. bei Hirnmetastasen als Ganzhirnbestrahlung mit 30 – 36 Gy Gesamtdosis.

Prognose

➤ **Low-risk-Fälle:** Heilung in 100 % der Fälle.
➤ **High-risk-Fälle:** Vollremission in 75 % der Fälle, die meisten davon werden langfristig geheilt.
➤ **Rezidivgefahr:** Am größten in den ersten 2 – 3 Jahren, danach ist die Rezidivgefahr nur noch gering.

Nachsorge

➤ Die folgenden Angaben sind zur Erkennung einer malignen Transformation einer Blasenmole bzw. zur Erkennung eines Rezidivs von entscheidender Bedeutung.
➤ **Intervalle:** Anfänglich engmaschige (alle 2 Wochen), dann lockerere (3- bis 6 monatliche) Kontrollen. Bei klinischem Verdacht häufiger.
➤ **Umfang der Untersuchungen:** Klinische Untersuchung, Thorax-Röntgen, βHCG-Bestimmung im Serum.

Epidemiologie

➤ **Inzidenz:** 6–9 Fälle/100 000/Jahr, 2–3% aller Malignome. Die Inzidenz steigt, die Mortalität ist stationär.
➤ **Geschlecht:** Männer : Frauen = 2–3 : 1.
➤ **Alter:** Nierenkarzinome treten meist nach dem 40. Lebensjahr auf, 70% der Fälle betreffen Patienten zwischen 40 und 69 Jahren, bei Kindern sind Nierenkarzinome extrem selten.

Ätiologie/Risikofaktoren

➤ Die Ätiologie ist unbekannt.
➤ **Risikofaktoren:**
  – *Rauchen* ist der wichtigste Risikofaktor: mehr als 10 Zigaretten pro Tag erhöhen das Risiko signifikant.
  – Analgetikaabusus, insbesondere von phenacetinhaltigen Präparaten.
  – Eiweißreiche Nahrung.
  – Leben in städtischen Verhältnissen.
  – Thorotrast (nicht mehr verwendetes Röntgenkontrastmittel).
  – Familiäre Belastung: Nierenkarzinome treten familiär gehäuft auf.
  – Von-Hippel-Lindau-Syndrom (Phakomatose).
  – Zystennieren.

Prävention

➤ Vorsorge und Früherkennung sind nicht möglich, viele asymptomatische Nierentumoren werden bei abdominaler Sonographie aus anderer Indikation „zufällig" entdeckt.

Histologie und Grading

➤ 80–85% Adenokarzinome: Hypernephroides Karzinom Grawitz bzw. Hypernephrom.
➤ 7% Übergangsepithelkarzinome von Nierenbecken und Harnleitern ausgehend.
➤ 2% Plattenepithelkarzinome von Nierenbecken und Harnleitern ausgehend.
➤ 8–10% Nephroblastom (Wilms-Tumor) des Kindes, hier nicht besprochen.
➤ Sarkome sind selten.
➤ **Histologisches Grading** (WHO-Empfehlungen 1981): Tumoraufbau (a–d), Zelltyp (a–d), Grading (G 1–3), Tumorkapsel (a–c).

Klassifikation

➤ Die Klassifikation erfolgt gemäß des TNM-Systems, s. Tabelle 47.
➤ Amerikanische Einteilung des Nierenkarzinoms s. Tabelle 48, S. 216.

Klinik

➤ **Vorbemerkung:** Das klinische Bild des Nierenkarzinoms ist uncharakteristisch und irreführend. Nur die Hälfte der Patienten haben Erstsymptome im Urogenitalsystem.
➤ **Hauptsymptom:** Schmerzlose Hämaturie in 40–60% der Fälle.

Nierenkarzinom

Tabelle 47 TNM-Klassifikation der Nierenkarzinome (UICC vereinfacht)

TNM	
T = Ausdehnung des Primärtumors	
T1	Tumor ≤ 7 cm in größter Ausdehnung, begrenzt auf die Niere
T2	Tumor > 7 cm in größter Ausdehnung, begrenzt auf die Niere
T3	Tumor breitet sich in größeren Venen aus oder infiltriert Nebenniere oder perirenales Gewebe, jedoch nicht jenseits der Gerota-Faszie
T3 a	Tumor infiltriert Nebenniere oder perirenales Gewebe, aber nicht jenseits der Gerota-Faszie
T3 b	Tumor mit makroskopischer Ausbreitung in Nierenvene(n) oder V. cava unterhalb des Zwerchfells
T3 c	Tumor mit makroskopischer Ausbreitung in V. cava oberhalb des Zwerchfells
T4	Tumor infiltriert über die Gerota-Faszie hinaus
N = Befall der regionären Lymphknoten	
NX	Regionäre Lymphknoten können nicht beurteilt werden
N0	Keine regionären Lymphknotenmetastasen
N1	Metastase in solitärem regionalem Lymphknoten
N2	Metastase in mehreren regionalen Lymphknoten
N3	Metastasen in Lymphknoten > 5 cm in größter Ausdehnung
M = Fernmetastasen	
MX	Das Vorliegen von Fernmetastasen kann nicht beurteilt werden
M0	Keine Fernmetastasen
M1	Fernmetastasen

➤ **Weitere Symptome:** Flankenschmerzen in ca. 50 % der Fälle. Parallel zu Flankenschmerzen: Druck im Bauch bei 30–40 % der Fälle. Evtl. Koliken bei Abgang von Blutkoageln.
➤ **Allgemeinsymptome:** Meist erst bei fortgeschrittenen Tumoren:
 – Anämie in 40 % der Fälle.
 – Fieber in 10–20 % der Fälle.
 – Polyglobulie in 3 % der Fälle.
 – Gewichtsverlust in 20–30 % der Fälle.
➤ **Paraneoplastische Syndrome** sind bei Nierentumoren häufig:
 – *Hämatologisch:* Polyglobulie infolge erhöhter Erythropoetinproduktion.

Tabelle 48	Amerikanische Einteilung des Nierenkarzinoms nach Holland/Robson	

Stadium		**TNM**
I	Begrenzt auf Niere	T1 – 2 N0 M0
II	Infiltration ins perirenale Fettgewebe	T3 N0 M0
III	Infiltration von a) Nierenvene/V. cava b) Lymphknoten c) Venen und Lymphknoten	T2 – 3 N0 – 2 M0
IV	Befall benachbarter Organe und Fernmetastasen	T2 – 4 N2 – 4 M0 – 2

- *Endokrin:*
  - Morbus Cushing wegen ektoper ACTH-Produktion.
  - Hypertonie in bis zu 30 % der Fälle. Rs besteht kein gesicherter Zusammenhang zur Reninerhöhung, die je nach Stadium bei 15 – 60 % gefunden wird.
  - Hyperkalzämie durch Parathormon-ähnliche Substanzen in 5 % der Fälle.
- *Neuromuskulär:* Lambert-Eaton-Syndrom: Schwäche und vorzeitige Ermüdbarkeit besonders der proximalen Muskulatur in 3 % der Fälle.
- *Stauffer-Syndrom:* Leberfunktionsstörungen im Rahmen eines Nierenkarzinoms: Erhöhte alkalische Phosphatase, erhöhte Gammaglobuline, verminderte Albumine, verminderter Quick-Wert in 10 – 15 % der Fälle.
- ➤ **Merke:**
  1. Jede Hämaturie ist tumorverdächtig und muß entsprechend abgeklärt werden.
  2. Die „klassische Trias" Hämaturie, palpabler Tumor und Flankenschmerz ist selten: 5 – 15 % der Fälle.
  3. Nierentumoren sind oft Zufallsbefunde, viele werden erst über ihre Fernmetastasen in Lunge ZNS und Skelett entdeckt.

Metastasierungswege

- ➤ **Lymphogen:** Nierenhilus, paraaortal, paracaval.
- ➤ **Hämatogen:** Lunge, Leber, Skelett.

Diagnostik

- ➤ **Methoden der Wahl:** Durch Palpation, Ultraschall und Ausscheidungsurographie läßt sich in 95 % die Diagnose stellen. Die definitive Diagnose liefert meist das CT.
- ➤ **Körperliche Untersuchung:**
  - Palpation: Tastbarer Tumor in der Nierenloge in 20 – 50 % der Fälle, rechts häufiger als links.
  - Linksseitige Varikozele in 3 % der Fälle infolge Verlegung der V. renalis bzw. spermatica.

➤ **Sonographie:** Die Sonographie erlaubt die Unterscheidung Zyste/solider Tumor vgl. bildgebende Diagnostik S. 43.
➤ **Ausscheidungsurographie (IVP)** (vgl. S. 43):
  – *Leeraufnahme:* Vergrößerte Niere, Verkalkungen, elongierte verdrängte Kelche.
  – Die IVP kann evtl. mit Tomogrammen ergänzt werden.
  – Die präoperative IVP ermöglicht die Funktionsüberprüfung der kontralateralen Niere.
➤ **Computertomographie:**
  – Die Computertomographie erlaubt meist die definitive Diagnose.
  – Gleichzeitig können der Retroperitonealraum, die Leber und das Pankreas zum Staging beurteilt werden.
➤ **Angiographie:** Die Angiographie war früher obligat, heute wird sie in der Regel durch die Computertomographie ersetzt. Maligne Tumoren sind im allgemeinen stark vaskularisiert. Ausgeprägte Gefäßvariationen sind typisch.
➤ **Kavographie:** Bei Verdacht auf Veneneinbruch, heute nur noch selten indiziert.
➤ **MRT:** Beurteilung von: Kranialer Ausdehnung des Tumors, Tumorausbreitung in die V. cava. Die MRT ist nicht obligat, vgl. Methoden der Wahl.
➤ **Labor:**
  – *Blutbild:* Anämie in 20 – 30 % der Fälle, Polyglobulie in 1 – 5 % der Fälle, Leukozytose, Thrombozytose.
  – *BSG:* Erhöhte Senkungsreaktion.
  – *Serum:* Erhöhte Leberenzyme: Alkalische Phosphatase, SGOT, γGT, erhöhtes Bilirubin, Hyperkalzämie in 5 % der Fälle.
  – *Eiweißuntersuchungen:* Hyperglobulinämie, vermehrte Akute-Phase-Proteine (z. B. CRP).
  – *Gerinnung:* Verminderter Quick-Wert.
  – *Urin:* Erythrozyturie, Proteinurie, die Urinzytologie ist nicht aussagekräftig.
➤ **Staging:**
  – *Sonographie:* Leber, kontralaterale Niere, Pankreas.
  – *Thorax-Röntgen:* Metastasen (Rundherde).
  – *Skelettszintigraphie* fakultativ.
  – *Schädel-CT* bei klinischem Verdacht.

Differentialdiagnosen

➤ Nierenzysten.
➤ Hamartome, Angiomyolipome.
➤ Blutungen.
➤ Nierenmetastasen anderer Tumoren.

Therapie des Primärtumors

➤ **Operation: Die chirurgische Therapie hat absolute Priorität.**
  – *Methode der Wahl:* Tumornephrektomie.
    • Zugang trans- oder retroperitoneal, evtl. Erweiterung transthorakal abhängig von Lokalisation und Größe des Tumors.
    • Primär Ligatur von A. und V. renalis.
    • Anschließend „no-touch"-Nephrektomie, d. h. Entfernung der Niere in der Gerota-Faszie mit Fettkapsel, Nebenniere, regionären Lymphknoten und 2/3 des Harnleiters en bloc.

- *Solitäre Tumoren* ≤ 4 cm: In diesen Fällen ist die elektive Tumorexstirpation unter Organerhalt möglich. Diese Methode wird auch bei normal funktionierender kontralateraler Niere eingesetzt.
- *Bilaterale Karzinome:* In 2 – 3 % der Fälle treten die Nierenkarzinome bilateral auf, so daß ein zweizeitiges Vorgehen indiziert ist:
  1. Tumorexstirpation in der Niere mit der besseren Funktion und günstigerer Tumorlokalisation.
  2. Bei ausreichender Restfunktion kontralaterale Nephrektomie.
  • Falls die Organerhaltung unmöglich ist erfolgt die Binephrektomie, der Patient wird dialysepflichtig.
  • Die Nierentransplantation ist erst nach 2- bis 3jähriger Rezidivfreiheit indiziert.
- *Nephrektomie bei nachgewiesenen Fernmetastasen:* In diesen Fällen muß individuell entschieden werden. Oft ist die Nephrektomie aus palliativen Gründen (Blutung, Schmerzen) gerechtfertigt. Keine Indikation ist die unsichere Hoffnung auf Tumorregression. Die Chance hierfür ist mit 0,8 % geringer als die Operationsmortalität.

➤ **Radiotherapie:** Die Vor- oder Nachbestrahlung bieten keine Verbesserung der Überlebenszeit.

➤ **Inoperable Tumoren mit persistierender Hämaturie und/oder Schmerzen**: In diesen Fällen wird die palliative Embolisation der A. renalis durchgeführt.

Therapie der Metastasen

➤ **Indikationen zur chirurgischen Exstirpation:**
  - Vor allem Metastasen in ZNS, Lunge, Skelett.
  - Solitäre Metastase.
  - > 2 Jahre postoperatives tumorfreies Intervall.
  - Stark störende Metastasen.

➤ **Bestrahlung:** Vor allem bei schmerzhaften Knochenmetastasen, allerdings sind hohe Dosen notwendig.

➤ **Zytostatische Therapie:**
  - Die Remissionsraten mit Monochemotherapie liegen unter 10 %. Die Kombinations-Chemotherapie ist der Monotherapie nicht überlegen.
  - Die Indikation zur Chemotherapie muß individuell gestellt werden, abhängig von Leidensdruck und Behandlungswunsch.
  - Chemotherapeutika mit nachgewiesener Wirksamkeit: Vinca-Alkaloide, v. a. Vinblastin, Nitrosoharnstoffe, Ifosfamid.

➤ **Immuntherapie bei metastasierten Nierenkarzinomen:**
  - *Interferon-α:* Mit Interferon-α werden in 20 – 30 % Remissionen erreicht, v. a. in Kombination mit Vinblastin.
  - *Interleukin-2* mit oder ohne Lymphokin-aktivierten Killerzellen (LAK-Zellen) bzw. TIL (Tumor-infiltrierende Lymphozyten).

➤ **Hormone:**
  - Hormone werden zur Therapie metastasierter Nierenkarzinome eingesetzt.
  - Die Grundlage hierzu war die Beobachtung, daß östrogeninduzierte Karzinome bei Hamstern sich durch Gestagene inhibieren ließen.
  - *Wirksame Substanzen:* Gestagene in hohen Dosen und Androgene werden eingesetzt.
  - *Remissionen:* Die Remissionschancen sind gering, < 10 %. Die Remissionen werden vor allem bei Frauen erreicht.

Prognose

➤ **Verlauf und Prognose** sind im Einzelfall schwer voraussehbar: Manchmal verläuft die Erkrankung rasch fatal, oft aber auch langsam und günstig über Jahre.
➤ Die Prognose ist abhängig vom Tumorstadium und Grading, insbesondere vom Ausmaß der lokalen Infiltration. 1/3 der Patienten hat zum Zeitpunkt der Diagnose bereits Fernmetastasen.
➤ **5-Jahres-Überlebensrate unbehandelter Nierenkarzinome:** < 2 %.
➤ 5-Jahres-Überlebensrate nach Tumornephrekomie s. Tabelle 49.

Tabelle 49 5-Jahres-Überlebensrate nach Tumornephrektomie

Stadium	5-JÜR
T1 – 2	86 %
T3 a	64 %
T3 b	41 %
T4	16 %
M1	0 %

Nachsorge

➤ **Intervalle:** Alle 6 Monate.
➤ **Umfang: Minimalprogramm:**
  – Klinische Untersuchung.
  – *Labor:* Hb, Urinstatus, Kreatinin.
  – Thorax-Röntgenaufnahme.
  – *Sonographie:* Abdomen, v. a. die kontralaterale Niere ist zu beachten.
➤ **Beachte:** Die Behandlungsmöglichkeiten bei Metastasierung sind schlecht (s. o.).

Epidemiologie/Risikofaktoren

➤ **Häufigkeit:** Tumoren des Nierenhohlraumsystems und der Harnleiter sind sehr selten:
  – Nierenbeckentumoren machen 7 – 10 % aller malignen Nierentumoren aus.
  – Ureterkarzinome machen nur 1 % aller Urogenitalmalignome aus.
➤ **Geschlecht:** Männer : Frauen = 3 – 4 :1.
➤ **Alter:** Prädilektionsalter 50 – 55 Jahre.
➤ **Risikofaktoren:** Analgetikaabusus, insbesondere von phenacetinhaltigen Präparaten, chronische Entzündung, Steinleiden, endemische (sog. Balkan-) Nephritis, Thorotrast (nicht mehr verwendetes Röntgenkontrastmittel), Rauchen.

Histologie

➤ Tumoren des Nierenhohlraumsystems bzw. der Harnleiter sind vorwiegend Urothel-, selten Plattenepithelkarzinome (8 %) oder Adenokarzinome (1 %).
➤ **Grading:** Einteilung in vier Histologiegrade (vgl. Blasentumoren S. 224).

Klassifikation

➤ Die Klassifikation erfolgt gemäß des TNM-Systems, s. Tabelle 50, S. 222.

Klinik

➤ **Hauptsymptom:** Im Vordergrund steht die Makrohämaturie bei 70 – 80 % der Fälle, die oft mit Koliken infolge des Abgangs von Koageln verbunden ist.
➤ Seltener: Flankenschmerz.

Metastasierungswege

➤ **Lymphogen:** Paraaortal, paracaval, iliakal, hypogastrisch.
➤ **Hämatogen:** Lunge, Leber, Skelett.

Diagnostik

➤ **Vorbemerkung:** Die Diagnostik erfolgt grundsätzlich wie bei Nierentumoren mit folgenden Ausnahmen:
➤ **Palpation:** Palpiert wird meistens die gestaute Niere, nicht der Tumor.
➤ **Röntgen:**
  – Ausscheidungsurographie und retrograde Pyelographie, kombiniert mit Zytologie.
  – Computertomographie des Abdomens.
➤ **Sonographie:** Die Sonographie ist hier weniger aussagekräftig als bei Nierenzellkarzinomen.
➤ **Urinzytologie:** Die Urinzytologie erfolgt als Spülzytologie, nicht mit Spontanurin. Auf diese Weise werden v. a. G3-Tumoren nachweisbar.
➤ Durchführung einer Zystoureterorenoskopie.
➤ Angiographie und Kavographie entfallen wegen der Computertomographie des Abdomens.

Nierenhohlraumsystem und Harnleiter

Tabelle 50   Klassifikation der Tumoren des Nierenhohlraumsystems und des Harnleiters

TNM	
Tx	Primärtumor kann nicht beurteilt werden
T0	Kein Anhalt für Primärtumor
Ta	Papilläres nichtinvasives Karzinom
Tis	Carcinoma in situ
T1	Tumor infiltriert subepitheliales Bindegewebe
T2	Tumor infiltriert Muskularis
T3	Tumor infiltriert jenseits der Muskularis in periureterales oder peripelvines Fettgewebe oder Nierenparenchym
T4	Tumor infiltriert Nachbarorgane oder durch die Niere in das perirenale Fettgewebe
NX	Regionäre Lymphknoten können nicht beurteilt werden
N0	Keine regionären Lymphknotenmetastasen
N1	Metastase in solitärem Lymphknoten ≤ 2 cm in größter Ausdehnung
N2	Metastase(n) in solitärem Lymphknoten > 2 cm aber ≤ 5 cm in größter Ausdehnung oder in multiplen Lymphknoten, keine > 5 cm in größter Ausdehnung
N3	Metastasen in Lymphknoten > 5 cm in größter Ausdehnung
MX	Das Vorliegen von Fernmetastasen kann nicht beurteilt werden
M0	Keine Fernmetastasen
M1	Fernmetastasen

Differentialdiagnosen

➤ Nierenbecken-Ureterpolyp: Fibroepitheliom.
➤ Konkrement.
➤ Narben, z. B. durch Tbc.
➤ Strikturen.
➤ Leukoplakie (endoskopische Diagnose).

Therapie

➤ **Primärtumor:** Primär chirurgische Therapie:
  - *Erweiterte Nephro-Ureterektomie inkl. Blasenwandmanschette:* Diese Methode ist Therapie der Wahl, da nach organerhaltenden Operationen eine hohe lokale Rezidivgefahr besteht.
  - *Ausnahme:* Kleine TaG1-Tumoren: Lokale chirurgische Exstirpation oder Transurethrale (Elektro)-Resektion (TUR) plus Laserbestrahlung unter Organerhaltung.
➤ **Metastasen/inoperable Tumoren:**
  - *Palliative Bestrahlung.*
  - *Zytostatische Behandlung* wie beim Blasenkarzinom, vgl. S. 227: Platin-Kombinationen, z.B. CAP- oder M-VAC-Schema, s. Anhang III.

Prognose und Nachsorge

➤ Die Prognose ist abhängig von Infiltrationsgrad, Grading und Lymphgefäßinvasion.
  - G1: 5-JÜR 83%.
  - G2: 5-JÜR 52%.
  - G3: 5-JÜR 18%.
➤ **Nachsorge:** Wie beim Nierenkarzinom, s. S. 220.

Blasenkarzinom

Epidemiologie

➤ **Inzidenz:** 17–19 Fälle/100 000/Jahr, 3 % aller Malignome und zweithäufigstes Karzinom im Urogenitalsystem. Die Inzidenz nimmt in den Industrieländern zu.
➤ **Geschlecht:** Männer : Frauen = 2,5 : 1.
➤ **Rasse:** Weiße : Schwarze = 2 : 1
➤ **Alter:** Der Gipfel liegt im 7. Lebensjahrzehnt, nur 5 % der Fälle treten unter 45 Jahren auf.

Ätiologie/Risikofaktoren

➤ **Risikofaktoren:**
  – Rauchen.
  – *Industrietoxine*, vor allem aromatische Amine: Anilinfarben, Benzidin, Nitrosamine.
  – Hoher Kaffeekonsum.
  – *Chronische Entzündungsreize:* Blasensteine, Dauerkatheter, Bilharziose.
  – *Medikamente:* Oxazaphosphorine (z. B. Cyclophosphamid), Phenacetinhaltige Analgetika.
  – Künstliche Süßstoffe wie Cyclamat und Saccharin: Beim Menschen ist die Kanzerogenität für Blasenkarzinome noch nicht bewiesen.
➤ **Präkanzerosen:** Dysplasien, Blasen-Leukoplakie, Papillomatose.

Histologie

➤ 90 % der Blasenkarzinome sind Karzinome des Übergangsepithels: Urothelkarzinome.
➤ Selten sind Plattenepithel- und Adenokarzinome.

Histologisches Grading

➤ **Bedeutung:** Das histologische Grading ist beim Blasenkarzinom im Hinblick auf Therapie und Prognose sehr wichtig.
➤ **Häufigkeit:**
  – G1: Gut differenziert, 43 % der Fälle.
  – G2: Mäßig differenziert, 30 % der Fälle.
  – G3: Schlecht differenziert, 20 % der Fälle.
  – G4: Undifferenziert, 7 % der Fälle.

Klassifikation

➤ Die Klassifikation erfolgt gemäß des TNM-Systems, s. Tabelle 51, S. 225.

Klinik

➤ **Hauptsymptom:** Überwiegend schmerzlose Hämaturie in 70–80 % der Fälle.
➤ **Zystitisbeschwerden:** Reizblase, Miktionsdrang, Pollakisurie und Dysurie.
➤ Schmerzen nach Abschluß der Miktion in 25 % der Fälle.
➤ **Bei fortgeschrittener Erkrankung:** Schmerzen, Beinödeme infolge Lymph- und Venenstauung.

Tabelle 51	Klassifikation der Harnblasenkarzinome nach TNM
TNM	
Tis	In situ „flat tumour".
T1	Infiltration des subepithelialen Bindegewebes
Ta	Papilläres, nichtinvasives Karzinom
T2	Tumor infiltriert Muskulatur
T2a	Oberflächliche Muskulatur (innere Hälfte)
T2b	Tiefe Muskulatur (äußere Hälfte)
T3	Tumor infiltriert perivesikales Fettgewebe
T3a	Mikroskopisch
T3b	Makroskopisch
T4	Prostata, Uterus, Vagina, Becken- oder Bauchwand
T4a	Prostata, Uterus, Vagina
T4b	Becken- oder Bauchwand
N1	Solitär ≤ 2 cm
N2	Solitär > 2 cm aber < 5 cm, multipel ≤ 5 cm
N3	> 5 cm
MX	Das Vorliegen von Fernmetastasen kann nicht beurteilt werden
M0	Keine Fernmetastasen
M1	Fernmetastasen

Metastasierungswege

➤ **Lymphogen:** Pelvin, paraaortal und paracaval.
➤ **Hämatogen:** Lunge, Knochen, Leber.

Diagnostik

➤ **Zystoskopie:** Wichtigste Untersuchung zur Diagnose. Bestandteile der Zystoskopie:
  - Zytologische Urinuntersuchung.
  - Entnahme multipler Blasenbiopsien als Quadranten-Biopsie bzw. „Bladdermapping". Die Biopsien müssen an der Geschwulstbasis entnommen werden.
  - *Befunde:* Das Bild ist oft vielfältig und wechselhaft und reicht von einzelnen bis zu multiplen, papillär-soliden bis zu ulzerierend-nekrotischen Tumoren.
  - Flow-Zytometrie zur Beurteilung von Ploidie und Wachstumsfraktion.

Blasenkarzinom

➤ **Körperliche Untersuchung:**
- Die Palpation ist unzuverlässig und fällt meist negativ aus.
- Rektale Untersuchung.

➤ **Labor:**
- *Blutbild:* Hb, Leukozyten, Thrombozyten.
- *Serum:* Kreatinin, Harnstoff, alkalische Phosphatase, LDH, GOT, GPT.
- *Urinuntersuchung* zum Ausschluß/Diagnose einer Hämaturie.

➤ **Radiologische Diagnostik:**
- *Ausscheidungsurographie* (IVP, s. S. 43). Zur Tumorsuche, Beurteilung von Füllungsdefekten bzw. multilokulärem Wachstum.
- Retrograde Pyelographie: Bei unklarem Befund der IVP.
- Thorax-Röntgen in 2 Ebenen zur Beurteilung von Lunge und Mediastinum.
- Computertomographie und MRT: Diese Methoden des Tumornachweises ersetzen die Lymphographie und die Angiographie heute weitgehend.
- Skelettszintigraphie.

Differentialdiagnosen

➤ **Benigne Tumoren:** Gutartiges Papillom in 3% der Fälle.
➤ **Blutungen:** Entzündlich, traumatisch infolge Dauerkatheter, Nephrolithiasis.
➤ **Merke:** Jeder Blasentumor gilt bis zum Beweis des Gegenteils als maligne.

Stadienabhängige Therapie

➤ Die Therapie des Blasenkarzinoms ist je nach Tumorstadium bzw. Infiltration/ Grading verschieden:
➤ **Carcinoma in situ**: Das CIS ist meist multifokal, es bricht nicht in die Lamina propria ein und ist bevorzugt an Blasenboden, Trigonum und Blasenhals lokalisiert.
- *Endovesikale Zytostatikatherapie:* Doxorubicin, Mitomycin C.
- *Endovesikale Immuntherapie mit BCG* (Bacille Calmette Guerin).
- *Transurethrale Elektroresektion (TUR),* auch wiederholt.
- *Radikale Zystektomie:* Bei Tumorpersistenz, bei zunehmenden subjektiven Beschwerden, bei zunehmendem Infiltrationsstadium.

➤ **Ta und T1:**
- TUR je nach Grad und Infiltration.
- Anschließend prophylaktische intravesikale Chemo- oder Immuntherapie (s. S. 227).
- Die zystoskopische Nachkontrolle muß regelmäßig erfolgen.

➤ **T2 und T3: Radikale Zystektomie** mit:
- Zystoprostato-Vesikulektomie.
- Pelviner Lymphadenektomie.
- Entfernung des Fett- und Bindegewebes des kleinen Beckens.
- Entfernung des Beckenperitoneums.
- Bei Frauen gleichzeitig Entfernung von Uterus, Adnexe und Urethra.
- Ersatzblase: aus Darm oder Ileum-Conduit.
- Gegebenenfalls direkte kutane Ureterostomie oder Ableitung des Urins ins Kolon: Ureterosigmoidostomie.
- OP-Letalität: 5 – 10%.

➤ **Blasenteilresektion:**
  – Die Blasenteilresektion wird evtl. nach Vorbestrahlung durchgeführt.
  – *Indikationen:* Bei Tumoren im freien Anteil der Harnblase, z. B. an Hinter- und Seitenwand bzw. im Blasendach bei im übrigen normalen Blasenbiopsien.

Radiotherapie

➤ **Präoperativ bei muskelinvasiven Karzinomen (pT2–4):**
  – Zur Verminderung der Anzahl der Lokalrezidive nach Zystektomie.
  – Zum Versuch des Blasenerhalts.
  – Vorteilhaft für Patienten, die durch die Radio-(Chemo)-Therapie ein down staging nach pT0 erfahren.
➤ **Postoperativ nach TUR:**
  – Bei mehrfachen Rezidiven oberflächlicher Karzinome.
  – Bei pT1 G3.
  – Bei assoziiertem Tis (zusätzlich in situ-Karzinome bei Vorliegen invasiver Karzinome).
  – Nach TUR/partieller Zystektomie muskelinvasiver Karzinome.
➤ **Alleinige Radiochemotherapie (mit Platinverbindungen) bei muskelinvasiven Karzinomen (pT2–4a):**
  – Nach TUR mit und ohne Resttumor (R0–2).
  – Als Alternative zur Zystektomie.
  – Bei dieser Methode hat eine strenge Nachsorge mit Zystoskopie, Biopsien vom Tumorrand und -grund, „bladder mapping" und Urinzytologie zu erfolgen.
  – Salvage-Zystektomie bei Non-Respondern und beim Rezidiv.
  – 75 % der Patienten behalten eine tumorfreie, funktionstüchtige Blase („Erlanger-Konzept").
➤ **Palliative Strahlentherapie** von Metastasen und symptomatischen inoperablen Tumorblasen bei inkurabler Situation.
➤ **Interstitielle Spickung** mit Ra 226 oder Ir 192: Boost auf Tumorregion bei alleiniger Bestrahlung („Rotterdam-Konzept").

Chemotherapie/Immuntherapie

➤ **Intravesikale Chemotherapie:**
  – *Indikationen:* Bei oberflächlichen Tumoren bzw. zur Adjuvansbehandlung nach zystoskopischer Abtragung Chemotherapie mit Mitomycin.
  – *Applikation:* Die Applikation erfolgt zuerst wöchentlich, dann monatlich und in größeren Abständen mit zystoskopischen Kontrollen.
➤ **Systemische Chemotherapie:**
  – *Indikationen:* Bei Fernmetastasen sowie lokoregionären, inoperablen Rezidiven. Die Chemotherapie ist keine Standardtherapie, d. h. sie muß von Onkologen bzw. im Tumorzentrum durchgeführt werden.
➤ **Wirksame Substanzen:** Der Einsatz erfolgt meist in Kombinationen, z. B. M-VAC bzw. M-VEC-Schema, vgl. Anhang III, S. 536: Platinsalze, Adriamycin, Bleomycin, Methotrexat, 5-Fluorouracil, Cyclophosphamid.
➤ **Remissionen:**
  – Remissionsrate mit Monochemotherapie: 25–35 %.
  – Remissionsrate mit platinhaltigen Kombinationen: 50–60 %.
  – Die mittlere Remissionsdauer ist kurz: 6–8 Monate!

Blasenkarzinom

➤ **Immuntherapie:** Blaseninstillationen mit BCG im Stadium Ta und T1 nach vorheriger Elektroresektion und bei erstem Rezidiv.

Prognose

➤ 5-Jahres-Überlebensrate s. Tabelle 52.

Tabelle 52 Prognose des Harnblasenkarzinoms

TNM	5-JÜR
T1	65 – 80 %
T2	50 – 70 %
T3	30 – 50 %
T4	0 – 20 %

5-JÜR = 5-Jahres-Überlebensrate

Nachsorge

➤ Zystoskopie/Zytologie alle 3 Monate, später halbjährlich durch Urologen.

Epidemiologie

➤ **Inzidenz:**
  – ≤ 50 Jahre: 1 Fall/100 000/Jahr.
  – > 50 Jahre: 9 Fälle/100 000/Jahr.
  – 0,3 – 0,5 % aller männlichen Malignome.
➤ Asiaten haben gegenüber Schwarzen und Weißen ein erhöhtes Risiko.
➤ **Alter:** Alterskarzinom, fast immer über 60 Jahre (s. Inzidenz).

Ätiologie/Risikofaktoren

➤ **Vorhandene Vorhaut:**
  – Nach Zirkumzision im Säuglingsalter (z.B. bei Juden) ist das Peniskarzinom praktisch unbekannt.
  – 90 % der Patienten haben eine Phimose.
  – Das Smegma, insbesondere kombiniert mit schlechter persönlicher Hygiene, ist ein dauernder Reiz.
➤ **Virusgenese:** Die Virusgenese wird diskutiert, z.B. durch HPV 16/18 bzw. HSV 2 (vgl. Tabelle 1, S. 6). Beachte, daß die Viren im Smegma vorkommen können.

Prävention

➤ **Risikosenkende Maßnahmen:** Frühe Zirkumzision, operative Sanierung von Phimosen im Knabenalter, Genitalhygiene.
➤ **Präkanzerosen:** Konservativ (organerhaltend) chirurgisch behandeln und engmaschig überwachen. Aus Präkanzerosen entstandene Malignome verlaufen meist günstiger.
➤ **Früherkennung:** Regelmäßige Inspektion des Äußeren Genitale, Biopsie verdächtiger Läsionen.

Histologie

➤ Das Peniskarzinom ist meist ein gut differenziertes Plattenepithelkarzinom.
➤ Adenokarzinome und Basalzellkarzinome sind selten.
➤ Durch die steigende Zahl an AIDS-Erkrankungen steigt auch die Inzidenz der Kaposi-Sarkome des Äußeren Genitale.

Klassifikation

➤ **TNM:** Die Klassifizierung ist nur auf Karzinome anzuwenden, die histologisch gesichert sind. Einteilung s. Tabelle 53, S. 230.
➤ **Anatomie:**
  – Die regionalen Lymphknoten sind die inguinalen Lymphknoten.
  – Es werden drei anatomische Regionen unterschieden: 1. Präputium. 2. Glans penis. 3. Penisschaft.

Klinik

➤ Schlecht heilende Wunde, Ulkus oder Knötchen meist an der Glans oder am Übergang zum Penisschaft.
➤ Später stinkende Sekretion.

Tabelle 53 TNM-Klassifikation des Peniskarzinoms

TNM	
T0	Kein Anhalt für Primärtumor
Tis	Carcinoma in situ
Ta	Nichtinvasives verruköses Karzinom
T1	Tumor infiltriert subepitheliales Bindegewebe
T2	Tumor infiltriert Corpus spongiosum oder Corpus cavernosum
T3	Tumor infiltriert Urethra oder Prostata
T4	Tumor infiltriert andere Nachbarstrukturen
NX	Regionäre Lymphknoten können nicht beurteilt werden
N0	Keine regionären Lymphknotenmetastasen
N1	Metastase in solitärem oberflächlichem Leistenlymphknoten
N2	Metastasen in multiplen oder bilateralen oberflächlichen Leisten-lymphknoten
N3	Metastase(n) in tiefen Leisten- oder Beckenlymphknoten (uni- oder bila-teral)
M0	Kein Anhalt für Fernmetastasen
M1	Fernmetastasen vorhanden

➤ **Cave:** Die Läsionen sind oft durch eine Phimose verdeckt.
➤ Spätsymptome: Schmerzen, Lymphstauung und Hämaturie.

Metastasierungswege

➤ **Lymphogen:** Regionäre Lymphknoten: Inguinale LK, später pelvine LK.
➤ **Hämatogen:** Lunge, Leber, Knochen.

Diagnostik

➤ **Inspektion/Palpation:**
  – Ulkus bzw. exophytischer Tumor, der häufig auch infiziert ist: An Glans bzw. Sulcus coronae. In 50 % der Fälle ist die Läsion hinter einer Phimose versteckt.
  – Die Corpora cavernosa werden erst spät infiltriert. Die Urethra ist stets tumorfrei. Lymphknoten sind in der Leiste tastbar.
➤ **Direkter Nachweis:** Der direkte Nachweis gelingt durch chirurgische Biopsie verdächtiger Läsionen.

➤ **Radiologische Diagnostik:** Obligat abdominopelvine Computertomographie, Thorax-Röntgen in 2 Ebenen zur Metastasensuche, abdominale Sonographie, weitere Untersuchungen nur bei klinischem Verdacht.

➤ **Labor:** Laboruntersuchungen tragen insgesamt nur wenig zur Diagnose bei. Routinelabor inkl. Urinstatus. *Cave:* Paraneoplastische Hyperkalzämie!

Differentialdiagnosen

➤ **Präkanzerosen:**
– *Erythroplasie Queyrat:* Lokalisiert an Glans/Präputium, Aussehen: flach, rot, samtartig. In 10% der Fälle geht die Erythroplasie Queyrat in ein Malignom über.
– *Morbus Bowen:* Kleine ekzematoide Plaques, histologisch Plattenepithelkarzinom in situ. Der Morbus Bowen kommt häufig zusammen mit Karzinomen des Magen-Darm-Trakts und der Lunge vor.
– *Leukoplakie:* Die Leukoplakie tritt meist zusammen mit dem Plattenepithelkarzinom auf.
– *Riesenkondylome Buschke-Löwenstein:* Diese sind blumenkohlartige Läsionen mit Plattenepithelkarzinom-Herden.
– *Balanitis sclerotica obliterans:* Entspricht dem Lichen sclerosus et atrophicus penis mit Verengung der Vorhaut, des Urethraausgangs und Verdickung und Schrumpfung des Frenulums.

Therapie

➤ **Primärtumor:**
– *Operation: Partielle Penisamputation:* Tumor muß ≤ 2 cm groß sein, histologisch muß am Präparat ein tumorfreier Rand nachweisbar sein. Methode: Eine bessere Organerhaltung gelingt bei Einsatz des Lasers, ansonsten erfolgt die totale Penisamputation.
– *Alternativ Radiotherapie:* Die Radiotherapie ist organ- und funktionserhaltend. 54 – 56 Gy (Einzeldosis 1,8 – 2,0 Gy) auf tumortragenden Penisabschnitt. Cave: Urethrastenose und Weichteilnekrose. Die elektive Bestrahlung der Leistenlymphknoten (bei N0) mit 50 Gy ist ebenso wie die selektive chirurgische Lymphadenektomie onkologisch umstritten.
– *Junge Patienten:* Bei jungen Patienten und auf das Präputium beschränktem Tumor: Evtl. nur Zirkumzision und engmaschige Überwachung.

➤ **Rezidiv:** Radikale Chirurgie oder Bestrahlung, die Lymphadenektomie ist umstritten.

➤ **Regionäre Lymphknoten-Metastasen:** Chirurgische Exstirpation oder Radiotherapie, evtl. wird ergänzend die Chemotherapie mit Bleomycin durchgeführt.

➤ **Fernmetastasen:** Chemotherapie mit: Platin, Methotrexat und Bleomycin. Erfolg: In ca. 50% der Fälle werden Teilremissionen von kurzer Dauer erreicht. Die Chemotherapie des Peniskarzinoms ist noch experimentell, sie wird ausschließlich von Onkologen bzw. in Tumorzentren durchgeführt.

Prognose und Nachsorge

➤ 5-Jahres-Überlebensrate ca. 50%.
➤ Die Nachsorge beschränkt sich auf die klinische Untersuchung.
➤ **Intervalle:** Anfänglich 3 monatlich, später 6 monatlich.

Prostatakarzinom

Grundlagen

➤ **Epidemiologie:** Das Prostatakarzinom ist das zweithäufigste männliche Malignom, es macht 9 – 11 % aller Tumorerkrankungen aus.
➤ **Inzidenz:** Die Inzidenz steigt.
  – USA: Weiße 40 – 60 Fälle/100 000/Jahr
  – USA: Schwarze 100 – 200 Fälle/100 000/Jahr
  – BRD 25 – 35 Fälle/100 000/Jahr
  – Japan 2 Fälle/100 000/Jahr
➤ **Alter:** Mehr als 50 % der Fälle betreffen Patienten > 70 Jahren. Die Inzidenz steigt allmählich ab 65 Jahren an.
➤ **Klinisch manifestes/latentes Prostatakarzinom:** Die Unterscheidung zwischen klinisch manifesten und den wesentlich häufigeren latenten Karzinomen ist wichtig: „Inzidentelles Karzinom" (klinisch stumm, bei TUR gefunden), „Zufalls-Karzinom" (bei der Sektion gefunden).
  – 50jährige Männer: 0,2 % klinisch manifeste, 6 – 10 % latente Karzinome.
  – 80jährige Männer: 0,8 % klinisch manifeste, 40 % latente Karzinome.
  – Nicht alle latenten Karzinome werden später klinisch manifest.

Risikofaktoren

➤ **Geographisch:** Prostatakarzinome sind maximal häufig in Schweden und haben ihr Minimum in Taiwan und Japan.
➤ Das Prostatakarzinom ist bei Juden selten, bei Schwarzen häufiger als bei Weißen (4 : 1).
➤ **Familienstand:** Die Häufigkeit des Prostatakarzinoms nimmt von Ledigen über Verheiratete, Verwitwete bis zu Geschiedenen zu.
➤ **Berufliche Exposition:** Als Risikofaktor wird die Exposition gegenüber Gummi und Kadmium diskutiert.
➤ **Ernährung:** Fettreiche Ernährung.
➤ **Merke:** Keine Rolle spielen der sozioökonomische Status und benigne Hyperplasien der Prostata.

Prävention

➤ **Früherkennung:**
  – Durch PSA-Bestimmung und rektale Untersuchung ist die Früherkennung grundsätzlich möglich, in ihrer Bedeutung aber umstritten: Nicht alle latenten Prostatakarzinome werden klinisch manifest.
  – Früherkennungsuntersuchungen sind sinnvoll bei Männern > 50 Jahren mit einer Lebenserwartung von > 10 Jahren.
➤ **Aussagekraft des PSA:**
  – *Wichtig:* Erst wird PSA abgenommen, dann darf palpiert werden, das PSA ist sonst falsch-hoch! Falls doch zuerst palpiert wurde, muß ein *zeitlicher Abstand* von 3 Tagen zwischen rektaler Untersuchung und PSA-Bestimmung eingehalten werden.
  – Serumtiter 4 – 10 ng/ml: In 25 % der Fälle liegt ein Karzinom vor.
  – Serumtiter > 10 ng/ml: In 60 % der Fälle liegt ein Karzinom vor.
  – *Cave:* Erhöhte PSA-Werte kommen vor bei: Prostatitis, sehr großer Prostatahyperplasie.

Histologie und Grading

➤ Prostatakarzinome sind überwiegend Adenokarzinome verschiedenen Differenzierungsgrades.
➤ Sie entstehen meist in der peripheren Zone der Prostata.
➤ Häufig treten die Prostatakarzinome multifokal auf und infiltrieren in die Samenblasen.
➤ **Grading:**
  – G1: Hochdifferenziert,
  – G2: Mäßig differenziert,
  – G3–4: Schlecht differenziert bis undifferenziert, ausgeprägte Anaplasie.

Klassifikation

➤ **Zwei Systeme** konkurrieren zur Klassifikation der Prostatakarzinome:
  – TNM s. Tabelle 54.
  – Amerikanisches System nach Flocks bzw. Jewett u. Mitarbeitern s. Tabelle 55.

Tabelle 54 Klinische TNM-Klassifikation des Prostatakarzinoms

TNM	
Tx	Primärtumor kann nicht beurteilt werden
T0	Kein Anhalt für Primärtumor
T1	Klinisch kein tast- oder sichtbarer Tumor
T1a	Tumor zufälliger Befund („Incidental carcinoma") in $\leq 5\%$ des resezierten Gewebes
T1b	Tumor zufälliger Befund („Incidental carcinoma") in $\geq 5\%$ des resezierten Gewebes
T1c	Durch Nadelbiopsie diagnostizierter Tumor
T2	Tumor begrenzt auf die Prostata
T2a	Tumor befällt einen Lappen
T2b	Tumor befällt beide Lappen
T3	Tumordurchbruch durch die Prostatakapsel
T3a	Uni- oder bilateraler Durchbruch
T3b	Einbruch in die Samenblase(n)
T4	Tumor ist fixiert oder infiltriert in andere Nachbarstrukturen als Samenblasen: Samenblasen, Sphinkter externus, Rektum, Levatormuskel, Beckenwand

Fortsetzung ▶

Tabelle 54 Fortsetzung

TNM

Nx	Regionäre Lymphknoten können nicht beurteilt werden
N0	Keine regionären Lymphknotenmetastasen
N1	Metastase in regionären Lymphknoten
MX	Das Vorliegen von Fernmetastasen kann nicht beurteilt werden
M0	Keine Fernmetastasen
M1	Fernmetastasen
M1a	Nichtregionäre(r) Lymphknoten
M1b	Knochen
M1c	Andere Lokalisation(en)

Tabelle 55 Klassifikation des Prostatakarzinoms nach Whitmore, modifiziert nach Flocks bzw. Jewett und Mitarbeitern

Stadium

A	I.O		Zufällig entdecktes Karzinom im Operationspräparat (G1–G3)
	A1		≤ 3 mikroskopische Herde in der Prostata Histologisch: hochdifferenziert und fokal (G1)
	A2		> 3 mikroskopische Herde in der Prostata Histologisch: mäßig bis schlecht differenziert und diffus (G2–G3)
B	II		Palpatorisch begrenzt auf Prostata
	B1		Kleiner Knoten ≤ 1,5 cm, in 1 Lappen
	B2		Tumor > 1,5 cm in einem oder beiden Lappen, kein Kapselbefall
C	III		Tumor kapselüberschreitend
	C1		Kein Befall der Samenblasen, < 70 g, < 6 cm im Durchmesser
	C2		Befall der Samenblasen, > 70 g, > 6 cm im Durchmesser
D	IV		Tumor mit nachweisbaren Metastasen
	D1		Lymphknotenmetastsen ≤ 5 cm, Beckenlymphknoten oder Harnleiterobstruktion mit Stauungsniere
	D2		Lymphknotenmetastasen > 5 cm, Knochenmetastasen oder juxtaregionale Metastasen

Klinik

➤ **In Frühstadien** ist das Prostatakarzinom meist asymptomatisch, da es sich harnröhrenfern entwickelt. Daher gibt es keine Möglichkeit der Selbstkontrolle zur Früherkennung.
➤ **Fortgeschrittene Erkrankung:** Symptome sind stets Zeichen der fortgeschrittenen Erkrankung.
  – Die Symptome sind zum Teil identisch mit denen der benignen Prostatahyperplasie:
    • Harndrang, Pollakisurie vor allem nachts, unvollständige Miktion mit Nachträufeln, dabei schwacher Strahl, selten Schmerzen. Diese Symptome nehmen langsam zu.
    • Akute Harnverhaltung.
    • Einseitiger, später beidseitiger Harnstau.
  – Karzinom-spezifische Symptome: Hämaturie, Schmerzen, gegebenenfalls am Ort der Metastasierung, z. B. Rückenschmerzen bei Metastasierung in die Lendenwirbelsäule. Gewichtsverlust.

Metastasierungswege

➤ **Lymphogen:** Regionäre Lymphknoten: Lymphknoten des kleinen Beckens, v. a. im Bereich der Bifurkation der Aa. iliacae communes.
➤ **Hämatogen:** Skelett: Lendenwirbelsäule, Becken.

Diagnostik

➤ **Grundlagen der Diagnostik** des Prostatakarzinoms sind die Bestimmung des PSA, die digital rektale Untersuchung, die transrektale Sonographie und die ultraschallkontrollierte Biopsie der Prostata. Zur Bestimmung des PSA beachte: Erst PSA abnehmen, dann Manipulationen an der Prostata vornehmen, ansonsten 3 Tage Abstand zwischen Palpation und PSA-Bestimmung.
➤ **Körperliche Untersuchung:**
  – *Digital rektale Untersuchung.* Holzharte, höckerige Prostata oder vereinzelte derbe Knoten. Bei fortgeschrittenem Prostatakarzinom sind derbe Stränge zu tasten. *Merke:* Ein umschriebener derber Knoten ist in 50 % der Fälle ein Karzinom.
  – *Weitere Palpation von:* Samenblasen (rektal, nur bei Vergrößerung palpabel), Harnblase, Lymphknoten, Leber, Skelett.
➤ **Sonographie:**
  – *Transrektale Sonographie* zur Beurteilung der Prostata bzw. der lokalen Ausdehnung des Tumors.
  – *Abdominale Sonographie:* Nieren zur Beurteilung/Ausschluß eines Harnstaus. Leber: Suche nach Metastasen.
➤ **Röntgen:**
  – Thorax-Röntgen in 2 Ebenen.
  – Ausscheidungsurographie: Das IVP ist keine Standarduntersuchung. Bei IVP aus anderer Indikation kann das Prostatakarzinom in fortgeschrittenen Stadien mit einer Anhebung des Blasenbodens auffallen.
➤ **Computertomographie** (und MRT) der abdominopelvinen Lymphknoten.

Prostatakarzinom

➤ **Magnetresonanztomographie** der Wirbelsäule.
➤ **Skelettszintigraphie:** Die Skelettszintigraphie hat eine große Sensitivität zur Diagnose von Skelettmetastasen. Sie wird evtl. durch gezielte Röntgenuntersuchungen ergänzt, z. B. LWS in 2 Ebenen, falls kein MRT verfügbar ist.
➤ **Labor:**
  – *PSA:* Das Prostataspezifische Antigen ist der sensitivste und spezifischste Marker zur Früherkennung und Verlaufskontrolle des Prostatakarzinoms.
  – *Blutbild:* Hb, Leukozyten, Thrombozyten.
  – *Serum:* Nieren-, Leber-, und Knochenparameter: Kreatinin, Harnsäure, alkalische Phosphatase, Transaminasen, Calcium.
    Gerinnung: Quick-Wert.
  – *Urinstatus:* Erythrozyten, Eiweiß.
➤ **Feinnadelsaugbiopsie der Prostata** (s. Abb. 43):
  – Zur Feinnadelsaugbiopsie wird ein Aspirationsbesteck (Franzen) verwendet, es besteht aus einem Führungsstück, einer Spritze und einer Kanüle.
  – Der Patient ist in Steinschnittlage (analgetisch prämediziert), der suspekte Knoten wird rektal palpiert. Das Besteck wird auf den linken Zeigefinger gestülpt und mit Gleitmittel (z. B. Xylocain) versehen. Der linke Finger wird anschließend rektal eingeführt, der suspekte Knoten fixiert. Durch eine Öffnung des Führungsstücks wird die Aspirationsnadel eingeführt und der suspekte Knoten punktiert. Auf die Nadel wird eine Spritze aufgesetzt und unter Sog im Knoten bewegt. Sog wieder reduzieren und Nadel entfernen.
  – Das aspirierte Material wird sofort auf einen Objektträger aufgespritzt, un präpariert (ausstreichen, fixieren, fXCS819E4„rben).
  – Vorgang mehrmals wiederholen.
➤ **Knochenmarkbiopsie** (obligat). Methode s. S. 72 – 73.

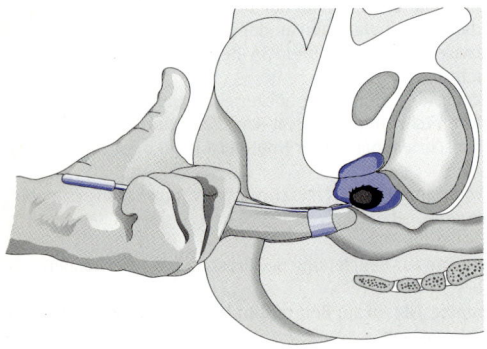

Abb. 43 Feinnadelsaugbiopsie der Prostata (nach Eichenauer/Vanherpe)

Differentialdiagnosen

➤ Entzündliche Erkrankungen: Prostatitis (BSG, CRP).
➤ Benigne Prostatahyperplasie (kastanienartige Prostata mit evtl. tastbarem Sulkus).
➤ Metastasen/Infiltrationen anderer Tumoren, z.B. Harnblasenkarzinom T4, Peniskarzinom T3.

Stadienabhängige Therapie

➤ **T1/T2 aN0 M0: Inzidentelles Karzinom**:
  – *G1/2*: Keine Therapie, 6 monatliche Kontrollen.
  – *G3/4*: Totale Prostatektomie mit pelviner Lymphadenektomie, alternativ perkutane Hochvoltbestrahlung (s.u.).
➤ **T2 bN0 M0**: Totale Prostatektomie oder Hochvoltbestrahlung.
➤ **Beachte**: Für alle Stadien T0–T2 gilt: Keine systemische Zusatzbehandlung.
➤ **T3/T4 N0 M0**:
  – Hochvoltbestrahlung.
  – Wenn möglich totale Prostatektomie.
  – In der Regel ist die lokale Therapie nicht ausreichend, daher evtl. systemische hormonablative Therapie (s.u.). In diesem Fall sollte die prophylaktische Brustbestrahlung erfolgen, s. Radiotherapie.
➤ **T1–4 N+M+:**
  – Primär endokrine Behandlung, s.u. Die prophylaktische Brustbestrahlung, s. Radiotherapie, sollte erfolgen.
  – Bei Versagen Zytostatika, gegebenenfalls zusätzlich transurethrale Resektion bzw. Bestrahlung.

Radiotherapie

➤ **Perkutan:** Prostata und abführende Lymphwege.
  – *Indikationen:* Ablehnung der Operation, Inoperabilität (z.B. schlechter AZ), inzidentelles Karzinom.
  – *Dosis:* 70 Gy in 7–8 Wochen.
➤ **Palliativ bei Metastasen:** Vor allem Skelettmetastasen, z.B. bei drohendem Querschnittsyndrom, werden bestrahlt.
➤ **Prophylaktische Brustbestrahlung:**
  – *Indikation:* Vor Durchführung der endokrinen Behandlung zur Verhinderung der Gynäkomastie.
  – *Dosis:* 10–12 Gy in 3 Tagen.

Endokrine Therapie

➤ **Indikation/Ziel:** Die endokrine Therapie ist obligater Bestandteil der primären Therapie des Prostatakarzinoms. Ziel ist in jedem Fall die Ausschaltung der Androgene.

➤ **Orchiektomie:** Diese Maßnahme sollte stets der erste endokrine Behandlungs-
schritt sein.
   – *Methode:* Bilaterale subkapsuläre Entfernung beider Hoden.
   – *Remissionsrate:* 80% der Fälle.
   – *Nebenwirkungen:* Die Orchiektomie hat bis auf das Climacterium virile prak-
     tisch keine Nebenwirkungen.
   – *Nachteil:* Die Methode wird von den Patienten aus psychologischen Gründen
     oft verweigert.

➤ **LH-RH-Analoga:**
   – *Wirkung:* Die LH-RH-Analoga führen zu einer medikamentösen Orchiekto-
     mie und eröffnen allein oder in Kombination mit Antiandrogenen neue the-
     rapeutische Möglichkeiten.
   – *Nachteil:* Bisher ist nur die parenterale, später intranasale Applikation mög-
     lich.
   – *Substanzen:*
     • Buserelin intranasal: 6 × täglich 200 µg oder s.c. als Depot alle 4 Wochen.
     • Gonadorelin retard, Goserelin, Leuprorelin, je 1 Ampulle alle 4 Wochen s.c.

➤ **LH-RH-Analoga plus Antiandrogene:**
   – *Indikation:* Wegen des vorübergehenden Anstiegs des Testosterons zu Beginn
     der LH-RH-Analoga-Behandlung empfiehlt sich die Gabe von Anti-Androge-
     nen in den ersten 4 Wochen: sog. totale Androgenblockade.
   – *Substanzen:*
     • Cyproteronacetat 2 × 2 Tabletten p.o.
     • Flutamid 3 × 250 mg p.o.

➤ **Östrogene:**
   – *Indikationen:* Wegen erheblicher kardiovaskulärer Komplikationen wird die
     Östrogentherapie nur noch selten eingesetzt. Einzige Ausnahme ist die The-
     rapie mit Fosfestrol zur Schmerzlinderung.
   – *Dosis:* Fosfestrol (Diäthyldihydrostilbendiphosphat): 900 – 1800 mg täglich
     als Infusion bis zu einer Gesamtdosis von 20 – 30 g, d.h. 10 – 15 Tage.

➤ **Antiandrogene:** Die Dauertherapie mit Antiandrogenen wird kontrovers diskutiert.

➤ **Gestagene:** Gestagene, z.B. Medroxyprogesteronacetat, kommen erst in zweiter
oder dritter Linie in Frage. Sie wirken oft subjektiv günstig.

➤ **Nebenwirkungen der endokrinen Therapie:**
   – *Feminisierung:* Z.B. Gynäkomastie, v.a. bei Östrogen-Therapie. Die Gynäko-
     mastie ist durch die prophylaktische Mammabestrahlung zu verhindern.
   – *Kardio- und zerebrovaskuläre Komplikationen:* Die Hormontherapie erhöht
     das Thromboembolierisiko.
   – Wallungserscheinungen.
   – Depression.

Chemotherapie

➤ **Indikationen:** Die Zytostatika werden allein oder selten in Kombination erst bei gesicherter Hormonresistenz eingesetzt. Sie sind alle wenig wirksam. Die Patienten sollten von einem Onkologen betreut werden.
➤ **Cave**: Die Myelotoxizität der Zytostatika ist vor allem bei ausgedehntem Skelettbefall zu beachten.
➤ **Wirksame Zytostatika:** Cyclophosphamid, Platinsalze, 5-Fluorouracil, Doxorubicin, Epirubicin, Suramin.
➤ **Kombinationstherapie mit Zytostatika und Hormonen: Estramustin:**
  – Estramustin ist eine Kombination von Östradiolphosphat und Stickstofflost.
  – *Indikation:* Als Sekundärtherapie nach Orchiektomie/Östrogen-Therapie.
  – *Dosis:* Initial 5–10 Tage lang je 350–450 mg i. v. Als Dauerbehandlung 280–840 mg täglich oral.
  – *Chance:* Die Therapie zeigt in 30–50% der Fälle Erfolg.
  – *Nachteil:* Die Kosten dieser Therapie sind sehr hoch.

Prognose

➤ Die Prognose wird bestimmt durch Tumorstadium, Behandlung und deren Erfolg. Die Literaturangaben variieren stark. Gründlich und einheitlich abgeklärte Kollektive sind selten.
➤ Mittlere Überlebensraten s. Tabelle 56.

Tabelle 56 Mittlere Überlebensraten des Prostatakarzinoms

Flocks-Stadien	5-JÜR	10-JÜR	15-JÜR
A	75%	65%	50%
B	70%	60%	40%
C	60%	30%	20%

Nachsorge

➤ **Intervalle:** In den ersten beiden Jahren alle 3 Monate, ab dem 3. Jahr alle 6 Monate, später jährlich.
➤ **Umfang der Untersuchungen:**
  – *Klinische Untersuchung* (Palpation).
  – *Labor:* PSA, Kreatinin, Hämoglobin.
  – *Feinnadel-Saugbiopsie* der Prostata (S. 236) bei Verdacht auf Lokalrezidiv.
  – Sonographie Nieren oder fraglicher Restharn jährlich.
  – Nur bei klinischem Verdacht: Ganzkörper-Skelettszintigramm, Thorax-Röntgen.

Maligne Hodentumoren

Epidemiologie

➤ **Inzidenz:** 1 – 9 Fälle/100 000/Jahr, 1 % aller männlichen Malignome. Die Inzidenz nimmt geringfügig zu.
➤ **Alter:** In der Altersgruppe 20 – 40 Jahre sind maligne Hodentumoren die häufigsten Malignome des Mannes. Je nach Histologie ist die Altersverteilung verschieden (bei Seminom im Durchschnitt 10 Jahre älter).
➤ Bei Weißen sind maligne Hodentumoren 6 × häufiger als bei Schwarzen und Orientalen.
➤ **Bilaterale Hodentumoren:** Bilateraler, meist metachroner Befall kommt bei 1 – 2 % aller malignen Hodentumoren vor.

Ätiologie

➤ **Risikofaktoren:**
 – *Kryptorchismus:* Bei Kryptorchismus sind maligne Hodentumoren 10 – 40 × häufiger.
  • Risiko bei Leistenhoden: 1 : 80.
  • Risiko bei intraabdominaler Retention: 1 : 20.
 – *Testikuläre Feminisierung:* Maligne Tumoren des Hodens sind 40× häufiger, sie treten oft bilateral auf.
 – *Umstrittene Risikofaktoren:* Orchitis/Hodenatrophie durch Mumpsviren, Trauma, Bestrahlung, Chemikalien, familiäre Häufung bei bestimmten genetischen Syndromen.

Prävention

➤ **Primäre Prävention:** Frühzeitige Korrektur eines Kryptorchismus.
➤ **Früherkennung:** Die Früherkennung ist theoretisch möglich, sie wird bisher aber nicht systematisch durchgeführt. Schulärztliche Reihenuntersuchungen auf Kryptorchismus bieten sich an.

Histologie

➤ **Histologische Formen/Alter:**
 – *Jüngere Patienten:* Bei diesen Patienten sind fast alle malignen Hodentumoren Keimzelltumoren verschiedener Art. Sie stellen quasi Abbilder der normalen Embryogenese dar.
 – *Ältere Patienten:* Ältere Patienten haben häufiger Nichtkeimzelltumoren und Lymphome.
➤ **Seminom:**
 – *Häufigkeit:* 40 – 50 % der Fälle.
 – *Ursprung:* Das Seminom entsteht aus Spermatozyten.
 – *Bevorzugtes Alter:* 25 – 40 Jahre. Das Durchschnittsalter ist höher als bei den Nichtseminomtumoren, vgl. unten.
 – *Risikofaktoren:* Seminome sind bei Kryptorchismus relativ häufig.
 – *Unterformen:*
  • Reines Seminom: 85 % der Seminome (davon 10 – 15 % mit Riesenzellen = Syncytiotrophoblasten).
  • Spermatozytisches Seminom: 7 – 10 % der Seminome.
  • Undifferenziert-anaplastisches Seminom 5 – 10 %.

➤ **Nichtseminom-Hodentumoren:**
- *Häufigkeit:* 50 % der Fälle.
- *Ursprung:* Nichtseminom-Hodentumoren gehen aus pluripotentiellen Keimzellen hervor.
- *Bevorzugtes Alter:* 20 – 30 Jahre.
- *Unterformen:* Es gibt verschiedene Klassifikationen, hier ist die Einteilung der WHO dargestellt:
  • Embryonales Karzinom mit Teratom (Teratokarzinom) 46 %.
  • Embryonales Karzinom 43 %.
  • Teratom (reif) 9 %.
  • Chorionkarzinom: Das reine Chorionkarzinom ist sehr selten (2 %), es ist hochdifferenziert und produziert β HCG.
  • Yolk-(Dotter-)Sack-Tumoren: Diese Tumoren betreffen v. a. Kinder.
  • Beachte: Die meisten Nichtseminom-Hodentumoren sind histologisch Mischtumoren, nicht selten auch mit Seminom-Anteilen.
- *Seltenere Tumoren:* Gonadoblastom, Polyembryom, Dermoidzyste, Rhabdomyosarkom.

Klassifikation

➤ Die Stadieneinteilung erfolgt nach einem modifizierten TNM-System (s. Tabelle 57) bzw. der Indiana-Klassifikation (s. Tabelle 58).

Tabelle 57 Klassifikation maligner Hodentumoren nach modifiziertem TNM-System

Stadium	T	
I		Tumor auf Hoden und Nebenorgane beschränkt
	T1	Tumor innerhalb der Tunica albuginea
	T2	Tumor außerhalb der Tunica albuginea
	T3	Tumor infiltriert Samenstrang
	T4	Tumor infiltriert Skrotum
II		Retroperitoneale Metastasierung
IIa	N1	≤ 5 Lymphknoten < 2 cm Durchmesser
IIb	N2	Multiple Lymphknoten oder Lymphknoten von 2 – 5 cm Durchmesser
IIc	N3	Retroperitoneale Lymphknoten > 5 cm Durchmesser vor oder nach Lymphadenektomie (Bulky disease)
III		Lymphknotenbefall oberhalb des Zwerchfells oder hämatogene Metastasierung

Maligne Hodentumoren

Tabelle 58 Indiana-Klassifikation der malignen Hodentumoren

Minimal disease

1. Nur erhöhte Marker (β HCG, AFP)

2. Zervikale Lymphknoten und/oder retroperitoneale LK ≤ 10 cm

3. Retroperitoneale Lymphknoten 5 – 10 cm Durchmesser

4. ≤ 5 Metastasen pro Lungenfeld, alle < 2 cm, retroperitoneale LK ≤ 10 cm.

Moderate disease

1. Ausschließlich retroperitoneale LK > 10 cm Durchmesser

2. 5 – 10 Metastasen pro Lungenfeld (pro Seite) ≤ 3 cm Durchmesser, retroperitoneale LK ≤ 10 cm Durchmesser

3. Solitäre LK ≤ 10 cm Durchmesser

Advanced disease: Jede weitergehende Metastasierung

1. Mediastinaltumor ≥ 50 % des Thoraxdurchmessers

2. > 10 Metastasen pro Lungenfeld

3. Organmetastasen in Knochen, Leber, ZNS

➤ Im Hinblick auf die Behandlungsergebnisse nach der Chemotherapie lassen sich die Stadien IIC und III in folgender Weise weiter untergliedern: Indiana-Klassifikation:

Klinik

➤ **Schmerzlose Schwellung** im Hoden, Knoten. Diese werden meist zufällig entdeckt.
➤ **Schmerzen** in 30 – 50 % der Fälle: Meist verursacht durch Blutung bzw. Infarzierung des Tumors.
➤ **Akute Schmerzen:** Torsion des Tumors bzw. Hodens, v. a. bei Kryptorchismus. Die Symptome werden oft initial als akute Epididymitis verkannt.
➤ **Gynäkomastie** in 10 % der Fälle wegen der β HCG-Produktion.
➤ **Infertilität** in 3 % der Fälle.
➤ **Fortgeschrittene Stadien:** Rückenschmerzen, Husten und Dyspnoe sind Zeichen von Lungenmetastasen, Allgemeinsymptome.

Metastasierungswege

➤ **Lymphogen:** Vgl. Stadieneinteilung Tabelle 57, S. 241. Abdominale, retroperitoneale, zervikale Lymphknoten.
➤ **Hämatogen:** ZNS, Leber, Knochen.

Diagnostik

➤ **Vorgehen:** Körperliche Untersuchung, Sonographie, bei klinischem Verdacht operative Freilegung der Hoden und direkter Nachweis des Tumors, vgl. u.
➤ **Körperliche Untersuchung:**
  – *Palpation:* Beide Hoden sorgfältig bimanuell untersuchen. Ein Tumor imponiert meist als harte und höckrige Resistenz.
  – *Diaphanoskopie:* Durchleuchtung des Hodens mit Lichtquelle zur Differenzierung einer Hydrozele vom Tumor: Die Hydrozele läßt das Licht durchscheinen, der Tumor nicht.
  – *Regionale Lymphknoten:* Zu achten ist auf Lymphknoten im Abdomen und der Supraklavikulargrube.
  – *Brust:* Auf Gynäkomastie achten.
➤ **Sonographie:** Abgrenzung von Hoden, Tumor und Nebenhoden.
➤ **Direkter Nachweis:** Bereits bei klinischem Verdacht ist die operative Freilegung des Hodens indiziert:
  – Inspektion bzw. Palpation.
  – Bei persistierendem Verdacht: Semikastration, ansonsten Biopsie.
  – Weitere chirurgische Diagnostik: Retroperitoneale Lymphadenektomie (s. unten).
➤ **Labor:** Kleines Blutbild: Hb, Leukozyten, Thrombozyten, Serum: Kreatinin, Harnstoff, Transaminasen, Tumormarker (vgl. Tabelle 1, S. 6): β HCG quantitativ im Serum, α Fetoprotein (AFP) im Serum, LDH.
➤ **Radiologische Diagnostik:**
  – Thorax-Röntgen zum Metastasenausschluß in der Lunge.
  – *Weitere Untersuchungen erst nach Tumordiagnose:*
    • Abdominopelvine und thorakale Computertomographie.
    • Ausscheidungsurographie.
  – *Schädel-CT oder -MRT:* Bei Verdacht auf ZNS-Metastasen.
➤ **Sonographie:**
  – *Hoden:* Differenzierung eines zystischen bzw. soliden Tumors.
  – *Abdomen:* Zur Verlaufskontrolle. Die Sonographie des Abdomens ist dem CT zur Diagnose maligner Hodentumoren und ihrer Ausdehnung unterlegen.
➤ **Spermiogramm:** Zur Fertilitätsuntersuchung.

Differentialdiagnosen

➤ **Hydrozele testis:**
  – Die Hydrozele ist benigne, kommt aber auch bei 10 % aller Hodenkarzinome vor.
  – Die Differentialdiagnose gelingt durch Diaphanoskopie (s.o.) bzw. Ultraschall.
➤ **Entzündungen:** Epididymitis, Orchitis: Lokale Entzündungszeichen, BSG, CRP.
➤ **Weitere:** Varikozele, Spermatozele, Skrotalhernie, Hodentorsion, Blutungen.

Stadienabhängige Therapie

➤ **Obligat: Zunächst transinguinale Semikastration** (Orchiektomie) mit hoher Ligatur des Samenstrangs. Das weitere Vorgehen erfolgt je nach Tumortyp und Stadium:

Maligne Hodentumoren

➤ **Seminome** (Therapie je nach Stadium):
  – I: Ipsilateral iliakal/paraaortale Nachbestrahlung mit 26 Gy (Einzeldosis 1,8 – 2,0 Gy) oder engmaschige Beobachtung.
  – IIa/b: Infradiaphragmale Bestrahlung mit 40 – 45 Gy auf die befallenen Lymphknotenareale bzw. 30 Gy auf die nicht befallenen (Einzeldosis 1,8 – 2,0 Gy).
  – IIc: Infradiaphragmale und mediastinal-supraklavikuläre Bestrahlung oder Chemotherapie, z. B. PVB, s. unten.
  – III: Primär Kombinations-Chemotherapie, evtl. zusätzliche Bestrahlung auf den Ort der Hauptmanifestation.
➤ **Nicht-Seminom-Tumoren** (Therapie je nach Stadium):
  – I:
    • Retroperitoneale Lymphadenektomie.
    • oder, falls Tumormarker postoperativ negativ, Beobachtung bzw. engmaschige Überwachung alle 1 – 2 Monate während 2 Jahren. 20% dieser Patienten haben Rezidive, dann erfolgt die kurative Chemotherapie.
    • Bei high-risk-Patienten, mit embryonalem Karzinom oder Gefäßeinbrüchen, erfolgt die primäre Chemotherapie, z. B. 2 Zyklen BEP, vgl. Anhang III, S. 531.
  – IIA: Retroperitoneale Lymphadenektomie, anschließend entweder Beobachtung oder adjuvante Chemotherapie (s. unten).
  – IIB: Retroperitoneale Lymphadenektomie, anschließend adjuvante Chemotherapie (s. unten).
  – IIC/III: Primäre Kombinations-Chemotherapie, evtl. Bilanz-Laparotomie/ Lymphadenektomie und Bestrahlung eines evtl. Resttumors.

Chemotherapie

➤ **Kombinations-Chemotherapie:**
  – *BVP-Schema:* Platin, Vinblastin, Bleomycin, vgl. Anhang III, S. 532.
  – *BEP-Schema:* Bleomycin, Etoposid, Platin, vgl. Anhang III, S. 531.
  – *Dauer* der Therapie: Je nach Stadium bzw. prognostischen Faktoren werden zwei, vier oder mehr Zyklen in monatlichen Abständen durchgeführt.
  – *Erfolge:* 80% der Patienten erreichen Vollremission, davon sind 75% der Fälle Heilungen.
  – Beachte: Die Behandlung ist aufwendig und toxisch, sie muß vom Onkologen bzw. in einem Tumorzentrum durchgeführt werden.
➤ **„Salvage" Chemotherapie: Bei Rezidiv nach BEP oder PVB bzw. Nichtansprechen:**
  – *Kombination* von Cisplatin, Ifosfamid, Etoposid, Vincristin oder Vinblastin, evtl. als Hochdosis-Chemotherapie mit Wachstumsfaktoren bzw. Stammzelltransfusion.
  – *Erfolge:* In 50% der Fälle werden Vollremission erreicht, diese sind aber nur zur Hälfte dauerhaft.
➤ **Adjuvante Chirurgie:** Chirurgische Entfernung radiologischer Residuen nach Chemotherapie. Residuen:
  – Nur in 16% der Fälle: Vitaler Tumor.
  – In 48% der Fälle: Nekrose oder Fibrose.
  – In 36% der Fälle: Reifes Teratom.

Therapiekomplikationen

➤ **Lymphadenektomie:** Ejakulationsstörungen: Retrograde Ejakulation. Durch selektive Operationstechnik ist diese Komplikation heute meist vermeidbar.
➤ **Radiotherapie:** Wegen der auftretenden Streustrahlung muß der kontralaterale Hoden abgeschirmt werden, damit er nicht geschädigt wird.
➤ **Zytostatika:** Die Chemotherapie hat eine namhafte akute Toxizität, deshalb darf die Behandlung nur kurzstationär in einer Spezialklinik durchgeführt werden.
➤ Schwere Spätfolgen wie Schäden an Lunge und Gefäßen und Zweittumoren sind selten.
➤ Die Fertilität bleibt meist erhalten.

Prognose

➤ 5-Jahres-Überlebensrate s. Tabelle 59.

Tabelle 59 Prognose der malignen Hodentumoren

Stadium	5-JÜR: Seminom	5-JÜR: Nicht-Seminom
I	95 – 100 %	90 – 100 %
II	80 – 90 %	80 – 90 %
III	50 %	80 %

Nachsorge

➤ **Engmaschige Nachkontrolle:**
 – V. a. nach alleiniger Semikastration in Frühstadien und nach Chemotherapie-abbruch.
 – Die frühzeitige Erfassung des Rezidivs garantiert die Heilungschance.
➤ **Intervalle:**
 – Erste 2 Jahre: 3 monatlich alle Untersuchungen (s. u.).
 – 3.– 5. Jahr jährlich alle Untersuchungen.
 – 6.– 10. Jahr jährlich Tumormarker, Thorax-Röntgen, Sonographie des Gegen-hodens.
 – Ab dem 10. Jahr: Sonographie des Gegenhodens.
➤ **Umfang der Untersuchungen:**
 – *Palpation:* Kontralateraler Hoden, Skrotalsack, Lymphknotenstationen, Ab-domen, Mammae.
 – *Labor:* β HCG, AFP, LDH.
 – *Radiologische Diagnostik:* Thorax-Röntgen, Computertomographie.
 – *Sonographie:* Abdomen, Hoden.

Bronchialkarzinom

Epidemiologie

➤ Bronchialkarzinome sind die häufigsten Tumoren in westlichen Ländern; ihre Inzidenz steigt kontinuierlich (36 000 Lungenkrebstote pro Jahr in der BRD, 2500 in der Schweiz und Österreich).

➤ **Inzidenz:**
  – *Nicht-kleinzellige Bronchialkarzinome:*
    • Männer: 75 Fälle/100 000/Jahr
    • Frauen: 30 Fälle/100 000/Jahr
  – *Kleinzellige Bronchialkarzinome:* 15 Fälle/100 000/Jahr.

➤ **Geschlechterverteilung:** Männer : Frauen = 85 : 15, wobei der Anteil der Frauen steigt. Beim Mann ist das Bonchialkarzinom die häufigste Krebsbedingte Todesursache, bei der Frau die zweithäufigste nach dem Mammakarzinom.

➤ **Alter:** Der Gipfel der Altersverteilung liegt bei 55–65 Jahren.

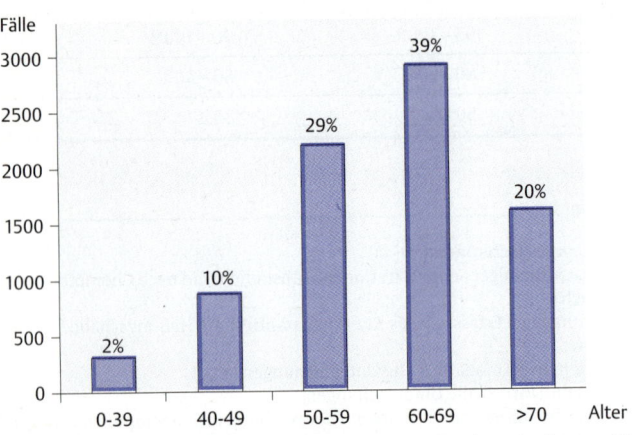

Abb. 44 Altersverteilung des Bronchialkarzinoms (Analyse der letzten 10 Jahre der Thorax-Klinik Krankenhaus Heidelberg-Rohrbach, n = 6907)

Ätiologie

➤ **Rauchen:**
  – Die Inhalation von Rauchinhaltsstoffen des Tabaks ist der wichtigste Risikofaktor, nur 5–10% der Patienten sind Nichtraucher.
  – Die Anzahl der täglich gerauchten Zigaretten, der Zeitraum und die Rauchgewohnheiten (Inhalation) bestimmen das Lungenkrebsrisiko.
  – Die Bedeutung des Passivrauchens wird kontrovers diskutiert.

➤ **Inhalation radioaktiver Stäube** (Radon), z. B. im Bergbau.
➤ **Asbestexposition:** Rauchen und Asbestexposition wirken synergistisch, das Bronchialkarzinomrisiko steigt auf ein Vielfaches.

Histologie

➤ Die histologische Einteilung erfolgt heute meist nach der revidierten Fassung der WHO von 1981 (vgl. unten).
➤ **Zwei Gruppen:** Grundsätzlich sind aus prognostischen Gründen immer zu unterscheiden:
  – Kleinzellige Bronchialkarzinome.
  – Nicht-kleinzellige Bronchialkarzinome.
➤ **Häufigster Typ: Plattenepithelkarzinom:** Trotz unterschiedlicher pathologisch-anatomischer Klassifikation von Institut zu Institut und regionalen Unterschieden dominieren überall die Plattenepithelkarzinome.
➤ **Überblick:** Analyse der letzten 10 Jahre der Thorax-Klinik Krankenhaus Heidelberg-Rohrbach (n = 6907), s. Tabelle 60.

Tabelle 60 Histologische Typen der Bronchialkarzinome (Thorax-Klinik Krankenhaus Heidelberg-Rohrbach, n = 6 907)

Histologie	Gesamt	Frauen	Männer
Plattenepithelkarzinom	37 %	19 %	40 %
Adenokarzinom	32 %	52 %	28 %
Kleinzelliges Karzinom	19 %	18 %	20 %
Großzelliges Karzinom	7 %	6 %	7 %
Mischtumoren	5 %	5 %	5 %

Klassifikation

➤ **TNM:** Die Klassifikation der Bronchialkarzinome erfolgt klinisch und pathologisch nach dem TNM-System, s. Tabelle 61.
➤ **Stadiengruppierung** der Bronchialkarzinome s. Tabelle 62. Weitere Einteilung der kleinzelligen Bronchialkarzinome s. S. 250.

Stadieneinteilung der kleinzelligen Bronchialkarzinome

➤ **„Limited" und „extensive" Disease: Einteilung der kleinzelligen Bronchialkarzinome:**
  – Für kleinzellig-anaplastische Karzinome ist die Stadiengruppierung (Tabelle 62) weniger brauchbar.
  – Zum Zeitpunkt der Diagnose gehören bereits 85 % der Patienten den Stadien III–IV an.

Bronchialkarzinom

Tabelle 61 TNM-Klassifikation der Bronchialkarzinome

TNM	
Tx	Primärtumor kann nicht beurteilt werden oder Nachweis von malignen Zellen im Sputum oder bei Bronchioalveolärer Lavage (BAL), jedoch Tumor weder radiologisch noch bronchoskopisch nachweisbar
T0	Kein Anhalt für Primärtumor
Tis	Carcinoma in situ
T1	Tumor ≤ 3 cm in größter Ausdehnung, umgeben von Lungengewebe oder viszeraler Pleura, kein bronchoskopischer Nachweis einer Infiltration proximal eines Lappenbronchus (Hauptbronchus frei)[1]
T2	Tumor > 3 cm in größter Ausdehnung oder Befall des Hauptbronchus ≥ 2 cm distal der Carina oder Infiltration der viszeralen Pleura oder Tumor-assoziierte Atelektase oder obstruktive Pneumonie bis zum Hilus, aber nicht der gesamten Lunge
T3	Tumor jeder Größe mit direkter Infiltration von Brustwand (einschließlich Tumoren des Sulcus superior), Zwerchfell, mediastinaler Pleura oder parietalem Perikard oder Tumor im Hauptbronchus < 2 cm distal der Carina[1], aber Carina selbst nicht befallen, oder Tumor mit Atelektase oder obstruktive Pneumonie der gesamten Lunge
T4	Tumor jeder Größe mit Infiltration von Mediastinum, Herz, großen Gefäßen, Trachea, Ösophagus, Wirbelkörper oder Carina. Metastase im selben Lappen. oder Tumor mit malignem Pleuraerguß[2]
Nx	Regionäre Lymphknoten können nicht beurteilt werden
N0	Keine regionären Lymphknotenmetastasen
N1	Metastasen in ipsilateralen peribronchialen Lymphknoten und/oder in ipsilateralen Hiluslymphknoten (einschließlich einer direkten Ausbreitung des Primärtumors)
N2	Metastasen in ipsilateralen mediastinalen und/oder subcarinalen Lymphknoten
N3	Metastasen in kontralateralen mediastinalen, kontralateralen Hilus-, ipsi- oder kontralateralen Skalenus- oder supraklavikulären Lymphknoten
Mx	Das Vorliegen von Fernmetastasen kann nicht beurteilt werden

Tabelle 61 (Fortsetzung)

TNM	
M0	Keine Fernmetastasen
M1	Fernmetastasen. Metastasen in weiteren Lappen

[1] Ein sich oberflächlich ausbreitender Tumor (selten) jeder Größe mit einer nur auf die Bronchialwand begrenzten Infiltration wird auch, wenn er sich weiter proximal ausdehnt, als T1 klassifiziert

[2] Die meisten Pleuraergüsse bei Lungenkarzinomen sind durch den Tumor verursacht. Es gibt jedoch einige wenige Patienten, bei denen die mehrfache zytologische Untersuchung des Pleuraergusses negativ und der Erguß weder hämorrhagisch noch exsudativ ist. Wo diese Befunde und die klinische Beurteilung einen tumorbedingten Erguß ausschließen, sollte der Erguß als Kriterium der Klassifikation nicht berücksichtigt und der Tumor als T1, T2 oder T3 eingestuft werden

Tabelle 62 Stadieneinteilung der Bronchialkarzinome (UICC)

Stadium	T	N	M
Okkultes Karzinom	Tx	N0	M0
0	Tis	N0	M0
IA	T1	N0	M0
IB	T2	N0	M0
IIA	T1	N1	M0
IIB	T2	N1	M0
	T3	N0	M0
IIIA	T1	N2	M0
	T2	N2	M0
	T3	N1, N2	M0
IIIB	Jedes T	N3	M0
	T4	Jedes N	M0
IV	Jedes T	Jedes N	M1

- Die Einteilung der kleinzelligen Bronchialkarzinome in die beiden Stadien „limited" und „extensive" Disease erfolgt nach einem Vorschlag der *International Associaton for the Study of Lung Cancer* (IASLC) (s. unten).
- Eine weitere Entwicklung stellt die *Marburger Klassifikation* (s. unten) dar.

➤ **International Associaton for the Study of Lung Cancer (IASLC):**
   – *„Limited disease" (LD):* Tumor auf einen Hemithorax begrenzt.
      • Mit oder ohne ipsilaterale oder kontralaterale mediastinale oder supraklavikuäre Lymphknotenmetastasen.
      • Mit oder ohne ipsilateralen Pleuraerguß, unabhängig vom zytologischen Befund.
   – *„Extensive disease" (ED):* Jede Tumorausdehnung über die Definition der „limited disease" hinaus.

➤ **Marburger Klassifikation:** Eine weitere Entwicklung stellt der Vorschlag von Havemann und Wolf (1995) dar, die beiden Stadien weiter zu unterteilen:
   – *Very limited disease" (VLD):*
      • Primärtumor von Lungengewebe oder viszeraler Pleura umgeben mit maximal partialer Atelektase.
      • Kleiner Winkelerguß ohne maligne Zellen.
      • Lymphknotenbefall hilär ipsilateral.
   – *„Limited disease" (LD):*
      • Primärtumor mit Thoraxwand-, mediastinaler Pleura-, oder Diaphragmainfiltration.
      • Totalateletktase einer Lunge.
      • Lymphknotenbefall mediastinal ipsi- oder kontralateral sowie kontralateral hilär.
   – *„Extensive disease" I (ED I):*
      • Primärtumor mir Herz-, Ösophagus-, oder Wirbelsäuleninfiltration.
      • Maligner Perikarderguß.
      • Maligner Pleuraerguß.
      • Rekurrenz-, Phrenikusparese.
      • Vena-Cava-Superior-Syndrom.
      • Lymphknotenbefall supraklavikulär ipsi- oder kontralateral.
   – *„Extensive disease" IIa (ED IIa):* Hämatogene Fernmetastasen in einem Organ einschließlich kontralateraler Lungenbefall.
   – *„Extensive disease" IIb (ED IIb):* Hämatogene Fernmetastasen in mehr als einem Organ.

Klinik

➤ **Frühsymptome:** Die Frühdiagnose ist selten möglich, da die Bronchialkarzinome oft lange symptomlos sind bzw. uncharakteristische Symptome vorliegen. Uncharakteristische Symptome sind Reizhusten, der oft schon zuvor im Sinne eines „Raucherhusten" bestand und gehäufte Bronchitiden. Die Diagnose wird im Mittel 6–8 Monate verschleppt.

➤ **Symptome/Alarmzeichen:**
   – Hämoptoe, Fieber und Dyspnoe durch Retentionspneumonie bzw. Tumornekrosen.
   – Thoraxschmerzen bei neuraler Infiltration des Bronchialkarzinoms.
   – Leistungsknick.
   – Inappetenz und Gewichtsabnahme.

➤ **Symptome der Fernmetastasierung:** V.a. kleinzellige Bronchialkarzinome werden häufig zuerst anhand ihrer Fernmetastasen entdeckt:
   – *ZNS-Metastasen:* Kopfschmerzen, Visusstörungen, periphere neurologische Ausfälle.

- *Skelettmetastasen:* Skelettschmerzen, besonders häufig ist die Wirbelsäule betroffen.
➤ **Paraneoplastische Syndrome** (vgl. S. 459 – 463): V. a. kleinzellige Bronchialkarzinome werden evtl. anhand paraneoplastischer Syndrome entdeckt:
  - *Endokrine Symptome:* Z. B. Cushing-Syndrom durch ektope ACTH-Produktion.
  - *Rheumatische Symptome.*
➤ **Pancoast-Tumor:** Bei Sitz eines peripheren Bronchialkarzinoms in der Lungenspitze (meist Plattenepithelkarzinom) kann der Tumor den Plexus brachialis bzw. den sympathischen Grenzstrang infiltrieren. Symptome sind:
  - *Plexusneuralgie* mit Armschmerzen.
  - *Horner-Syndrom:* Miosis, Ptosis, Enophthalmus.
  - *Armschwellung* durch Lymph- oder Venenstauung.

Metastasierungswege

➤ **Lymphogen:** Frühzeitig in die regionären Lymphknoten: Hiluslymphknoten.
➤ **Hämatogen:** ZNS, Skelett, Nebenniere, Leber.

Übersicht: Diagnostik

➤ Die Diagnostik der Bronchialkarzinome wird in drei verschiedene Bereiche eingeteilt:
  - Standardisierte Diagnostik.
  - Weiterführende Diagnostik.
  - Untersuchungen zur Bestimmung des Operationsrisikos.

Standardisierte Diagnostik

➤ **Allgemeine und spezielle Anamnese**, es gibt aber keine spezifischen Beschwerden.
➤ **Körperliche Untersuchung.**
➤ **Labor:** Basis-Laboruntersuchungen: BSG, großes Blutbild, γGT, alkalische Phosphatase.
➤ **Radiologische Diagnostik:** Thorax-Röntgen in 2 Ebenen, evtl. Durchleuchtung, Hilus- und mediastinale Tomographie, je nach bisheriger Befunderhebung.
➤ **Cave:** Bronchialkarzinome imitieren klinisch und v. a. im Röntgenbild jede andere Lungenerkrankung.
➤ **Sputumzytologie:** 3 × , falls nötig an mehreren Tagen.
➤ **Bronchoskopie:** Die Bronchoskopie sichert die Diagnose bei mehr als 70 % der Patienten, die Bronchoskopie sollte unbedingt mit Fiberoptik durchgeführt werden und multiple Biopsien suspekter Areale entnommen werden.

Weiterführende Diagnostik

➤ **Primärtumor: Resektabilität, Stadieneinteilung:**
  - *CT des Thorax:* Die Computertomographie des Thorax ist v. a. bei unklarem Thorax-Röntgenbild indiziert. Sie kann evtl. mit der Feinnadelpunktion kombiniert werden.
  - *Mediastinoskopie:* Die präoperative Mediastinoskopie dient der Abklärung des Befalls mediastinaler Lymphknoten.

– *Thorakoskopie:* V. a. bei pleuranahem Befund und Pleurakarzinose kann die Thorakoskopie eingesetzt werden. Sie bietet Erweiterungs-möglichkeiten zur diagnostischen Thorakotomie.

➤ **Ausschluß extrathorakaler Fernmetastasen:**
  – *Sonograpie oder CT des Oberbauchs:* Beurteilung von Leber und retroperitonealen Lymphknoten. Bei unklarem Befund können sich die Laparoskopie und die gezielte Leberbiopsie anschießen.
  – *Skelettszintigraphie/Skelett-Röntgen:* Bei verdächtigem Szintigramm oder entsprechender klinischer Symptomatik werden gezielte Röntgenaufnahmen des Skeletts durchgeführt.
  – *Knochenmarkbiopsie:* V. a. bei kleinzelligem Karzinom liegt in ca. 10% der Fälle eine „stumme" Tumorzellinfiltration des Knochenmarks bereits bei Diagnosestellung vor, auch bei Adenokarzinomen ist die Knochenmarkbiopsie indiziert.
  – *Schädel-CT:* Nur bei klinischem Verdacht. *Ausnahme:* Adenokarzinome des Stadiums III, wenn eine Operation geplant ist.

➤ **Tumormarker** (vgl. S. 22 – 25): Weniger zur Primärdiagnose, eher zur Verlaufskontrolle:
  – *NSE:* Neuronen-spezifische Enolase: Beim kleinzelligen Bronchialkarzinom.
  – NCAM: Kleinzelliges Bronchialkarzinom.
  – *CYFRA 21 – 1:* Bei Nicht-kleinzelligen Bronchialkarzinomen.

Untersuchungen zur Bestimmung des Operationsrisikos

➤ **EKG:** Evtl. mit Belastung (Ergometrie) bei Verdacht auf koronare Durchblutungsstörung.

➤ **Lungenfunktionsprüfung:** Einfache Spirometrie, Blutgasanalyse.

➤ **Bei pathologischen Daten der Lungenfunktion:** Ganzkörper-Plethysmographie, evtl. eingehendere kardiologische Abklärung, z. B. Pulmonalisdruckmessung.

➤ **Weitere Diagnostik:** Sequentielle Perfusionsszintigraphie: Falls die oben genannten Funktionsanalysen für die vorgesehenen Resektionsverfahren grenzwertig sind, ist die sequentielle Perfusionsszintigraphie indiziert.

Differentialdiagnosen

➤ **Merke:** Ein peripher liegender Lungenrundherd ist in über 50% der Fälle ein Malignom.

➤ **Jede andere (chronische) Lungenerkrankung:**
  – Tuberkulose (Mikrobiologische Sputum- und Magensaftanalyse, Tine-Test).
  – Mykose (Sputum-Kultur).
  – Lungenabszeß (vorausgegangene Pneumonie oder offene Thoraxverletzung?).
  – Lungeninfarkt.
  – Interstitielle Lungenerkrankungen.

➤ **Metastasen:** Sekundäre Lungenmetastasen anderer Primärtumoren können insbesondere bei Adenokarziomen schwierige Differentialdiagnosen sein.

➤ **Gutartige Lungentumoren:** Hamartome, Chondrome, Lipo-Fibrome, Teratome, Adenome etc.

Therapie-Grundsätze

➤ Das therapeutische Konzept wird durch das Tumorstadium und den histologischen Typ bestimmt.
➤ **Prognostisch ungünstige Kriterien:** Die prognostisch ungünstigen Kriterein gelten als relative Kontraindikationen für eine intensive Radiotherapie oder Chemotherapie.
  – Alter über 70 Jahre.
  – Aktivitätsindex des Patients: Karnofsky-Index unter 50% (Karnofsky-Index s. Umschlaginnenseite).
  – Gewichtsverlust > 10% in 3 Monaten.

Therapie kleinzelliger Bronchialkarzinome

➤ **Vorbemerkung:** Der biologische Spontanverlauf wird bestimmt durch:
  – Rasche Tumorzellproliferation.
  – Rasche Tumorverdoppelung.
  – Tendenz zur frühzeitigen hämatogenen Metastasierung.
  – Hohe Sensibilität gegenüber Chemotherapie und Radiotherapie, bei allerdings rascher sekundärer Resistenzentwicklung.
➤ **Primärtherapie:** Chemotherapie.
➤ **Chemotherapie:**
  – *Wirksame Substanzen:* Adriamycin, Amethopterin, CCNU (Lomustin), Cisplatin/Carboplatin, Cyclophosphamid, Etoposid (VP 16), Hexamethylmelamin, Ifosfamid, Procabazin, Vinca-Alkaloide.
  – *Standardtherapie (vgl. Anhang III):* In der Regel erfolgt eine Kombinationsbehandlung mit 2–3 Medikamenten in gestaffelten, möglichst nicht kreuzresistenten Zyklen
    • ACO (Adriamycin, Cyclophosphamid und Vincristin) oder CDE-Schema (Cyclophosphamid, Doxorubicin = Adriamycin, Etoposid).
    • Intervalle: Die Zyklen werden in Abständen von 3–4 Wochen durchgeführt.
  – *Alternative bzw. bei Resistenz (vgl. Anhang III, VP 16 = Etoposid):* PVP-16, IVP-16, EIP.
  – *Dauer der Chemotherapie:*
    • 4–6 Behandlungszyklen gelten als optimale Dauer.
    • Die Verlängerung der Chemotherapie über 6 Zyklen hinaus führt zu keiner erwiesenen Verbesserung der Remissionsraten bzw. der Remissions-und Überlebensdauer.
    • Remissionen treten rasch nach 1–2 Zyklen ein.
    • Wenn nicht spätestens nach dem zweiten Behandlungszyklus eine partielle Remission erreicht ist, sollte ein alternatives Behandlungsschema oder evtl. Radiotherapie (je nach Stadium) zum Einsatz kommen.
  – *Erhaltungstherapie:* Der Wert einer Erhaltungstherapie ist fraglich, die Überlegenheit einer zyklisch-alternierenden Therapie mit „nicht-kreuzresistenten" Substanzen ist möglich.
  – *Prognose/Remissionsraten:*
    • Limited disease: Remissionsraten > 80% inkl. 50% kompletter Remissionen.
    • Extensive disease: Ca. 60% inkl. 25% kompletter Remissionen.

- Das Hinzufügen weiterer Substanzen bzw. die Applikation der Medikamente in höherer Dosis bewirkte bisher keine Verlängerung der medianen Überlebensdauer.

➤ **Radiotherapie:**
  - *Indikationen:* Die Radiotherapie wird ergänzend zur Chemotherapie als konsolidierende lokale Behandlungsform der Primärtumorregion und des Mediastinums durchgeführt.
  - *Methode:* Externe Hochvoltradiotherapie.
  - *Dosis:* 45–55 Gy Zielvolumendosis.
  - *Erfolg:* Durch die Radiotherapie kommt es zur signifikanten Reduktion lokoregionärer Rezidive und zur Verlängerung der Überlebensdauer.
  - *Schädel-Bestrahlung:* Die prophylaktische Schädel-Homogenbestrahlung mit 40 Gy wird nach zytostatisch erzielter Vollremission eingesetzt. Die Senkung der Rate von Hirnmetastasen und damit hoher Morbidität gelingt. Der Überlebensgewinn ist fraglich.

➤ **Kombinierte Radiochemotherapie:**
  - Kumulierte, nicht randomisierte, retrospektive Analysen ergeben einen Vorteil der Kombination von Chemotherapie und Radiotherapie gegenüber beiden Modalitäten allein. Eingesetzt wird Cisplatin plus Etoposid.
  - *Vergleich der Raten lokoregionärer Rezidive:* Nach alleiniger Radiotherapie in 33 % der Fälle, nach Chemotherapie in 82 % der Fälle, nach kombinierter Chemo-Radiotherapie in 28 % der Fälle.
  - *Prognose:* Anteil der 2 Jahre rezidivfrei überlebenden Patienten laut retrospektiver Analysen bei „limited disease": 17 % nach kombinierter Behandlung, 7 % nach alleiniger Chemotherapie.

➤ **Chirurgische Therapie:**
  - *Indikationen:* Bei kleinzelligen Bronchialkarzinomen ist die operative Therapie auf die seltenen Frühstadien T1 bis T2 N0 M0 oder T1–2 N1 M0 beschränkt.
  - Gelegentlich kommt es zur „zufälligen" Operation kleinzelliger Bronchialkarzinome bei präoperativ unbekannter Histologie. Dann sollte im Anschluß die adjuvante Chemotherapie mit 4–6 Behandlungszyklen, z.B. ACO oder PVP-16, erfolgen.
  - *Sekundäre OP:* Der sekundäre Einsatz der „Radikaloperation" bei kompletter Remission nach Chemotherapie im Stadium „limited disease" wird derzeit geprüft. Sie wird im Rahmen klinischer Forschung an Tumorzentren durchgeführt.

➤ **Zusammenfassende Empfehlung:**
  - *Im Stadium „limited disease":* Kombinierte Chemo-Radiotherapie.
  - *Im Stadium „extensive disease":* Chemotherapie. Radiotherapie lediglich ergänzend als palliative Maßnahme am „Ort der Not".
  - *Prophylaktische Radiotherapie des ZNS:* Diese Methode vermindert die Rate der ZNS-Rezidive signifikant, ohne einen gesicherten Effekt auf die Überlebensdauer der Patienten zu haben. Sie wird daher nur bei kompletter Remission im Stadium „limited disease" empfohlen.

Therapie nicht-kleinzelliger Bronchialkarzinome

➤ **Radikale Operation:** Ein radikaler chirurgischer Eingriff ist die Behandlung der 1. Wahl bei operablen nicht-kleinzelligen Karzinomen.

- *Einschränkung:* Nur ca. 30% der Patienten sind jedoch einer mit kurativem Ziel geplanten Resektionsbehandlung zugänglich.
- *Standardverfahren:* Lobektomie, Pneumonektomie, Erweiterte Pneumonektomie, allerdings mit erhöhter postoperativer Mortalität.

➤ **Organerhaltende Operationen:**
- *Indikationen:* Bei stark eingeschränkter ventilatorischer Kapazität und/oder fortgeschrittenem Lebensalter wird organerhaltend operiert.
- *Vorteil:* Organerhaltende Operationen ergeben zusätzlich Vorteile für evtl. spätere Radiotherapie oder Chemotherapie.
- *Verfahren:* Manschettenresektion, Segmentresektion.

➤ **Palliative Operation:** Nach Versagen einer konservativen Therapie und drohenden Komplikationen kann palliativ operiert werden:
- *Indikationen:* Zerfallenes Karzinom mit Abszeßbildung, Tumorblutung, poststenotische Pneumonie, unbeeinflußbare Schmerzen bei Tumoreinbruch in die Thoraxwand.

➤ **Primäre Radiotherapie:**
- *Indikationen:* Als primär kurative Behandlungsmaßnahme mit 55 – 65 Gy ist die Radiotherapie nur indiziert, wenn der Patient die Operation verweigert oder diese aus allgemein technischen Gründen trotz noch lokaler Tumorausdehnung nicht möglich ist.
- *Methode/Dosis:* Die Radiotherapie erfolgt meist in der sog. Shrinking-field-Technik: 50 – 55 Gy auf das Mediastinum, 10 – 15 Gy zusätzlich auf den Primärtumor.
- *Sulcus-superior-Tumor (Pancoast-Tumor):* Die Therapie erfolgt als Kombination von präoperativer Radiotherapie, Operation und postoperativer Radiotherapie.

➤ **Palliative Radiotherapie:** Die palliative Radiotherapie wird zur Linderung tumorbedingter Beschwerden wie Schmerzen, Stenose und Blutungen bzw. zur Verminderung von Komplikationen eingesetzt. Die Dosis wird meist um 15 – 20 Gy reduziert.

➤ **Chemotherapie:**
- *Indikationen:* Die Chemotherapie wird im Stadium IV (vgl. Tabelle 62, S. 249) nur mit palliativer Zielsetzung durchgeführt, vgl. kleinzellige Karzinome. Sie ist dann in der Regel nur bei symptomatischen Patienten indiziert. Neu ist der Einsatz der Chemotherapie im Stadium III in Kombination mit Operation und Radiotherapie möglichst innerhalb klinischer Studien.
- *Begrenzt wirksam sind:* Adriamycin, Amethopterin, Cisplatin, Cyclophosphamid, Etoposid, Ifosamid, Mitomycin-C, Vinca-Alkaloide.
- *Schemata* (vgl. Anhang III): In der Regel werden 2er oder 3er Kombinationen von Zytostatika eingesetzt, z.B.:
  • CAP: Cyclophosphamid/Adriamycin/Cisplatin.
  • IVP-16 : Ifosfamid/Etoposid.
  • PVP-16: Cisplatin/Etoposid.
  • MIC: Mitomycin C/Ifosfamid/Cisplatin.
  • EIP: Cisplatin/Etoposid/Ifosfamid.
- *Prognose/Remission:*
  • Remissionen sind in der Regel nur partiell und kurzdauernd, im Mittel 6 – 8 Monate, nur vereinzelt 1 – 2 Jahre.
  • Die Remissionsraten betragen 25 – 40%.
  • Die mediane Überlebensdauer der „Responder" liegt bei 12 – 15 Monaten, die der Patienten mit Tumorprogression bei 3 – 4 Monaten.

➤ **Symptomatische Therapie:**
- Viele Patienten mit metastasierendem nicht-kleinzelligen Bronchuskarzinom tolerieren die aufgeführten intensiven Behandlungsformen schlecht. Der statistisch erwartete Behandlungserfolg und die Therapienebenwirkungen müssen bei dieser Tumorart besonders sorgfältig gegeneinander abgewogen werden.
- Rein symptomatische Maßnahmen zur Schmerzlinderung, Appetitsteigerung, Beeinflußung der chronischen Bronchitis und begleitender Infekte sind zur Erhaltung der Lebensqualität oft vordringlicher.

Prognose

➤ **5-Jahres-Überlebensrate gesamt:** Die 5-JÜR im Gesamtkrankengut von Patienten mit Bronchialkarzinomen beträgt 8 – 15 %. Viele der Karzinome sind schon bei der Diagnose inoperabel.
➤ **Kleinzellige Karzinome:**
- *Ohne (erfolgreiche) Therapie* beträgt die Überlebenszeit 3 bzw. 1,5 Monate.
- *Mediane Überlebenszeit bei Chemo-(Radio)Therapie:* „Limited disease": 12 – 18 Monate, „Extensive disease": 6 – 10 Monate.
➤ **Nicht-kleinzellige Karzinome:**
- *Histologie:* Die Prognose der Patienten mit Plattenepithelkarzinom ist mäßig besser als die anderer Histologien.
- *Bei inoperablem Tumor oder ohne (erfolgreiche) Therapie* ist die Überlebenszeit sehr variabel, sie beträgt im Mittel 4 – 6 Monate, vereinzelt über 1 Jahr.
- *Nach radikaler Operation:* 5-JÜR: ca. 25 %:
  - Stadium I: 5-JÜR 50 – 60 %.
  - Stadium II: 5-JÜR 30 %.
- *Alleinige Radiotherapie:* Die alleinige Radiotherapie erbringt in Abhängigkeit von Patientenselektion und Bestrahlungstechnik folgende Überlebensraten:
  - Nach 1 Jahr ca. 30 %.
  - Nach 3 Jahren 10 – 20 %.
  - Nach 5 Jahren 5 – 10 %.
- *Inoperable bestrahlte Patienten:* Die mediane Überlebenszeit inoperabler, bestrahlter Patienten beträgt ca. 1 Jahr unabhängig von Tumorgröße und Bestrahlungsdosis/-quelle. Diese Resultate bei inoperablen Patienten können derzeit durch Kombination von Radio- und Chemotherapie noch nicht verbessert werden, es laufen dazu klinische Studien.

Nachsorge

➤ Die Nachsorge richtet sich nach dem initialen Tumorstadium sowie dem Therapieziel (kurativ, palliativ).
➤ **Grobes Raster: Minimalprogramm:**
- Klinische Kontrollen und Thorax-Röntgen in 2 Ebenen initial alle 2 – 3 Monate, nach 2 – 3 Jahren seltener.
- Weitere Verfahren nach Befall bzw. bei klinischem Verdacht: Sonographie, Computertomographie, Skelett-Szintigraphie.
- Laborkontrollen inkl. Tumormarker sind von eingeschränktem Wert.

Grundlagen

➤ **Andere primäre Lungentumoren** sind im Vergleich zu den epithelialen Tumoren (Bronchialkarzinome) der Lunge selten.
- *Maligne primäre Lungentumoren:* Sarkome, Karzinoid.
- *Gutartige Tumoren:* Adenome, Hamartome, Chondrome.
➤ **Metastasen:** Häufiger als primäre Lungentumoren sind uni- oder meist multifokale Lungenmetastasen extrapulmonaler maligner Tumoren, v. a. des sog. „Vena-cava-Metastasierungstyps".

Klinik und Diagnostik

➤ **Klinik:** In Abhängigkeit von Lokalisation und Ausdehnung vergleichbar mit den Bronchialkarzinomen. Adenome und Karzinoide können bei langjährigem Verlauf wiederholt Retentionspneumonien verursachen.
➤ **Zur Diagnostik** gelten die gleichen Leitlinien wie bei den Bronchialkarzinomen s. S. 251 – 252.
➤ Bei unifokalen Herden mit oder ohne vorangehende anderweitige Tumordiagnose ist die Diagnosesicherung unerläßlich:
- Zytologische Befundsicherung durch perkutane Feinnadelbiopsie.
- Histologische Befundsicherung, evtl. operativ.
- Auf „langsames Wachstum" aufgrund alleiniger radiologischer Kontrollen (außer im hohen Alter) kann man sich zur Diagnose nicht verlassen.
➤ **Cave:** Die Biopsie von Bronchusadenomen führt häufig zu schweren, kaum stillbaren Blutungen, so daß Operationsbereitschaft gegeben sein muß.

Differentialdiagnosen

➤ **Jede andere (chronische) Lungenerkrankung:**Tuberkulose (Mikrobiologische Sputum- und Magensaftanalyse, Tine-Test), Mykose (Sputum-Kultur), Lungenabszeß (vorausgegangene Pneumonie oder offene Thoraxverletzung?), Lungeninfarkt, interstitielle Lungenerkrankungen.
➤ **Maligne Lungentumoren:** Bronchialkarzinome, Sarkome, Karzinoid.

Therapie

➤ **Gutartige Lungentumoren** (im Parenchym): Je nach Lage und Ausdehnung des Tumors: Enukleation oder Keilexzision aus der Lunge, selten Segmentresektion, in Ausnahmefällen Lobektomie.
➤ **Gutartige Bronchuswandtumoren**, z. B. Chondrome u. a.: Segmentresektion, Lobektomie.
➤ **Adenome:** Bei zentraler Lage: Umschriebene Bronchusresektion. Bei peripherer Lage: Segmentektomie bzw. Lobektomie.
➤ **Karzinoide und Weichteilsarkome:** Für diese malignen Tumoren gelten die Therapierichtlinien der nichtkleinzelligen Lungenkarzinome (s. S. 254 – 256).

Prognose und Nachsorge

➤ Die Prognose ist abhängig von Lage, Größe und histologischer Dignität.
➤ Trotz „Gutartigkeit" beträgt bei Adenomen die Heilungsrate nur 70 – 80 %.
➤ **Nachsorge** bei malignen Tumoren siehe Bronchialkarzinom S. 256.

Mediastinaltumoren

Grundlagen

➤ Mediastinaltumoren werden oft zufällig entdeckt, z.B. bei Röntgenuntersuchungen oder durch lokal verdrängendes Wachstum und entsprechender Symptomatik: Dysphagie, dumpfer Tumorschmerz, venöse Stauung.

➤ **Tumorklassifikation:**
  – Eine einheitliche TNM-Klassifikation existiert bisher nicht.
  – Die Klassifikation der epithelialen Thymustumoren erfolgt nach einem Vorschlag von Bergh, s. Tabelle 63.

Tabelle 63 Klassifikation epithelialer Thymustumoren

Stadium	
I	Allseits intakte Tumorkapsel Tumorinfiltration in die Kapsel, jedoch kein Tumordurchbruch
II	Perikapsuläre Tumorausbreitung im mediastinalen Fettgewebe
III	Invasiv wachsende Thymome mit Tumorinfiltration der parathymischen Organe und/oder intrathorakale Metastasen

Klinik und Diagnostik

➤ **Lokal verdrängendes Wachstum:** Dysphagie, dumpfer Tumorschmerz, obere Einflußstauung.

➤ **Allgemeine und spezielle Anamnese**, insbesondere Dysphagie, Schmerzen, Umfangzunahme des Halses.

➤ Vollständige körperliche Untersuchung.

➤ **Labor:** Basis-Untersuchungen: Großes Blutbild, BSG, Serum: Elektrolyte, Eiweiß, Leberenzyme, Retentionswerte.

➤ **Radiologische Diagnostik:**
  – Thorax-Röntgen in 2 Ebenen, evtl. Durchleuchtung.
  – Ösophaguspassage: Verdrängung oder Kompression des Ösophagus?
  – Computertomographie des Thorax bzw. Mediastinums.

➤ **Mediastinoskopie:** Die Mediastinoskopie wird selten durchgeführt.

➤ **Thorakotomie:** Die anteriore oder mediane Thorakotomie dienen der Diagnose und sind gleichzeitig Zugangswege zur Therapie mediastinaler Tumoren.

Differentialdiagnosen

➤ **Vorbemerkung:** Die Lokalisation erlaubt differentialdiagnostische Rückschlüsse:

➤ **Vorderes Mediastinum:** Tumoren der Schilddrüse (s.S. 324), Thymome (s.S. 259), Weichteilsarkome (s.S. 344), Lipome, Teratome (s.S. 241), Dermoide.

➤ **Mittleres Mediastinum:** Zysten der Perikards, Zysten der Pleura, bronchogene Zysten, Teratome (s.S. 260), maligne Lymphome (s.S. 421).

➤ **Hinteres Mediastinum:** Neurogene Tumoren, Ösophaguszysten, Ösophagustumoren (s.S. 264).

Therapie

➤ **Therapie der Wahl:** Transthorakale chirurgische Exstirpation. Durch die Operation gelingt häufig auch erst die Diagnose.
➤ **Gutartige Tumoren:** Bei gutartigen Prozessen ist die Operation ausreichend.
➤ **Maligne Lymphome:** Der operative Eingriff dient nur der Diagnosesicherung. Die weitere Therapie entspricht den Therapiegrundsätzen für Morbus Hodgkin bzw. Non-Hodgkin-Lymphome (s. S. 413 ff, 421 ff).
➤ **Lokoregionär** wachsende Weichteilsarkome und maligne Teratome werden je nach histologischem Typ und Ausdehnung adjuvant bestrahlt oder chemotherapiert (Weichteilsarkom-Therapie s. S. 259 ff, Teratome s. S. 241 ff).
➤ **Maligne epitheliale Thymustumoren:**
  – Primär Operation.
  – Im Stadium II: Operation und anschließend Radiotherapie.
  – Im Stadium III: Bei lokoregionärer Invasion benachbarter Organe Chemotherapie mit dem CAP-Schema (vgl. Anhang III) und konsolidierende Radiotherapie. Wenn primär die Operabilität nicht gegeben ist, wird die Therapie mit der Radiotherapie begonnen.
  – Bei gesicherter Fernmetastasierung: Palliative Chemotherapie: CHOP, CAP, COPP, vgl. Anhang III.

Prognose

➤ Gutartige Tumoren, Zysten: Hohe chirurgische Heilungsrate.
➤ Maligne Tumoren: Je nach Histologie und Ausdehnung.
➤ **Schlechte Prognose:**
  – Epitheliale Thymustumoren des Stadiums III: < 50 % 5-Jahres-Überlebende.
  – Primär mediastinale germinale Tumoren: Teratokarzinome.

Epidemiologie

➤ Das diffuse maligne Pleuramesotheliom gehört zu den selteneren Tumorerkrankungen. In den vergangenen Jahren ist eine Zunahme der Häufigkeit feststellbar.
➤ **Inzidenz:** Laut Saarländischem Krebsregister: 1982 0,1/100 000 Einwohner/Jahr. In Großbrittanien erkrankten 1986 12,5 von 1 000 000 Einwohnern. Für die USA beträgt die geschätzte Zahl von Neuerkrankungen 2000–3000/Jahr.
➤ Geschlecht: Entsprechend der Ätiologie (s. u.) überwiegen Männer.
➤ Alter: Häufigkeitsgipfel in der 5. und 6. Lebensdekade.

Ätiologie

➤ **Asbeststaub:**
  – Bei 90% der pathologisch-anatomisch bestätigten Mesotheliome bestehen Zusammenhänge mit einer in der Regel beruflich bedingten Asbeststaubexposition und daraus resultierender fortdauernder Asbeststaubbelastung der Lungen und der serösen Häute.
  – Das Pleuramesotheliom ist die häufigste berufsbedingte Krebserkrankung.
➤ **Latenz:** Die Latenzzeit zwischen Exposition und Entstehung des Tumors beträgt ca. 30 Jahre.

Histologie

➤ Das Pleuramesotheliom entwickelt sich aus pluripotenten mesothelialen oder subserösen Zellen der Pleura.
➤ **Typen:** Man unterscheidet einen epithelialen von einem sarkomatösen Typus. Mischformen sind häufig (34%).

Klassifikation

➤ Die Stadieneinteilung des diffusen malignen Pleuramesothelioms ist schwierig, da allgemein akzeptierte Richtlinien bisher fehlen.
➤ TNM-Klassifikation s. Tabelle 64.
➤ Stadieneinteilung der UICC, angelehnt an das TNM-System, s. Tabelle 65.

Klinik

➤ Das klinische Bild ist unspezifisch.
➤ Frühstadium: Dyspnoe, Nachweis eines Pleuraergußes.
➤ Fortschreiten des Tumorwachstums: Diffuse thorakale Druckbeschwerden. Erhebliche Schmerzen treten auf, sobald der Tumor die Fascia endothoracica und die Brustwand infiltriert und dabei die Interkostalnerven erfaßt. Auch durch die Schrumpfung des Brustkorbes können starke Schmerzen entstehen.
➤ Aszites: Bei Befall des Zwerchfells und des Peritoneums bildet sich evtl. Aszites.
➤ Seltene Symptome: Hustenreiz, Bluthusten, Fieber, Heiserkeit und Schluckbeschwerden.

Tabelle 64   TNM-Klassifikation des Pleuramesothelioms

Stadium	
Tx	Primärtumor kann nicht beurteilt werden
T0	Kein Anhalt für Primärtumor
T1	Tumor begrenzt auf ipsilaterale parietale und/oder viszerale Pleura
T2	Tumor infiltriert eine der folgenden Strukturen: Ipsilaterale Lunge, endothorakale Faszie, Zwerchfell, Perikard
T3	Tumor infiltriert eine der folgenden Strukturen: Ipsilaterale Brustwandmuskulatur, Rippen, mediastinale Organe oder Gewebe
T4	Tumor breitet sich direkt in eine der folgenden Strukturen aus: Kontralaterale Pleura, kontralaterale Lunge, Peritoneum, intraabdominelle Organe, Gewebe des Halses
Nx	Regionäre Lymphknoten können nicht beurteilt werden
N0	Keine regionären Lymphknotenmetastasen
N1	Metastasen in ipsilateralen, peribronchialen Lymphknoten und/oder in ipsilateralen Hiluslymphknoten (einschließlich einer direkten Ausbreitung des Primärtumors)
N2	Metastasen in ipsilateralen mediastinalen und/oder subcarinalen Lymphknoten
N3	Metastasen in kontralateralen mediastinalen, kontralateralen Hilus-, ipsilateralen oder kontralateralen Skalenus- oder supraklavikulären Lymphknoten
Mx	Das Vorliegen von Fernmetastasen kann nicht beurteilt werden
M0	Keine Fernmetastasen
M1	Fernmetastasen

Metastasierungswege

➤ Kontinuierlich: Der Tumor breitet sich kontinuierlich über die Pleura aus, die interlobären Regionen werden einbezogen. Charakteristisch ist eine Tumorinfiltration durch die Brustwand bei operativ gesetzten Defekten, z. B. nach Thorakoskopien oder thoraxchirurgischen Interventionen.

➤ Zudem metastasiert das Pleuramesotheliom wie das Bronchialkarzinom (s. S. 251).

Stadium	T	N	M
I	T1	N0	M0
	T2	N0	M0
II	T1	N1	M0
	T2	N1	M0
III	T3	N0	M0
	T3	N1	M0
	T2	N2	M0
	T3	N2	M0
IV	jedes T	N3	M0
	T4	jedes N	M0
	jedes T	jedes N	M1

Tabelle 65 Stadieneinteilung der Pleuramesotheliome nach UICC

Diagnostik

➤ **Klinische Diagnose:** Keines der klinischen Merkmale erlaubt eine sichere Diagnosestellung.
➤ **Pleuraerguß:** Zunächst wird versucht, die Diagnose über eine Ergußpunktion (Pleurapunktion S. 67–68) und die zytologische Untersuchung des Erguß zu stellen. In 30–50 % der Fälle sind zytologisch Tumorzellen im Punktat nachweisbar.
➤ **Bildgebende Verfahren:** Routinemäßig Thorax-Röntgen in zwei Ebenen und Computertomographie.
➤ **Biopsie:** Wegen des hohen Risikos von Implantationsmetastasen sollte die offene Pleurabiopsie eine Schnittgröße von 4–5 cm nicht überschreiten und in einem Bereich durchgeführt werden, der für weitergehende Eigriffe in Betracht kommt.

Differentialdiagnosen

➤ **Pleuraergüsse** anderer Ätiologie.
➤ **Metastasen** im Bereich der Pleura sind wesentlich häufiger als primäre Mesotheliome. Die differentialdiagnostische Abklärung gelingt durch histochemische Untersuchungen, Immunhistochemie oder Elektronenmikroskopie.
➤ **Unterscheidung gutartige/bösartige Pleuratumoren:** Folgende Veränderungen sind gegeneinander abzugrenzen: Frühe Mesotheliomformen gegen die benigne mesotheliale Hyperplasie bzw. faserreiche Mesotheliome gegen gutartige Pleuraveränderungen.

Therapie

➤ Eine Standardtherapie des diffusen malignen Pleuramesothelioms existiert noch nicht. Die Regel sind daher individuelle Entscheidungen zur Operation, Strahlentherapie, Chemotherapie oder alleinigen symptomatischen Therapie.

➤ **Chirurgische Therapie:**
  - *Verfahren:* Extrapleurale Pneumonektomie (Pleuropneumonektomie) mit Perikard- und Zwerchfellresektion, Pleurektomie mit Dekortikation und Thorakoskopie mit medikamentöser Pleurodese.
  - *Indikation:* Die im Einzelfall gewählte Form des operativen Eingriffes richtet sich nach der Ausdehnung des Tumors, dem Allgemeinzustand des Patienten und der klinischen Symptomatik. Die Pleuropneumonektomie mit Perikard- und Zwerchfellresektion mit kurativer Intention ist mit einer erhöhten operativen Mortalität verbunden und daher nur bei wenigen Patienten anwendbar.

➤ **Radiotherapie:** Palliativer Einsatz zur Linderung von Beschwerden und zur Verhinderung von Komplikationen.

➤ **Chemotherapie:**
  - Eine zytostatische Standardbehandlung existiert nicht. Die meisten Erfahrungen bestehen mit Anthrazyklinen und Cisplatin, die Ansprechraten liegen zwischen 10 und 20 % ohne Nachweis kompletter Remissionen.
  - Die Kombinations-Chemotherapie bietet keine wesentlichen Vorteile gegenüber der Monochemotherapie.
  - Neue Zytostatika wie Taxane und Gemcitabine werden zur Zeit klinisch erprobt.

➤ **Symptomatische Therapie:** Wiederholte Entlastungspunktion und Pleurodese (s. S. 67 – 68), Schmerztherapie (s. S. 131 – 135).

Prognose und Nachsorge

➤ **Prognose:** Verbindliche Aussagen zur Prognose sind nur eingeschränkt möglich, da die Analysekriterien der einzelnen Studien z. T. erheblich variieren. Prognostische Vorteile wurden bisher für folgende Kriterien nachgewiesen: Epithelialer Typ, Abwesenheit thorakaler Beschwerden, guter Allgemeinzustand, weibliches Geschlecht, jüngeres Lebensalter.

➤ **Nachsorge:** Es existieren keine verbindlichen Empfehlungen zur Nachsorge, man orientiert sich an den nicht-kleinzelligen Bronchialkarzinomen.

Ösophaguskarzinom

Epidemiologie

➤ **Inzidenz:** Deutschland-Österreich-Schweiz:
  – *Männer:* ca. 6 Fälle/100 000/Jahr.
  – *Frauen:* 1,6 Fälle/100 000/Jahr.
➤ **Geographie:** Es bestehen ausgeprägte geographische Unterschiede. Ösophaguskarzinome kommen z. B. gehäuft in Skandinavien vor.
➤ **Alter:** Der Altersgipfel liegt bei 60 Jahren.

Ätiologie

➤ **Risikofaktoren:** Das Ösophaguskarzinom wird in Zusammenhang gebracht mit: Hochprozentigem Alkohol bei Abusus, Tabakabusus, häufigem Genuß von heißen Getränken oder Speisen.
➤ **Präkanzerosen:** Endobrachyösophagus, Barrett-Ösophagus, Plummer-Vinson-Syndrom, Achalasie, Strikturen nach Verätzungen.

Histologie

➤ **Überwiegend Plattenepithelkarzinome:** 90 % der Fälle.
➤ Seltener Adenokarzinome: 5 – 10 % der Fälle. Lokalisation v. a. an der distalen Speiseröhre bei Barrett-Ösophagus.
➤ Sehr selten anaplastische Karzinome.

Klassifikation

➤ Die Klassifikation des Ösophaguskarzinoms erfolgt gemäß TNM-System maligner Tumore, s. Tabelle 66.
➤ **Lokalisation:**
  – 50 % der Ösophaguskarzinome befinden sich im mittleren Ösophagusdrittel.
  – 35 % der Ösophaguskarzinome befinden sich im unteren Ösophagusdrittel.
  – 15 % der Ösophaguskarzinome befinden sich im oberen Ösophagusdrittel.

Klinik und Metastasierungswege

➤ **Klinik:** Dysphagie.
➤ Hämatemesis, Gewichtsabnahme, Spätsymptome: Heiserkeit, Husten bei ösophagobronchialer Fistel.
➤ **Lymphogene Metastasierung:** Regionale Lymphknoten, zervikale und nuchale Lymphknoten.
➤ **Hämatogene Metastasierung:** Lunge, Leber, Knochen.

Diagnostik

➤ **Bei Verdacht eines Ösophaguskarzinoms:**
  – *Direkter Nachweis:* Ösophagoskopie mit gezielter Biopsie.
  – *Radiologische Diagnostik:* Ösophagus-Kontrastmittelpassage („Breischluck").

Tabelle 66 TNM-Klassifikation der Ösophaguskarzinome

TNM	
Tx	Primärtumor kann nicht beurteilt werden
T0	Kein Anhalt für Primärtumor
Tis	Carcinoma in situ
T1	Tumor infiltriert Lamina propria oder Submukosa
T2	Tumor infiltriert Muscularis propria
T3	Tumor infiltriert Adventitia
T4	Tumor infiltriert Nachbarstrukturen
Nx	Regionäre Lymphknoten können nicht beurteilt werden
N0	Keine regionären Lymphknoten tumorös befallen
N1	Regionäre Lymphknotenmetastasen tumorös befallen
M0	Keine Fernmetastasen
M1	Fernmetastasen vorhanden
Unteres Ösophagusdrittel	
M1 a	Metastasen in zöliakalen Lymphknoten
M1 b	Andere Fernmetastasen
Oberes Ösophagusdrittel	
M1 a	Metastasen in zervikalen Lymphknoten
M1 b	Andere Fernmetastasen
Mittleres Ösophagusdrittel	
M1 a	Nicht vergeben
M1 b	Fernmetastasen inkl. nicht-regionale Lymphknoten

➤ **Bei gesicherter Diagnose** prätherapeutisch zum Metastasenausschluß bzw. zur klinischen Tumorklassifizierung:
  - *Radiologische Diagnostik:* Thorax-Röntgen. Computertomographie von Thorax und Mediastinum. CT des Oberbauchs zur Beurteilung der Leber und zöliakaler Lymphknoten.
  - *Sonographie:* Lebersonographie, Endosonographie des Ösophagus zur Beurteilung der Wandinfiltration und der periösophagealen Lymphknoten.

- *Bronchoskopie:* Bei Verdacht auf ösophagotracheale Fistel bzw. proximale Tumorlokalisation.
- *HNO-Status:* Suche eines Zweittumors wegen der ähnlichen Ätiologie. Funktionsprüfung des N. recurrens.

➤ **Beurteilung der allgemeinen Operabilität:**
  - *Laboruntersuchungen:* Leberfunktion: z. B. Quick-Wert, Leberenzyme, Gesamteiweiß.
  - *Lungenfunktions-Untersuchung:* Spirometrie, Blutgasanalyse.
  - *Kardiologische Untersuchung:* Zumindest: EKG, Auskultation.

Differentialdiagnosen

➤ Nicht-epitheliale Malignome (selten).
➤ Benigne Ösophagustumoren.
➤ Divertikel.
➤ Achalasie.
➤ Peptische Ösophagusstenose: Stenose nach Verätzungen.
➤ Kardiakarzinom des Magens.

Chirurgische Therapie

➤ **Chirurgische kurative Behandlung:**
  - *Mittleres/unteres Drittel: Ösophagektomie:* Bei nicht-metastasierten Tumoren des mittleren und unteren Ösophagusdrittels erfolgt die Ösophagektomie (vgl. Lehrbücher der Chirurgie):
    • Abdominothorakale Ösophagusresektion.
    • Abdominothorakokollare Ösophagusexstirpation.
  - *Passagewiederherstellung:* Durch Magen- oder Dickdarmhochzug und direkte Anastomosierung wird die Passage wiederhergestellt.
  - *Oberes Drittel:*
    • Ösophagektomie und Laryngektomie
    • oder alleinige Strahlentherapie, evtl. in Kombination mit Chemotherapie, z. B. 5-Fluorouracil, Etoposid und Cisplatin.
➤ **Palliative (operative) Behandlung:** Alternativ bei lokaler Inoperabilität bzw. Fernmetastasen.
  - *Endoskopische Tumorabtragung* per Laser. Evtl. in Kombination mit Afterloading-Bestrahlung.
  - *Einlage von Endoprothesen* bzw. Stentimplantation zur Freihaltung der Passage oder Abdichtung einer ösophagotrachealen Fistel.
  - Bypass-Operation, deren Indikation und Wert sind aber umstritten.
  - Anlage einer PEG (perkutane, endoskopische Gastrostomie-Sonde) bzw. laparoskopische Anlage einer Jejunum-Nährsonde.

Radiotherapie

➤ **Indikationen:**
  - Die Indikation zur primären Strahlentherapie ist bei allen inoperablen Formen gegeben. Die Patienten sind erfolgreich palliativ behandelt und die orale Ernährung ist möglich.
  - Die Radiotherapie ist eine Behandlungsalternative zur Operation bei proximalem Tumorsitz zur Vermeidung einer permanenten Tracheostomie.

➤ **Methode:** Die Radiotherapie erfolgt in der Regel als Rotationsbestrahlung, bei Lokalisation im oberen Drittel als Mehrfeldbestrahlung.

➤ **Dosis:** 60 Gy. Lokale Dosisaufsättigung durch intraluminales Afterloading mit Iridium.

➤ **Beachte:** Die generelle präoperative Bestrahlung führt zu keiner Verbesserung der Therapieresultate.

➤ **Kombinierte Radio-Chemotherapie:** Durch die Kombination von Radiotherapie und Chemotherapie mit 5-Fluorouracil, Etoposid und Cisplatin wird eine höhere Rate kompletter Tumorrückbildungen erreicht. Die postoperative Komplikationsrate ist hiernach jedoch signifikant erhöht.

Chemotherapie

➤ **Vorbemerkung:** In den letzten Jahren werden zunehmend günstigere Remissionsraten mit Chemotherapie erreicht, die Chemotherapie ist aber noch keine erfolgreiche Standdardtherapie des Ösophaguskarzinoms. Die Bestrahlung und Operation des Primärtumors sind immer noch vorrangig. Die alleinige Chemotherapie wird nur für die Therapie von Fernmetastasen sinnvoll eingesetzt.

➤ **Indikationen:** Im Rahmen klinischer Studien.

➤ **Substanzen:** Cisplatin, 5-Fluorouracil, evtl. Vinca-Alkaloide und Bleomycin.

➤ **Erfolge:**
  - Im Rezidiv herrscht nach Radiotherapie meist Chemoresistenz wegen ausgeprägter Veränderungen der lokalen Mikrozirkulation (Fibrose).
  - Die kombinierte Chemo-Radiotherapie wird als präoperative, tumorreduktive Maßnahme in klinischen Studien eingesetzt, vgl. oben.

Prognose

➤ Die Prognose der Ösophaguskarzinome ist allgemein schlecht.

➤ Die 5-Jahres-Überlebensraten betragen 10 – 25 % nach „kurativer" Tumorresektion.

➤ Im Mittel besteht 1 Jahr lokale Symptomfreiheit nach palliativer Radiotherapie.

Nachsorge

➤ Die Nachsorge beinhaltet auch die Früherkennung weiterer Tumoren des Aerodigestiv-Trakts, z. B. HNO-Tumoren oder Bronchialkarzinome, die die gleiche Ätiologie haben (sog. Feldkanzerisierung, s. Diagnostik).

➤ Wegen unbefriedigender Therapieoptionen bei asymptomatischem Rezidivnachweis ist die Nachsorge auf folgende Aspekte hin ausgerichtet. Z.B.:
  - Operationsfolgen.
  - Strahlentherapie-Folgen.
  - Diätetische Beratung.

➤ **Intervalle:** Die zeitliche Dichte der Nachkontrollen richtet sich nach dem klinischen Bild: Meist 3- bis 6 monatlich während der ersten 3 Jahre.

➤ **Umfang der Untersuchungen:**
  - Anamnese.
  - Körperliche Untersuchung (supraklavikuläre Lymphknoten!).
  - Bei klinischem Verdacht eines Rezidivs erfolgt das übrige Vorgehen wie bei der Primär-Diagnostik, s. S. 264 – 266.

Magenkarzinom

Epidemiologie

➤ **Inzidenz:** Das Magenkarzinom ist in den letzten 50 Jahren stark rückläufig. In Zentraleuropa beträgt die Inzidenz derzeit 12 – 15 Fälle/100 000/Jahr.
➤ **Geschlecht:** Verhältnis Männer : Frauen = 2 : 1.
➤ **Alter:** Der Häufigkeitsgipfel liegt jenseits des 50. Lebensjahres.
➤ **Geographie:** Magenkarzinome haben eine hohe Inzidenz in Japan, China, Finnland und einigen Ländern Südamerikas.

Ätiologie

➤ **Erbliche Disposition.**
➤ **Exogene Faktoren:** Salzverbrauch, Genuß von Geräuchertem, N-Nitrosoverbindungen und andere Karzinogene.
➤ **Endogene Faktoren:**
  – Bakterielle Besiedelung des Magens: Evtl. ist Helicobacter pylori an der Pathogenese des Magenkarzinoms beteiligt.
  – Patienten mit vorausgegangener Magenresektion wegen benignem Magenleiden, z. B. Ulcus ventriculi, entwickeln häufiger ein Magenkarzinom als entsprechende Kontrollgruppen. Dieser Punkt ist allerdings umstritten.
  – Patienten mit langjähriger perniziöser Anämie bzw. chronischer Gastritis Typ A haben ein erhöhtes Magenkarzinom-Risiko.
  – Adenomatöse Magenpolypen.
  – Morbus Ménétrier.

Histologie

➤ **Adenokarzinome:** Ca. 70 – 80% der Fälle.
➤ Mukoide Karzinome: Ca. 5% der Fälle.
➤ Diffuse Karzinome: Ca. 20 – 30% der Fälle.

Tabelle 67 Histologische Einteilung der Magenkarzinome nach WHO

WHO-Klassifikaton	Häufigkeit
Adenokarzinom Papillärer Typ Tubulärer Typ Muzinöser Typ Siegelringzellkarzinom	95%
Adenosquamöses Karzinom	4%
Plattenepithelkarzinom	< 1%
Undifferenziertes Karzinom	< 1%
Unklassifiziertes Karzinom	< 1%

Histologisches Grading

➤ **Typing nach Laurén:**
  – *Intestinaler Typ:* Der intestinale Typ bildet überwiegend Drüsen. Die Zellen gleichen Enterozyten und produzieren Schleim. Selten werden nur gastrale Muzine produziert (gastrale Differenzierung, ca. 5 % der Fälle), in ca. 30 % der Fälle ausschließlich intestinale Muzine und in der Mehrzahl (60 % der Fälle) beides (Mischdifferenzierung). Makroskopisch wachsen die Tumoren polypös oder mit einem Ringwall.
  – *Diffuser Typ:* Beim diffusen Typ handelt es sich entweder um solide entdifferenzierte Adenokarzinome oder um Tumoren mit deutlicher Zelldissoziation oder um Siegelringzellkarzinome. Die Karzinome sind makroskopisch unscharf abgegrenzt und diffus-infiltrierend. Die Prognose ist schlechter als beim intestinalen Typ.
➤ **Grading nach WHO** für papilläre, tubuläre und muzinöse Adenokarzinome:
  – G1: Hoch (gut) differenziertes Karzinom.
  – G2: Mäßig gut differenziertes Karzinom.
  – G3: Schlecht differenziertes Karzinom.

Klassifikation

➤ **Borrmann-Klassifikation** (Abb. 45): Verschiedene Erscheinungsformen des Magenkarzinoms.

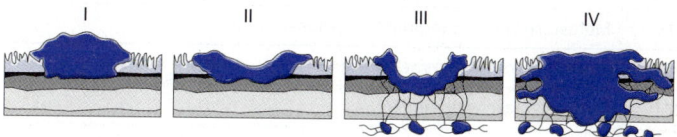

| I | II | III | IV |

Abb. 45 Schema der Erscheinungsformen von Magenkarzinomen (Borrmann-Klassifikation)

➤ **TNM-Klassifikation der Magenkarzinome** s. Tabelle 68:
➤ **Magenfrühkarzinom:** Tumor auf Mukosa oder Submukosa beschränkt. Unabhängig vom Vorhandensein oder Fehlen regionaler Lymphknotenmetastasen. Die Prognose ist deutlich besser als die „typischer" Magenkarzinome bzw. spät erkannter Magenkarzinome. Die Magenfrühkarzinome werden v. a. in Japan bei Früherkennungs-Untersuchungen erfaßt. In Deutschland liegt der Anteil der Frühkarzinome unter den Magenkarzinomen bei ca. 10 %.
➤ **Lokalisationen:**
  – Oberes Drittel 30 %.
  – Mittleres Drittel ca. 39 %.
  – Unteres Drittel ca. 26 %.
  – Gesamter Magen ca. 5 %.

Magenkarzinom

Tabelle 68 TNM-Klassifikation der Magenkarzinome

TNM	
Tx	Primärtumor kann nicht beurteilt werden
T0	Kein Anhalt für Primärtumor
Tis	Carcinoma in situ: Intraepithelialer Tumor ohne Infiltration der Lamina propria
T1	Tumor infiltriert Lamina propria oder Submukosa
T2	Tumor infiltriert Muscularis propria oder Subserosa[1]
T3	Tumor penetriert Serosa (viszerales Peritoneum), infiltriert aber nicht benachbarte Strukturen[2,3]
T4	Tumor infiltriert benachbarte Strukturen[2,3]
Nx	Regionäre Lymphknoten können nicht beurteilt werden
N0	Keine regionären Lymphknotenmetastasen
N1	Metastasen in 1 – 6 regionalen Lymphknoten
N2	Metastasen in 7 – 15 regionalen Lymphknoten
N3	Metastasen in > 15 regionalen Lymphknoten
M0	Keine Evidenz für Fernmetastasen
M1	Fernmetastasen vorhanden

[1] Ein Tumor kann sich über die Muscularis propria in das Ligamentum gastrocolicum oder hepatogastricum oder in das große oder kleine Netz ausbreiten, ohne das diese Strukturen bedeckende viszerale Peritoneum zu penetrieren. In diesem Fall wird der Tumor als T2 klassifiziert. Findet sich eine Perforation des viszeralen Peritoneums über den gastrischen Ligamenten oder dem großen oder kleinen Netz, ist der Tumor als T3 zu klassifizieren
[2] Benachbarte Strukturen des Magens sind Milz, Colon transversum, Leber, Zwerchfell, Pankreas, Bauchwand, Nebennieren, Niere, Dünndarm und Retroperitoneum
[3] Intramurale Ausbreitung in Duodenum oder Ösophagus wird nach der tiefsten Infiltration in diesen Organen oder im Magen klassifiziert

Klinik

➤ Oberbauchdruckgefühl bzw. Schmerz peri-/postprandial.
➤ Appetitverlust, Dysphagie, Übelkeit und Erbrechen.
➤ **Spätsymptome:** Gewichtsverlust, Anämie durch chronische Blutung.

Metastasierungswege

➤ **Lymphogen:** Perigastrale Lymphknoten = D1-Kompartiment.
➤ **Hämatogen:** Peritoneum, Leber, bei Frauen Ovar, Lunge, Knochen.

Diagnostik

➤ **Bei Verdacht eines Magenkarzinoms:** Ösophago-Gastroskopie mit gezielter Biopsie, Röntgenkontrastdarstellung des Magens in Doppelkontrast-Technik.
➤ **Bei gesicherter Diagnose** zum Metastasenausschluß bzw. klinischer Tumorklassifizierung:
  – *Sonographie:* Abdominalraum zum Ausschluß von Metastasen in Leber, Peritoneum und Lymphknoten. Endosonographie zur Beurteilung der Magenwandinfiltration und der Lymphknoten der N1 – 2-Kategorie.
  – *Radiologische Diagnostik:* Thorax-Röntgen in 2 Ebenen, evtl. abdominales CT zur Beurteilung perigastrischer Lymphknoten oder perigastrischer Tumorinfiltration.
  – *Labor:* Blutbild: Hb, Leukozyten, Thrombozyten, Serum: Eiweiß, Leberenzyme γGT, AP, Transaminasen, Elektrolyte, Gerinnung: Quick.
  – *Tumormarker:* Nur fakultativ (vgl. Tabelle 7, S. 23 – 25): Ca 72 – 4, CEA, Ca 19 – 9.
  – Diagnostische (Staging-)Laparoskopie.

Differentialdiagnosen

➤ **Magenulkus:** V. a. chronisches oder kallöses Ulkus.
➤ **Nicht-epitheliale** benigne oder maligne Magentumoren, insgesamt selten: Non-Hodgkin-Lymphome (MALT-Lymphom), Sarkome etc.
➤ **Cave:** Verwechslung undifferenziertes Karzinom und primäres malignes Lymphom des Magens. Die Abklärung ist unbedingt erforderlich, da maligne Lymphome anders therapiert werden, vgl. Non-Hodgkin-Lymphome S. 421 ff.

Chirurgische Therapie

➤ **Kurative operative Behandlung:**
  – Das operative Vorgehen ist von der Tumorlokalisation und dem histologischen Tumortyp abhängig.
  – *Subtotale Magenresektion mit Gastrojejunostomie:*
    • Bei Lokalisation im präpylorischen Antrum, Intestinaltyp-Karzinom, Borrmann Typ I (s. Abb. 45, S. 269).
    • Beachte: Auch die subtotale Gastrektomie soll mit einer regionalen Lymphadenektomie des Kompartment I und II einhergehen.
  – *Gastrektomie:* Alle übrigen Typen des Magenkarzinoms sollten bei entsprechendem Allgemeinzustand des Patienten durch Gastrektomie behandelt werden.
    • Beachte: Die Gastrektomie soll mit einer regionalen Lymphadenektomie des Kompartment I und II kombiniert werden.
    • Die Passagewiederherstellung nach Gastrektomie erfolgt durch Ösophago-Jejunostomie. Empfehlenswert ist die Dünndarm-Ersatzmagenbildung, vgl. Lehrbücher der Chirurgie.
  – *Magenfrühkarzinom:* Das Magenfrühkarzinom bildet bei der Therapie keine Ausnahme, da die endgültige Diagnose in der Regel erst am sorgfältig untersuchten Operationspräparat möglich ist.

- *Cave:* Intramurales bzw. submuköses Tumorwachstum. Da makroskopische und mikroskopische Tumorgröße v. a. beim diffusen Typ (Laurén-Klassifikation, S. 269) nicht übereinstimmen, sind die Resektionsgrenzen großzügig festzulegen.
- *Kardiakarzinom:* Gastrektomie und zusätzlich distale Ösophagusresektion. In der Regel ist ein abdomino-thorakales Vorgehen notwendig (vgl. operative Therapie des distalen Karzinoms der Speiseröhre S. 266 – 267).
- *Splenektomie:* Die Splenektomie ist v. a. bei Karzinomen des mittleren und oberen Magendrittels (Lymphabflußwege zum Milzhilus) erforderlich.

➤ **Palliative operative Behandlung:**
- *Magenteilresektion, evtl. Gastrektomie:* Die Magenteilresektion oder, falls technisch erforderlich, auch die Gastrektomie sollten zur Vorbeugung einer Magenausgangs- bzw. Eingangsstenose bei (oligosymptomatischer) Fernmetastasierung und lokal operablem Tumor durchgeführt werden.
- *Umgehungs-Gastroenterostomie:* Bei lokal inoperablen Tumoren im distalen Magen kann eine Umgehungs-Gastroenterostomie angelegt werden, evtl. ist durch intensive zytostatische Vorbehandlung die Operabilität zu erreichen.
- *Stent- oder Tubuseinlage:* Bei lokaler Inoperabilität von Tumoren im proximalen Drittel des Magens besteht die Möglichkeit der Stent- oder Tubuseinlage zur Aufrechterhaltung der Magenpassage.

Radiotherapie

➤ **Palliative Radiatio:** Die Strahlentherapie hat beim Magenkarzinom als Palliativmaßnahme zur Kontrolle von Blutungen und Schmerzen eine gewisse Bedeutung, v. a. in Kombination mit einer Chemotherapie.
➤ **Intraoperative Strahlentherapie:** Inwieweit durch die intraoperative Radiatio (IORT) der „zöliakalen Achse"eine Prognoseverbesserung erreicht wird, ist unklar. Diese Behandlung ist nur an sehr wenigen, hierfür speziell ausgerichteten Zentren (IORT-Einheit) möglich. Appliziert werden in der Regel 10 – 12 Gy als Einzeldosen. Die Wertigkeit der Methode ist in prospektiven Studien zu klären.
➤ **Weitere Indikationen:** Bei Nichtansprechen der systemischen Chemotherapie, bei lokal inoperablen Tumoren, inkurablen Rezidiven.

Chemotherapie

➤ **Indikationen:** Symptomatische, lokal inoperable Tumoren, Tumorrezidive, Metastasierung.
➤ **Adenokarzinom des Magens:**
- Das Adenokarzinom des Magens ist im Vergleich zu anderen gastrointestinalen Karzinomen relativ chemosensibel. *Remissionsraten:* 30 – 50%. *Mittlere Remissionsdauer:* 8 – 10 Monate, jedoch ist noch keine eindrückliche Verlängerung der Überlebenszeit zu beobachten. Ausnahmen sind Einzelfälle mit „Vollremission" und evtl. sekundärer Resektion des Magenkarzinoms.
➤ **Chemotherapie-Kombinationen bei jüngeren Patienten** (vgl. Anhang III): Voraussetzungen sind guter AZ und normale Leberfunktion, FAM-Schema, FEM-Schema, EAP-Schema, neuerdings werden auch Taxane eingesetzt.
- *Cave:* Toxizität. Die Applikation der Schemata darf nur durch einen erfahrenen Facharzt (Tumorzentrum oder onkologische Praxis) erfolgen.

➤ **Chemotherapie bei älteren Patienten** oder bei stark eingeschränkter Leberfunktion bzw. Knochenmarktoleranz:
  – *Schema:* Das FM-Schema ist gut verträglich (vgl. Anhang III).
  – *Alternativ:* Monotherapie mit 5-Fluorouracil wöchentlich $1–2 \times 600\,mg/m^2$ i. v. als Bolusinjektion oder als niederdosierte Dauerinfusion für 5 – 7 Tage pro Monat per Portsystem bzw. portable Pumpe. Evtl. kann die Therapie in Kombination mit Mitomycin C erfolgen.
➤ Bei peritonealer Metastasierung: Die intraperitoneale Chemotherapie (ggf. in Hyperthermie) über ein Portsystem ist erfolgversprechend.

Prognose

➤ Prognose des Magenkarzinoms s. Tabelle 69.

Tabelle 69 Prognose des Magenkarzinoms nach kurativ intendierter Operation

Stadium	5-JÜR (alle resezierten)	5-JÜR (R0-Resektion)
IA	85,2 %	84,7 %
IB	69,2 %	69,8 %
II	43,7 %	45,1 %
IIIA	28,6 %	34,8 %
IIIB	17,7 %	19,3 %
IV	8,7 %	18,2 %

Nachsorge

➤ **Nachoperationen:** Bei Patienten nach Gastrektomie sind nur noch ausnahmsweise Nachoperationen möglich, das Maximun des „technisch Machbaren" ist meist erreicht. Bei Rezidiv nach Magenteilresektion erfolgt die Restgastrektomie.
➤ **Umfang/Intervalle der Nachsorge bei Teilresektion:** In den ersten 2 Jahren alle 3 – 6 Monate, danach alle 6 – 12 Monate:
  – Endoskopische Kontrollen.
  – Klinische Untersuchung.
  – *Labor:* Leberwerte: AP, Transaminasen, γGT. Kleines Blutbild: Hb, Leukozyten, Thrombozyten, Tumormarker fakultativ zur Verlaufskontrolle (vgl. Tabelle 7, S. 23 – 25): Ca 72 – 4, CEA, Ca 19 – 9.
➤ Die weitergehende „Metastasendiagnostik" v. a. nach Gastrektomie ist bei asymptomatischen Patienten umstritten, da in der Regel keine kurativen Therapiemaßnahmen mehr zur Verfügung stehen.
  – Thorax-Röntgen.
  – Lebersonographie oder abdominales CT.
➤ **Support-Maßnahmen:** Ernährungsberatung, Vitaminsubstitution: Unerläßlich ist die Substitution von Vitamin B_{12} nach Gastrektomie.

Dünndarmtumoren

Epidemiologie/Ätiologie

- ➤ **Inzidenz:**
  - – Dünndarmkarzinome sind äußerst selten, sie machen nur 2 – 3 % aller gastrointestinalen Tumoren aus.
  - – 1 Fall/100 000/Jahr.
  - – Vgl. auch Kapitel „Tumoren des endokrinen Systems", S. 331 – 336.
- ➤ **Ätiologie:**
  - – Die Ätiologie ist unbekannt.
  - – *Mögliche Risikofaktoren:*
    - • Morbus Crohn.
    - • Idiopathische Sprue.
    - • Peutz-Jeghers-Syndrom.
    - • Gardner-Syndrom.

Histologie

- ➤ Adenokarzinome.
- ➤ Sarkome.
- ➤ Maligne Lymphome.
- ➤ Endokrine Tumoren: V. a. Karzinoid, vgl. S. 335 – 336.
- ➤ **Metastasen:** Maligne Melanome, VIPom.
- ➤ Kaposi-Sarkom.

Klassifikation

- ➤ Dünndarmkarzinome werden nach der TNM-Klassifikation eingeteilt, s. Tabelle 70.

Klinik

- ➤ Dünndarmkarzinome bleiben lange asymptomatisch bzw. die Symtpomatik ist für lange Zeit fehlleitend.
- ➤ **Blutung:** Chronisch oder massive akute Blutung.
- ➤ **Anämie** als chronische Blutungsanämie bzw. Störung der Eisenresorption im distalen Ileum oder als Folge der massiven Blutung.
- ➤ **Obstruktion** mit Ileussymptomatik.
- ➤ Karzinoidsyndrom s. S. 335 – 336.

Metastasierungswege

- ➤ **Lymphogen:** Mesenteriale Lymphknoten.
- ➤ **Hämatogen:** V. a. Leber.

Diagnostik

- ➤ Nachweis von okkultem Blut im Stuhl.
- ➤ **Labor:** Blutbild (Hb, Leukozyten, Thrombozyten), Leberwerte (AP, Transaminasen, γGT), Elektrolyte, Eiweiß.

Tabelle 70   TNM-Klassifikation der Dünndarmkarzinome

TNM	
Tx	Primärtumor kann nicht beurteilt werden
T0	Kein Anhalt für Primärtumor
Tis	Carcinoma in situ
T1	Tumor infiltriert Lamina propria oder Submukosa
T2	Tumor infiltriert Muscularis propria
T3	Tumor infiltriert durch die Muscularis propria in die Subserosa oder max. 2 cm in das nicht peritonealisierte Gewebe
T4	Tumor perforiert das viszerale Peritoneum oder infiltriert andere Organe oder Strukturen
Nx	Regionäre Lymphknoten können nicht beurteilt werden
N0	Keine regionären Lymphknotenmetastasen
N1	Regionäre Lymphknotenmetastasen
M0	Keine Evidenz für Fernmetastasen
M1	Fernmetastasen vorhanden

➤ **Radiologische/Nuklearmedizinische Diagnostik:**
  – *Methode der Wahl:* Fraktionierte Magen-Dünndarm-Kontrastmittelpassage nach Sellink.
  – Selektive Angiographie: Die Angiographie ist nur hilfreich, wenn > 0,5 ml/min Blut austreten.
  – Szintigraphie mittels radioaktiv markierter autologer Erythrozyten: ebenfalls nur verwertbar, wenn > 0,5 ml/min Blut austreten.
  – Immunszintigraphie mit Octreotid bzw. MIBG bei Karzinoid und VIPom, d. h. die Methode ist nur zur Diagnostik endokriner Dünndarmtumoren hilfreich.
➤ **Enteroskopie:** Die Enteroskopie ist schwierig, da nur proximale und terminale Abschnitte des Dünndarms eingesehen werden können.

Differentialdiagnosen

➤ **Dünndarmileus anderer Ursache:** Briden, Entzündung, Lymphome.
➤ Mesenterialzyste.
➤ Mesenterialinfarkt.
➤ Enterozystom.

Therapie

➤ **Chirurgische Therapie:**
  – *Therapie der Wahl:* Dünndarmsegment-Resektion en-bloc mit den Lymphabflußwegen. Ein lokal operabler Tumor soll unabhängig vom Ausmaß einer Metastasierung in jedem Fall entfernt werden, anschließende End-zu-End-Anastomosierung.
  – *Lokale Inoperabilität:* Umgehungsanastomose: Enterostomie bzw. Enterokolostomie. In jedem Fall muß eine Tumor- bzw. Metastasen-Probeexzision erfolgen.
➤ **Radio- und Chemotherapie:** Die Radio- und Chemotherapie haben nur bei primär intestinalen malignen Lymphomen (vgl. S. 421 ff) und Karzinoidtumor (vgl. S. 335 – 336) Bedeutung.

Prognose

➤ **5-JÜR:** Die 5-Jahres-Überlebensrate von Dünndarmkarzinomen liegt bei 10 – 35 %, abhängig vom histologischen Tumortyp und der Tumorausdehnung.
➤ **Günstigere Überlebenschancen:** Stadienabhängig bei:
  – Dünndarmkarzinoiden.
  – Primär intestinalen malignen Lymphomen bei Kombination von Operation und Chemo-/Radiotherapie.

Nachsorge

➤ Die Nachsorge ist nicht standardisiert, da die Dünndarmkarzinome sehr selten sind. Im Einzelfall wird die Nachsorge durch das behandelnde Tumorzentrum festgelegt.

Epidemiologie

➤ **Inzidenz:**
  – Die Inzidenz der kolorektalen Karzinome nimmt zu, bei uns ist es eine der häufigsten bösartigen Erkrankungen.
  – 20–24 Fälle/100 000/Jahr in Mitteleuropa.
  – 12–15% der gesamten Krebsmortalität.
➤ **Geschlecht:** Männer und Frauen sind annähernd gleich häufig betroffen.
➤ **Alter:** 50.–70. Lebensjahr.

Ätiologie/Risikofaktoren

➤ **Ernährung:** Fett- und fleischreiche, ballaststoffarme Kost erhöht wahrscheinlich das Risiko kolorektaler Karzinome, dies ist aber noch nicht vollständig gesichert.
➤ **Genetische Disposition:**
  – *Träger des hereditären Non-Polyposis-Colon-Carcinom-Gens* (HNPCC): Lynch-Syndrom: 10–15% aller kolorektalen Karzinome. In 80–90% der Fälle bekommen die Träger des HNPCC ein kolorektales Karzinom.
  – *Familiäre adenomatöse Polyposis coli* (FAP). < 1% der kolorektalen Karzinome. In ca. 70% der Fälle bekommen die Patienten mit FAP ein kolorektales Karzinom.
  – Gardner-Syndrom: Extrakolische Manifestationen: Epidermoidzysten oder Osteome.
  – Peutz-Jeghers-Syndrom. Cave: Evtl. besteht gleichzeitig ein Ovarialkarzinom (in 5–10% der Fälle).
  – Turcot-Syndrom. Cave: Es können gleichzeitig Hirntumoren, z.B. Glioblastom oder Medulloblastom, bestehen.
➤ **Präkanzerose:** Colitis ulcerosa.
➤ **Adenom-Karzinom-Sequenz:** Der Übergang vom Adenom zum Karzinom ist bedeutsam. Während der Adenom-Karzinom-Sequenz bestehen Möglichkeiten der Frühdiagnostik, d.h. der sekundären Prävention.
➤ Beachte, daß in 5% der Fälle Multizentrizität besteht.

Prävention

➤ Vorgehen bei asymptomatischen Personen (s. Abb. 46).
➤ Screening von Risikogruppen (z.B. FAP-Familien).
➤ Erfassung hereditärer Belastung (FAP- bzw. HNPCC-Familien).

Histologie/Histologisches Grading

➤ **Adenokarzinome:** 98% der Fälle.
➤ **Histopathologisches Grading:** Die Definition der G-Kategorien gilt für alle Tumoren des Verdauungstrakts:
  – Gx: Differenzierungsgrad kann nicht bestimmt werden.
  – G1: Gut differenziert.
  – G2: Mäßig differenziert.
  – G3: Schlecht differenziert.
  – G4: Undifferenziert.

Kolon- und Rektumkarzinom

Zielgruppe:
– klinisch „gesund" > 45 J. ♀ und ♂
– Patients > 45 J. in Praxis und Klinik,
  ohne Hinweis auf kolorektale Erkrankung

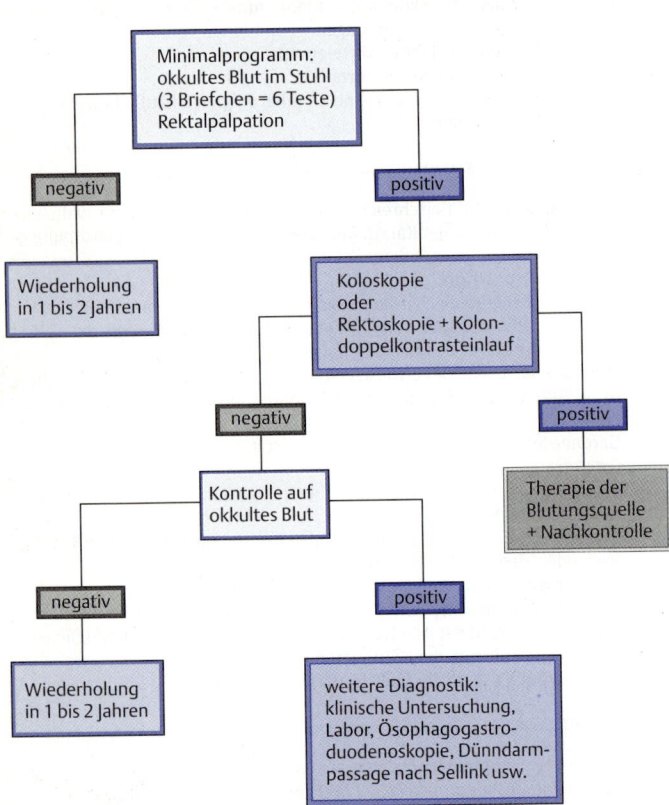

Abb. 46   Flußdiagramm zur Frühdiagnose kolorektaler Karzinome asymptomatischer Patienten über 40 – 45 Jahre

Klassifikation

➤ **TNM-Klassifikation** der kolorektalen Karzinome s. Tabelle 71.
➤ **Stadiengruppierung** der kolorektalen Karzinome sowie Dukes- und TNM-Äquivalente s. Tabelle 72:
➤ **Lokalisationen** der kolorektalen Karzinome s. Abb. 47.

Tabelle 71 TNM-Klassifikation kolorektaler Karzinome

TNM	
Tx	Primärtumor kann nicht beurteilt werden
T0	Kein Anhalt für Primärtumor
Tis	Carcinoma in situ
T1	Tumor infiltriert Submukosa
T2	Tumor infiltriert Muscularis propria
T3	Tumor infiltriert durch die Muscularis propria in die Subserosa oder in nicht peritonealisiertes oder perirektales Gewebe
T4	Tumor perforiert das viszerale Peritoneum oder infiltriert direkt in andere Organe oder Strukturen
Nx	Regionäre Lymphknoten können nicht beurteilt werden
N0	Keine regionären Lymphknotenmetastasen
N1	Metastasen in 1 – 3 regionalen Lymphknoten
N2	Metastasen in ≥ 4 regionalen Lymphknoten
M0	Keine Evidenz für Fernmetastasen
M1	Fernmetastasen vorhanden

Anmerkung: Die direkte Ausbreitung in T4 schließt auch die Infiltration anderer Segmente des Kolorektums auf dem Weg über die Serosa ein, z. B. die Infitration des Sigmas durch ein Zökalkarzinom

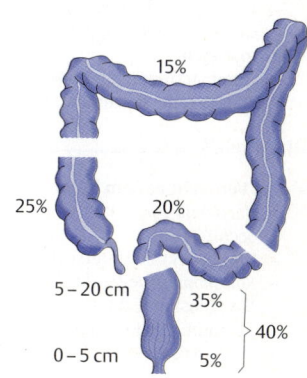

Abb. 47   Lokalisation und relative Häufigkeit der kolorektalen Karzinome (aus Largiadèr F. Checkliste Viszerale Chirurgie. 7. Aufl. Stuttgart: Georg Thieme; 1998)

Kolon- und Rektumkarzinom

Tabelle 72 Stadien der kolorektalen Karzinome

Stadium	Dukes	T	N	M
0		Tis	N0	M0
I	A	T1	N0	M0
		T2	N0	M0
II	B	T3	N0	M0
		T4	N0	M0
III	C	Jedes T	N1	M0
		Jedes T	N2	M0
IV		Jedes T	Jedes N	M1

Anmerkung: Dukes B setzt sich zusammen aus einer Gruppe mit besserer (T3 N0 M0) und schlechterer (T4 N0 M0) Prognose, ebenso Dukes C (jedes T N1 M0 und jedes N bzw. N2,3 M0).

Klinik

➤ Blut- und Schleimabgang mit dem Stuhl.
➤ Tenesmen.
➤ Veränderungen des Stuhlganges: Paradoxe Diarrhoe, Absetzen von bleistiftartigen Durchfällen.
➤ Anämie.
➤ Gewichtsabnahme.

Metastasierungswege

➤ **Lymphogen:**
  – *Regionäre Lymphknoten:* Perikolische bzw. perirektale Lymphknoten.
  – *Entfernte Lymphknoten:* Entlang der mesenterialen Gefäße.
➤ **Hämatogen:**
  – Kolonkarzinome und hochsitzende Rektumkarzinome: Leber.
  – Tiefsitzende Rektumkarzinome: Lunge.

Diagnostik

➤ **Bei Verdacht auf ein kolorektales Karzinom:**
  – Nachweis von okkultem Blut im Stuhl (Haemo-FEC, Kolorektal- oder Haemoccult-Test).
  – Digital-rektale Untersuchung.
  – *Koloskopie:* Wegen häufiger Multizentrizität kolorektaler Karzinome sollte die Koloskopie der Rektosigmoidoskopie vorgezogen werden, dabei Entnahme multipler Biopsien.
  – *Radiologische Diagnostik:* Evtl. Kolonkontrasteinlauf in Doppelkontrast-Technik.

➤ **Bei gesicherter Diagnose** zum Metastasenausschluß bzw. zur klinischen Tumorklassifizierung:
- *Labor:* Blutbild: Hb, Leukozyten, Thrombozyten, Leberenzyme: AP, Transaminasen, γGT, Tumormarker: CEA, fakultativ Ca 19 – 9.
- *Sonographie:*
  • Leber, Abdominalraum.
  • Nieren, Harnleiter und Harnblase zum Ausschluß/Diagnose eines Harnstaus.
  • Endoluminaler Ultraschall beim Rektumkarzinom: Bestimmung der Tumorinfiltrationstiefe (uT1 – 4) und evtl. suspekter Lymphknoten (uN0 – 2).
- *Radiologische Diagnostik:*
  • Thorax-Röntgen.
  • Abdominale Computertomographie: V. a. bei Rektumkarzinom zur Beurteilung der Tumorausdehnung im kleinen Becken.
- *Zystoskopie/Gynäkologische Untersuchung:* Diese Untersuchung werden beim Rektumkarzinom zur Diagnose rektovesikaler bzw. rektovaginaler Tumorinfiltration durchgeführt: Zytoskopie beim Mann, gynäkologische Untersuchung bei der Frau.

Differentialdiagnosen

➤ Gutartige Tumoren: Polypen bzw. Adenome.
➤ Entzündliche Tumoren: Divertikeltumor.
➤ Colitis ulcerosa.
➤ Morbus Crohn.

Chirurgische Therapie

➤ **Patienten mit familiärer Adenomatosis coli:** Befundabhängig als totale Proktokolektomie mit ileopouch-analer Anastomose oder Ileorektostomie.
➤ **Kurative Operation beim Kolonkarzinom:**
- *Ziel:* Monoblock-Entfernung des tumortragenden Darmanteils mit zugehörendem Lymphabflußgebiet.
- *Methoden:*
  • Hemikolektomie rechts beim Zökum- bzw. Colon ascendens-Karzinom.
  • Transversumresektion beim Transversumkarzinom bzw. erweiterte Hemikolektomie rechts oder links bei Flexurenkarzinomen.
  • Hemikolektomie links beim Colon descendens- bzw. Sigmakarzinom.
➤ **Kurative Operation beim Rektumkarzinom:**
- *Tumorlokalisation unterhalb 6 cm ab ano:* Abdominoperineale Rektumexstirpation mit definitivem endständigem Anus praeter. Sondersituation: Transsphinktere Rektumresektion oder lokale Tumorexstirpation.
- *Tumorlokalisation 6 – 9 cm proximal der Anokutanlinie:* Kontinenzerhaltende anteriore Rektumresektion, kein definitiver Anus praeter.
- Beachte: Sowohl bei der anterioren Resektion wie der abdominoperinealen Rektumexstirpation ist die komplette Exzision des Mesorektums vorzunehmen.
- *Tumorlokalisation 9 – 12 cm proximal der Anokutanlinie:* Sigma-Rektum-Resektion inkl. der mesenterialen Lymphabflußwege.
- *Lokale Tumorexstirpation bei Rektumkarzinomen:* Diese Methode ist keine Standardtherapie und muß besonderen Situationen vorbehalten bleiben:

Kolon- und Rektumkarzinom

Differenzierte uT1 N0-Tumoren können lokal exzidiert werden. Der Vorsatz „u" bezeichnet die Diagnose durch endoluminale Sonographie, die Methode wird an spezialisierten Zentren durchgeführt, Adenom mit schweren Zellatypien, kleine polypoide gut differenzierte Karzinome, schlechter Allgemeinzustand des Patienten, z. B. im hohen Alter, anderes hohes Operationsrisiko.

➤ **Palliative operative Behandlung:**
  – *Metastasierte Karzinome:* Auch bei Fernmetastasierung sollte bei lokal operablen Tumoren die Resektion angestrebt werden, um die Kolonpassage aufrechtzuerhalten.
  – *Lokal inoperable Tumoren des Kolons:* Umgehungsanastomose, die Kolostomie ist nur selten erforderlich.
  – *Inoperables Rektumkarzinom:* Sigmakolostoma. Evtl. ergibt sich eine sekundäre Resektabilität nach Vorbehandlung (Radiochemotherapie). Alternativ: Kryochirurgische Tumorabtragung, Rektumstent, Lasertherapie.
  – *Metastasen:* Operiert werden sollten:
    • Syn- oder metachrone solitäre Lebermetastasen. Prognostisch günstig sind solitäre oder auf einen Lappen beschränkte singuläre Metastasen. Mehr als 4 Metastasen oder der Übergriff der Metastasen auf andere Gewebe (Diaphragma) sind ungünstig und stellen die Metastasenchirurgie in Frage.
    • Solitäre Lungenmetastasen.

Radiotherapie

➤ **Strahlentherapie der Kolonkarzinome:** Die Indikation zur Strahlentherapie bei Kolonkarzinomen ist nicht etabliert und gesichert. In besonderen Situationen (R1 bzw. R2-Tumorresektion) kann im Rahmen kontrollierter Studien eine Strahlentherapie zur Anwendung kommen. Das irresektable Lokalrezidiv kann mit gutem palliativen Erfolg angegangen werden. Die Strahlentherapie sollte nach Möglichkeit mit einer Chemotherapie (z. B. 5-Fluorouracil und Leucovorin) kombiniert werden.

➤ **Adjuvante Radiotherapie des Rektumkarzinoms:**
  – *Indikationen:* T3/T4-Tumoren.
  – *Methode:* Prä- oder postoperative Radiotherapie.
  – *Dosis:* Bis 42 Gy.
  – *Erfolge:* Steigerung der Resektabilität und Senkung der lokoregionalen Rezidivrate.

➤ **Palliative Radiochemotherapie:**
  – *Indikationen:* Bei inoperablen und rezidivierenden Karzinomen mit Schmerzen, Blutung, Tenesmen oder Passagestörung.
  – *Dosis:* 60 Gy und ggf. umschriebene Dosisaufsättigung.
  – *Erfolge:* Nachhaltiger symptomatischer Effekt der Radiochemotherapie.
  – *Chemotherapie:* Die Chemotherapie mit 5-Fluorouracil erfolgt am besten als 24-Stunden-Infusion simultan mit der Radiotherapie. Die Chemotherapie steigert den lokalen Strahleneffekt.
  – *Abschließende Bewertung:* Die abschließende Bewertung der prä- gegenüber der postoperativen Radio(chemo)therapie ist durch derzeit laufende prospektiv randomisierte Studien möglich.

Chemotherapie

➤ **Indikationen:** Die Chemotherapie ist bei metastasierten Kolon- bzw. Rektum-karzinomen als Behandlungsversuch indiziert. V. a. bei raschem Tumorwachs-tum, bei kurzem rezidivfreiem Intervall, bei tumorbedingten Beschwerden.
➤ **Standardtherapie:** 5-Fluorouracil-Monotherapie: z. B. 600 mg/m^2 i. v. als Bolus wöchentlich bzw. 5-Fluorouracil/Folinsäure (vgl. Anhang III).
  – *Kombinations-Chemotherapien* wie z. B. FM: 5-Fluorouracil und Mitomycin-C haben bisher keinen gesicherten Vorteil erkennen lassen.
  – *Alternative bei 5-Fluorouracil-Resistenz:* Gemcitabin oder Taxane.
➤ **Remissionsraten:**
  – 20–25 % Remissionsraten nach Chemotherapie.
  – Mittlere Remissionsdauer: 6–8 Monate.
➤ **Lokoregionale Chemotherapie:**
  – *Zugangswege:* A. hepatica, Hepatisches Portsystem.
  – *Indikationen:* Die lokoregionäre Chemotherapie kommt nur bei ausschließli-cher Lebermetastasierung in Frage (s. S. 108–109).
  – *Überlebenszeit:* Ein Vorteil gegenüber der systemischen Therapie hinsichtlich der Überlebenszeit ist nicht erwiesen.
  – *Remissionen:* Es wird eine höhere (Teil-)Remissionsrate erreicht.

Prognose

➤ Die Prognose der kolorektalen Karzinome ist abhängig von der Tiefeninfiltra-tion in die Darmwand und dem regionalem Lymphknotenbefall.
➤ **5-Jahres-Überlebensrate bei operablen Karzinomen:**
  – Gesamtkollektiv: Ca. 40–50 %.
  – Ohne Serosadurchbruch und ohne LK-Metastasen: 70–80 %.
  – Mit regionären LK-Metastasen: Ca. 30–50 %.

Nachsorge

➤ **Ziele:**
  – *Frühzeitige Diagnostik von Rezidiven* (v. a. Rektumkarzinom) oder singulären Organmetastasen (Leber, Lunge) zur kurativen Nachresektion.
  – *Metastasenerfassung:* Bei Leber- oder Lungenmetastasen kann die kurative Metastasenresektion erfolgen. Solitäre Metastase = 1 Metastase, singuläre = bis zu 4 Metastasen sollen/können operativ angegangen werden.
  – Erfassung von kolorektalen Zweit-Karzinomen bzw. Adenomen.
  – *Support:* Betreuung der Patienten in bezug auf die Folgen des Organverlusts: Stomatherapie, Ernährungsberatung.
➤ **Intervalle:**
  – Postoperativ zunächst 3 monatliche Kontrollen in den ersten 2 Jahren.
  – Anschließend 6 monatliche Kontrollen bis mindestens 5 Jahre postoperativ.
➤ **Umfang der Untersuchungen:**
  – *Endoskopie:* Rektum ggf. Restkolon.
  – *Sonographie:* Leber, Endosonographie zur Früherkennung von Rezidiven nach anteriorer Rektumresektion bzw. nach transanaler Tumorresektion.
  – Thorax-Röntgen.
  – *Tumormarker:* CEA, Ca 19–9.

Epidemiologie/Ätiologie

➤ **Inzidenz:** Das Analkarzinom (Plattenepithelkarzinom) ist sehr viel seltener als das Kolon- und Rektumkarzinom, es macht nur 1–2 % der Tumoren des distalen Verdauungstraktes aus.
➤ **Geschlecht:** Frauen sind 3–6 × häufiger betroffen als Männer.
➤ **Ätiologie:** Evtl. chronische Infektionen:
  – Fisteln.
  – Fissuren.
  – Möglicherweise wird das Analkarzinom durch Viren (HPV 16/18) begünstigt.

Histologie

➤ **Analkanal:** Von 2 cm oberhalb der Linea dentata bis zur perianalen Haut am Übergang zur behaarten Haut:
  – Plattenepithelkarzinome: 65 % der Fälle.
  – Kloakogene Karzinome: 25 % der Fälle.
  – Selten: Maligne Melanome, Leiomyosarkome, unklassifizierbare maligne Tumoren.
➤ **Analrand:** Unterhalb des Analkanals, entspricht normaler Haut:
  – Plattenepithelkarzinom.
  – M. Bowen (vgl. Vulvakarzinom S. 188)
  – M. Paget.

Klassifikation

➤ Die Klassifikation der Analkanalkarzinome erfolgt gemäß TNM-System, s. Tabelle 73.
➤ Analrandkarzinome werden wie Hauttumoren klassifiziert (s. Tab. 113, S. 362).

Tabelle 73 TNM-Klassifikation der Analkanalkarzinome (Kurzfassung)

TNM	
T1	Tumor ≤ 2 cm
T2	Tumor > 2 cm ≤ 5 cm
T3	Tumor > 5 cm
T4	Tumor infiltriert Nachbarorgan(e)
N1	Perirektale Lymphknoten befallen
N2	Unilaterale Lymphknoten an A. iliaca interna und/oder inguinale LK
N3	Perirektale und inguinale LK, oder bilaterale LK an A. iliaca interna oder bilateral inguinal

Klinik

➤ Schmerzen bei der Defäkation.
➤ Pruritus.
➤ Leichte Blutung.
➤ **Spätsymptome:** Stenose, Gewichtsverlust.

Metastasierungswege

➤ **Lymphogen:** Inguinale, iliakale und mesenteriale Lymphknoten.
➤ **Hämatogen:** Leber, Lunge, Peritoneum.

Diagnostik

➤ **Bei Verdacht eines Analkarzinoms:**
  – Inspektion.
  – Digitale Palpation.
  – Proktoskopie mit gezielter Biopsie.
  – *Leistenlymphknoten:* Der Tumor metastasiert zunächst inguinal und iliakal.
➤ **Prätherapeutische Untersuchungen bei gesicherter Diagnose:**
  – *Radiologische Diagnostik:*
    • Röntgenkontrasteinlauf des Kolons zum Ausschluß eines Zweittumors.
    • Thorax-Röntgen.
    • Computertomographie des Beckens.
  – Rekto-Sigmoidoskopie.
  – Sonographie der Leber.
  – Bei Frauen: Gynäkologische Untersuchung.

Differentialdiagnosen

➤ Hämorrhoiden.
➤ Indurierte Analfissur.
➤ Mariske.
➤ Andere Hauttumoren, z.B. malignes Melanom.
➤ Condylomata lata (Syphilis, 2. Stadium) oder Condylomata acuminata (HPV-Infektion)

Therapie

➤ **Kurative Zielsetzung:**
  – *Primärtherapie der Wahl: Simultane Radiochemotherapie:*
    • 50–56 Gy: Das Bestrahlungsvolumen schließt außer dem Primärtumorbereich auch die pararektalen dorsalen pelvinen und inguinalen Lymphknotenstationen ein.
    • Simultane 5-Fluorouracil-Dauerinfusion an den Tagen 1–5 und 29–33 sowie Mitomycin C als Bolus an den Tagen 1 und 29.
  – *pT1/2-Karzinome:* Bei diesen Stadien wird vermutlich keine simultane Chemotherapie zur lokoregionalen Radiotherapie benötigt.
  – *Bei Rest-Tumor:* Boost-Bestrahlung mit Iridium-192 im Afterloading-Verfahren.

- *Rezidiv/Ausbleiben der Remission:* Bei unvollständigem Ansprechen auf die Radiochemotherapie oder bei Rezidiv: Abdominoperineale Rektumexstirpation (salvage surgery).
- *Analrandkarzinom:* Lokale Exzision und postoperative Radiochemotherapie wie beim Analkanalkarzinom.

➤ **Palliativtherapie:**
- Palliative Radio(chemo)therapie bei weit fortgeschrittenen bzw. metastasierten Tumoren, prinzipiell wie oben beschrieben.
- *Metastasierung:* Die FM-Chemotherapie, evtl. Adriamycin oder Cisplatin können bei Metastasierung evtl. als Palliativmaßnahme eingesetzt werden.

Prognose

➤ **Relativ günstige Prognose:** Tumoren ≤ 4 cm.
➤ **Rezidivfreies 5-Jahres-Überleben:** Ca. 65%.
➤ **Sphinktererhaltung:** Heute bei 80–90% der Patienten möglich.

Nachsorge

➤ Die Nachsorge wird wie bei kolorektalen Karzinomen durchgeführt, s. S. 283.

Epidemiologie

➤ **Inzidenz:** 3–4 Fälle/100 000/Jahr.
➤ **Geographie:** Im Vergleich zu Asien und Afrika, wo das primäre Leberzellkarzinom den häufigsten Tumor darstellt (20–30% der malignen Tumoren), ist es in Mitteleuropa relativ selten: <1% aller bösartigen Erkrankungen.
➤ **Alter:** Der Häufigkeitsgipfel liegt zwischen 50 und 60 Jahren.

Ätiologie/Risikofaktoren

➤ **Virusinfektionen der Leber:** Assoziation mit chronischer Hepatitis-B-Infektion. Evtl. besteht auch eine Assoziation mit der Hepatitis C, dies ist aber noch nicht geklärt.
➤ **Beachte:** 80% der hepatozellulären Karzinome finden sich in einer zirrhotischen Leber, dann häufig auch multizentrisch.
➤ Seltener: Aflatoxinintoxikation.

Histologie

➤ Hepatozelluläres Karzinom (HCC).
➤ Cholangiozellläres Karzinom (CCC).
➤ Hämangiosarkome.
➤ Hepatoblastom (selten, nur bei Kindern <5 Jahre).
➤ Maligne Hämangioendotheliome.

Klassifikation

➤ Die Klassifikation der primären Leberzellkarzinome erfolgt gemäß TNM-System, s. Tabelle 74.

Klinik

➤ Die Symptome der Leberzellkarzinome sind meist uncharakteristisch bzw. durch die oft assoziierte Leberzirrhose überdeckt: Oberbauchdruckgefühl, Bauchumfangszunahme.
➤ **Spätsymptome:** Gewichtsabnahme, Leistungsknick, Ikterus.

Metastasierungswege

➤ **Lymphogen:** Lymphknoten im Lig. hepatoduodenale.
➤ **Hämatogen:** Leber, Lunge, Gehirn, Knochen.

Diagnostik

➤ **Bei Verdacht auf ein Leberzellkarzinom:**
  – *Labor:* Routinelabor inkl. Gerinnung.
  – *Tumormarker:* α_1-Fetoprotein (AFP), evtl. auch als Routinekontrolle bei bekannter Leberzirrhose. Evtl. β HCG.
  – *Radiologische Diagnostik:* MRT/CT. Evtl. hepatobiliäre Sequenzszintigraphie zur Differentialdiagnose Adenom, FNH (fokale noduläre Hyperplasie) und Karzinom.

Primäres Leberzellkarzinom

Tabelle 74   TNM-Klassifkation der primären Leberzellkarzinome

TNM	
Tx	Primärtumor kann nicht beurteilt werden
T0	Kein Anhalt für Primärtumor
T1	Solitärer Tumor ≤ 2 cm ohne Gefäßinvasion
T2	Solitärer Tumor ≤ 2 cm mit Gefäßinvasion Solitärer Tumor > 2 cm ohne Gefäßinvasion Multiple Tumoren ≤ 2 cm in einem Lappen ohne Gefäßinvasion
T3	Solitärer Tumor > 2 cm mit Gefäßinvasion Multiple Tumoren in einem Lappen ≤ 2 cm mit Gefäßinvasion Multiple Tumoren in einem Lappen > 2 cm mit oder ohne Gefäßinvasion
T4	Multiple Tumoren in > ein Lappen Invasion größerer Äste der V. portae oder Vv. hepaticae Invasion in Nachbarorgane außer Gallenblase Perforation des viszeralen Peritoneums
Nx	Regionäre Lymphknoten können nicht beurteilt werden
N0	Keine regionären Lymphknotenmetastasen
N1	Regionäre Lymphknotenmetastasen
Mx	Fernmetastasen nicht beurteilbar
M0	Keine Evidenz für Fernmetastasen
M1	Fernmetastasen

  – *Sonographie:* Lebersonographie, alternativ Computertomographie, evtl. mit Feinnadelpunktion suspekter Areale.
  – Laparoskopie.
➤ **Bei gesicherter Diagnose** zur Therapie-Planung bzw. klinischem Staging:
  – Zöliakographie (Angiographie des Truncus coeliacus) zur Operations-Planung.
  – Thorax-CT zum Ausschluß von Lungenmetastasen.
  – Skelettszintigraphie zum Ausschluß von Knochenmetastasen.
  – Schädel-CT bei klinischem Verdacht von ZNS-Metastasen.

Differentialdiagnosen

➤ **Benigne Lebertumoren:** Adenome, fokale noduläre Hyperplasie, Hämangiom.
➤ Zystenleber.
➤ Parasitäre Erkrankungen: V. a. Echinococcus multilocularis.
➤ Lebermetastasen anderer Tumoren.
➤ Leberabszeß.
➤ Hämatom.

Therapie

➤ **Chirurgische Therapie:**
  – *Indikation:* Bei fehlender Fernmetastasierung ist die operative Tumorentfernung indiziert.
  – *Operationsverfahren:*
    • Leberteilresektion.
    • Totale Hepatektomie mit Lebertransplantation: Diese Therapie ist keine Standardtherapie, sie wird u. U. bei kleinem unilokulärem Tumor < 3 cm Größe und jüngeren Patienten ohne Äthylprobleme eingesetzt. Bisher ist diese Indikation noch im Stadium der klinischen Forschung.

➤ **Radiotherapie:**
  – *Indikationen:*
    • Palliative Bestrahlung bei Kapselspannung und Schmerzen.
    • Einschränkungen: Wegen der meist vorgeschädigten zirrhotischen Leber ist die Indikation zur Radiotherapie nur selten gegeben, zudem ist die Leber äußerst radiosensitiv, bis zum Erreichen einer tumoriziden Dosis ist die Leber evtl. bereits zerstört.

➤ **Chemotherapie:**
  – *Systemische Chemotherapie:*
    • Die systemische Chemotherapie mit zahlreichen Zytostatika und Kombinationen hat bisher keine nachdrückliche Effektivität gezeigt.
    • Remissionsraten: Ca. 20 – 30 %, die mittlere Remissionsdauer beträgt 4 – 6 Monate.
  – *Lokoregionäre Chemotherapie:*
    • Als Palliativmaßnahme bei inoperablen hepatozellulären Karzinomen ohne Fernmetastasen kann die lokoregionäre Chemotherapie eingesetzt werden.
    • Methode: Arteria-hepatica-Infusionstherapie, Alkoholinjektion (95 % Äthyl-Alkohol), Kryotherapie.
    • Schemata: FAM bzw. FM-Schema, vgl. Anhang III, S. 534.
  – *Alternativen:* Chemoembolisation, z. B. mit Kollagen, Spherex etc., gezielte intratumorale Alkoholinjektion.

Prognose

➤ Die Prognose der nicht resektablen Leberzellkarzinome ist schlecht, die 3- bis 5-Jahres-Überlebensrate ist < 10 %.
➤ Die mittlere Überlebensdauer bei Patienten mit nicht-resektablen Tumoren beträgt ca. 6 – 10 Monate.

Nachsorge

➤ **Ziele:** Die Nachsorge dient eher der Kontrolle von Therapiefolgen als einer Rezidivdiagnostik, da die Möglichkeiten einer kurativen Sekundärtherapie kaum gegeben sind.
➤ Das AFP bei markerpositiven Tumoren ist ein sehr subtiler Parameter für die nichtinvasive Rezidivdiagnostik.

Gallenblasen- und Gallenwegskarzinom

Epidemiologie/Ätiologie

- ➤ **Inzidenz:**
  - – Die Inzidenz ist ähnlich selten wie die der primären Leberzellkarzinome (s. S. 287).
  - – 2–3 Fälle/100 000/Jahr.
- ➤ **Geschlecht:** Frauen : Männer = 2 : 1
- ➤ **Ätiologie:** Ein Zusammenhang mit chronischen Entzündungen von Gallenblase und Gallenwegen wird angenommen:
  - – *Gallenblase:* Cholelithiasis, Cholezystitis.
  - – *Gallenwege:* Primär sklerosierende Cholangitis (z. B. auch in Assoziation mit Colitis ulcerosa).

Histologie

- ➤ Die Gallenwegs- und Gallenblasenkarzinome sind überwiegend Adenokarzinome: > 90 % der Fälle.
  - – Diffus infiltrierender Typ.
  - – Polypoider Typ.
- ➤ Kleinzelliges Karzinom: < 5 % der Fälle.
- ➤ Plattenepithelkarzinom: < 1 % der Fälle.
- ➤ Karzinoid: < 1 % der Fälle.
- ➤ Mischformen: < 1 % der Fälle.

Klassifikation

- ➤ TNM-Klassifikation der Gallenblasenkarzinome s. Tabelle 75.
- ➤ TNM-Klassifikation der Tumoren der extrahepatischen Gallenwege s. Tabelle 76.
- ➤ **Lokalisation:** Gallenblase und extrahepatische Gallenwege.
- ➤ **Klatskin-Tumoren:** Tumoren der Hepatikusgabel.

Klinik

- ➤ **Ikterus:** Bei papillennahen Karzinomen ist der Ikterus ein Frühsymptom.
- ➤ **Spätsymptome:** Leistungsknick, Anämie, tastbarer Tumor.

Metastasierungswege

- ➤ **Lymphogen:** Lymphkonten im hepatoduodenalen Ligament.
- ➤ **Hämatogen:** Leber, Peritoneum.
- ➤ **Per continuitatem/contingentatem:** Leber, Duodenum Gallenblase, Ductus cysticus.

Tabelle 75 TNM-Klassifikation der Gallenblasenkarzinome (Kurzfassung)

TNM	
Tx	Primärtumor kann nicht beurteilt werden
T0	Kein Anhalt für Tumor
Tis	Carcinoma in situ
T1	Infiltration der Gallenblasenwand
T1a	Schleimhaut
T1b	Muskulatur
T2	Infiltration perimuskulär
T3	Serosa und/oder ein Organ ist infiltriert, ≤ 2 cm in der Leber
T4	2 oder mehrere Organe infiltriert oder in der Leber > 2 cm
N1	Lymphknotenmetastasen am Ductus cysticus bzw. choledochus und/oder Leberhilus (LK des Lig. hepatoduodenale)
N2	Lymphknotenmetastasen um den Pankreaskopf, in periduodenalen, periportalen, zöliakalen und/oder oberen Lymphknoten

Tabelle 76 TNM-Klassifikation der Karzinome der extrahepatischen Gallenwege (Kurzfassung)

TNM	
T1	Tumor infiltriert Gallengangwand
T1a	Schleimhaut
T1b	Muskulatur
T2	Perimuskuläre Infiltration
T3	Nachbarstrukturen werden infiltriert
N1	Lymphknotenmetastasen am Ductus cysticus bzw. choledochus und/oder Leberhilus (LK des Lig. hepatoduodenale)
N2	Lymphknotenmetastasen um den Pankreaskopf, in periduodenalen, periportalen, zöliakalen und/oder oberen Lymphknoten

Gallenblasen- und Gallenwegskarzinom

Diagnostik

➤ **Obligat zum Tumornachweis:** Sonographie, ERCP, CT, MRCP (Magnetresonanz-Cholangio-Pankreatikographie).

➤ **Weitere Untersuchungen:**
  – Klinische Untersuchung.
  – Labor: Routinelabor mit Leberenzymen, Tumormarker: Ca19–9.
  – Radiologische/endoskopische Diagnostik:
    • Perkutane transhepatische Cholangiographie (PTC), bei nicht durchführbarer ERCP.
    • Choledochoskopie.
    • Evtl. Endosonographie zum Staging.
    • Zukünftig wahrscheinlich vor allem Cholangio-MR bzw. MRCT.

Differentialdiagnosen

➤ Sklerosierende Cholangitis.
➤ Cholelithiasis.
➤ Peripapilläres Karzinom.
➤ Pankreaskopfkarzinom.
➤ Primäres Leberzellkarzinom.

Therapie

➤ **Chirurgische Therapie:**
  – *Gallenblasenkarzinome:*
    • Gallenblasenkarzinome sind bei Diagnose oft inoperabel.
    • Wenn möglich, Monoblockresektion der Gallenblase inkl. Leberresektion (Lebersegment V) und Lymphadenektomie im Lig. hepatoduodenale.
    • Evtl. Nachresektion bei postoperativer histologischer Diagnose des Gallenblasenkarzinoms nach Cholezystektomie wegen Steinleidens.
  – *Maligne Tumoren im Bereich des Ductus hepaticus:*
    • Soweit möglich, sollten diese Tumoren reseziert werden, ggf. in Kombination mit Leberresektion.
    • Passagewiederherstellung durch Hepatikojejunostomie.
  – *Klatskin-Tumoren:* Bei Klatskin-Tumoren erfolgt ggf. die Lebertransplantation.
  – *Choledochuskarzinom:*
    • Bei kurativ operablen Choledochuskarzinomen: Duodenopankreatektomie.
    • Meist ist nur die palliative Therapie möglich: Hepatiko- bzw. Cholezystojejunostomie.

➤ **Palliativmaßnahmen bei Inoperabilität:**
  – *Interne Drainage:* Endoskopische transpapilläre Drainage, Gallengang-Stent-Einlage.
  – *Externe Drainage:* Perkutan-transhepatische Drainage (radiologisch-interventionell).

➤ **Strahlentherapie:**
  – Afterloading-Technik mit Iridium-192 über eingelegte Drainagen.
  – Externe Strahlentherapie.

➤ **Photodynamische Therapie:** I.v.-Gabe von Photophrin (Photosensitizer), gefolgt von Laserlichtapplikation (630 nm) über ein Choledochoskop. Diese Therapie ist speziellen Zentren vorbehalten.

➤ **Chemotherapie:** Es ist keine Standardbehandlung bekannt. Bei Inoperabilität und jüngeren symptomatischen Patienten v. a. bei Vorliegen von Lebermetastasen: Versuch mit 5-Fluorouracil: FAM oder FM-Schema mit Einzelerfolgen, vgl. Anhang III.

Prognose

➤ Die 5-Jahres-Überlebensrate aller Fälle ist < 5%.

➤ Die mittlere Überlebenszeit der Patienten mit resektablen Tumoren beträgt 1 – 2 Jahre.

➤ Einzelne Langzeit-Überlebende werden nach Resektion beobachtet.

Nachsorge

➤ Eine tumorspezifische Nachsorge ist wegen fehlender additiver Behandlungsmöglichkeiten nur wenig ergiebig und sollte sehr individuell gestaltet werden.

➤ **Intervalle:** Anfangs 3- bis 6 monatliche, später 6- bis 12 monatliche Kontrollen.

➤ **Umfang der Untersuchungen:**
   – Klinische Untersuchung.
   – Minimallabor: Blutbild, Elektrolyte, Eiweiß, Leberenzyme, Tumormarker: Ca 19 – 9.
   – Sonographie des Abdomens, CT (oder MRT) bei sonographisch unklaren Befunden und Rezidivverdacht.

Pankreaskarzinom

Epidemiologie

➤ **Inzidenz:**
  – Die Inzidenz nimmt zu.
  – Frauen: 7 – 9 Fälle/100 000/Jahr.
  – Männer: 10 – 12 Fälle/100 000/Jahr.
  – Insgesamt 5 – 8 % der Krebstodesfälle in Mitteleuropa.
➤ **Alter:** Das Altersmaximum liegt bei 50 – 60 Jahren.

Ätiologie/Risikofaktoren

➤ Die Ätiologie ist unbekannt.
➤ **Risikofaktoren:**
  – Rauchen.
  – β-Naphthylamin.
  – Ernährungsgewohnheiten: Kaffee-, Fett- und Alkoholkonsum konnten noch nicht sicher als Riskofaktoren bestätigt werden.
  – Chronische Entzündungen: Cholezystitis, Pankreatitis.

Histologie

➤ **Karzinome** des exokrinen Pankreas: 95 % der Fälle, Adenokarzinome:
  – Duktale Adenokarzinome: 75 % der Fälle.
  – Azinäre Adenokarzinome: 1 % der Fälle.
  – Zystadenokarzinome (mit guter Prognose): < 1 % der Fälle.
➤ Mesenchymale Tumoren: Sarkome, Lymphome.
➤ Karzinome des endokrinen Pankreas: s. S. 330 – 332.

Klassifikation

➤ Die Klassifikation der Karzinome des exokrinen Pankreas erfolgt gemäß des TNM-Systems, s. Tabelle 77.
➤ Klassifikation der Tumoren der Ampulla vateri s. Tabelle 78.
➤ **Lokalisationen:**
  – Peripapilläres bzw. Papillenkarzinom.
  – Pankreaskopfkarzinom inkl. Processus uncinatus.
  – Pankreaskörperkarzinom
  – Pankreasschwanzkarzinom.

Klinik

➤ **Frühsymptome sind selten und unspezifisch:** Vage Mittelbauchschmerzen.
➤ **Spätsymptome:**
  – *Ikterus:* Bei Pankreaskopfkarzinomen kann der Ikterus auch ein relatives Frühsymptom sein.
  – *Tastbarer Tumor,* insbesondere bei Papillen- und Kopfkarzinomen: Z.B. Courvoisier-Zeichen: Prallelastische tastbare schmerzlos vergrößerte Gallenblase und Ikterus.
  – *Gewichtsverlust.*
  – *Rückenschmerzen:* Rückenschmerzen signalisieren eine Plexus coeliacus-Infiltration (häufig Inoperabilität).
  – *Phlebothrombose.*

Tabelle 77 TNM-Klassifikation der Karzinome des exokrinen Pankreas

TNM	
Tx	Primärtumor kann nicht beurteilt werden
T0	Kein Anhalt für Primärtumor
T1	Begrenzt auf Pankreas $\leq$ 2 cm
T2	Tumor auf Pankreas begrenzt, > 2 cm
T3	Infiltration von Duodenum, Gallengang oder peripankreatischem Gewebe
T4	Infiltration von Magen, Milz, Kolon oder großen Gefäßen
N1	Regionäre Lymphknotenmetastasen

Tabelle 78 TNM-Klassifikation der Karzinome der Ampulla vateri (Papillenkarzinome)

TNM	
Tx	Primärtumor kann nicht beurteilt werden
T0	Kein Anhalt für Primärtumor
Tis	Carcinoma in situ
T1	Tumor auf Ampulla vateri oder sphinkter oddi begrenzt
T2	Tumor infiltriert Duodenalwand
T3	Tumor infiltriert Pankreas $\leq$ 2 cm
T4	Tumor infiltriert Pankreas > 2 cm oder andere Organe
N1	Regionäre Lymphknotenmetastasen

Metastasierungswege

➤ **Lymphogen:** Peripankreatische Lymphknoten, Lymphknoten des Lig. hepatoduodenale und entlang der A. mesenterica superior.
➤ **Hämatogen:** Peritoneum, Leber, Lunge.

Diagnostik

➤ **Bei Verdacht eines Pankreaskarzinoms:**
  – *ERCP* inkl. Biopsie eines Papillentumors bzw. Zytologie (ggf. K-ras-Mutationsanalyse).

Pankreaskarzinom

- – *Sonographie* oder Computertomographie mit Feinnadelbiopsie (Cave: Tumorzellimplantation).
- – Perkutane transhepatische Cholangiographie (PTC) alternativ bei erfolgloser ERCP.
- – MRCP: Die MRCP als nichtinvasive und umfassende Untersuchung wird zukünftig stark an Bedeutung gewinnen.
- – *Tumormarker:* Bestimmung im Pankreassaft und/oder im Blut: CEA, Ca 19 – 9, zusätzlich Nachweis des mutierten K-ras.
- – *Labor:* Leberenzymstatus, Amylase, Lipase, Blutbild, Eiweiß, Elektrolyte, Gerinnung, Retentionswerte.
- – Evtl. diagnostische Laparoskopie.
- – *Im Zweifelsfall* immer Probelaparotomie, um Diagnose und Operabilität zu klären.
- ➤ **Prätherapeutische Untersuchungen bei gesicherter Diagnose:**
  - – *Angiographie:* Zöliakographie, Mesenterikographie. Die Angiographie ist nur fakultativ.
  - – *MR-Angio* bzw. *Spiral-CT* lösen die Angiographie ab.
  - – *Thorax-Röntgen* in 2 Ebenen.

Differentialdiagnosen

- ➤ Chronische Pankreatitis.
- ➤ Andere Pankreastumoren (vgl. endokrine Tumoren S. 330 – 332).

Chirurgische Therapie

- ➤ **Operables Papillen- oder Kopfkarzinom:** Duodenopankreatektomie nach Kausch-Whipple. Diese Therapie wird vor allem bei T1 –T3 Tumoren gewählt, aber prinzipiell sind auch pT4-Tumoren mit Gefäßinfiltration operabel.
  - – Rechtsresektion des Pankreas, der Pankreasschwanz bleibt erhalten.
  - – Entfernung des gesamten Duodenums.
  - – Entfernung der Gallenblase und des Ductus choledochus.
  - – Magenteilresektion, ggf. pyloruserhaltende Duodenopankreatektomie.
  - – Entfernung der regionären Lymphknoten.
  - – Rekonstruktion: Gastro-hepatico-pancreato-jejunostomie, vgl. auch Lehrbücher der Chirurgie.
- ➤ **Operables Korpus-Schwanz-Karzinom:** Links-rechts-Pankreasresektion.
- ➤ **Palliativmaßnahmen bei inoperablem Pankreaskopfkarzinom:**
  - – Biliodigestive Anastomose. Bei gleichzeitig vorliegender Duodenalstenose in Kombination mit antekolischer Gastroenteroanastomose.
  - – Bei Inoperabilität und heftiger Schmerzsymptomatik: Zöliakale Ganglionblockade durch Alkoholinjektion (z. B. CT-gesteuert) oder operative zöliakale Ganglionektomie.

Radiotherapie

- ➤ **Indikationen:** Als Palliativmaßnahme bei inoperablen Tumoren zur Schmerzbeeinflussung.
- ➤ **Methoden:**
  - – Evtl. intraoperative Applikation von radioaktiven Seeds.
  - – Oder intraoperative Strahlentherapie (IORT) in Kombination mit externer Radiatio.

– Perkutane Hochvolttherapie, evtl. in Kombination mit simultaner 5-Fluorouracil- oder FM-Chemotherapie.

Chemotherapie

➤ Die derzeitigen Möglichkeiten einer zytostatischen Behandlung sind noch wenig befriedigend, es gibt keine allgemein anerkannte Standardtherapie.
➤ **Bei jüngeren Patienten** in relativ gutem Allgemeinzustand, und auch bei dringendem Behandlungswunsch:
  – Versuch mit FAM bzw. FEM oder FM-Schema (vgl. Anhang III).
  – 5-Fluorouracil-Resistenz: Neuerdings werden bei 5-Fluorouracil-Resistenz auch Gemcitabin oder Taxane eingesetzt.
  – Evtl. wird die Chemotherapie in Kombination mit externer Radiotherapie im Rahmen klinischer Studien im Tumorzentrum durchgeführt.
➤ **Remissions-Chancen:**
  – 25 – 30% Remissionen.
  – Mittlere Remissionsdauer 6 – 8 Monate.
  – Eine statistisch gesicherte Verlängerung der Überlebenszeit ist nicht festzustellen.
➤ **Support:** Die Patienten müssen optimal palliativ behandelt werden, v.a. muß eine suffiziente Schmerztherapie erfolgen (vgl. S. 131 – 135).

Prognose

➤ **Papillenkarzinom:**
  – Die günstigsten operativen Therapieergebnisse können beim Papillenkarzinom erzielt werden.
  – 20 – 30% 5-Jahres-Überlebensrate.
➤ **Mittlere Überlebenszeit:** Das mediane Überleben aller resezierten Patienten liegt bei ca. einem Jahr.
➤ **5-JÜR:** Die 5-Jahres-Überlebensrate für ein nicht-selektioniertes Krankengut (alle Patienten) liegt unter 5%.

Nachsorge

➤ **Ziel:** Die Nachsorge dient vor allem der Behandlung von operationsbedingten Störungen: Pankreopriver Diabetes, exokrine Pankreasinsuffizienz.
➤ **Intervalle:** In den ersten 24 Monaten 1- bis 2 monatlich, danach 3- bis 6 monatlich Kontrollen:
➤ **Umfang der Untersuchungen:**
  – *Labor:* Leberwerte, Blutbild, Amylase, Lipase, Glukose, Tumormarker: Ca 19 – 9, CEA.
  – *Klinischer Status:* Ernährungszustand, Stuhlgewohnheiten: Durchfälle, Malresorption. Evtl. müssen Pankreasfermente, oder Lopiridin etc. gegeben werden.
  – *Bei Rezidivverdacht:* Entsprechende bildgebende Diagnostik wie bei der Primärdiagnostik (vgl. S. 295 – 296).
➤ **Sekundärtherapie:** Die Möglichkeiten der Sekundärtherapie bei Rezidivnachweis sind äußerst beschränkt, in Einzelfällen konnte eine erfolgreiche symptomatische Palliation durch Chemo- und/oder Radiotherapie erreicht werden (vgl. oben, S. 296 – 297). Rezidivoperationen sind meist nicht erfolgversprechend.

Tumoren des Ohres

Definition

➤ **Lokalisationen der Tumoren des Ohres:**
- *Ohrmuschel:* 90% der Fälle, insgesamt sind 6% aller malignen Hauttumoren an der Ohrmuschel lokalisiert.
- *Äußerer Gehörgang:* 3% der Fälle.
- *Mittelohr:* 7% der Fälle.

Epidemiologie

➤ **Inzidenz:** Tumoren des Ohres sind selten.
➤ **Alter:** Das Ohrmuschelkarzinom ist analog der Hautkarzinome ein Alterskarzinom, auch die anderen Tumoren kommen im höheren Lebensalter vor.
➤ **Geschlecht:** Männer sind bevorzugt betroffen.

Ätiologie/Risikofaktoren

➤ **Prädisponierende Faktoren** sind: Chronische Sonneneinstrahlung, Chronische Infektionen.

Histologie

➤ **Ohrmuschel:**
- *Spinaliome:* >60% der Fälle.
- *Basaliome:* 33% der Fälle.
- *Malignes Melanom:* Vereinzelt.
➤ **Mittelohr:**
- Hier treten Glomustumoren mit langsamer Wachstumstendenz und Infiltration der Schädelbasis auf.
- Glomustumoren sind Paragangliome, die vom Glomus tympanicum ausgehen.
➤ **Seltene Tumoren des äußeren Gehörganges und Mittelohrs:**
- Adenoid-zystische Karzinome (Zylindrome).
- Adenokarzinome.

Klassifikation

➤ Tumoren der Ohrmuschel und des äußeren Gehörganges werden gemäß des TNM-Systems klassifiziert, s. Tabelle 79.

Klinik

➤ **Tumoren der Ohrmuschel:** Exophytisches oder exulzerierendes Wachstum.
➤ **Tumoren des Gehörganges und Mittelohrs:** Symptome der chronischen Otitis media oder Otitis externa: Blutige Otorrhoe.
➤ **Mittelohrtumoren:** Bei Glomustumoren pulssynchroner Tinnitus, zudem Hör- und Gleichgewichtsstörungen.

Tabelle 79 TNM-Klassifikation der Tumoren des äußeren Gehörgangs und der Ohrmuschel

TNM	
T1	Tumor < 2 cm
T2	Tumor 2 – 5 cm
T3	Tumor > 5 cm
T4	Ausdehnung des Tumors auf Knorpel, Knochen oder Muskel

Regionäre Lymphknoten (N) s. Tabelle 9, S. 54

Metastasierungswege

➤ **Häufigkeit:** Regionale Lymphknotenmetastasen treten in 12 – 18 % der Fälle auf.
➤ **Spinaliome:** Die Spinaliome metastasieren in die regionären prä-, retro-, infra-aurikulären und hochzervikalen Lymphknoten.
➤ **Basaliome:** Basaliome metastasieren so gut wie nie, sie wachsen lokal destruierend, vgl. S. 361 ff.
➤ **Malignes Melanom:** Maligne Melanome metastasieren lymphogen in die gleichen Lymphknoten wie die Spinaliome. Hämatogene Fernmetastasen treten vor allem in Lunge und Leber auf, vgl. S. 355 ff.

Diagnostik

➤ **Körperliche Untersuchung:** Inspektion, Palpation der regionalen Lymphknotenstationen, neurologische Untersuchung, Hör- und Gleichgewichtsprüfungen.
➤ **Radiologische Diagnostik:**
 – Dünnschicht-CT der Schädelbasis, evtl. MRT.
 – *Glomustumoren:* Zusätzlich Subtraktionsangiographie (DSA) der A. carotis bzw. der V. jugularis.
➤ **Biopsie:** Makroskopisch sichtbare Tumoren werden biopsiert, dabei sollen aus verschiedenen Arealen Biopsien entnommen werden. Möglichst nicht aus Nekrosen biopsieren, da die Ergebnisse meist nicht zu verwerten sind!

Differentialdiagnosen

➤ **Gutartige Tumoren des Ohres:**
 – *Ohrläppchen:* Atherome.
 – *Helixrand:* Cornu cutaneum, senile Akanthose.
➤ Chronische Otitis externa bzw. chronische Otitis media.

Therapie

➤ **Tumoren der Ohrmuschel:**
 – *Chirurgische Therapie:*
  • Umschriebene Exzision mit Defektdeckung, evtl. Teilresektion oder vollständige Amputation der Ohrmuschel.

- Ausräumung der regionären Lymphknoten (Neck-dissection) nur bei Verdacht auf Metastasen.
- *Postoperative Bestrahlung* des Lymphabflusses bei cN0 – 1 und pN1 – 3.
- *Radiotherapie:* Wegen Komplikationen ist die Radiotherapie erst die Therapie der zweiten Wahl: Gefahr der Perichondritis und der Nekrose des Ohrknorpels.
- *Chemotherapie:* In Einzelfällen wird eine Chemotherapie wie bei den Spaliomen der Haut eingesetzt, s. S. 363. Die Resultate sind aber nicht zufriedenstellend.

➤ **Tumoren des Gehörgangs und des Mittelohrs:**
- *Chirurgische Therapie:* Ausgedehnte chirurgische Eingriffe, vgl. Lehrbücher der HNO-Heilkunde.
- Postoperative Bestrahlung mit Hochvolttherapie:

➤ **Fortgeschrittene oder rezidivierende Tumoren des Gehörgangs und des Mittelohrs:**
- *Versuch einer Polychemotherapie:* Substanzen: Cisplatin, Methotrexat, Bleomycin und Vincristin. Diese Therapien sind durch Spezialisten in Tumorzentren durchzuführen.
- *Intraarterielle Chemotherapie,* evtl. in Kombination mit Radiotherapie: Diese Therapieformen werden unter experimentellen Bedingungen eingesetzt.

➤ **Glomustumoren:**
- *Chirurgische Therapie:* Glomustumoren sind häufig inoperabel.
- *Radiotherapie:* Glomustumoren werden meist per Radiotherapie (45 – 50 Gy) behandelt, die Langzeitergebnisse sind sehr gut.

Prognose

➤ 5-Jahres-Überlebensrate s. Tabelle 80.

Tabelle 80 Prognose der Plattenepithelkarzinome des Ohres

Tumor	5-JÜR
Ohrmuschelkarzinom	70 – 90 %
Karzinome des äußeren Gehörgangs	25 %
Mittelohrkarzinom	15 %

5-JÜR = 5-Jahres-Überlebensrate

Nachsorge

➤ Die Nachsorge sollte, wie auch die Therapie, von HNO-Fachärzten in Tumorzentren nach deren speziellen Maßgaben durchgeführt werden.

Epidemiologie

➤ **Inzidenz:** 0,75/100 000 Einwohner/Jahr in den USA.
➤ **Alter:** Karzinome: Altersgipfel 60–70 Jahre, Sarkome: Junge Erwachsene.
➤ **Geschlecht:** Beide Geschlechter sind gleich häufig betroffen.

Ätiologie

➤ **Holzstaubexposition: Adenokarzinome** werden wahrscheinlich durch Exposition mit Eiche- und Buchenstäuben ausgelöst: Sie kommen fast ausschließlich bei Tischlern und Holzarbeitern vor und sind in der BR Deutschland anerkannte Berufskrankheiten.
➤ **Weitere Risikofaktoren:** Rauchen, Alkoholabusus.

Histologie

➤ **Häufige Typen:** Plattenepithelkarzinome, Adenokarzinome und adenoid-zystische Karzinome.
➤ **Selten:** Undifferenzierte Karzinome, invertierte Papillome (sind histologisch gutartig, verhalten sich aber durch Knochendestruktion wie maligne Tumoren), Basaliome, maligne Melanome, Sarkome und maligne Lymphome.
➤ Tumoren der äußeren Nase sind Hauttumoren, s. S. 361 ff.

Klassifikation

➤ Die Klassifikation erfolgt gemäß des TNM-Systems, s. Tabelle 81.

Klinik

➤ **Symptome** treten erst spät bei Überschreiten der primären anatomischen Region auf: Einseitige Behinderung der Nasenatmung, blutig-eitriger Schnupfen, Fötor, Auftreibung der Wange, Vorwölbung des Gaumens, Lockerwerden der Zähne, Protrusio bulbi, Doppelbilder, Tränenträufeln, evtl. Sensibilitätsstörungen im Bereich des N. infraorbitalis.
➤ **Metastasierungswege:** Die Metastasierung erfolgt in die regionären Lymphknoten: Retropharyngeal im Tubenwinkel und in die tiefen Halslymphknoten.

Diagnostik

➤ Spezielle HNO-ärztliche Untersuchungen.
➤ **Radiologische Diagnostik:**
  – Röntgenübersichts- und Schichtaufnahme der Nasennebenhöhlen.
  – Computertomographie von Nasennebenhöhlen und Schädelbasis.
➤ Endoskopie der Kieferhöhlen.
➤ Probeexzision, evtl. Probeeröffnung der Kieferhöhle und des Siebbeins.

Tumoren der inneren Nase/Nasennebenhöhlen

Tabelle 81 TNM-Klassifikation der Tumoren der Kieferhöhle

TNM	
Tx	Primärtumor kann nicht beurteilt werden
T0	Kein Anhalt für Primärtumor
Tis	Carcinoma in situ
T1	Tumor auf die antrale Schleimhaut begrenzt ohne Arrosion oder Destruktion des Knochens
T2	Tumor mit Arrosion oder Destruktion der Infrastruktur (s. Anatomische Unterteilung) einschließlich des harten Gaumens und/oder des mittleren Nasengangs
T3	Tumor infiltriert eine der folgenden Strukturen: Wangenhaut, dorsale Wand der Kieferhöhle, Boden oder mediale Wand der Orbita, vordere Siebbeinzellen
T4	Tumor infiltriert intraorbitale und/oder eine der folgenden Strukturen: Lamina cribriformis, hintere Siebbeinzellen, Sinus sphenoidalis, Nasopharynx, weicher Gaumen, Fossa pterygopalatina oder temporalis, Schädelbasis

Regionäre Lymphknoten (N) s. Tabelle 82, S. 305

Differentialdiagnosen

➤ **Zu Beginn** des Tumorwachstums: Chronische Rhinitis oder Sinusitis.
➤ Schleimhautpolypen der Nase oder Nasennebenhöhlen.
➤ **Wegener-Granulomatose:** Die Wegener-Granulomatose ist eine Erkrankung des autoaggressiven Formenkreises, die mit einer nekrotisierenden Vaskulitis einhergeht. Diese betrifft in Frühstadien die oberen Atemwege. Die Patienten leiden unter einer chronischen Sinusitis, für die keine infektiöse Ursache gefunden werden kann.

Therapie

➤ **Präoperative Radiatio:** Günstigste Ergebnisse werden nach präoperativer Hochvoltbestrahlung erreicht, folgende Status werden intraoperativ erhoben:
  – Intraoperativ ist $1/3$ der Patienten ohne Tumor.
  – $1/3$ der Patienten mit fraglichem Resttumor.
  – $1/3$ der Patienten hat einen Resttumor.
  – Noch bessere Resultate sind durch die Anwendung der simultanen Radiochemotherapie mit Cisplatin und 5-Fluorouracil möglich.

➤ **Chirurgische Therapie:**
- Die chirurgische Therapie ist die Primärtherapie (Ausnahme: maligne Lymphome).
- Folgende *Methoden* kommen je nach Ausdehnung des Tumors zur Anwendung: Oberkieferteilresektion, Oberkiefertotalresektion, Totalresektion mit Exenteratio orbitae, karniofaziale Resektion, evtl. unter Einbeziehung des Neurochirurgen.
- *Neck-dissection:* Bei tastbaren zervikalen Lymphknotenmetastasen muß die Neck-dissection erfolgen.
- *Inoperabilität:* Tumoren mit Einbruch in die vordere Schädelgrube und die Flügelgaumengrube (Fossa pterygopalatina) sind inoperabel, sie werden bestrahlt.

➤ **Postoperative Radiatio:** Wenn keine Vorbestrahlung erfolgt ist, dann ist die postoperative Bestrahlung erforderlich. Bei Befall der hinteren Siebbeinzellen und der Schädelbasis wird auch der Bereich des zervikalen Lymphabflusses bestrahlt.

➤ **Chemotherapie:** Die Chemotherapie ist bei sehr fortgeschrittenen oder rezidivierenden Tumoren indiziert. Die Polychemotherapie erfolgt mit Cisplatin-bzw. methotrexathaltigen Kombinationen, evtl. auch als intraarterielle Chemotherapie.

➤ **Unreife Sarkome und maligne Lymphome:** Bei diesen Tumoren erfolgt die primäre Radiotherapie, vgl. S. 424/25 und S. 350. Zur Chemotherapie der malignen Lymphome vgl. S. 425/26.

➤ **Wegener-Granulomatose:** Die Wegener-Granulomatose wird mit Glukokortikoiden und Cyclophosphamid behandelt.

Prognose

➤ Die Prognose ist abhängig vom histologischen Typ und der primären Lokalisation des Tumors.

➤ Die 5-Jahres-Überlebensraten betragen 25–45 %, sie variieren zwischen 67 % im Stadium I bis 15 % im Stadium IV.

Nachsorge

➤ Die Nachsorge sollte, wie auch die Therapie, von HNO-Fachärzten in Tumorzentren nach deren speziellen Maßgaben durchgeführt werden.

Tumoren des Nasopharynx

Epidemiologie

➤ **Inzidenz/Geographie:** Naspharynxkarzinome sind in Europa und Nordamerika selten.
  – USA: 1 Fall/100 000/Jahr.
  – Südchina: 50 Fälle/100 000/Jahr.
➤ **Alter:** Tumoren des Nasopharynx kommen in allen Altersgruppen vor.
➤ **Geschlecht:** Das Verhältnis Männer : Frauen ist 2 – 3 : 1.

Ätiologie

➤ **Holzarbeiter** mit Exposition gegenüber Buchen- und Eichenstäuben.
➤ **Südchina: Salzfisch:** Die Kanzerogene sind hier vermutlich die im Salz enthaltenen Nitrosamine.
➤ **Virale Genese:** Epstein-Barr-Virus (EBV) scheint mit der Entstehung des Nasopharynxkarzinoms assoziiert zu sein, vgl. Tabelle 1, S. 6 ff.

Histologie

➤ **Kinder:** Überwiegend Sarkome: Rhabdomyosarkom.
➤ **Erwachsene:**
  – *Karzinome:* Plattenepithelkarzinome in 90 % der Fälle, Transitionalzellkarzinome, Quick-Cutler (Transitonealkarzinom), lymphoepitheliales Karzinom Typ Schmincke (undifferenziert), lymphoepitheliales Karzinom Typ Regaud (nicht-verhornend).
  – Maligne Lymphome.

Klassifikation

➤ Die Klassifikation der Nasopharynxkarzinome erfolgt gemäß des TNM-Systems, s. Tabelle 82, S. 305.
➤ **Definition der Unterbezirke** des Nasopharynx:
  1. Obere, hintere Wand, entsprechend dem Übergang des harten/weichen Gaumens zur Schädelbasis.
  2. Vorderwand (Rückfläche des weichen Gaumens).
  3. Seitenwand einschließlich Rosenmüller-Grube (Recessus pharyngeus an der Mündung der Tuba auditiva).
  4. Vomer und Choanen gehören zur Nase.

Klinik

➤ **Regionäre Lymphknotenschwellungen** können das primäre Symptom eines Nasopharynxkarzinoms sein.
➤ Erst spät treten Symptome auf, wie z. B. die behinderte Nasenatmung.
➤ **Bei Verlegung der Tuben:** Schalleitungsstörungen, nasale Sprache, blutiger Ausfluß aus der Nase, Ohrenschmerzen.
➤ **Einbruch in die Schädelbasis:** Hirnnervenausfälle, Stirn- oder Scheitelkopfschmerz.

Tabelle 82 TNM-Klassifikation der Nasopharynxkarzinome

TNM	
T1	Tumor auf Nasopharynx begrenzt
T2	Tumor infiltriert Nasenhöhle und/oder Oropharynx
T3	Tumor infiltriert Knochen oder Nasennebenhöhlen
T4	Tumor mit intrakranieller Ausdehnung, Hirnnerven-Beteiligung, Beteiligung der Fossa infratemporalis, des Hypopharynx oder der Orbita
Nx	Regionäre Lymphknoten können nicht beurteilt werden
N0	Keine regionären Lymphknotenmetastasen
N1	Metastase in solitärem ipsilateralem Lymphknoten ≤ 3 cm
N2	Metastase(n) in solitärem ipsilateralem Lymphknoten > 3 cm, aber < 6 cm oder in multiplen ipsilateralen Lymphknoten, keine > 6 cm oder in bilateralen oder kontralateralen Lymphknoten keine > 6 cm
N2 a	Metastase in solitärem ipsilateralem Lymphknoten > 3 cm, aber < 6 cm
N2 b	Metastasen in multiplen ipsilateralen Lymphknoten, keine > 6 cm
N2 c	Metastasen in bilateralen oder kontralateralen Lymphknoten, keine > 6 cm
N3	Metastase(n) in Lymphknoten > 6 cm

Metastasierungswege

➤ **Lymphogen:** Bevorzugt in alle Stationen des Halses entlang der Vena jugularis und der Spinalnerven sowie in die retropharyngealen Lymphstationen.
➤ **Hämatogen:** Am häufigsten Skelett, gefolgt von Lunge und Leber.

Diagnostik

➤ **Klinische Untersuchung:**
  – Inkl. Palpation der zervikalen Lymphknoten inkl. Fossa supraclavicularis.
  – Neurologische Untersuchung: Hierbei ist v. a. auf die Funktion der Hirnnerven zu achten.
➤ **Endoskopie**, evtl. in Narkose: Posteriore Rhinoskopie, Endoskopie des Nasopharynx.
➤ **Biospie:** Wiederholte Biopsien aus dem Nasopharynx.
➤ **Probeexstirpation** von Halslymphknoten.
➤ **Radiologische Diagnostik:**
  – *Computertomographie* (CT) axial und koronar in 4 mm-Schichten, bei Verdacht auf Knochenläsion in 2 mm-Schichten.

- – *Magnetresonanztomographie* (MRT) axial, koronar und sagittal.
- – *Bewertung CT/MRT:* Die MRT ist der CT wegen der besseren Differenzierung von Tumor/Muskulatur und Schleimhaut überlegen. In der CT werden knöcherne Läsionen zuverlässiger diagnostiziert.
- – Thorax-Röntgenaufnahme in 2 Ebenen.
- – Skelettszintigraphie.
- ➤ **Sonographie:**
  - – *Hals-Sonographie* zur Diagnostik retropharyngealer und jugulärer Lymphknotengruppen.
  - – *Abdomensonographie* zum Metastasenausschluß.
- ➤ **Virus-Serologie:**
  - – IgG und IgA-Titer gegen Epstein-Barr-Virus-Kapsid (EBV-CA) und EBV-nuclear-antigen (EBV-NA).
  - – Der EBV-Titerverlauf ist zur Verlaufskontrolle sehr wichtig.
- ➤ **Rezidivverdacht/äußerlicher Aspekt:** Eine sichtbare Weichteilschwellung nach Strahlentherapie beweist noch keinen vitalen Resttumor. Nur ein während der Nachsorge erneut nachgewiesenes Wachstum sichert das Rezidiv.

Differentialdiagnosen

- ➤ **Gutartige Tumoren:** Choanalpolypen, Kraniopharyngeom, juveniles Angiofibrom.

Therapie

- ➤ **Primäre Radiotherapie:** Primärtumor und beidseitig zervikaler Lymphabfluß mit 75 Gy bzw. 50 – 60 Gy.
- ➤ **Chirurgische Therapie:**
  - – Die operativen Möglichkeiten sind wegen der anatomischen Lage der Nasopharynxtumoren eingeschränkt.
  - – Bei tastbaren Lymphknotenmetastasen erfolgt die zervikale Lymphknotenausräumung (Neck-dissection) nach der Radiotherapie und Erreichen einer kompletten Remission am Primärtumor.
- ➤ **Radiotherapie bei Rezidiven:** Bei Rezidiven wird die Intrakavitäre/interstitielle Radiotherapie eingesetzt.
- ➤ **Kombinierte Radiochemotherapie:** Bei sehr fortgeschrittenen Tumoren ist die Radiochemotherapie zu erwägen.
  - – Karzinome: Polychemotherapie mit Cisplatin oder Methotrexat-haltigen Kombinationen oder Taxol. Evtl. kann die Therapie auch als intraarterielle Chemotherapie durchgeführt werden.
  - – Therapie der malignen Lymphome vgl. S. 424 – 426.

Prognose und Nachsorge

- ➤ Wegen der frühzeitigen lokoregionären Metastasierung ist die Prognose schlecht.
- ➤ Die 5-Jahres-Rezidivfreiheit beträgt 30 – 35 %.
- ➤ Die Nachsorge sollte, wie auch die Therapie, von HNO-Fachärzten in Tumorzentren nach deren speziellen Maßgaben durchgeführt werden.

Grundlagen

➤ **Epidemiologie:**
  – *Inzidenz:* 1,8/100 000 Einwohner/Jahr in den USA.
  – *Geschlecht:* Das männliche Geschlecht überwiegt.
  – *Alter:* Der Altersgipfel liegt bei 50–70 Jahren.
➤ **Risikofaktoren:**
  – Rauchen.
  – Konsum von Kautabak.
  – Exzessiver Alkoholgenuß.
  – Evtl. auch starke Sonneneinstrahlung bei trockener, pigmentarmer Haut.
➤ **Histologie**
  – Plattenepithelkarzinome in 95 % der Fälle.
  – Basaliome. Sie treten bevorzugt an der Oberlippe auf.

Klassifikation

➤ Die Klassifikation der Lippentumoren erfolgt gemäß des TNM-Systems, s. Tabelle 83.
➤ **Stadiengruppierung** s. Tabelle 84, S. 308.
➤ **Lokalisation:** Tumoren der Unterlippe sind 5 × häufiger als Tumoren der Oberlippe.

Klinik/Metastasierungswege

➤ Knoten, Induration oder Ulkus an der Lippe.
➤ Solche Defekte sind bei längerem Bestehen immer malignomverdächtig.
➤ **Metastasierungswege:** Die Lippentumoren metastasieren spät in die regionären Lymphknoten: Submentale Lymphknoten und submandibuläre Lymphknoten.

Diagnose

➤ Inspektion.
➤ Palpation der regionären Lymphknoten: Submental und submandibulär.
➤ Biopsie.

Tabelle 83 TNM-Klassifikation der Lippentumoren

TNM	
Tis	Carcinoma in situ
T1	Tumor ≤ 2 cm (auf die Lippe beschränkt)
T2	Tumor 2–4 cm (auf die Lippe beschränkt)
T3	Tumor > 4 cm (auf die Lippe beschränkt)
T4	Befall benachbarter Strukturen (Knochen, Zunge, Haut)

Regionäre Lymphknoten (N) s. Tabelle 82, S. 305

Lippentumoren

Tabelle 84 Stadiengruppierung der Oropharynxtumoren (inkl. Lippentumoren) nach UICC

Stadium	T	N	M
0	Tis	N0	M0
I	T1	N0	M0
II	T2	N0	M0
III	T1/2	N1	M0
	T3	N0/N1	M0
IVA	T4	N0/N1	M0
	Jedes T	N2	M0
IVB	Jedes T	N3	M0
IVc	Jedes T	Jedes N	M1

Differentialdiagnosen

➤ Basalzellkarzinom.
➤ Gutartige Tumoren.
➤ Spezifische Entzündungen.

Therapie

➤ **Chirurgische Therapie:** Lippentumoren werden chirurgisch therapiert:
  – Keilexzision des Tumors.
  – Ein großer Defekt wird mittels Verschiebeplastik gedeckt.
  – Bei Verdacht auf Lymphknotenmetastasen bzw. bei Primärtumoren > 3 cm Breite erfolgt zusätzlich die suprahyoidale Lymphknotenausräumung (submentale und submandibuläre LK).
➤ **Primäre Radiotherapie:**
  – Bei umschriebenen Prozessen (lokal weit fortgeschritten, keine Fernmetastasen) erfolgt die primäre Radiotherapie mit Elektronen oder als interstitielle Therapie.
  – *Bewertung:* In bezug auf den Tumor werden gleich gute Ergebnisse wie mit der chirurgischen Therapie erreicht, das kosmetische Ergebnis ist besser als nach operativer Sanierung.
➤ **Nachbestrahlung:** Indikationen: Tumoren, welche nicht im Gesunden exzidiert wurden, bei intraoperativ nachgewiesenen Lymphknotenmetastasen.
➤ **Chemotherapie:** Es besteht keine Indikation zur Chemotherapie.

Prognose

➤ Je nach Ausdehnung des Primärtumors und etwaiger regionärer Metastasen, s. Tabelle 84. Die 5-Jahres-Überlebensraten betragen 40–95%.

Tabelle 85 Prognose der Lippentumoren

Tumorausdehnung	5-JÜR	
	Unterlippe	Oberlippe
T1–2	ca. 90%	ca. 70%
T3	ca. 60%	ca. 60%
T4	ca. 40%	ca. 20%

Nachsorge

➤ Die Nachsorge sollte, wie auch die Therapie, von HNO-Fachärzten in Tumorzentren nach deren speziellen Maßgaben durchgeführt werden.

Tumoren der Mundhöhle

Grundlagen

➤ **Lokalisation der Tumoren der Mundhöhle:**
  – Mundschleimhaut.
  – Oberer und unterer Alveolarfortsatz mit Gingiva.
  – Harter Gaumen.
  – Vordere $^2/_3$ der Zunge.
  – Mundboden.
➤ **Epidemiologie:**
  – *Inzidenz:* In den USA 30 000 Neuerkrankungen/Jahr.
  – *Geschlecht:* Männer sind wesentlich häufiger als Frauen betroffen, das Verhältnis beträgt 3 : 1.
  – *Alter:* Der Altersdurchschnitt liegt bei 60 Jahren.
➤ **Ätiologie:**
  – *Tabakgenuß:* Zigaretten- und Pfeifenrauchen, Tabakkauen.
  – *Alkohol:* Hochprozentiger Alkohol.
  – Möglicherweise ist der Effekt von Nikotin und Alkohol additiv.
  – Schlechte Mundhygiene.
  – Mechanische Alterationen: Prothesendruck, Verletzung an abgebrochenen Zähnen.
  – *Frauen:* Plummer-Vinson-Syndrom. Beim Plummer Vinson-Syndrom besteht eine Kombination aus sideropenischer Dysphagie infolge Schleimhautatrophie und Eisenmangelanämie mit erhöhtem Risiko von Mundhöhlen- und Ösophaguskarzinomen.
➤ **Histologie:**
  – *Plattenepithelkarzinom* (überwiegend).
  – *Seltenere Tumoren:* Adenoidzystisches Karzinom, mukoepidermales Karzinom, Adenokarzinom, Melanom, Weichteilsarkome.

Klassifikation

➤ Die Klassifikation erfolgt gemäß des TNM-Systems, s. Tabelle 86.
➤ **Stadiengruppierung** s. Tabelle 87, S. 311:

Klinik und Metastasierungswege

➤ Chronisches, nicht heilendes Ulkus.
➤ Leukoplakie oder Erythroplasie.
➤ **Spätsymptome: Lokale Schmerzen:** Sie zeigen eine tiefe Tumorinvasion, Knochen- oder Nervenbeteiligung an.
➤ Metastasierungswege: Wie Tumoren des Nasopharynx, s. S. 305.

Diagnostik

➤ **Körperliche Untersuchung:** Inspektion und Palpation der Mundhöhle, sorgfältiges Abtasten der zervikalen Lymphknoten: Submandibulär und jugulär.
➤ **Sonographie** beider Halsseiten.
➤ **Probeexzision:** Bei negativem Befund muß die Probeexzision wiederholt werden.
➤ CT: Zum Ausschluß bzw. Bestätigung einer Knocheninfiltration.
➤ MRT: Bei vermuteter Zungengrundinfiltration.

Tabelle 86 TNM-Klassifikation der Mundhöhlentumoren

TNM	
Tx	Die Minimalerfordernisse zur Bestimmung des Primärtumors liegen nicht vor
T0	Keine Evidenz für einen Primärtumor
Tis	Präinvasives Karzinom, Carcinoma in situ
T1	Tumor ≤ 2 cm in größter Ausdehnung
T2	Tumor > 2 cm aber ≤ 4 cm
T3	Tumor > 4 cm
T4	Tumor hat Knochen, Muskeln, Haut, Antrum, Hals etc. befallen
Regionäre Lymphknoten (N) s. Tabelle 82, S. 305	
Mx	Die Minimalerfordernisse zur Feststellung von Fernmetastasen liegen nicht vor
M0	Keine Fernmetastasen
M1	Fernmetastasen vorhanden

Tabelle 87 Stadieneinteilung der Mundhöhlentumoren

Stadium	T	N	M
0	Tis	N0	M0
I	T1	N0	M0
II	T2	N0	M0
III	T1/2	N1	M0
	T3	N0/N1	M0
IVA	T4	N0/N1	M0
	Jedes T	N2	M0
IVB	Jedes T	N3	M1
IVC	Jedes T	Jedes N	M1

Differentialdiagnosen

➤ Gutartige Tumoren.
➤ Spezifische Entzündungen.
➤ Pilzerkrankungen.

Therapie

➤ **Stadienabhängige Therapie:**
  – *Prämaligne Läsionen* werden mit ausreichendem Sicherheitsabstand exzidiert.
  – *T1:* Chirurgische Therapie oder Radiotherapie.
  – *T2 – T4:* In diesen Stadien wird die primäre chirurgische Therapie versucht. Bei großen Läsionen (Stadium III und IV) ist eine chirurgisch-strahlentherapeutische Kombinationsbehandlung notwendig. Ziel ist die Verminderung chirurgischer und radiotherapeutischer Radikalität und die Erhaltung der Lebensqualität der Patienten.
➤ **Postoperative Radiotherapie:** Bestrahlung des Lymphabflußgebietes und des Primärtumors.
➤ **Chemotherapie:**
  – *Indikationen:* Bei fortgeschrittenen Tumoren als präoperative Chemotherapie oder bei Rezidiv des Primärtumors.
  – *Wirksame Substanzen:* Verschiedene Chemotherapie-Kombinationen mit Cisplatin (z.B. Cisplatin und 5-Fluorouracil) kommen zur Anwendung.
  – Evtl. wird eine intraarterielle Chemotherapie durchgeführt.

Prognose

➤ 5-Jahres-Überlebensrate s. Tabelle 88.

Tabelle 88 5-JÜR der Mundhöhlentumoren

Stadium	5-JÜR
I	30–60%
II	25–75%
III	10–50%
IV	0–25%

Anmerkung: Die schwankenden Zahlen ergeben sich wegen der verschiedenen Primärlokalisationen der Tumoren

Nachsorge

➤ Die Nachsorge sollte, wie auch die Therapie, von HNO-Fachärzten in Tumorzentren nach deren speziellen Maßgaben durchgeführt werden.

Grundlagen

➤ **Lokalisation der Oropharynxtumoren:** Vorderer Gaumenbogen, weicher Gaumen, Uvula, Tonsillenloge, Tonsille, Zungengrund, laterale sowie hintere Rachenwand.

➤ **Epidemiologie:**
- *Inzidenz:* In den USA werden 4000 Erkrankungen/Jahr erwartet.
- *Geschlecht:* Männer : Frauen = 4 : 1.
- *Risikofaktoren:* Rauchen und der Genuß von hochprozentigem Alkohol.

➤ **Histologie:**
- Plattenepithelkarzinome (ca. 90% der Fälle).
- Maligne Lymphome.
- Lymphoepitheliales Karzinom.
- Transitonealzellkarzinom.

Klassifikation

➤ Die Klassifikation erfolgt gemäß des TNM-Systems, s. Tabelle 89.
➤ **Stadiengruppierung** s. Tabelle 90.

Klinik

➤ Rauher Hals, Schluckschmerzen und sonstige einseitige Schluckbeschwerden, Kloßgefühl im Hals, Foetor ex ore, Dyspnoe, Heiserkeit, Hypersalivation.
➤ **Fortgeschrittene Tumoren:** Ins Ohr ziehende Schmerzen sowie Kieferklemme zeigen einen weit fortgeschrittenen Tumor an.

Tabelle 89 TNM-Klassifikation der Oropharynx-Tumoren

TNM	
Tx	Die Minimalerfordernisse zur Bestimmung des Primärtumors liegen nicht vor
T0	Keine Evidenz für einen Primärtumor
Tis	Präinvasives Karzinom, Carcinoma in situ
T1	Tumor ≤ 2 cm in größter Ausdehnung
T2	Tumor > 2 cm, aber ≤ 4 cm
T3	Tumor > 4 cm
T4	T4-Tumor infiltriert Nachbarstrukturen, z. B. durch den kortikalen Knochen, in Weichteile des Halses oder nach außen oder in (Skelett-)muskel oder in die Zunge

Regionäre Lymphknoten (N) s. Tabelle 82, S. 305

Tabelle 90 Stadieneinteilung der Oropharynxtumoren

Stadium	T	N	M
0	Tis	N0	M0
I	T1	N0	M0
II	T2	N0	M0
III	T1/T2	N1	M0
	T3	N0/N1	M0
IVA	T4	N0/N1	M0
	Jedes T	N2	M0
NB	Jedes T	N3	M0
IVC	Jedes T	Jedes N	M1

Metastasierungswege

➤ **Lymphogen** in die tiefen und oberflächlichen Lymphknoten des Halses.
➤ **Hämatogen** wie die Tumoren des Nasopharynx (vgl. S. 305).

Diagnostik

➤ **Körperliche Untersuchung:** Inspektion und Palpation inkl. Palpation der zervikalen Lymphknoten.
➤ **Sonographie** beider Halsseiten.
➤ **Probeexzision:**
 – Probeexzision des Tumors.
 – Bei nachgewiesenem Halslymphknoten und unbekanntem Primärtumor sollen Probeexzisionen auch aus einer klinisch unverdächtigen Tonsille bzw. eine Tonsillektomie mit histologischer Aufarbeitung in Serienschnitten vorgenommen werden.

Differentialdiagnosen

➤ Gutartige Tumoren.
➤ Spezifische Entzündungen.
➤ Pilzerkrankungen.

Therapie

➤ **Stadienabhängige Therapie:**
  – *Kleine Läsionen* (Carcinoma in situ, Stadium I):
    • Die chirurgische Therapie ist die Primärtherapie. Es wird mit eingeschränkter Radikalität, z.B. Laserresektion, vorgegangen.
    • Mögliche Alternative bei kleinen Tumoren insbesondere am Zungengrund: Alleinige Radiotherapie.
  – *Fortgeschrittene Tumoren* (ab Stadium II): Chirurgisch-radiotherapeutische Kombinationsbehandlung: Elektive bzw. therapeutische Neck-dissection und Nachbestrahlung (s. Radiotherapie).

➤ **Chemotherapie:**
  – *Indikationen:* Primäre Chemotherapie im Stadium III und IV präoperativ. Bei palliativer Indikation soll die Chemotherapie vor der Radiotherapie erfolgen, da eine bessere Medikamenten-Perfusion zu erwarten ist. Alternativ erfolgt die simultane Radiochemotherapie.
  – *Schemata:* Cisplatin-haltige Schemata (Cisplatin und 5-Fluorouracil).

Prognose

➤ Die 5-Jahres-Überlebensrate beträgt insgesamt ca. 33 %.
➤ Tumoren der Tonsille und des weichen Gaumens haben die beste Prognose, Tumoren der Rachenwand und des Zungengrundes die schlechteste, s. Tabelle 91.

Tabelle 91 Prognose der Oropharynxtumoren

TNM	5-JÜR	
	Tonsillenkarzinome	**Zungengrund-karzinome**
T1 N0 M0	70 – 90 %	55 – 70 %
T2 N0 M0	40 – 85 %	ca. 50 %
T3 N0 M0 oder T1 – 3 N1 M0	25 – 50 %	30 – 35 %
T4	0 – 40 %	ca. 20 %

➤ **Prognoseverbesserung:**
  – Präoperative bzw. präradiotherapeutische (neo-)adjuvante Chemotherapie in Tumorzentren (Cisplatin und 5-Fluorouracil).
  – Simultane Radiochemotherapie: Durch diese Kombinationstherapie haben die inoperablen Patienten dieselben Überlebenschancen wie die operablen mit Nachbestrahlung.

Nachsorge

➤ Die Nachsorge sollte, wie auch die Therapie, von HNO-Fachärzten in Tumorzentren nach deren speziellen Maßgaben durchgeführt werden.

Tumoren der Speicheldrüsen

Grundlagen

➤ **Epidemiologie:**
  – Inzidenz: 0,5 – 1/100 000/Jahr.
  – Geschlecht: Beide Geschlechter sind gleich häufig betroffen.
  – Alter: Der Altersgipfel liegt bei 40 – 50 Jahren.
➤ **Ätiologie:**
  – Pleomorphe Adenome können maligne transformiert werden.
  – Ionisierende Strahlung: Die Latenz beträgt ca. 15 – 20 Jahre.
➤ **Histologie:**
  – Adenokarzinome am häufigsten.
  – Mukoepidermoidale Karzinome.
  – Adenoid-zystische Karzinome (Zylindrome).
  – Mischtumoren oder Adenome können Vorstadien der Speicheldrüsenkarzi-
    nome darstellen.

Klassifikation

➤ Die Klassifikation erfolgt anhand des TNM-Systems, s. Tabelle 92.
➤ **Stadiengruppierung** s. Tabelle 93.

Tabelle 92   TNM-Klassifikation der Tumoren der Speicheldrüse

TNM	
Tx	Primärtumor kann nicht beurteilt werden
T0	Kein Anhalt für Primärtumor
Tis	Carcinoma in situ
T1	Tumor ≤ 2 cm in größter Ausdehnung ohne lokale Ausbreitung
T2	Tumor > 2 cm, aber ≤ 4 cm ohne lokale Ausbreitung
T3	Tumor > 4 cm, aber ≤ 6 cm oder lokale Ausbreitung in VII. Hirnnerv
T4	Tumor > 6 cm oder Infiltration des Schädels oder des VII. Hirnnerven

Anmerkung:
a: Lokale Ausbreitung. Lokale Ausbreitung ist die klinische oder makroskopische Infiltration von Haut, Weichteilen, Knochen oder Nerven. Der lediglich mikroskopische Nachweis entspricht nicht der lokalen Ausbreitung als Klassifikationskriterium

Regionäre Lymphknoten (N) s. Tabelle 82, S. 305	
Mx	Das Vorliegen von Fernmetastasen kann nicht beurteilt werden
M0	Keine Fernmetastasen
M1	Fernmetastasen

Tabelle 93   Stadien der Speicheldrüsentumoren

Stadium	T	N	M
I	T1	N0	M0
	T2	N0	M0
II	T3	N0	M0
III	T1	N1	M0
	T2	N1	M0
IV	T4	N0	M0
	T3	N1	M0
	T4	N1	M0
	Jedes T	N2	M0
	Jedes T	N3	M0
	Jedes T	Jedes N	M1

Klinik/Metastasierungswege

➤ Palpabler Tumor der Speicheldrüse.
➤ Hinweise auf Malignität sind: Verbindung mit Haut und Umgebung, Schmerzen, Fazialislähmung, Lymphknotenschwellung.
➤ **Metastasierungswege:** Frühzeitige regionäre Lymphknotenmetastasierung in die oberflächliche und tiefen Lymphknoten des Halses. Hämatogen bevorzugt in die Lunge.

Diagnostik

➤ **Körperliche Untersuchung.**
➤ **Biopsie/direkter Tumornachweis:** Cave: Die Probeexzision aus der Parotis ist wegen der Gefährdung des N. facialis und möglicher lokoregionärer Tumorausbreitung kontraindiziert.

Differentialdiagnosen

➤ Gutartige Tumoren.
➤ Autoimmunsialadenitis.
➤ Maligne Lymphome.
➤ Sarkoidose u. a.

Therapie

➤ **Chirurgische Therapie:** Primär erfolgt die chirurgische Behandlung.
  – Bei Verdacht auf Malignität erfolgt die Sicherung der Diagnose präoperativ durch Feinnadelaspiration, gegebenenfalls durch Schnellschnitt während der Operation.
  – Totale Exstirpation der jeweiligen Speicheldrüse. Bei Parotistumoren wird bei der totalen Exstirpation auch der N. facialis entfernt. Bei Facialisamputation Rekonstruktion möglichst in gleicher Sitzung.
  – Neck-dissection in Abhängigkeit vom Metastasenstatus und vom histologischen Typ des Tumors.
➤ **Radiotherapie:** Nach unvollständiger Tumorresektion, bei Inoperabilität, bei Lymphknoten-Befall, bei Rezidiven. Alle undifferenzierten Malignome und adenoid-zystische Karzinome erfordern eine postoperative Bestrahlung inkl. der Bestrahlung ipsilateraler Lymphabfluß-Gebiete.
➤ **Chemotherapie:** Die Chemotherapie ist meist nicht indiziert.

Prognose

➤ Je nach Tumorstadium und histologischem Typ beträgt die 5-Jahres-Überlebensrate 25–80%. Den längsten Verlauf hat das adenoid-zystische Karzinom (Zylindrom).

Nachsorge

➤ Die Nachsorge sollte, wie auch die Therapie, von HNO-Fachärzten in Tumorzentren nach deren speziellen Maßgaben durchgeführt werden.

Epidemiologie

➤ Larynx- und Hypopharynxtumoren sind die häufigsten malignen Tumoren im HNO-Bereich.
➤ **Inzidenz:** In den USA erkrankten 1994 12 500 Personen (davon 10 000 Männer) an einem Larynxkarzinom.
➤ **Geschlecht:** Männer sind häufiger als Frauen betroffen, beim Hypopharynxkarzinom beträgt das Verhältnis 2 : 1.
➤ **Alter:** Der Altersgipfel liegt bei 50–70 Jahren.

Ätiologie/Risikofaktoren

➤ **Larynxkarzinom:**
  – *Nikotinabusus.* Bei Nichtrauchern kommt das Larynxkarzinom praktisch nicht vor.
  – Chronische Laryngitis mit Epitheldysplasie Grad II, ab Grad III liegt ein Carcinoma in situ vor.
  – Larynxpapillome.
➤ **Hypopharynxkarzinom:** Nikotinabusus und Abusus von hochprozentigem Alkohol.

Histologie

➤ **Plattenepithelkarzinome:** > 90%.
➤ **Seltene histologische Typen:** Sarkome, lymphoepitheliale Tumoren, Adenokarzinome, Transitonealzellkarzinome.

Klassifikation

➤ **Lokalisationen:**
  – Glottische Karzinome: 60–65% der Fälle.
  – Supraglottische Karzinome: 30–35% der Fälle.
  – Subglottische Karzinome: ca. 5% der Fälle.
➤ Die Klassifikation erfolgt gemäß des TNM-Systems. Larynxkarzinome s. Tabelle 94 und Hypopharynxkarzinome s. Tabelle 95.
➤ **Stadiengruppierung** s. Tabelle 96.

Klinik

➤ **Leitsymptom des Larynxkarzinoms: Chronische Heiserkeit.**
  – *Als Frühsymptom:* Bei Tumoren der Glottis.
  – *Als Spätsymptom:* Bei Tumoren, die zu einer Kehlkopfeinmauerung geführt haben.
➤ **Hypopharynxtumoren:** Zunächst ist die Symptomatik uncharakteristisch: Unklare Schluckbeschwerden, Fremdkörpergefühl, Kratzen im Hals.
➤ **Zervikale Lymphknotenmetastasen** können Erstsymptome sein.
➤ **Schmerzen und Luftnot** sind Spätsymptome. Sie weisen auf eine Perichondritis bzw. wesentliche Obstruktion des oberen Luftweges hin. Die Tracheotomie muß erwogen werden.

Tumoren des Larynx und Hypopharynx

Tabelle 94 TNM-Klassifikation der Larynxkarzinome

TNM

Supraglottis

T1	Tumor auf einen Unterbezirk der Supraglottis begrenzt, Stimmbandbeweglichkeit normal
T2	Tumor infiltriert mehr als einen Unterbezirk der Supraglottis oder Glottis oder einen Bereich außerhalb der Supraglottis, ohne Fixierung des Larynx
T3	Tumor auf den Larynx begrenzt, mit Stimmbandfixation, und/oder Tumor mit Infiltration des Postkrikoidbezirks, des Präepiglottischen Gewebes oder tiefer Zungengrund
T4	Tumor infiltriert durch den Schildknorpel und/oder breitet sich auf andere Weichteile des Halses, Schilddrüse oder Ösophagus aus

Glottis

T1	Tumor auf Stimmband (Stimmbänder) begrenzt (kann auch vordere oder hintere Kommissur befallen), Stimmbandbeweglichkeit normal
T1 a	Tumor auf ein Stimmband begrenzt
T1 b	Tumorbefall beider Stimmbänder
T2	Tumor breitet sich auf Supraglottis und/oder Subglottis aus und/oder Tumor mit eingeschränkter Stimmbandbeweglichkeit
T3	Tumor auf den Larynx begrenzt, mit Stimmbandfixation
T4	Tumor infiltriert durch den Schildknorpel und/oder breitet sich auf andere Gewebe außerhalb des Larynx, wie Oropharynx oder Weichteile des Halses, aus

Subglottis

T1	Tumor auf die Subglottis begrenzt
T2	Tumor breitet sich auf Stimmband (Stimmbänder) aus, Stimmbandbeweglichkeit normal oder eingeschränkt
T3	Tumor auf den Larynx begrenzt, mit Stimmbandfixation
T4	Tumor infiltriert durch Ring- oder Schildknorpel und/oder breitet sich auf andere Gewebe außerhalb des Larynx, wie Oropharynx oder Weichteile des Halses, aus

Regionäre Lymphknoten (N) s. Tabelle 82, S. 305
Fernmetastasen (M) s. Tabelle 82, S. 305

Tabelle 95 TNM-Klassifikation der Hypopharynxkarzinome

TNM	
T1	Tumor auf einen Unterbezirk des Hypopharynx begrenzt und ≤ 2 cm
T2	Tumor infiltriert mehr als einen Unterbezirk des Hypopharynx oder einen benachbarten Bezirk oder > 2 cm aber ≤ 4 cm, ohne Fixation des Hemilarynx
T3	Tumor > 4 cm oder Fixation des Hemilarynx
T4	Tumor infiltriert Nachbarstrukturen (Schild- oder Ringknorpel, prävertebrale Faszie oder Muskulatur, Schilddrüse, Ösophagus)

Tabelle 96 Stadien der Larynx- und Hypopharynxkarzinome

Stadium	T	N	M
0	Tis	N0	M0
I	T1	N0	M0
II	T2	N0	M0
III	T3	N0	M0
	T1 – 3	N1	M0
IV a	T4	N0, N1	M0
IV b	Jedes T	N2	M0
IV c	Jedes T	Jedes N	M1

Metastasierungswege

➤ **Lymphogen:**
  – Supraglottische Tumoren: Superiore und laterale Lymphknoten.
  – Infraglottische Tumoren: Laterale und inferiore Lymphknoten.
➤ **Hämatogen** bevorzugt in die Lunge, Gehirn, Leber und Skelett. Die hämatogene Metastasierung tritt hauptsächlich bei bestehender regionaler Metastasierung auf.

Diagnostik

➤ **Endoskopie:**
  – Primär indirekte Laryngoskopie, bei pathologischem Befund Laryngoskopie.
  – *Laryngoskopie:* Bei länger andauernder Heiserkeit ($>$ 2 – 3 Wochen) ist die Laryngoskopie bzw. die Mikrolaryngoskopie unbedingt erforderlich. Hierbei müssen Biopsien entnommen werden.
  – Bei unklarem Befund: Direkte Laryngoskopie in Narkose.
  – *Stroboskopie:* Beurteilung der Stimmlippenbeweglichkeit, vgl. TNM Klassifikation Tabelle 94, S. 320.
➤ **Radiologische Diagnostik:** Laryngographie, Computertomographie, Röntgen-Breischluck zum Ausschluß eines Zweittumors im Ösophagus.
➤ **Körperliche Untersuchung:** Palpation der zervikalen Lymphknotenstationen.
➤ **Sonographie:** Hals-Sonographie im B-Mode zur Beurteilung der zervikalen Lymphknoten.

Differentialdiagnosen

➤ Gutartige Tumoren.
➤ Chronische Entzündungen, die Heiserkeit hervorrufen.

Therapie der Larynxkarzinome

➤ **Chirurgische Therapie:** Die Primärtherapie der Larynxkarzinome erfolgt chirurgisch: Das Ausmaß der Operation und eine evtl. postoperativ durchgeführte Radiotherapie sind stadienabhängig:
  – Mikrochirurgische Abtragung.
  – Verschiedene Methoden der Teilresektion.
  – Totale Laryngektomie.
  – *Endolaryngeale Entfernung des Tumors:* Indikationen: Als alleinige therapeutische Maßnahme beim Carcinoma in situ des Stimmbandes. Bei infiltrierend wachsenden Karzinomen T1 und T2 ist die Methode inzwischen in spezialisierten Kliniken etabliert.
➤ **Radiotherapie:**
  – *Primäre Radiotherapie:* Als Alternative zur Operation beim Glottiskarzinom in den Stadien I und II ist die Radiotherapie gleichwertig.
  – *Palliative Radiotherapie:* Beim T4-Larynxkarzinom wird zur Vermeidung bzw. zum Hinausschieben der Laryngektomie palliativ bestrahlt.
➤ **Zervikale Lymphknoten:** Ab Stadium III erfolgt die Neck-dissection und/oder die Radiotherapie der zervikalen Lymphknoten.

Therapie der Hypopharynxkarzinome

➤ Bei **Hypopharynxkarzinomen** erfolgt grundsätzlich die kombinierte chirurgisch-radiotherapeutische Behandlung.
  – *Kleine Tumoren*: Die lokale Exzision eines kleinen Tumors über das Endoskop oder die indirekte Laryngoskopie mit postoperativer Bestrahlung ist möglich.
  – *Inoperabilität:* Simultane Radiochemotherapie mit 5-Fluorouracil und Cisplatin. Die Resultate der simultanen Radiochemotherapie sind gut.

➤ **Radiotherapie:** Die palliative Radiotherapie, evtl. nach vorangegangener Chemotherapie des inoperablen Tumors, erfordert häufig die Tracheostomie und die Ernährung über eine Sonde.

➤ **Chemotherapie:** Nur bei fortgeschrittenen Tumoren und Rezidiven als Polychemotherapie mit Cisplatinhaltiger Medikamentenkombination. Experimentell kann die Polychemotherapie auch als intraarterielle Chemotherapie durchgeführt werden.

Prognose

➤ Larynxkarzinome haben eine recht günstige, Hypopharynxkarzinome eine schlechte Prognose, vgl. Tabelle 97.

Tabelle 97 Prognose der Larynxkarzinome

TNM	5-JÜR	
	Supraglottis	**Glottis**
T1	ca. 80%	> 90%
T2	ca. 80%	70–80%
T3	50–60%	60–70%
T4	50–60%	< 50%

➤ **Glottiskarzinome** werden wegen frühzeitiger Heiserkeit rasch erkannt und setzen selten lokoregionäre Metastasen.

➤ **Supraglottische Karzinome** ohne Lymphknotenmetastasen haben eine 5-Jahres-Symptomfreiheit von 70–80%, beim Vorhandensein von Lymphknotenmetastasen sind es 30–50%.

➤ **Subglottische Karzinome** haben eine Gesamt-5-JÜR von 35–40%.

➤ **Hypopharynxkarzinome:**
  – Nur bei kleinen Läsionen und ohne Lymphknotenmetastasen besteht eine 5-JÜR von ca. 70%.
  – Die Mehrzahl der Hypopharynxkarzinome ist weit fortgeschritten mit lokoregionären Lymphknotenmetastasen und Fernmetastasen.
  – Die 5-JÜR übersteigt insgesamt kaum 20–25%.

Nachsorge

➤ Die Nachsorge sollte, wie auch die Therapie, von HNO-Fachärzten in Tumorzentren nach deren speziellen Maßgaben durchgeführt werden.

Schilddrüsenkarzinome (Struma maligna)

Epidemiologie

➤ **Inzidenz:** Die Inzidenz ist steigend:
– Männer: 2,4 Fälle/100 000/Jahr.
– Frauen: 5,5 Fälle/100 000/Jahr.
➤ **Geschlecht:**
– Bei differenzierten Schilddrüsenkarzinomen sind Frauen häufiger betroffen als Männer. Das Verhältnis Frauen zu Männer beträgt 3 : 1.
– Beim medullären Schilddrüsenkarzinom ist das Verhältnis ausgeglichen.
➤ **Alter:** Schilddrüsenkarzinome kommen im Alter von 25 – 50 Jahren am häufigsten vor.

Ätiologie/Risikofaktoren

➤ **Vorangegangene Bestrahlung im Halsbereich:**
– Z.B. bei Therapie eines malignen Lymphoms.
– Je jünger der Patient zum Zeitpunkt der Bestrahlung war, um so größer ist das Risiko für ein Schilddrüsenkarzinom. Ebenfalls korrelieren Dosis und Risiko.
➤ **Multiple endokrine Neoplasien (MEN):**
– Die MEN wird autosomal dominant vererbt. Bei Patienten mit medullärem Schilddrüsenkarzinom muß die gesamte Familie ebenfalls untersucht werden.
– *MEN IIa: Sipple-Syndrom:* C-Zell-Karzinom (medulläres Schilddrüsenkarzinom), Phäochromozytom und primärer Hyperparathyreoidismus.
– *MEN IIb: Gorlin-Syndrom:* C-Zell-Karzinom, Phäochromozytom, Ganglioneuromatose und marfanoider Habitus.

Histologie

➤ **Differenzierte Karzinome:** 80% der Fälle. Bei manchen Patienten treten gemischte Formen auf.
– Papilläres Karzinom: Ca. 50% der Schilddrüsenmalignome.
– Follikuläres Karzinom: Ca. 20% der Schilddrüsenmalignome.
➤ **Anaplastische Karzinome** (undifferenziert): 10% der Fälle.
➤ **Medulläres Karzinom** (C-Zell-Karzinom, Calcitonin-produzierend): 5% der Fälle.
➤ **Nicht epitheliale Tumoren:** 5% der Fälle: Maligne Lymphome, Sarkome.
➤ **Metastasen:** 2 – 3% der Fälle, u.a. Hypernephrom, Mammakarzinom, Aerodigestivtrakt.

Klassifikation

➤ Die Klassifikation der Schilddrüsenkarzinome erfolgt gemäß des TNM-Systems, s. Tabelle 98.
➤ **Stadiengruppierung:**
– Stadien der papillären und follikulären Schilddrüsenkarzinome s. Tabelle 99.
– Stadien der medullären Schilddrüsenkarzinome s. Tabelle 100.
– *Undifferenzierte Karzinome* werden allesamt als Stadium IV klassifiziert.

Tabelle 98 TNM-Klassifikation der Schilddrüsenkarzinome

TNM	
TX	Primärtumor kann nicht beurteilt werden
T0	Kein Anhalt für Primärtumor
T1	Tumor ≤ 1 cm, begrenzt auf Schilddrüse
T2	Tumor > 1 cm, aber ≤ 4 cm, begrenzt auf Schilddrüse
T3	Tumor > 4 cm, begrenzt auf Schilddrüse
T4	Tumor jeder Größe mit Ausbreitung jenseits der Schilddrüse
NX	Regionäre Lymphknoten können nicht beurteilt werden
N0	Kein Anhalt für regionäre Lymphknotenmetastasen
N1	Regionäre Lymphknotenmetastasen
N1a	Metastasen in ipsilateralen Halslymphknoten
N1b	Metastasen in bilateralen, in der Mittellinie gelegenen oder kontralateralen Halslymphknoten oder in mediastinalen Lymphknoten
M0	Keine Fernmetastasen
M1	Fernmetastasen

Anmerkung: Jede T-Kategorie kann weiter unterteilt werden in: a) solitärer Tumor, b) multifokaler Tumor. Der größte Tumor ist für die Klassifikation bestimmend

Tabelle 99 Stadien der papillären und follikulären Schilddrüsenkarzinome

Stadium	Patient < 45 Jahre			Patient > 45 Jahre		
T	N	M	T	N	M	
I	Jedes T	Jedes N	M0	T1	N0	M0
II	Jedes T	jedes N	M1	T2	N0	M0
				T3	N0	M0
III				T4	N0	M0
				Jedes T	N1	M0
IV				Jedes T	Jedes N	M1

Schilddrüsenkarzinome (Struma maligna)

Tabelle 100 Stadien der medullären Schilddrüsenkarzinome

Stadium	T	N	M
I	T1	N0	M0
II	T2	N0	M0
	T3	N0	M0
	T4	N0	M0
III	Jedes T	N1	M0
IV	Jedes T	Jedes N	M1

Klinik

➤ Globusgefühl, Schluckstörungen.
➤ Harte und höckerige Knotenbildung im Halsbereich mit Wachstumstendenz kann ein frühes Symptom sein.
➤ **Spätsymptome:**
  – Heiserkeit durch eine Rekurrensparese.
  – Vergrößerte Halslymphknoten.
  – Dyspnoe bei Einengung der Trachea.
  – Obere Einflußstauung.

Metastasierungswege

➤ **Lymphogen:** Parathyreoidale Lymphknoten, LK der Gefäß-Nervenscheide (A. carotis, V. jugularis), nuchale LK.
➤ **Hämatogen:** Lunge, Knochen, Weichteile, Leber.

Diagnostik

➤ **Bei Verdacht auf ein Schilddrüsenmalignom:**
  – *Körperliche Untersuchung:* Schilddrüsengröße, evtl. tastbarer derber Solitärknoten, Schluckverschieblichkeit prüfen.
  – *Schilddrüsen-Szintigraphie:* Suche nach kalten Knoten.
  – *Schilddrüsen-Sonographie:* Ein Malignom stellt sich als echoarmer Knoten dar, eine Zyste echoreich.
    • **Merke:** Ein szintigraphisch kalter Knoten und sonographisch echoarmer Bezirk der Schilddrüse ist immer malignomverdächtig.
  – *Aspirationszytologie* eines verdächtigen Bezirks:
    • Durchführung: Am besten Aspirationszytologie unter sonographischer Kontrolle.
    • **Beachte:** In 5–10% der Fälle ist die Aspirationszytologie falsch-negativ. Ein unklarer Knotenbefund der Schilddrüse erfordert die operative Abklärung, eine negative Zytologie ist nicht beweisend.
  – *Bei Verdacht auf C-Zell-Karzinom:* Serumcalcitoninspiegel, CEA, Pentagastrintest.

➤ **Präoperative Diagnostik:**
  – *Labor:* T_4, T_3, TSH.
  – *Radiologische Diagnostik:*
    • Trachea-Zielaufnahme.
    • Evtl. Ösophagus-Breischluck (v. a. bei Dysphagie).
    • **Beachte:** Röntgenuntersuchungen mit jodhaltigen Kontrastmitteln sollen bei Verdacht auf ein Schilddrüsenkarzinom vermieden werden. Durch eine Jodblockade würde die weitere Metastasendiagnostik bzw. die wirksame Radiojodtherapie bei jodspeichernden Karzinomen verhindert (bis zu 6 Monate lang).
  – *Halssonographie:* Beurteilung der Schilddrüse, insbesondere der szintigraphisch kalten Knoten, Lymphknoten-Status.
  – *HNO-Konsil:* Kehlkopfspiegelung zur Prüfung der N. recurrens-Funktion.
➤ **Operative Befundsicherung:** Die Diagnose eines Schilddrüsenkarzinoms ist definitiv nur histologisch durch Untersuchung des Operationspräparates zu stellen.
➤ **Bei nachgewiesenem Schilddrüsenkarzinom:**
  – *Radiologische Diagnostik:*
    • Thorax-Röntgen.
    • Jod-131-Ganzkörperszintigramm nach Thyreoidektomie zum Ausschluß bzw. Nachweis von speichernden Fernmetastasen oder Restschilddrüsengewebe.
    • Evtl. Skelettszintigraphie (mit ^{99m}Tc) und gezielte Skelett-Röntgenbilder bei Verdacht auf Knochenmetastasen.

Differentialdiagnosen

➤ Mehr als 80 % der Patienten haben eine vorbestehende Struma. Die Problematik liegt in der Differenzierung regressiver Knoten von den seltenen malignen Knotenbildungen. Bei Karzinomverdacht Lobektomie der betroffenen Schilddrüsenseite und intraoperativer Schnellschnitt.
➤ **Zysten:** Auch bei Zysten ist die rasche Größenzunahme durch Einblutung möglich. In der Sonographie stellt sich die Zyste aber echoreich dar.
➤ **Regressive Veränderungen** einer Struma nodosa.
➤ **Thyreoiditis:** Differentialdiagnostische Einengung durch Anamnese und Laborparameter.
➤ **Adenom:** Die Abgrenzung zum Karzinom ist oft erst durch die endgültige Histologie des Operationspräparates (Lobektomie) möglich.
➤ **Metastasen** in der Schilddrüse, z.B. vom Hypernephrom oder Mammakarzinom.

Chirurgische Therapie

➤ Die operative Therapie ist wesentlich vom Alter der Patienten, Tumorgröße, Tumorstadium und histologischem Typ abhängig.
➤ **Anaplastisches Karzinom und Sarkome:** Generell ist die totale Thyreoidektomie anzustreben, meist jedoch sind diese Tumoren lokal inoperabel.

Schilddrüsenkarzinome (Struma maligna)

➤ **Folliküläres bzw. papilläres Karzinom:**
- Radikale Thyreoidektomie (s. u.).
- Modifizierte Neck-dissection auf der betroffenen Seite (s. u.).
- *Ausnahme:* Papilläres Karzinom < 1,5 cm Durchmesser ohne multizentrische Knotenbildung und ohne vergrößerte regionäre Lymphknoten: Hemithyreoidektomie und subtotale Resektion kontralateral ist ausreichend, die Prognose ist gut.

➤ **Medulläres Karzinom:**
- Bei allen medullären Schilddrüsenkarzinomen wird die Thyreoidektomie durchgeführt, da diese Karzinome multizentrisch und bilateral auftreten können.
- Modifizierte Neck-dissection (s. u.). Bei familiärer Form (MEN IIa oder IIb) wird eine beidseitige Neck-dissection durchgeführt.
- Bei persistierend erhöhten Calcitonin- und CEA-Werten ist eine erweiterte Halslymphknoten-Revision empfehlenswert (ggf. präoperativer Halsvenenkatheterismus).

➤ **Thyreoidektomie:** Komplette Entfernung beider Schilddrüsenlappen inkl. Isthmus und Processus pyramidalis.

➤ **Modifizierte Neck-dissection:** Komplette Lymphknoten-Ausräumung der Gefäß-Nervenscheide (A. carotis, V. jugularis) ohne Muskel- oder Gefäßresektion.

➤ **Palliative Maßnahmen:** Vor allem bei anaplastischen Karzinomen sind häufig nur palliative Eingriffe möglich.
- Tumorreduktion: Beseitigung von Kompression von Trachea und Ösophagus.
- Oft ist zur Beseitigung der Luftnot nur eine Tracheostomie möglich.

➤ **Ultraradikale Eingriffe** beim Schilddrüsenkarzinom (Trachea- und Ösophagusresektion, mediastinale Tumorausräumung) sind meist nicht erfolgreich, aber komplikationsträchtig.

Radiojodtherapie/Perkutane Radiotherapie

➤ **Radiojodtherapie:**
- *Indikation:* Zur Elimination verbliebener Schilddrüsenreste nach Thyreoidektomie sowie zur Behandlung von speichernden Metastasen.
- *Methode:*
  • Jod-131-Therapie mit 70 – 100 mCi Radiojod.
  • Erste Therapie 4 Wochen nach Operation.
  • Die Radiojodtherapie wird alle 4 Monate wiederholt, bis kein speicherndes Restgewebe mehr vorhanden ist. Dies wird durch Radiojod-Szintigraphie kontrolliert.
- *Kontraindikationen:* Medulläres Schilddrüsenkarzinom, Schwangerschaft, Knochenmarksuppression.
- *Nebenwirkungen:* Strahlenthyreoiditis, Speicheldrüsenatrophie, strahleninduzierte Leukämie in 1 % der Fälle.
- *Beachte:* Keine Schilddrüsen-Hormonsubstitution zwischen Operation und erster Radiojodtherapie durchführen. Die T4-Substitution ist jeweils 4 Wochen vor Radiojodtherapie abzusetzen (s. u.), 14 Tage vor Radiojodtherapie erfolgt die Gabe von T3: Trijodthyronin 3 × 20 μg/Tag.

➤ **Perkutane Radiotherapie:**
  – *Indikationen:*
    • Bei anaplastischen Karzinomen als postoperative Nachbestrahlung.
    • Als Palliativtherapie bei nicht jodspeichernden Tumorresten.
    • Bei Rezidiven differenzierter Schilddrüsenkarzinome.
    • **Beachte:** Medulläre Schilddrüsenkarzinome sind strahlenresistent.
  – *Methoden:* Kobalt-60 (Telekobalt) und Elektronen.

Chemotherapie

➤ **Indikationen:** Anaplastische Karzinome, progrediente metastasierte differenzierte Karzinome, wenn eine Resistenz gegenüber Radiojodtherapie besteht.
➤ **Substanzen:** Die folgenden Substanzen werden evtl. in Kombination eingesetzt: Adriamycin, Vinca-Alkaloide, Cisplatin.
➤ **Erfolge:** Die Remissionsrate ist $< 30\%$.

Schilddrüsen-Hormontherapie

➤ **Ziel/Indikation:** Grundsätzlich werden alle Patienten mit Schilddrüsenhormonen behandelt.
  1. Zur Substitution von Schilddrüsenhormon nach der Therapie.
  2. Zur vollständigen Suppression von TSH, da TSH als Wachstumsfaktor auf die Schilddrüse wirkt.
➤ **Dosis:** 150–250 µg Levothyroxin täglich, lebenslang.

Prognose

➤ **5-JÜR nach chirurgischer Behandlung:**
  – Papilläres Karzinom 70–90%.
  – Medulläres Karzinom 70–80%.
  – Follikuläres Karzinom 70–80%.
  – Anaplastisches Karzinom $< 10\%$.

Nachsorge

➤ **Ziel:** Rezidivdiagnostik und Kontrolle therapiebedingter Folgezustände: Hypothyreose, Hypoparathyreoidismus, Rekurrensparese.
➤ **Intervalle:** Halbjährliche Kontrollen, Ganzkörperszintigramm jährlich.
➤ **Umfang der Untersuchungen:**
  – Palpation.
  – Halssonographie bei Verdacht auf ein Rezidiv.
  – *Labor:*
    • Thyreoglobulinbestimmung: Sensitiver Marker nach Thyreoidektomie bei differenziertem Schilddrüsenkarzinom.
    • Calcitonin- bzw. CEA-Kontrolle bei medullärem Karzinom in halbjährlichen Abständen.
  – *Radiologische Diagnostik:*
    • In jährlichen Abständen bei jodspeichernden Tumoren: Jod-131-Ganzkörperszintigraphie.
    • Thorax-Röntgen.
    • Skelettszintigraphie bei Knochenschmerzen.

Maligne endokrine Pankreastumoren

Grundlagen

➤ **Inzidenz:** Maligne endokrine Pankreastumoren sind selten, ca. 1 Fall/100 000/ Jahr.
➤ **Einteilung:** Die malignen endokrinen Pankreastumoren werden je nach Hormonproduktion eingeteilt.
  – *Gastrinom* mit Gastrin-Produktion. Synonym Zollinger-Ellison-Syndrom.
  – *Inselzellkarzinom* mit Insulin-Produktion.
  – *Glukagonom* mit Glukagon-Produktion.
  – *VIPom:* **V**asoactive-**I**ntestinal-**P**olypeptide-produzierender Tumor. Synonyma: WDHA-Syndrom (wäßrige Durchfälle, Hypokaliämie, Achlorhydrie) und Verner-Morrison-Syndrom.
➤ **Dignität:** $^2/_3$ der endokrinen Pankreastumoren sind maligne. Die Differenzierung zwischen Adenom und Karzinom ist histologisch allein nicht ohne weiteres möglich. Die Differenzierung erfolgt dann durch das klinische Verhalten des Tumors (Metastasierung).

Ätiologie

➤ Die malignen endokrinen Pankreastumoren können im Rahmen der multiplen endokrinen Neoplasie (MEN) vom Typ I (Wermer-Syndrom) vorkommen. Zu MEN vgl. S. 324.

Klassifikation

➤ Wegen der Seltenheit der malignen endokrinen Pankreastumoren gibt es keine TNM-Klassifikation.

Klinik

➤ **Gastrinom:**
  – *Zollinger-Ellison-Syndrom* mit Hypergastrinämie und rezidivierenden, multiplen, atypisch lokalisierten Ulzera in Magen, Duodenum und evtl. Jejunum.
  – *MEN:* 20% der Patienten haben eine Multiple endokrine Neoplasie Typ I, s. S. 324.
  – *Diarrhoe:* In 7% der Fälle sind die Diarrhoen einziges Symptom des Gastrinoms, 50% der Patienten haben Diarrhoen.
  – Erbrechen.
  – Dehydratation.
  – Steatorrhoe.
➤ **Inselzelladenom/-karzinom: Whipple-Trias:**
  1. Spontane Hypoglykämien (< 40 mg/dl) bei Nahrungskarenz.
  2. Heißhunger, Unruhe, Schwitzen als Symptome der Hypoglykämie.
  3. Spontane Besserung bei Glucose i. v.
➤ **Glukagonom:** Nekrotisierende wandernde Erytheme (häufig im Gesicht), Milder Diabetes mellitus, Muskelschwund.
➤ **VIPom: WDHA-Syndrom:**
  – Wäßrige Durchfälle, Hypokaliämie, Achlorhydrie (Magensaft).
  – Zusätzlich bzw. als Folge: Dehydrierung Diabetes mellitus, Gewichtsverlust, abdominelle Koliken.

Metastasierungswege

➤ Die malignen endokrinen Pankreastumoren metastasieren vor allem hämatogen in die Leber.

Diagnostik

➤ **Bei Verdacht eines malignen endokrinen Pankreastumors:**
  – Hormonanalysen (s. Einteilung).
  – *Gastrinom:* Gastrin basal (pathologisch > 500 pg/ml), Sekretintest: Anstieg des Gastrins um > 200 pg/ml.
  – *Insulinom:* Hunger-Fasten-Test: Nüchternblut-Zucker nach 12- bis 15stündigem Fasten < 50 mg/dl, Seruminsulin und C-Peptid erhöht.
  – *Glukagonom:*
    • Serumglukagon > 200 pg/ml, meist > 5000 pg/ml.
    • Tolutamid-Provokation. Bei Blutzuckerwerten < 40 mg/dl ist der Tolbutamid-Test kontraindiziert, da sonst gefährliche Hypoglykämien auftreten können.
    • Somatostatin-(Octreotid)-Szintigraphie mit Indium-markiertem Somatostatin.
  – *VIPom:*
    • Wäßrige Durchfälle > 1 l/d ist der entscheidende Parameter zur Diagnosefindung (wenn infektiöse Ursachen ausgeschlossen sind)
    • VIP im Plasma > 200 pg/ml.
    • Magensaftanalyse: Achlorhydrie (in $> 70\%$ der Fälle).
➤ **Prätherapeutische Diagnostik bzw. Lokalisationsdiagnostik:**
  – Sonographie.
  – *Radiologische Diagnostik:* Computertomographie, Angiographie, ggf. MRT-Angio Somatostatin (Octreotid)-Szintigraphie beim Glukagonom (s. S. 330).
  – Evtl. selektiver Venenkatheterismus mit Hormonanalyse wenn Fragen und Unsicherheiten bezüglich Lokalisation, Multizentrizität etc. bestehen.

Differentialdiagnosen

➤ **Benigne Formen** der endokrinen Pankreastumoren.
➤ **Hypoglykämien:**
  – Exogener Hyperinsulinismus (Injektionsstellen?).
  – Begleit-Hypoglykämien (Medikamente?).
  – Paraneoplastisches Syndrom (vgl. S. 459 ff).

Therapie

➤ **Chirurgische Therapie:**
  – *Tumorexstirpation:* Enukleation, Resektion. Die Duodenopankreatektomie sollte nach Möglichkeit vermieden werden.
  – *Palliative Therapie:*
    • Die Gastrektomie beim Zollinger-Ellison-Syndrom ist praktisch nicht mehr erforderlich, ggf. nur bei Versagen der H_2-Rezeptor-Blockade bzw. der Protonenpumpen-Hemmung (z. B. Omeprazol).
    • Bei fortgeschrittenen Tumoren oder Metastasen: Die operative Reduktion der Tumormasse beeinflußt den Krankheitsverlauf günstig.

Maligne endokrine Pankreastumoren

- ➤ **Radiotherapie:** Keine Indikation.
- ➤ **Chemotherapie/Medikamentöse Therapie:**
  - *Indikationen:* Symptomatische, metastasierte und inoperable Tumoren. Die Chemotherapie ist kein Standardverfahren.
  - *Übliche Chemotherapie*, Wiederholung alle 6 Wochen:
    - Streptozotozin 500 mg/m²/d i. v. Tag 1–5.
    - 5-Fluorouracil 400 mg/m²/d i. v. Tag 1–5.
  - *Gastrinom:*
    - Chemotherapie wie oben.
    - Omeprazol: bis 160 mg/Tag.
    - Somatostatin-Analoga (z. B. Octreotid) 50–100 µg 3–4 × täglich s. c.
  - *Inselzellkarzinom:*
    - Chemotherapie wie oben, 5-Fluorouracil kann durch Doxorubicin 50 mg/m²/d i. v. Tag 1 und 21 ersetzt werden.
    - Somatostatin-Analoga (z. B. Octreotid).
  - *Glukagonom:*
    - Somatostatin-Analogon, z. B. Sandostatin (Wirkstoff Octreotid). Die Somatostatin-Analoga wirken sehr gut gegen die Hautnekrosen, z. B. 3 × 200 µg täglich s. c.
    - Chemotherapie wie oben.
  - *VIPom:* Chemotherapie wie oben.
  - *Erfolge:* In ca. 30 % der Fälle treten Remissionen nach Chemotherapie ein, beim VIPom sind es bis zu 60 %.
- ➤ **Symptomatische Therapie bei Hypoglykämie**:
  - Häufige kleine Mahlzeiten.
  - Diazoxid 150–300 mg/Tag.

Prognose und Nachsorge

- ➤ **Prognose:** Selbst im metastasierten Stadium sind lange, stabile Verläufe (teilweise auch ohne spezifische onkologische Therapie) möglich. Aufgrund der Seltenheit der Tumoren sind exakte Angaben zur 5-Jahres-Überlebenszeit nicht möglich.
- ➤ **Nachsorge:** Die Nachsorge ist nicht standardisiert, sondern individuell.

Grundlagen

➤ **Inzidenz:** Tumoren der Nebenniere sind sehr selten, < 1 Fall/100 000/Jahr.
➤ **Einteilung:**
  – *Nach Lokalisation:* Rinde oder Mark.
  – *Nach Hormonproduktion:*
    • Glukokortikoide: Cushing-Syndrom.
    • Katecholamine: Phäochromozytom.

Klassifikation

➤ Es gibt keine allgemein verbindliche Klassifikation. Beispiel einer Klassifikation s. Tabelle 101:

Tabelle 101 Klassifikation der Tumoren der Nebenniere

Stadium	
I	Tumor ≤ 5 cm, negative Lymphknoten, keine Fernmetastasen, keine Infiltration in andere Organe
II	Tumor > 5 cm, negative Lymphknoten, keine Fernmetastasen, keine Organinfiltration
III	Positive Lymphknoten oder Tumorinfiltration in andere Strukturen
IV	Positive Lymphknoten und lokale Tumorinvasion oder Fernmetastasen

Klinik

➤ **Nebennierenadenom/-karzinom:** Adrenales Cushing-Syndrom: Hypertonie, Vollmondgesicht, Stammfettsucht, Striae rubrae distensae, Ödeme.
➤ **Phäochromozytom:**, Hitzewallungen, Herzpalpitationen, Schweißausbrüche, meist episodisch, Dauer-Hypertonie bei ca. 60–70 % der Patienten, Hochdruckattacken bei ca. 20–30 % der Patienten. Dauer: 30–60 Minuten.

Metastasierungswege

➤ **Lymphogen:** Pararenale Lymphknoten (selten).
➤ **Hämatogen:** Leber, Lunge.

Diagnostik

➤ Sonographie.
➤ Hormonanalysen inkl. Belastungs- und Suppressionstests.
➤ MRT oder CT zur weiteren Befundsicherung.
➤ 131-J-MIBG-Szintigraphie, v. a. bei (Hormon-)Rezeptor-positiven Tumoren.

Tumoren der Nebenniere

Differentialdiagnosen

➤ **Morbus Cushing:**
  – Nichtadrenales Cushing-Syndrom.
  – Karzinoidsyndrom.
➤ **Phäochromozytom:**
  – Alle übrigen Formen der Hypertonie (z. B. renale Hypertonie).
  – Hyperthyreose.

Therapie der Nebennierentumoren außer Phäochromozytom

➤ **Chirurgische Therapie:**
  – Die operative Entfernung eines Tumors (Adenom oder Karzinom) ist immer anzustreben.
  – Methode: Adrenalektomie evtl. mit Lymphadenektomie. Bei ausgedehnten Tumoren Tumorreduktion ggf. mit Metastasenresektion.
➤ **Radiotherapie:** Keine Indikationen.
➤ **Chemotherapie:** Bei Nebennierenkarzinom:
  – *Substanz:* o,p'-DDD.
  – *Schema:* 2 – 6 g/Tag einschleichend dosiert.
  – *Nebenwirkungen:* Schwindel, Lethargie, Nausea, Diarrhoe, mäßige Knochenmarkdepression.
➤ **Hormontherapie** als Alternative zur Chemotherapie:
  – *Substanz:* Aminoglutethimid (Aromatasehemmer).
  – *Dosis:* 500 – 1000 mg/Tag p. o.
  – *Vergleich zur Chemotherapie:*
    • Die Hormontherapie hat nur wenige Nebenwirkungen.
    • Cave: Vorübergehende Hautausschläge bei 10 – 15 % der Patienten.

Therapie des Phäochromozytoms

➤ **Therapie der akuten Hochdruckkrise:**
  – 2 – 5 mg Phentolamin i. v. mit sofortigem Übergang auf Phentolamininfusion.
  – Dosierung nach Effekt, beginnend mit 1 mg/min.
  – Evtl. Nitroprussid-Na.
➤ **Arrhythmien:** Betablocker und Verlegen des Patienten auf die Intensivstation.
➤ **Präoperativ:** Die präoperative Vorbehandlung ist eingehend mit den Herz-Kreislauf-Spezialisten abzusprechen.
➤ **Chirurgische Therapie:** Therapie der Wahl beim nichtmalignen Phäochromozytom.
➤ **Malignes, inoperables bzw. metastasierendes Phäochromozytom** bzw. -blastom:
  – Hormonale Blockade mit Alpha-Methyl-Parathyrosin (AMPT).
  – Chemotherapie mit Streptozotozin oder Adriamycin, evtl. hochdosiert Alkylantien.

Grundlagen

- **Inzidenz:** Karzinoidtumoren sind relativ selten, ca. 2–3 Fälle/100 000/Jahr.
- **Definition:** Karzinoidtumoren sind Tumoren enterochromaffiner Zellen, des APUD-Systems. Sie produzieren unterschiedliche biogene Amine und Peptidhormone.
- **Lokalisationen:**
  1. Appendix: ca. 45 %.
  2. Ileum: ca. 30 %.
  3. Rektum: ca. 10 %.
  4. Extraintestinal, z.B. Bronchialsystem: ca. 10 %.
  – Magen und Duodenum 5–8 %, Kolon ca. 5 %.
  – Beachte: Karzinoide der Appendix metastasieren fast nie.

Klassifikation/Histologie

- Da die Karzinoidtumoren selten sind, existiert keine TNM-Klassifikation.
- Histologie: Die Zellen des APUD-Systems sind typisch, sie lassen sich histologisch darstellen (argyrophiles Farbeverhalten).

Klinik

- **Karzinoidsyndrom:** Flush, Hypermotilität des Darmes, Asthmaanfälle. Neben Serotonin scheinen Kinine, Histamine, evtl. auch Prostaglandine bei der Symptomatologie des Karzinoidsyndroms eine Rolle zu spielen.
- **Beachte:** Das klassische Karzinoidsyndrom tritt nur in der Minderzahl der Fälle auf. Inwieweit die Lebermetastasierung Voraussetzung für das Karzimoid-Syndrom ist, bleibt umstritten.
- **Fortgeschrittene Stadien:** Kardiale Symptomatik wegen Endokardfibrose des rechten Herzens (Hedinger-Syndrom).
- Neben der hormonell bedingten Symptomatik ist das klinische Beschwerdebild wie bei anderen Dünndarmtumoren, s.S. 274–276.

Metastasierungswege

- **Lymphogen:** Regionale Lymphknoten im Mesenterium.
- **Hämatogen:** Leber, Lunge, Peritoneum.

Diagnostik

- **Untersuchungen bei Verdacht:** 5-Hydroxy-Indol-Essigsäure (Abbauprodukt des Serotonins) im Urin > 30 mg/24 h pathologisch. Weitere Markerhormone: Chromogranin A und B, α HCG.
- Somatostatin-Rezeptor-Szintigraphie.
- **Weitere Diagnostik:** Wie bei Dünndarmtumoren, s.S. 274 ff. Bei Verdacht auf bronchiales Karzinoid: Bronchoskopie.

Differentialdiagnosen

- Paraneoplastische Syndrome, z.B. bei (kleinzelligem) Bronchialkarzinom, s.S. 462.
- Phäochromozytom.

➤ Psychose.
➤ (Andere) Dünndarmtumoren.

Therapie

➤ **Operative Therapie:**
- *Kurative Zielsetzung:* Radikale Tumorentfernung mit Sicherheitsabstand und Monoblockentfernung der regionalen Lymphknoten. Ausnahme: Appendixkarzinoid unter 1 – 2 cm, sowie nicht an Appendixbasis lokalisiert.
- *Palliativtherapie bei diffuser Metastasierung oder lokaler Inoperabilität:* Die weitestgehend mögliche Tumorreduktion inkl. Metastasen-Exstirpation ist anzustreben. Bei inoperablen Lebermetastasen: Embolisation, Ligatur der A. hepatica, orthotope Lebertransplantation.

➤ **Radiotherapie:** Die Radiotherapie hat beim Karzinoid keine Bedeutung.

➤ **Chemo-/Immuntherapie:**
- *Kombinationsbehandlung* mit 5-Fluorouracil und Streptozotozin, s. S. 332, evtl. Adriamycin. Etoposid und Cisplatin als second-line Chemotherapie.
- *Erfolge:* Ca. 30 – 40 % Remissionen, teilweise erfreulich lange Partialremissionen.
- Chemoembolisation mit Doxorubicin bei nicht resektablen Lebermetastasen.
- *α-Interferon:* Manche Patienten sprechen auf die α-Interferon-Therapie (3 – 6 Mio. I.E./d) an. Diese Therapie sollte in kontrollierten Studien durchgeführt werden.

➤ **Symptomatische Therapie:**
- *Somatostatinanaloga:* Die Behandlung mit dem Somatostatinanalogon Octreotid ist erfolgversprechend, sie wird in Tumorzentren durchgeführt, vgl. S. 332.
- *Beeinflussung der Flush-Symptomatik:* Kortikosteroide, Serotoninantagonisten (Deseril), Chlorpromazin.
- Therapie der Bronchokonstriktion: Prednison, Theophyllin.
- *Hypotensive Krisen* (vor allem intraoperativ): Hochdosiert Prednison, Angiotensin.

Prognose

➤ Die Prognose ist abhängig von Größe, Wandinfiltration und Ursprungsort des Tumors, s. Tabelle 102.

Tabelle 102   Prognose der Karzinoidtumoren

	5-JÜR
Lokal begrenzter Tumor	75 – 95 %
Lymphknotenmetastasen	ca. 60 %
Fernmetastasen	ca. 20 %

Epidemiologie

➤ **Inzidenz/Alter:**
  – 3 Fälle/100 000/Jahr während Adoleszenz und im 6. Lebensjahrzehnt.
  – 30.–40. Lebensjahr 0,2 Fälle/100 000/Jahr, dann langsamer Wiederanstieg der Häufigkeit.
  – Die Knochensarkome machen 3% der Tumoren im Kindesalter aus.

Ätiologie

➤ Knochensarkome entstehen in Knochenabschnitten mit besonders starkem Wachstum.
➤ Die Bildung in Knochenabschnitten mit metabolischer Überstimulation ist möglich:
  – Morbus Paget: Osteodystrophia deformans mit überschießender Osteoklasten-, später Osteoblastentätigkeit.
  – Chronische Osteomyelitis.
  – Knocheninfarkt.
  – Frakturkallus.
  – Hyperparathyreoidismus.
➤ Multiple Exostosen und Enchondrosen, Osteogenesis imperfecta und fibröse Dysplasien können selten zu Sarkomen transformieren.
➤ Höhere Dosen ionisierender Strahlung infolge therapeutischer oder langdauernder diagnostischer Anwendung können im kindlichen oder jugendlichen Organismus Osteo-, Chondro- und Fibrosarkome hervorrufen. Die Latenzzeit ist > 15 Jahre.

Histologie

➤ **Definition:** Primäre Knochensarkome sind bösartige, zu vorwiegend hämatogener Metastasierung neigende Neubildungen der Knochengewebe. Das multiple Myelom (s. S. 437) ist kein Knochensarkom.
➤ Allgemein akzeptiert ist die histologische Klassifikation des Armed Forces Institute of Pathology, Washington/USA, s. Tabelle 103.

Histologisches Grading

➤ **Einteilung:**
  – GX: Differenzierungsgrad kann nicht beurteilt werden.
  – G1: Gut differenziert.
  – G2: Mäßig differenziert.
  – G3: Schlecht differenziert.
  – G4: Undifferenziert.
➤ **Anmerkung:** Ewing-Sarkom und primäres Lymphom des Knochens werden als G4 klassifiziert.

Klassifikation

➤ Die Klassifikation erfolgt gemäß des TNM-Systems (UICC), s. Tabelle 104. Die pT- und pN-Kategorien entsprechen den T- und N-Kategorien.
➤ **Lokalisation:** Die Knochensarkome entstehen meist in den Metaphysen der langen Röhrenknochen.

Knochensarkome

Tabelle 103 Häufigkeit (Verteilung) der Knochensarkome

Tumortyp	Häufigkeit (%)
Osteosarkom	40
Chondrosarkom	20
Non-Hodgkin-Lymphome	15
Ewing-Sarkom und PNET	10
Malignes fibröses Histiozytom	bis 5
Malignes Chordom	bis 5
Sonstige: Lipo-, Leiomyo-, Rhabdomyosarkome, maligne Riesenzelltumoren	5 – 10

Tabelle 104 TNM-Klassifikation der Knochensarkome

TNM	
TX	Primärtumor kann nicht beurteilt werden
T0	Kein Anhalt für Primärtumor
T1	Tumor überschreitet Kortikalis nicht
T2	Tumor infiltriert jenseits der Kortikalis
NX	Regionäre Lymphknoten können nicht beurteilt werden
N0	Keine regionären Lymphknotenmetastasen
N1	Regionäre Lymphknotenmetastasen
MX	Das Vorliegen von Fernmetastasen kann nicht beurteilt werden
M0	Keine Fernmetastasen
M1	Fernmetastasen

Die Kategorien M1 und pM1 können wie folgt spezifiziert werden:

Lunge (80 % der Fälle)	PUL	Peritoneum	PER
Knochenmark	MAR	Hirn	BRA
Knochen	OSS	Haut	SKI
Pleura	PLE	Lymphknoten	LYM
Leber	HEP	Andere Organe	OTH

Klinik

➤ Zunächst nicht deutbare Schmerzen, die sich nachts verstärken.
➤ Die lokale Symptomatik des Ewing-Sarkoms ähnelt der Osteomyelitis: Überwärmung, Rötung, Schwellung.

Metastasierungswege

➤ Knochensarkome metastasieren überwiegend hämatogen.
➤ **Merke:** Knochensarkome metastasieren in > 80 % der Fälle ausschließlich in die Lungen, meist bilateral, und nur selten in andere Organe.

Diagnostik

➤ **Anamnese:** Die Krankheitsgeschichte ist sehr wichtig:
  – Schmerzbild.
  – Tumorentwicklung.
  – Bekannte Exostose: Wenn eine bekannte Exostose im mittleren Alter schmerzhaft wird, ist dies hochverdächtig auf eine maligne Entartung. In diesem Fall ist eine weitere Resektion erforderlich, auch wenn im Biopsiematerial kein malignes Gewebe auffindbar war.
  – Malignitätsverdächtig ist auch eine mangelhafte Frakturheilung bei Morbus Paget der Knochen.
➤ **Körperliche Untersuchung:** Zu achten ist auf:
  – Skelettschmerzen.
  – Überwärmung.
  – Konsistenz und Verschieblichkeit einer tastbaren Läsion.
  – Bewegungseinschränkung.
➤ **Labor:** Laboruntersuchungen sind meist unspezifisch.
  – Alkalische Phosphatase ist am ehesten spezifisch.
  – Blutsenkungsreaktion.
  – Blutbild inkl. Differentialblutbild.
  – Serum: Transaminasen, LDH, Bilirubin, Kreatinin, Harnstoff.
  – Urinstatus.
➤ **Radiologische Diagnostik:**
  – Röntgenuntersuchungen versagen oft im Frühstadium. Bei Verdacht müssen sie wiederholt werden, evtl. wird eine Magnetresonanztomographie (MRT) durchgeführt.
  – *Nativaufnahmen der Tumorregion:* Charakteristika maligner Knochentumoren s. S. 47.
    • In 2 Ebenen samt angrenzenden Gelenken.
    • Aufnahmen der kontralateralen Seite.
  – *Computertomographie (CT) oder MRT* des Knochens, evtl. mit Konstrastmittel. Diese Untersuchungen sind auch zur Ausbreitungsdiagnostik indiziert.
  – *Angiographie:* Die Angiographie ist präoperativ (auch vor der Inzisionsbiopsie) immer indiziert. Darstellung der arteriellen, kapillären und venösen Phase.
  – *Ganzkörper-Skelettszintigraphie:*
    • Immer indiziert zur Bestimmung der lokalen Primärtumorausbreitung.
    • Zur Suche von Skelettmetastasen. Bei metastasensuspektem Befund werden gezielte Röntgenaufnahmen angeschlossen.

Knochensarkome

- *Thorax-Röntgen* in 2 Ebenen zum Ausschluß von Metastasen.
- *Thorakales Computertomogram* (Lungenfenster) zum Metastasenausschluß (bei allen Patienten).
- ➤ **Inzisionsbiopsie:**
  - Offene Biopsie in einem Stück von zumindest 1 × 2 × 2 cm aus vaskularisiertem Tumoranteil.
  - Die vollständige Voruntersuchung mit CT/MRT der Tumorregion, evtl. auch Angiographie und Skelettszintigraphie muß vorliegen.
- ➤ **Knochenmarkbiopsie:** Zur Abklärung der Dissemination bei Ewing-Sarkom und Non-Hodgkin-Lymphom.

Differentialdiagnosen

- ➤ Marschfraktur.
- ➤ Periostitis.
- ➤ **Gutartige Knochentumoren:** Osteochondrom (Exostosen), Osteoidosteom, Enchondrom, Osteoblastom.
- ➤ Kallusbildung.
- ➤ Myositis ossificans.
- ➤ Morbus Paget.
- ➤ Knochentuberkulose.
- ➤ Osteomyelitis.
- ➤ **Tumorähnliche Knochenerkrankungen:**
  - Juvenile Knochenzysten.
  - Langerhanszell-Histiozytose (Histiozytosis X).
  - Nicht-ossifizierendes Knochenfibrom.
  - Fibröse Dysplasie Jaffé-Lichtenstein-Uehlinger.
- ➤ **Metastasen:** Osteolytische bzw. osteoplastische Metastasen anderer Primärtumoren sind viel häufiger als primäre Knochentumoren, v.a. bei Patienten > 40 Jahren. Typisch sind Metastasen von Mammakarzinomen, Nierenkarzinomen und Schilddrüsenkarzinomen.

Therapiegrundsätze

- ➤ **Die primäre Resektionsbehandlung ist anzustreben bei:** Osteo-, Chondro-, Fibro- und Liposarkomen im Erwachsenenalter.
- ➤ **Radiotherapie:**
  - Die primäre Radiotherapie ist nur als palliative Maßnahme gerechtfertigt.
  - Kurative Ansätze werden durch Radiochemotherapie (simultane Gabe von Ifosfamid und Adriamycin o.ä.) erreicht.
  - Die adjuvante Radiotherapie wird in Verbindung mit der Operation als Radiochemotherapie eingesetzt.
- ➤ **Chemotherapie:** Die Chemotherapie ist meist nur wenig wirksam. Ausnahmen: Ewing-Sarkom, Osteosarkom, Fibrosarkom.
- ➤ **Standardtherapie beim Osteosarkom und Ewing-Sarkom:**
  - *Chemotherapie plus Lokaltherapie:*
    - Beim Osteosarkom Operation plus Chemotherapie.
    - Beim Ewing-Sarkom Radiotherapie oder Operation plus Chemotherapie.
  - Grundsätzlich findet die Behandlung in spezialisierten Zentren nach aktuellen Therapieprotokollen, wie z.B. COSS oder EICESS (v.a. in der BRD), statt.

Chirurgische Therapie

➤ **Therapeutisches Ziel:** Radikale Entfernung des Tumors im Gesunden, wenn möglich unter Erhaltung der betroffenen Extremität. Dies gelingt in ca. 60% der Fälle.

➤ **Amputation:**
  – Die lokale Tumorkontrolle durch Amputation ist in 90% der Fälle möglich.
  – *Amputationslinie:* Die Amputationslinie muß mindestens 5 cm oberhalb der proximalen Tumorausdehnung liegen.
  – *Diagnostische Schritte* zur Festlegung der Amputationslinie: Skelettszintigraphie, CT (besser: MRT), Angiographie.

➤ **Extremitäten-erhaltende Resektionsbehandlung:**
  – *Voraussetzung:* Die Tumorresektion „im Gesunden" bei Verzicht auf eine Amputation setzt große Erfahrung mit der Chirurgie primärer Knochengeschwülste und deren Strahlenbehandlung voraus.
  – *Sicherheitsabstände:*
    • Am Knochen: Sicherheitsabstand von 5 cm.
    • An den Weichteilen: Sicherheitssaum gegenüber Muskeln und intermuskulären Septen von 2 cm.
  – *Erfolge:* Die Resektionsbehandlung hat sich bei folgender Tumorlage bewährt:
    • Im proximalen Humerus.
    • In der proximalen Fibula und Tibia.
    • Im proximalen und distalen Femur.
    • Bei Beckenlokalisationen, wenn zumindest Teile des ventral gelegenen Nervenplexus bzw. des N. ischiadicus erhalten werden können.
  – *Knochenersatz nach Resektionsbehandlung durch* Osteoplastik, Endoprothese, Leichentransplantat.

➤ **Osteosarkom und Ewing-Sarkom:** Durch präoperative systemische Chemotherapie +/- Radiotherapie gelingt in hohem Maße die Tumorsterilisation. Dadurch verbessert sich die Langzeitprognose, und der Erhalt der betroffenen Extremität wird möglich.

➤ **Lungenmetastasen:**
  – *Solitäre Lungenmetastasen:* Die chirurgische Entfernung von solitären Lungenmetasen ist indiziert, sofern eine wirksame systemische Chemotherapie verfügbar ist. Bei Osteosarkomen, Ewing-Sarkom, Non-Hodgkin-Lymphomen, Spätmetastasen anderer Sarkome.
  – *Multiple Lungenmetastasen:* Bei multiplen Lungenmetastasen erfolgt die primäre Chemotherapie und dann die sekundäre Resektion einzelner Restbefunde.

Radiotherapie

➤ **Primäre (definitive) Strahlentherapie:**
  – *Indikationen/Dosis:*
    • Non-Hodgkin-Lymphome: 45 – 50 Gy.
    • Ewing-Sarkom, sofern der Tumor klein oder nicht resezierbar ist: 50 – 60 Gy.
  – *Bestrahlungsfeld:* Der gesamte befallene Knochen ist zu bestrahlen, dann wird das Feld nach 40 – 50 Gy verkleinert („Shrinking field").

Knochensarkome

– Die Radiotherapie wird meist in Verbindung mit der systemischen Chemotherapie durchgeführt.

▶ **Postoperative Strahlenbehandlung:**
– *Indikationen/Dosis:* Bei Ewing-Sarkom werden Restknochen und Tumorbett
postoperativ bestrahlt, Dosis 50–60 Gy.
– Bei anderen Tumoren wird experimentell die Radiochemotherapie eingesetzt, wobei die Chemotherapie zur Strahlensensibilisierung des Tumors
dient.

▶ **Möglichkeiten der lokalen Tumorkontrolle:**
– Die lokale Tumorkontrolle nimmt von den distalen über proximale zu den
zentralen Tumorlokalisationen ab.
– Vermutliche Gründe: Die kritische Tumorgröße, die mit einer Radiotherapie
noch geheilt werden kann, ist überschritten, da zentrale und proximal gelegene Tumoren für gewöhnlich erst spät diagnostiziert werden. Zudem ist,
wenn nicht schwere Strahlenfolgen riskiert werden sollen, die Strahlendosis
in diesem Bereich limitiert.

▶ **Ganzlungenbestrahlung** bei Ewing-Sarkom und Lungenmetastasen, sofern
diese auf eine initiale Chemotherapie ansprachen. Dosis: 15–20 Gy, Einzeldosis: 1,5 Gy.

Chemotherapie

▶ **Primäre Chemotherapie:** Die Chemotherapie ist Primärtherapie bei Osteosarkom und Ewing-Sarkom.

▶ **Adjuvante Chemotherapie:**
– *Indikationen:* Beim nicht-metastasierenden Osteosarkom und Ewing-Sar-
kom.
– *Größte Wirkung:*
• Präoperativ (neoadjuvant) beim Osteosarkom und Ewing-Sarkom.
• Präradiotherapeutisch beim Ewing-Sarkom.

▶ **Wirksame Substanzen beim Osteosarkom:**
– *Adriamycin* (ADM): 50–70 mg/m^2 i. v. oder *Epirubicin* (EPI) 80–100 mg/m^2
i. v.:
• Intervalle/Dauer: 3- bis 4wöchentliche Zyklen, 4–6×.
• Empfehlung: Studienprotokolle, wie COSS und EICESS, in Tumorzentren.
• *Erfolge:* Die Verlängerung des tumorfreien postoperativen Intervalls und
der Gesamtüberlebenszeit ist erwiesen.
– *Hochdosierte Methotrexattherapie:* 3–8 g/m^2 mit Leucovorin-Rescue sowie
andere Formen der intensiven zytostatischen Chemotherapie: Diese risiko-
reichen und kostenintensiven Alternativen für junge Patienten sind strikt an
die Durchführung in Tumorzentren gebunden.

▶ **Wirksame Substanzen beim Ewing-Sarkom:**
– *Dreier-(Vierer-)Kombinationen:* Cyclophosphamid/Vincristin/Actinomycin-D
+ evtl. Adriamycin oder Epirubicin.
– *Dauer:* 6–8 Zyklen prä- bzw. postradiotherapeutisch, evtl. auch als Radioche-
motherapie.
– Studien-Protokolle, z. B. EICESS.
– *Bei Rezidiven oder Therapieversagen:* Salvage-Programm, meist bei jüngeren
Patienten: Ifosfamid + Platinsalze.
– Die Therapie muß stationär in Tumorzentren durchgeführt werden.

– Entscheidend für Therapieführung und Prognose ist die initiale, interdisziplinäre Absprache der optimalen zeitlichen Behandlungsstaffelung.

Prognose

➤ Die Prognose ist abhängig von Typ, Differenzierungsgrad, Lage und Ausbreitung
des Tumors.
➤ Die Prognose der Knochensarkome ist durch adjuvante, heute meist präoperative Chemotherapie, evtl. auch durch die elekive Resektion einzelner Lungenmetastasen deutlich besser als noch vor einigen Jahren.
➤ 5-Jahres-Überlebensrate s. Tabelle 105:

Tabelle 105　Prognose der Knochensarkome

Typ	5-JÜR
Osteosarkom	70 – 80 %
Ewing-Sarkom	Erwachsene 30 % Kinder 60 %
Non-Hodgkin-Lymphome	80 – 90 %
Malignes fibröses Histiozytom	50 %
Chondrosarkom	50 %

Nachsorge

➤ **Intervalle:**
– In den ersten zwei Jahren vierteljährlich, dann halbjährlich bis 7 – 8 Jahre.
– Im palliativen Ansatz individuell.
➤ **Umfang der Untersuchungen:**
– Anamnese, körperliche Untersuchung, Basislabor (s. S. 339).
– Thorax-Röntgenaufnahmen a.p. und seitlich.
– Thorakales CT: Halbjährlich in den ersten 2 Jahren, dann jährlich (zu diesen
Zeitpunkten entfallen die Thorax-Röntgenaufnahmen).
– Sonographie des Oberbauches.
– Beurteilung des Lokalbefundes mit CT/MRT halbjährlich, ab dem 4. Jahr jähr-
lich.

Weichteilsarkome

Definition

➤ **Weichteilsarkome** sind maligne Geschwülste des Stützgewebes und der peripheren Nerven.
➤ **Nicht zu den Weichteilsarkomen gehören Tumoren**, die vom Knochen inkl. Periost, Knochenmark und Gelenkinnenraum, vom lymphoretikulären Gewebe (RES) und speziellen Organen wie Schilddrüse, Mamma, Intestinaltrakt etc. ausgehen.

Epidemiologie

➤ **Inzidenz:**
 – *Erwachsene:* Weichteilsarkome sind selten, sie machen ca. 0,7 % aller Malignome aus, 2 Fälle/100 000/Jahr bzw. 4500 Neuerkrankungen und 1600 Todesfälle jährlich in USA.
 – *Kinder:* 6,5 % aller Malignome. Im Kindesalter hohe Inzidenz von okkulten Mikrometastasen durch das hier häufige Rhabdomyosarkom.

Ätiologie

➤ Die Ätiologie ist weitgehend unbekannt.
➤ Virale Faktoren (Kaposi-Sarkom) werden diskutiert, auch genetische Einflüsse (p-53-Mutation).
➤ Fibro- und Osteosarkome können durch ionisierende Strahlung induziert werden.

Histologie

➤ **Vorbemerkungen:** Bei Weichteilsarkomen bestehen histologisch und biologisch fünf Besonderheiten:
 1. Weichteilsarkome sind biologisch sehr unterschiedlich, so daß sie auch therapeutisch und prognostisch inhomogen sind.
 2. Das Ausmaß des histologischen Differenzierungsgrades ist nicht immer ein Index für das biologische Verhalten und damit die Prognose.
 3. Innerhalb desselben Tumors finden sich oft stark wechselnde histologische Bilder. Eine Vielzahl von Biopsien ist erforderlich, um den Tumor umfassend beurteilen zu können.
 4. Weichteilsarkome wachsen trotz makroskopischer Abkapselung infiltrierend. Die sog. Pseudo-Tumorkapsel enthält histologisch Tumorgewebe.
 5. Es besteht die Gefahr der Verwechslung mit sog. pseudomalignen oder pseudosarkomatösen Veränderungen. Dies sind Tumoren oder tumorähnliche Läsionen, die histologisch Malignomen ähneln, sich biologisch aber benigne verhalten: Fasciitis nodularis, atypisches Fibroxanthom, Spindelzellipom, Myositis ossificans etc.
➤ **Histologie** s. Tabelle 106.

Tabelle 106 Histologische Klassifizierung und Häufigkeit der wichtigsten Weichgewebesarkome (modifiziert nach Enzinger, Weiss und Salzer-Kuntschik, 1988)

Ursprungsgewebe	Weichteilsarkom	Häufigkeit
Fibröses Gewebe	Malignes fibröses Histiozytom Fibrosarkom	ca. 30 %
Fettgewebe	Liposarkom	ca. 20 %
Glatte Muskulatur	Leiomyosarkom	< 5 %
Quergestreifte Muskulatur	Rhabdomyosarkom	ca. 20 %
Blutgefäße	Angiosarkom Kaposi-Sarkom	< 5 %
Lymphgefäße	Lymphangiosarkom	< 5 %
Tendosynovialgewebe	Synovialsarkom	5 – 10 %
Peripheres Nervengewebe	Malignes Schwannom	ca. 5 %
Knochen- und Knorpelgewebe	Extraskelettales Osteo- und Chondrosarkom	< 5 %
Unklar	Alveoläres Weichgewebssarkom Unklassifizierbares Sarkom Epitheloidzellsarkom Klarzellsarkom	< 5 %
Pluripotentes Mesenchym	Malignes Mesenchymom	< 5 %

Sonstige seltene Sarkome:

Dermatofibrosarcoma protuberans
Malignes Hämangioperizytom
Malignes Neuroepitheliom

Maligner Granulosazelltumor
Extraskelettales Ewing-Sarkom

Histologisches Grading

➤ **Einteilung:** G1: Hochdifferenziert, G2: Mäßig differenziert, G3: Wenig differenziert, G4: Undifferenziert.

Klassifikation

➤ Die Klassifikation erfolgt gemäß des TNM-Systems (UICC), in Übereinstimmung mit dem AJC, s. Tabelle 107.
➤ **Erwachsene:** Für den klinischen Alltag ist die Stadiengruppierung nach AJC gebräuchlich, in der neben der TNM-Klassifikation auch das Grading beachtet wird, s. Tabelle 108.
➤ **Kinder und Jugendliche:** Die Stadiengruppierung für Weichteilsarkome der Kinder/Jugendlichen umfaßt auch die Radikalität der Operation, s. Tabelle 109.

Tabelle 107   TNM-Klassifikation der Weichteilsarkome

TNM	
Tx	Primärtumor kann nicht beurteilt werden
T0	Kein Anhalt für Primärtumor
T1	Tumor ≤ 5 cm in größter Ausdehnung
T1a	Oberflächlicher Tumor[a]
T1b	Tiefer Tumor[b]
T2	Tumor > 5 cm
T2a	Oberflächlicher Tumor[a]
T2b	Tiefer Tumor[b]
Nx	Regionäre Lymphknoten können nicht beurteilt werden
N0	Keine regionären Lymphknotenmetastasen
N1	Regionäre Lymphknotenmetastasen
M0	Keine Fernmetastasen
M1	Fernmetastasen

Die Kategorie M1 kann analog den Knochensarkomen, s. Tabelle 104, S. 338, spezifiziert werden
[a] Oberflächlicher Tumor: Der Tumor ist ausschließlich oberhalb der superfiziellen Faszie lokalisiert; keine Infiltration der Faszie
[b] Tiefer Tumor: Der Tumor ist entweder ausschließlich unterhalb der superfiziellen Faszie lokalisiert oder oberhalb der Faszie mit Infiltration der Faszie oder durch die Faszie hindurch. Retroperitoneale, mediastinale und Becken-Sarkome werden als tiefe Tumoren klassifiziert

Klinik

➤ Die Frühdiagnose der Weichteilsarkome gelingt nur selten.
➤ **Leitsymptom:** Tastbarer Tumor, der wächst, symptomatisch wird und oft eine harte Konsistenz annimmt.
➤ **Bei zunehmender Tumorgröße:**
  – *Druck auf Nerven und Gefäße:* Periphere Neuralgie, Paralyse, Ischämie.
  – *Mediastinaltumor:* Obere Einflußstauung, Dyspnoe, Dysphagie.
  – *Darmobstruktion:* Beeinträchtigung der Darmpassage bis hin zum Ileus, Meteorismus.
➤ **Lokalisationen:**
  1. Beine: 46% der Fälle.
  2. Stamm: 19% der Fälle.
  3. Arme: 14% der Fälle.
  4. Retroperitoneum: 13% der Fälle.
  5. Kopf/Hals: 8% der Fälle.

Tabelle 108 Stadiengruppierung der Weichteilsarkome

Stadium	G	T	N	M
IA	G1, 2	T1 a	N0	M0
	G1, 2	T1 b	N0	M0
IB	G1, 2	T2 a	N0	M0
IIA	G1, 2	T2 b	N0	M0
IIB	G3, 4	T1 a	N0	M0
	G3, 4	T1 b	N0	M0
IIC	G3/4	T2 a	N0	M0
III	G3/4	T2 b	N0	M0
IV	Jedes G	Jedes T	N1	M0
	Jedes G	Jedes T	Jedes N	M1

Tabelle 109 Klassifikation der kindlichen Weichteilsarkome nach CWS 81

Stadium	
I	Tumor komplett entfernt (makroskopisch und mikroskopisch), keine Lymphknotenmetastasen
IIa	Tumor nur makroskopisch entfernt, mikroskopisch kein freier Resektionsrand, keine Lymphknotenmetastasen
IIb	Wie I bzw IIa, aber mitentfernte Lymphknotenmetastasen
III	Inkomplette Resktion +/- Lymphknotenmetastasen, maligner Erguß
IV	Fernmetastasen bei der Erstdiagnose

➤ **Allgemeinsymptome treten erst spät auf:** Gewichtsverlust, Fieber, Krankheitsgefühl, Schmerzen.

Metastasierungswege

➤ Vorwiegend hämatogene Metastasierung.
➤ Lungenmetastasen sind mit 70 % die häufigsten Fernmetastasen (20 % bereits bei Diagnosestellung).
➤ Knochen-, Leber-, retroperitoneale Lymphknoten und Hirnmetastasen folgen in abnehmender Häufigkeit.

Weichteilsarkome

Diagnostik

➤ Anamnese.
➤ Unerklärbare Weichteiltumoren sollten frühzeitig biopsiert, nach Möglichkeit weit im Gesunden exzidiert und histologisch untersucht werden.
➤ **Körperliche Untersuchung:**
  – *Vorsichtige, aber exakte Palpation der Tumorregion:* Größenbestimmung, Konsistenz, Beziehung zu Nachbarstrukturen.
  – Untersuchung der regionären Lymphabflußgebiete.
  – Neurologische Untersuchung.
  – Bewegungseinschränkungen beachten.
  – Pulse tasten.
  – Auf Durchblutungsstörungen, z.B. Blässe und Kälte der Extremität, achten.
➤ **Laboruntersuchungen:** Blutsenkungsreaktion (BSG), Blutbild inkl. Differentialblutbild, Transaminasen (GOT, GPT).
➤ **Radiologische Diagnostik:**
  – *Röntgen-Nativaufnahmen* der Primärtumorregion in Weichstrahltechnik zur Beurteilung der Weichteile.
  – *Magnetresonanztomographie* (MRT): Die MRT ist das bei weitem überlegene bildgebende Verfahren zur Diagnose der Weichteilsarkome. Untersucht wird die Primärtumorregion, im Stammbereich auch das regionäre Lymphabflußgebiet, nativ und mit Kontrastmittelbolus.
  – *Angiographie:* Arterielle, kapilläre und venöse Phase als präoperative Untersuchung.
  – *Skelettszintigraphie* zum Nachweis bzw. Ausschluß einer Knocheninfiltration bzw. von Skelettmetastasen.
  – *Thorax-Röntgen* in 2 Ebenen zum Metastasenausschluß, besser:
  – Ganzlungen- CT mit Lungenfenster.
➤ **Biopsie:**
  – *Große Tumoren:* Stanz- oder Inzisionsbiopsie, bei nachfolgender Exstirpation muß die Biopsiestelle entfernt werden.
    – *Kleine Tumoren:* Kleine Tumoren werden immer durch Exzisionsbiopsie entfernt, der Sicherheitsabstand beträgt 1 – 2 cm.
  – *Suspekte Lymphknoten:* Exzisionsbiopsie.
  – *Immunhistochemie:* Für die histologische Differenzierung ist die Immunhistochemie notwendig. Bei der Gewebsentnahme muß die Immunhistochemie bereits vorbereitet werden (fixiertes und unfixiertes Frischmaterial auf Trockeneis).
➤ **Knochenmarkbiopsie** zum Ausschluß bzw. Nachweis einer Knochenmarkinfiltration bei Rhabdomyosarkom, extraskelettalem Ewing-Sarkom und Kaposi-Sarkom.
➤ **Liquorzytologie:** Bei Rhabdomyosarkomen im Kopf-Hals-Bereich.

Differentialdiagnosen

➤ Fasciitis nodularis.
➤ Atypisches Fibroxanthom.
➤ Spindelzellipom.
➤ Myositis ossificans.

Therapiegrundsätze

➤ Die Abb. 48 zeigt ein Flußdiagramm der empfohlenen Therapieschritte bei Weichteilsarkomen.

Chirurgische Therapie

➤ **Vorbemerkungen:**
  – Nur die radikale Resektion erlaubt eine kurative Therapie der lokalisierten Weichteilsarkome.
  – Die Weichteilsarkome haben hohe lokale und systemische Rezidivraten.
  – Ein Lokalrezidiv verdoppelt die Wahrscheinlichkeit, daß der Patient an seinem Tumor stirbt. Deshalb sollten alle Weichteilsarkome einer multimodalen Therapie zugeführt werden (vgl. auch S. 350 – 351).
➤ **Operatives Vorgehen:**
  – Tumorentfernung en bloc weit im Gesunden.
  – *Erforderlicher Sicherheitsabstand:* Seitlich 4 – 5 cm, in der Tiefe 2 cm.

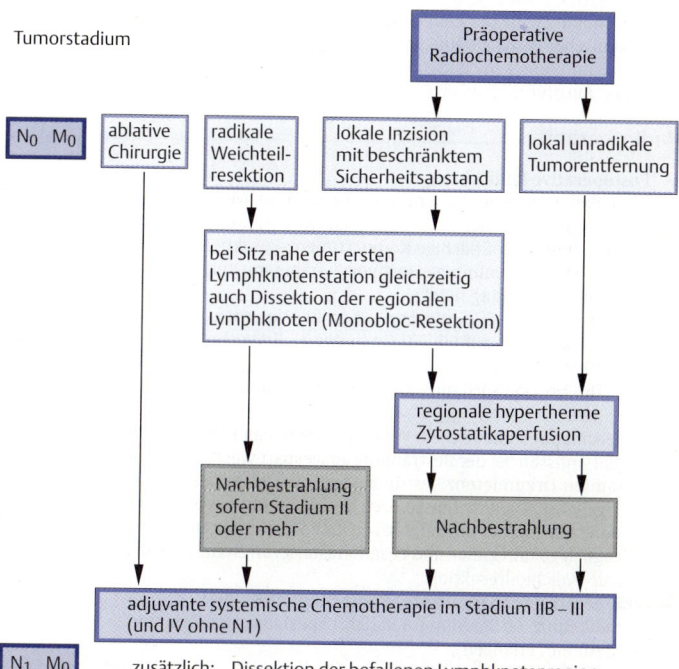

Abb. 48 Flußdiagramm der empfohlenen Therapieschritte bei Weichteilsarkomen im Erwachsenenalter (Tumorzentrum Erlangen-Nürnberg)

Weichteilsarkome

- – Das Gebiet der vorangegangenen Biopsie inkl. der Hautwunde wird vollständig mitentfernt.
- – *Sitz des Tumors an einer Faszie oder in der Muskulatur:* Resektion der befallenen Muskelgruppe vom Ursprung bis zum Ansatz inkl. des neurovaskulären Gewebes.
- ➤ **Präoperative Radiochemotherapie:** Sie ist heute ab Stadium IIB in spezialisierten Zentren Standard, vgl. Radiotherapie und Chemotherapie der Weichteilsarkome.
- ➤ **Amputation:** Die Amputation ist indiziert, wenn eine funktionslose Extremität zurückbleiben würde, z. B. bei:
  - – Tumoren in wenig weichteilgedeckter Extremitätenregion, z. B. bei Gelenkeinbruch des Tumors, Tumor im Bereich der Metatarsalia oder Metacarpalia.
  - – Tumorinfiltration mehrerer Kompartimente.
  - – Infiltration von Gefäßen und Nerven.
  - – Wenn die konservative Palliation wegen Schmerzen, Blutung oder Ulkus nicht möglich ist.
- ➤ **Lymphknoten-Dissektion:** Die generelle Lymphknoten-Dissektion ist nicht gerechtfertigt. Ausnahmen:
  - – Tumorsitz nahe der ersten LK-Station.
  - – Klinischer Verdacht auf Lymphknotenmetastasen.
  - – Diagnose eines myxoiden Liposarkoms, da dieses besonders zur lymphogenen Ausbreitung neigt.

Radiotherapie

- ➤ **Postoperative Radiotherapie:**
  - – *Indikationen:* Jeder Patient mit lokalisiertem Weichteilsarkom ab Stadium II unabhängig von der Histologie nach extremitäten-schonender Resektion.
  - – *Ausnahmen:* Großflächige Kompartiment-Resektion.
  - – *Methode:* Großvolumige Hochvolttherapie mit sukzessiver Volumenverkleinerung. „Shrinking field":
    - • 50 – 60 Gy in 5 – 6 Wochen auf großes Volumen.
    - • Aufsättigung auf 60 – 70 Gy in der 7. – 8. Woche, evtl. bis 80 Gy in 9. und 10. Woche.
    - • Die Dosisaufsättigung kann auch mit Iridium-192 im Afterloading erfolgen.
  - – *Beachte:* Gelenke und ein Weichteilstreifen an Extremitäten (am besten medial) müssen bei der Bestrahlung ausgespart werden. Bei Bestrahlung der gesamten Zirkumferenz bestünde sonst die Gefahr der konstriktiven Fibrose.
  - – *Ergebnisse:* Die Ergebnisse nach Resektion mit beschränktem Sicherheitsabstand, die mit der postoperativen Radiotherapie kombiniert werden, sind bezüglich Lokalrezidiv- und Fernmetastasierungsrate ebenso gut wie die radikale Weichteilresektion.
- ➤ **Präoperative (neoadjuvante) Radiochemotherapie:**
  - – Indikation: Ab Stadium IIA in dafür spezialisierten Zentren.
  - – Methode (Erlangen):
    - • 60 Gy in 5 Wochen, Volumenverkleinerung („Shrinking field") nach 50 Gy. Fraktionierung: 2× 1,5 Gy/d mit 6 – 7 Stunden Pause bis 30 Gy. Wiederholung nach 1 Woche Pause ab Tag 22 (4. und 5. Woche).

- Ifosfamid 1,5 g/m^2/4 h Infusion an den Tagen 1 – 5 und Doxorubicin 50 mg/m^2/6 h Infusion an den Tagen 2 und 30.
- En-bloc-Resektion nach 4 – 6 Wochen.
➤ **Alleinige Bestrahlung** (ohne Operation): Die alleinige Bestrahlung ist nur als palliative Maßnahme indiziert.

Chemotherapie

➤ **Ziel:** Die Chemotherapie bei Weichteilsarkomen ist eine adjuvante Chemotherapie. Sie wird neben radikaler bzw. palliativer (tumorverkleinernder) Operation und/oder Radiotherapie eingesetzt.
➤ **Indikationen/Ergebnisse:**
  - Die Indikation einer generellen prä- oder postoperativen adjuvanten Chemotherapie ist bei Weichteilsarkomen derzeit noch nicht gesichert.
  - Die wirksamsten Monoseptanzen sind Doxorubicin, Epirubicin und Ifosfamid.
  - Bisher zeigen klinische Studien keine reproduzierbare Verbesserung der rezidivfreien bzw. der Gesamtüberlebensrate nach 3 – 5 Jahren.
➤ **Schemata:** Mögliche Schemata außerhalb klinischer Studien beim inoperablen oder metastasierten Weichteilsarkom:
  - *Adriamycin* 50 – 70 mg/m^2 oder *Epirubicin* 80 – 100 mg/m^2 i. v.
    - Intervalle/Dauer: 3 – 4 wöchentliche Zyklen, 6 – 8 ×.
  - *Hochdosis-Chemotherapie* mit Doxorubicin und Ifosfamid und Blutstammzellen-Restitution und/oder Substitution hämatopoetischer Wachstumsfaktoren, z. B. G-CSF, vgl. S. 155. Dieses Verfahren wird nur in Tumorzentren im Rahmen klinischer Studien durchgeführt. Die bisherigen Ergebnisse sind nicht befriedigend.
➤ **Regionale „hypertherme" Perfusions-Chemotherapie,** vgl. S. 108 – 109: Nach lokaler Exzision mit eingeschränktem Sicherheitsabstand eines Weichteilsarkoms kann die regionale Perfusions-Chemotherapie eingesetzt werden. Sie wird mit Tumornekrosefaktor und/oder Zytostatika kombiniert, evtl. wird eine Nachbestrahlung durchgeführt. Diese Methode wird nur in Tumorzentren im Rahmen klinischer Studien eingesetzt.

Palliative Maßnahmen

➤ **Indikationen:**
  - Nicht kurativ resezierbare Primärtumoren.
  - Rezidive.
  - Weichteilsarkome im Stadium IV.
➤ **Methoden:**
  - Palliative Extremitätenamputation.
  - Resektion von solitären Fernmetastasen. Die operative Resektion einer solitären Lungenmetastase hat eine bessere Prognose als ein primäres Lungenkarzinom.
  - Lokale Strahlentherapie der Primärtumorregion, evtl. kombiniert mit Strahlen-sensibilisierender Chemotherapie, lokaler Hyperthermie, Neutronenstrahlen, interstitieller Radionuklidtherapie.
  - Strahlentherapie einzelner hämatogener Fernmetastasen, vor allem im Skelett.

Weichteilsarkome

– Systemische, evtl. auch intraarterielle Chemotherapie.
– Sekundär-adjuvante Chemotherapie nach operativer Therapie von Lokalrezidiven. Diese Methode ist beim embryonalen Rhabdomyosarkom, Synovial-
sarkom, extraskelettalen Osteosarkom und Ewing-Sarkom sowie bei Grad III
und IV zu erwägen.

Prognose

➤ **Postoperative Lokalrezidivrate:**
   – Nach intraläsionaler Exzision: 80 – 100%.
   – Nach weiter Exzision im Gesunden: 40 – 50%.
   – Nach Kompartment-Resektion: 10 – 20%.
   – Nach ablativen Eingriffen (Amputation): 5%.
➤ **Lokalrezidive nach Exzision und postoperativer Radiotherapie**:
   – Stamm: 10 – 15%.
   – Periphere Lage: 5 – 10%.
   – Am proximalen Oberarm und Oberschenkel: 60 – 70%.
➤ **Rhabdomyo- und Synovialsarkome** nach kombinierter Radio- und Chemothe-
rapie: Lokale Tumorkontrolle in 75 – 80% der Fälle.
➤ **Prognose: 5-JÜR:** Einen Überblick über die 5-Jahres-Überlebensraten aller Al-
tersstufen ohne Berücksichtigung der Lokalrezidive gibt die Tabelle 110. Es han-
delt sich um Mittelwerte, denn die 5-JÜR ist abhängig von Histologie und Gra-
ding des entsprechenden Weichteilsarkoms.

Tabelle 110 Prognose der Weichteilsarkome (5-JÜR)

Histologischer Typ	Erwachsene	Kinder
Liposarkom	60%	
Fibrosarkom	50%	60%
Malignes fibröses Histiozytom	45%	90%
Malignes Schwannom (Neurosarkom)	45%	
Synovialsarkom	45%	85%
Rhabdomyosarkom	30%	70%
Unklassifizierbare Sarkome	30%	90%

Nachsorge

➤ **Intervalle:** Vierteljährlich in den ersten 2 Jahren, dann halbjährlich 5 Jahre.
➤ **Umfang der Untersuchungen:**
   – Anamnese, körperliche Untersuchung, Basislabor.
   – Thorax-Röntgenaufnahmen a.p. und seitlich.
   – Thorakales CT: halbjährlich in den ersten 2 Jahren, dann jährlich. Zu diesen
     Zeitpunkten können die Thorax-Röntgenaufnahmen entfallen.
   – Sonographie des Abdomens.
   – MRT der Primärtumor-Region halbjährlich.

Epidemiologie

➤ **Häufigkeit:** Das Kaposi-Sarkom ist ein seltener Tumor, der früher nur bei den Juden Osteuropas und in den europäischen Mittelmeerländern bekannt war. Die Bedeutung des Kaposi-Sarkoms nimmt heute auch in Mitteleuropa in Folge von therapeutischer Immunsuppression (nach Organtransplantationen, multipler Sklerose etc.) und erworbenen Immundefiziten (AIDS) drastisch zu. In diesen Fällen ist die Inzidenz 200 – 400 × höher.
➤ **Geschlecht:** Männer sind häufiger betroffen als Frauen.

Ätiologie

➤ Virale Genese spielt wahrscheinlich eine Rolle: Das Kaposi-Sarkom-assoziierte Virus (KSHV, ein Herpesvirus) wurde sowohl bei AIDS-Patienten als auch bei Kaposi-Sarkom-Patienten gefunden, auch das Epstein-Barr-Virus steht im Verdacht, ursächlich an der Genese des Kaposi-Sarkoms beteiligt zu sein.
➤ Genetische Defekte prädisponieren zum Kaposi-Sarkom.
➤ Die Prävalenz ist nach Immunsuppression und bei AIDS stark erhöht (s. o.).

Histologie

➤ Das Kaposi-Sarkom ist eine semi-maligne, progressive Angio-Neoplasie.
➤ Die Hautinfiltrate bestehen aus lymphatischen und endothelialen Zellen.

Klinik

➤ Zunächst fleckförmige, allenfalls leicht erhabene, bläulich-rötliche Hautinfiltrate an Hand- und Fußrücken, Unterarmen und Unterschenkeln.
➤ Langsame zentripetale Progression, u. U. über Monate und Jahre.
➤ Später Organbefall, bevorzugt Gastrointestinaltrakt und Lungen.
➤ Eine primär lymphadenopathische Form wird hauptsächlich in Zentralafrika beobachtet und hat eine schlechte Prognose.

Diagnostik

➤ Vgl. übrige Weichteilsarkome S. 346.
➤ Anamnese: Ort der Erstmanifestation? Immunsuppression? AIDS bzw. HIV-Infektion?
➤ **Biopsie** aus suspektem Hautareal.
➤ **Bildgebende Diagnostik:**
  – Thorax-Röntgen in 2 Ebenen.
  – CT von Abdomen und Mediastinum (Lymphknotenvergrößerungen?) und Lunge (Infiltrate?).
➤ **Endoskopie:**
  – HNO-Bereich.
  – Ösophagus, Magen, Duodenum.
  – Koloskopie.
➤ **Labor:** EBV-Titer, HIV, Routinelabor.

Kaposi-Sarkom

Therapie

➤ Chirurgische Therapie: Allenfalls als Exzisionsbiopsie einer solitären Hautinfiltration zur Diagnosesicherung gerechtfertigt.

➤ **Radiotherapie:**
  – Das Kaposi-Sarkom ist ein hoch strahlensensibler Tumor: Die Ansprechraten betragen fast 100%.
  – *Strahlenqualität:* Oberflächentherapie, niederenergetische Elektronenstrahlen, bei tiefer liegenden Prozessen Linearbeschleuniger-Photonen oder Telekobalt. Optimierung der Dosisvolumina an Füßen und Händen durch Moulagen oder Bestrahlung im Wasserbad.
  – *Dosis:* Ein optimales Fraktionierungs- und Dosierungsmuster ist noch nicht etabliert. „Faustregel": Große Einzeldosen bei umschriebenen Hautläsionen, konventionelle Fraktionierung mit 2 Gy bei großen und tiefliegenden Volumina bis 30–40 Gy.
  – *Rezidive* nach Strahlentherapie sprechen verzögert an, diese sind aber nach 40 Gy (20 × 2 Gy) selten
  – *Beachte:* Bei AIDS-Patienten sind ungewöhnlich heftige Strahlenreaktionen zu erwarten.

➤ **Chemotherapie:**
  – Indikationen:
    • Bei symptomatischem viszeralen Befall oder aggressivem Krankheitsverlauf, z.B. der endemischen Form (bei HIV-Infektion).
    • Bei systemischer Form ist die Chemotherapie möglich, ist aber gegenüber einer Ganzhautbestrahlung mit Elektronenstrahlen abzuwägen.
    • Chemotherapieschemata s. Weichteilsarkome S. 351. Kaposi-Sarkome sprechen dabei auf eine Vielzahl von Zytostatika an, haben aber eine hohe Rezidivtendenz.

Epidemiologie

➤ **Inzidenz:** Die Inzidenz steigt, sie verdoppelt sich alle 15 Jahre. Zudem bestehen ausgeprägte geographische Unterschiede:
  – Skandinavien: 4,5 Fälle/100 000/Jahr.
  – Australien, weiße Einwanderer: 33 Fälle/100 000/Jahr.
➤ **Geschlecht:** Frauen sind häufiger als Männer betroffen, v. a. beim superfiziell spreitenden malignen Melanom der Extremitäten.

Ätiologie/Risikofaktoren

➤ **Gefährdete Personen:** Personen mit blasser, weißer Haut und Rothaarige.
➤ **Prädisponierende Faktoren:**
  – Hohe Nävuszelldichte.
  – Intensive intermittierende Sonnenexposition.
  – Sonnenbrandanamnese (5 und mehr Episoden in der Jugend).
  – *Hormone:* Z. T. sind maligne Melanome abhängig von Geschlechtshormonen und wachsen z. B. in der Schwangerschaft. Vor der Pubertät sind maligne Melanome extrem selten.
➤ **Vererbung:**
  – Die Vererbung maligner Melanome ist selten, ca. 3% der Fälle.
  – In ca. 10% der Fälle treten maligne Melanome familiär gehäuft auf.
➤ **Trauma:** Traumen sind für die Entstehung maligner Melanome selten von Bedeutung, sie werden meist überbewertet.
➤ **Präkanzerosen** (vgl. Histologie):
  – Das maligne Melanom entsteht zu 70% aus vorbestehenden Nävi.
  – Das Risiko der Entartung ist bei kongenitalen behaarten Tierfellnävi maximal groß.

Prävention

➤ **Prävention:** Starke Sonnenbestrahlung und Sonnenbrand meiden.
➤ **Früherkennung:** Regelmäßige Inspektion, verdächtige Läsionen exzidieren. Kriterien: ABCDE-Regel, s. Klinik des malignen Melanoms S. 357.

Histologie

➤ **Präkanzerosen:**
  – Nävusdysplasiesyndrom: Teils vererbt, teils sporadisch auftretende Häufung atypischer Nävi.
  – Melanosis circumscripta Dubreuilh.
  – Lentigo circumscripta: Scharf begrenzter brauner/schwarzer Fleck ohne Veränderung über Jahre.
  – Junctions- bzw. Compound-Nävus: Pigmentbeladene Makrophagen an dermo-epidermaler Grenze.
➤ **Maligne Melanome:**
  – Superfiziell spreitendes Melanom: 50% der Fälle, v. a. bei Frauen.
  – Noduläres Melanom: 30% der Fälle.
  – Lentigo-maligna-Melanom: 10% der Fälle.
  – Spezialfälle: Z. B. akrolentiginöses Melanom an Handflächen, Fußsohlen, subungual: 5% der Fälle.

Malignes Melanom

Klassifikation

➤ Klassifikation der malignen Melanome, vgl. Abb. 49 und Tabelle 111.

Tabelle 111   Klassifikation der malignen Melanome

pTNM	Tumordicke (nach Breslow)	Eindringtiefe (nach Clark)
pTis	Auf Epithel beschränkt	Level I
pT1	≤ 0,75 mm	Level II
pT2	> 0,75 mm ≤ 1,5 mm	Level III
pT3	> 1,5 mm ≤ 4 mm	Level IV
pT4	> 4 mm/Satellit(en)	Level V
N1	Regionäre Lymphknoten ≤ 3 cm	
N2	Regionäre Lymphknoten > 3 cm und/oder In-transit-Metastase(n)	

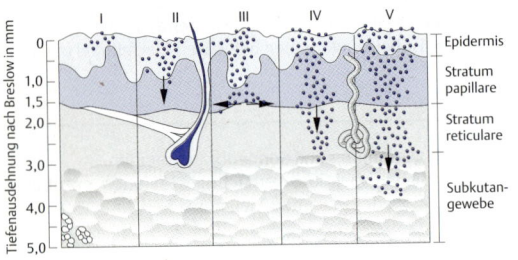

Abb. 49 Tiefenausdehnung des malignen Melanoms nach Clark und nach Breslow (nach Joss und Mitarbeitern)

➤ **Risikogruppen:**
  – *Low risk:* pT1 und pT2.
  – *High risk:*
    • pT3 und pT4.
    • Alle akrolentiginösen und ulzerierten Primärtumoren.
    • Melanome mit primären Satellitenmetastasen.

Klinik

➤ Jeder schwarze bzw. braune Fleck, der sich verändert, ist verdächtig.
➤ Die malignen Melanome treten meist aus vorbestehenden Nävi auf, seltener aus normaler Haut.
➤ 3–5 % der Melanome verlaufen amelanotisch.

➤ **Verstärkter Verdacht: ABCDE-Regel:**
A Asymmetrie.
B Begrenzung (Border): Unregelmäßige Begrenzung und Oberfläche.
C Farbe (Color): Farbvariationen innerhalb der Läsion.
D Durchmesser (Diameter): Läsionen > 5 mm.
E Flächenzunahme (Enlargement), z. B. in Höhe und Breite.
➤ **Weiteres Symptom:** Juckreiz.
➤ **Prädilektionsstellen:** Untere Extremität, Gesicht, Stamm, Schleimhäute. Im Auge: Braunschwarzer Fleck der Aderhaut mit Gesichtsfeldausfall.
➤ **Erscheinungsformen des malignen Melanoms** (vgl. Histologie S. 355):
  – *Superfiziell spreitendes Melanom* (SSM): Das superfiziell spreitende Melanom betrifft alle Altersstufen. Es entsteht als scheckiger, unscharf begrenzter Fleck auf unveränderter Haut, Prädilektionsstellen gibt es nicht. Die Farbe ist sehr variabel, auch innerhalb einer Läsion. Das Wachstum ist biphasisch: Zuerst flächig-zentrifugal, dann nodulär. Spät ulzeriert und blutet das SSM.
  – *Lentigo-maligna-Melanom* (LMM): Das Lentigo-Maligna-Melanom kommt im höheren Alter, in der zweiten Lebenshälfte, vor. Es entsteht auf einer prä-existenten scheckigen Pigmentation: Lentigo maligna. Prädilektionsstellen: Fast ausschließlich lichtexponierte Hautareale, vor allem Schläfe und Stirn. Das LMM zeigt einen Verlauf über Jahre.
  – *Noduläres Melanom:* Das noduläre Melanom tritt bereits im jugendlichen Alter auf. Schon initial wächst es vertikal, so daß es eine große Tiefenausdehnung hat. Es ist scharf begrenzt, die Farbe ist blauschwarz. Es tritt vorwiegend am Rumpf auf. Die Oberfläche ist häufig erodiert, leicht blutend und von einer hämorrhagischen Kruste bedeckt.
  – *Akrolentiginöses Melanom:* Lokalisation: Fingerkuppen, Handflächen, Fußsohlen, Zehen, subungual. Teilweise sind die akrolentiginösen Melanome nur schwach gefärbt, sie werden daher oft als Traumafolge verkannt.

Metastasierungswege

➤ **Kutan:** Satelliten- oder In-transit-Metastasen.
➤ **Lymphogen:** In die entsprechenden regionären Lymphknoten, am Rumpf daher oft spät und ohne diagnostische oder therapeutische Bedeutung.
➤ **Hämatogen:** Lunge, Leber, Gehirn, Knochenmark.

Diagnostik

➤ **Inspektion:**
  – Die ganze Haut muß inspiziert werden. Beachte hierzu die ABCDE-Regel, s. Klinik des malignen Melanoms S. 357.
  – Finger- und Zehennägel.
  – Einsehbarer Augenfundus.
  – Schleimhäute.
  – Nävi/suspekte Areale: Beurteilung des Pigmentgehalts, der Begrenzung. Rötlicher Randsaum?
  – Auflicht-Mikroskopie.
➤ **Merke:** Auch ein Geübter kann die Malignität nicht mit bloßem Auge feststellen bzw. ausschließen. Sicherheit ergibt sich allein durch die Biopsie.

Malignes Melanom

➤ **Palpation:** Palpation der verdächtigen Läsion (Konsistenz, Oberflächenbeschaffenheit), Lymphknoten und Leber.
➤ **Biopsie:** Einzig korrekte Methode:
  – *Exzisionsbiopsie:* Exzision sicher im Gesunden, tief ins subkutane Fettgewebe.
  – *Cave:* Keine Inzision, keine Feinnadelbiopsie, kein Schnellschnitt, sondern Histologie, evtl. mit Histochemie.
  – *Vergrößerte Lymphknoten:* Chirurgische Lymphadenektomie, evtl. Feinnadelbiopsie.
➤ **Radiologische Diagnostik:**
  – Thorax-Röntgen in 2 Ebenen.
  – Computertomographie: Beurteilung der Leber und der retroperitonealen Lymphknoten etc.
  – Schädel-CT nur bei klinischem Verdacht.
  – Lymphographie: Bei Herden am Bein, vor Lymphadenektomie inguinal bei tieferen Infiltrationsstadien.
  – Skelettszintigraphie bei klinischem Verdacht von Skelettmetastasen.
➤ **Sonographie.**
➤ **Labor:** Bei der Diagnose des malignen Melanoms ist das Labor entbehrlich. Es werden Routineuntersuchungen zur Einschätzung des Therapierisikos und einer evtl. viszeralen Metastasierung durchgeführt (Blutbild, BSG, Leber- und Nierenparameter).

Differentialdiagnosen

➤ Nävi.
➤ Pigmentiertes Basaliom.
➤ Angiom.
➤ Senile seborrhoische Keratose.
➤ Naevus bleu.
➤ Juveniles Melanom.
➤ Botryomykom (Streptococcus pyogenes-Infektion).
➤ Histiozytom.

Therapie

➤ **Chirurgische Therapie:** Die Therapie des Primärtumors erfolgt rein chirurgisch.
  – *Exzision „weit im Gesunden“.*
  – *Sicherheitsabstand:* Die notwendige Sicherheitsdistanz ist umstritten. Faustregel:
    • Infiltrationstiefe < 1,5 mm: 2 cm Sicherheitsabstand.
    • Infiltrationstiefe > 1,5 mm: 5 cm Sicherheitsabstand.
    • Diese Abstände müssen kosmetisch und funktionell möglich sein, evtl. erfolgt die plastische Deckung.
    • Bei ungenügender Distanz oder Infiltration > 0,75 mm: Nachresektion innerhalb von 3 Wochen.
  – *Amputation:* Die Amputation ist nur indiziert, wenn sonst die Radikalität der Operation nicht erreichbar ist, z. B. bei malignen Melanomen an Endphalangen und Zehen.

– *Lymphknoten:* Elektive Dissektion bei High-risk-Extremitätenmelanomen (vgl. Klassifikation S. 356) nach Anfärbung mit Patentblau, therapeutisch als En-bloc-Resektion mit Primärtumor und Satelliten.
– *Melanom der Aderhaut:*
  • Enukleation oder Teilresektion.
  • Evtl. Vorbestrahlung mit 4 × 6 Gy – 3 × 8 Gy.
  • Alternativ Kontaktbestrahlung mit Ru^{106}/Rh^{106}-Plaques. Der auf die Tumorgröße angepaßte schalenförmige Applikator wird auf den Bulbus aufgesetzt und nach Erreichen der verordneten Dosis (80 – 160 Gy an der Tumorspitze) wieder entfernt. Evtl. Wiederholung nach 6 Monaten.

➤ **Radiotherapie:**
– Die Vor- und Nachbestrahlung von malignen Melanomen der Haut ist umstritten.
– Die endolymphatische Radionuklidtherapie (mit ^{198}An, ^{131}J oder ^{32}P) wird experimentell eingesetzt.

➤ **Interferon-α:** In Risikofällen wird die adjuvante Therapie mit Interferon-α durchgeführt. Dosierung: 20 Mio. I.E./m^2/d × 5/Woche während 4 Wochen, anschließend 10 Mio. I.E./m^2 an drei Tagen pro Woche s. c.

➤ **Chemotherapie:** Hypertherme Zytostatikaperfusion:
– *Indikationen:* Extremitäten-Melanome ab pT3, akrolentiginöse Melanome unabhängig von der Infiltrationstiefe.
– *Verwendete Substanz:* Melphalan 0,6 – 1,2 mg/kg KG über ca. 1 Stunde.

➤ **Therapie von Lokalrezidiven und Lymphknotenmetastasen:**
– Resektion, evtl. wird wiederholt resiziert.
– Falls die Resektion nicht radikal erfolgen kann, wird bestrahlt.

➤ **Therapie von Metastasen:**
– *Solitäre Herde:* Solitäre Herde, z. B. in ZNS, Lunge und Haut sollen möglichst exzidiert werden. Alternative: Bestrahlung mit Elektronen und hohen Einzeldosen, evtl. mit Hyperthermie.
– *Zytostatika:*
  • Standardmedikament Dacarbazin mit einer Remissionsrate von 20 %.
  • Dosis: Entweder 250 mg/m^2 Tag 1 – 5 oder 850 mg/m^2 Tag 1 i. v. wiederholt alle 3 – 4 Wochen.
  • Weitere wirksame Medikamente: Vinca-Alkaloide, Nitrosoharnstoffe, Alkylantien, Platinsalze. Kombinationen mit Dacarbacin sind kaum wirksamer als die Einzelsubstanz. Bei Begrenzung auf eine Extremität evtl. intraarterielle Chemotherapie.
– *Immunotherapie:*
  • Unspezifisch mit BCG (Bacille Calmette Guérin) intratumoral. Die Wirkung lokal-intratumoral ist dokumentiert, die systemische Wirkung ist umstritten bzw. nicht erwiesen.
  • Interferon-α hat eine gesicherte, aber relativ geringe Wirkung (Remissionsrate 16 %, 6 % Vollremissionen).
– *Hormone:* Hormone haben keine Wirkung.
– *Bestrahlung:* Palliativ am „Ort der Not", z. B. bei Schmerzen, Funktionseinschränkungen, Skelett- oder ZNS-Metastasen.

Prognose

➤ Zur Prognose maligner Melanome s. Tabelle 112.

Malignes Melanom

Tabelle 112 Prognose maligner Melanome nach Histologie und Stadium (nach Joss)

		5-JÜR
Nur Primärtumor		**70%**
a) Histologischer Typ		
	Lentigo-maligna-Melanom	80%
	Superfiziell spreitendes Melanom	70%
	Noduläres Melanom	47%
b) Histologische Tiefenausdehnung		
Nach Clark	I	100%
	II	83%
	III	62%
	IV	51%
	V	37%
Nach Breslow	< 0,75 mm	95–99%
	0,76–1,49 mm	80–95%
	1,50–4,00 mm	60–75%
	> 4,00 mm	< 50%
Mit Lymphknotenmetastasen		**30%**
	Klinisch nicht palpable, histologisch befallene Lymphknoten	53%
	Klinisch palpable, histologisch befallene Lymphknoten	19%
Mit Fernmetastasen		0–5%
	Mediane Überlebenszeit: 4 Monate	
	Mediane Überlebenszeit bei vorwiegend kutanem Metastasierungstyp: 11 Monate	

Nachsorge

➤ **Intervalle:** Alle 3–6 Monate.
➤ **Umfang der Untersuchungen:**
  – Klinische Untersuchung.
  – Radiologische Kontrolle: Thorax-Röntgen.

Definition/Epidemiologie

➤ **Definition:**
– *Basaliome* gehen von den Zellen der Basalschicht der Epidermis und/oder der Wurzelscheide der Haarfollikel aus.
– *Spinaliome:* Synonym: Plattenepithelkarzinome. Die Zellen der Spinaliome neigen analog den Zellen des Stratum spinosum zur Verhornung.
➤ **Verhältnis:** Basaliom : Spinaliom = 4 : 1.
➤ **Inzidenz:**
– Maligne epitheliale Hauttumoren sind häufig, sie machen ca. $^1/_3$ aller Malignome aus, verlaufen aber selten letal.
– *Frauen:* 60 Fälle/100 000/Jahr.
– *Männer:* 90 Fälle/100 000/Jahr.
➤ **Alter:** Basaliome und Spinaliome kommen vor allem bei > 50jährigen vor, der Altersgipfel liegt bei 70–80 Jahren.

Ätiologie/Prävention

➤ **Sonnenbestrahlung (UV-Licht):** 90% der Basaliome entstehen in exponierten Hautpartien bei Weißen.
➤ **Karzinogene:**
– Arsen: Betroffen sind v. a. Winzer.
– Teerprodukte.
– Synthetische Antimalariamittel.
– Psoralen/Methoxsalen-Photochemotherapie (vgl. PUVA-Therapie der Mycosis fungoides, S. 448).
➤ **Genetische Prädisposition:**
– Xeroderma pigmentosum.
– Basalzellnävus-Syndrom.
➤ **Prädisponierende Faktoren:**
– *Radiotherapie:* Die Bestrahlung mit niedrigen bis mittelhohen Dosen führt nach einer Latenz von vielen Jahren zu malignen epithelialen Hauttumoren.
– *Keratoma senile,* Synonym aktinische Keratose. Auf dem Boden dieser schuppigen Veränderungen auf lichtexponierter Haut können nach Jahren Plattenepithelkarzinome (Spinaliome) entstehen.
– *Kraurosis:* Diese atrophisch-sklerosierende Schrumpfung stellt eine fakultative Präkanzerose dar.
– Chronische Osteomyelitis und Fisteln.
– Chronisch venöse Stauung.
– Verbrennungen und Verätzungen.
– Atrophie nach Lupus-Epidermolyse.
– Langfristige Immunsuppression, z. B. nach Transplantationen.
➤ **Prävention:**
– *Primäre Prävention* (Verhütung)**:** Extreme Sonnenbestrahlung und Karzinogene soweit möglich meiden.
– *Früherkennung:* Verdächtige Läsionen exzidieren.

Klassifikation

➤ Die Klassifikation der malignen epithelialen Hauttumoren erfolgt gemäß des TNM-Systems, s. Tabelle 113.

Maligne epitheliale Hauttumoren: Basaliom und Spinaliom ▬▬

Tabelle 113 TNM-Klassifikation der malignen epithelialen Hauttumoren (Spinaliom und Basaliom)

TNM	
T0	Kein Anhalt für Primärtumor
Tis	Carcinoma in situ
T1	Tumor ≤ 2 cm
T2	Tumor > 2 cm, aber ≤ 5 cm
T3	Tumor > 5 cm
T4	Invasion tiefer extradermaler Strukturen: Knorpel, Skelettmuskel, Knochen
N0	Keine regionären Lymphknotenmetastasen nachweisbar
N1	Regionäre Lymphknotenmetastasen
M0	Keine Fernmetastasen
M1	Fernmetastasen

Klinik

➤ **Basaliom:**
  – *Prädilektionsstellen:* Sonnenlicht-exponierte Haut: Gesicht, Hals, Handrücken.
  – *Papel:* Elfenbeinartiges, transparentes, derbes Knötchen mit perlschnur-ähnlichem Randwall und zentraler Ulzeration und Teleangiektasien. Z. T. sind die Basaliome pigmentiert.
  – *Charakteristika des fortgeschrittenen Stadiums:* Exulzerierendes Wachstum, Knochen-Infiltration, lokale Destruktion. Basaliome metastasieren extrem selten.
➤ **Spinaliom:**
  – *Prädilektion:* Lichtexponierte Stellen, s. Basaliom.
  – *Läsion:* Schuppende und hyperkeratotische Läsion mit warzenartigem Aussehen und Verkrustung, häufig exulzerierend. Gelegentlich wächst das Spinaliom pilzförmig, die Farbe ist düsterrot.
➤ **Subjektive Symptome:** Subjektive Symptome sind meist gering, sie treten erst bei fortgeschrittenen Tumoren auf: Juckreiz, Blutung, Schmerzen.
➤ **Metastasierung:** Metastasen sind selten.

Diagnostik

➤ **Inspektion und Palpation**, ohne Biopsie kann die Diagnose aber nicht sicher gestellt werden.

➤ **Exzisionsbiopsie:**
  – Exzision im Gesunden.
  – Anschließende histologische Untersuchung.
➤ **Weitere Untersuchungen:** Je nach Situation.

Differentialdiagnosen

➤ **Gutartige Hauttumoren:** Senile Warzen, Keratoakanthom.
➤ **Präkanzerosen:** Morbus Bowen, Erythroplasie Queyrat, aktinische Keratose.
➤ **Bösartige Tumoren:** Zylindrom, malignes Melanom.

Therapie

➤ **Basaliom:**
  – *Chirurgische Therapie:* Exzision, Kauterisierung (Elektrokoagulation), Auslöffelung oder Kryochirurgie.
  – *Radiotherapie:* V.a. bei Tumoren im Gesicht, an Hals und Händen.
  – *Chemotherapie:*
    • Indikationen: In Sonderfällen, bei alten Patienten und Lokalisation der Tumoren an Nase und Ohr.
    • Methode: Lokale perkutane Chemotherapie mit 5-Fluorouracil-Zytostatikasalbe, z.B. Efudix-Creme für mindestens 6 Wochen.
➤ **Spinaliom:**
  – *Chirurgische Therapie:* Exzision im Gesunden (R0) und Ausräumung der regionären Lymphknoten.
  – *Radiotherapie:*
    • Bei N+ oder R1: Lokale Nachbestrahlung.
    • Alternative: Alleinige Radiotherapie statt Operation bei Tumoren im Gesicht, v.a. Lid, Nase und Mundbereich und am Ohr bzw. Kopf. Mitbestrahlung des regionären Lymphabflußgebietes.
  – *Rezidive:* Rezidive sind meist die Folge einer ungenügenden Primärtherapie, sie werden chirurgisch entfernt oder bestrahlt. Oft ist eine plastische Deckung der Läsionen nötig.
➤ **Metastasen:**
  – Metastasen sind selten, sie stammen meist von Spinaliomen.
  – Metastasen sollten möglichst exzidiert und/oder bestrahlt werden.
  – Zytostatika sind unwirksam bzw. in der Praxis zu wenig geprüft.

Prognose und Nachsorge

➤ **Spinaliom:** Die Prognose der Spinaliome ist abhängig von der Primärtherapie. Bei lege artis durchgeführter Primärtherapie:
  – Heilungen in > 90% der Fälle.
  – Patienten mit Lymphknotenbefall: 70% Heilungen.
  – Rezidive in 50% der Fälle.
  – 5-Jahres-Überlebensrate bei Fernmetastasen: 30%.
➤ **Basaliom:** Basaliome neigen zu Lokalrezidiven, Fernmetastasen kommen praktisch nie vor.
➤ **Nachsorge:** Die Intervalle sind nicht festgelegt, der Umfang der Untersuchungen beschränkt sich auf die rein klinische Untersuchung.

Grundlagen und Übersicht

Epidemiologie

➤ **Alter:**
 – *Erwachsene:* 5 – 10% aller bösartigen Tumoren, dritthäufigste Tumoren.
 – *Kinder:* 20 – 40% aller bösartigen Tumoren, d. h. zweithäufigste nach den Leukämien.
➤ **Inzidenz:** 5 – 16/100 000 Einwohner/Jahr.

Histologie

➤ Gliome (58%), s. S. 366: Glioblastom, Astrozytom, Oligodendrogliom, Ependymom, Plexuspapillom, Mischtumoren.
➤ Meningeome (20%), s. S. 369.
➤ Hypophysenadenome (14%), s. S. 370.
➤ Neurinome (7%), überwiegend des N. acusticus.
➤ Medulloblastom und seltene Hirntumoren, s. S. 372 – 375.
➤ **Beachte:** Hirnmetastasen sind in dieser Zusammenstellung nicht berücksichtigt. Der Anteil von Metastasen an intrakraniellen Tumoren beträgt 30 – 40%.

Grading (nach WHO)

➤ **G I:** Isomorph, geringe Zelldichte, selten Mitosen, kaum Zellkernanaplasie.
➤ **G II:** Isomorph, unruhiges Gewebebild, mittlere Zelldichte, geringgradige Gefäßproliferation, wenige Mitosen.
➤ **G III:** Heteromorph, unruhiges Gewebebild, hohe Zelldichte, starke Zellkernanaplasie. Die Zellherkunft ist noch erkennbar. Reichlich Mitosen, starke Gefäßproliferation.
➤ **G IV:** Extreme Polymorphie, ausgedehnte Nekrosen. Die Zellherkunft ist kaum noch erkennbar, starke Bindegewebs- und Gefäßreaktion, hohe Mitoserate.

Diagnostik

➤ **Computertomographie (CT) und Magnetresonanztomographie (MRT):**
 – Diese Methoden (nativ und mit Kontrastmittel) haben die anderen diagnostischen invasiven und nichtinvasiven Verfahren in vielen Bereichen verdrängt.
 – *Vorteile/Grenzen der Methoden:*
   • Großhirn: Hier sind CT/MTR annähernd gleich zuverlässig.
   • Ödem: Die MRT zeigt die Ausdehnung eines Ödems zuverlässiger als die CT.
   • Hintere Schädelgrube, Schädelbasis und Hirnstamm: Hier ist die MRT der CT eindeutig überlegen.
➤ **PET und SPECT:** Diese nuklearmedizinischen Verfahren werden heute zunehmend zum Nachweis niedergradiger Gliome und zur Differentialdiagnose von Abszeß, Infarkt, Nekrose, Tumorrezidiv eingesetzt.
➤ **Labor:**
 – *Routinelabor:* Blutbild, Elektrolyte, Leber- und Nierenwerte.
 – *Zusätzliche Untersuchungen:* LDH, Hormone bei Hypophysen-Adenomen (s. S. 370).
➤ Angiographie präoperativ.
➤ EEG zur Verlaufskontrolle.

➤ **Liquor** (Lumbalpunktion S. 70):
  – Liquorzytologie (z. B. Differentialdiagnose Lymphom), evtl. Tumormarker.
  – Cave: Vor Liquorpunktion erhöhten Hirndruck ausschließen, sonst besteht die Gefahr der Einklemmung.
➤ Weitere Untersuchungen s. jeweiliger Tumor.

Differentialdiagnosen

➤ **Primäre Hirntumoren** verschiedener Entitäten.
➤ **Sekundäre Hirntumoren:** Folgende Malignome neigen zur intrazerebralen Metastasierung: Mammakarzinom, Bronchialkarzinom, malignes Melanom. Prinzipiell können aber alle malignen Tumoren in das zentrale Nervensystem metastasieren.
➤ **Primär zerebrale Lymphome** (v. a. AIDS-assoziierte).
➤ **Andere zerebrale Raumforderungen:** Abszeß, Granulom, Encephalitis disseminata.
➤ **Beachte:** Obwohl CT, MRT, PET und SPECT teilweise gute Rückschlüsse auf die Dignität eines Tumors zulassen, bleibt die Diagnose bis zur endgültigen histologischen Klärung in manchen Fällen unklar.

Nachsorge

➤ Im ersten Jahr 3 monatlich, ab dem 2. Jahr halbjährlich: MRT oder CT (MRT spinal bei initial spinaler Metastasierung).
➤ PET oder SPECT zur Differentialdiagnose Tumorrezidiv/Hirnnekrose.
➤ 1. – 3. Jahr halbjährlich:
  – Neurologische Untersuchung.
  – Endokrinologische Untersuchungen (LH, FSH, STH, TSH, T3, T4).
  – Neuropsychologische Untersuchung, vor allem bei Kindern.

Tumoren des zentralen Nervensystems

Gliome

Epidemiologie

➤ Gliome kommen hauptsächlich im Erwachsenenalter vor (Histologie s. u.).
➤ Bei Kindern, die seltener an Gliomen erkranken, überwiegen niedergradige Astrozytome der hinteren Schädelgrube und des Hirnstamms. Optikusgliome (pilozytische Astrozytome des Chiasma opticum und des Sehnervs) kommen fast ausschließlich bei Kindern und Jugendlichen vor.

Ätiologie

➤ Die Ätiologie ist unbekannt.
➤ **Molekularbiologische Beobachtungen:** p53-Mutationen sind bereits in Astrozytomen Grad II zu beobachten und werden über Grad III zu Grad IY häufiger. Eine Inaktivierung des p16-Suppressorgens und des Retinoblastom-Suppressorgens findet sich in gleicher Weise. Eine Amplifizierung des CDK4-Onkogens wird häufig bei höhergradigen Gliomen angetroffen.

Histologie

➤ Das histologische Bild der Gliome (mit Ausnahme des pilozytischen Astrozytoms) ist geprägt durch:
  – Maligne Progression.
  – Infiltration = diffuse Invasion.
  – Heterogenität.
➤ Glioblastom: Häufigstes malignes Gliom, WHO Grad IV (vgl. Grading S. 364).
➤ Anaplastisches Astrozytom (WHO Grad III).
➤ Astrozytom (WHO Grad II).
➤ Pilozytisches Astrozytom (WHO Grad I).
➤ Oligodendrogliom (WHO Grad II).
➤ Mischtumoren.

Klassifikation

➤ **Klinische Klassifikation:**
  – Low-grade-Gliome (WHO Grad I und II).
  – High-grade-Gliome (WHO Grad III und IV).
➤ **Grading** s. S. 364.

Klinik

➤ Die Klinik ist unspezifisch.
➤ Zeichen des erhöhten Hirndrucks: Kopfschmerzen, Erbrechen, Somnolenz.
➤ Neurologische Ausfälle.
➤ Fokale oder generalisierte Krampfanfälle.
➤ Vor allem bei infratentoriellen Tumoren: Gleichgewichtsstörungen, Hirnnervenausfälle.

Metastasierungs-/Ausbreitungswege

➤ Gliome wachsen infiltrativ, anaplastisches Astrozytom und Glioblastom breiten sich häufig über den Balken in die andere Hirnhälfte aus.
➤ Bei Glioblastomen und Ependymomen kommen „Abtropfmetastasen" im Spinalkanal vor.

➤ Fernmetastasen sind selten. Sie kommen nur dann vor, wenn operativ ein ventrikulo-atrialer Shunt zur Hirndruckentlastung, d.h. eine künstliche Verbindung von Liquorsystem und Blutbahn, angelegt wurde.

Diagnostik und Differentialdiagnose

➤ Zur Diagnostik gelten die Angaben von S. 364.
➤ **Dignität:** Die Dignität kann anhand der bildgebenden Verfahren eingeschätzt werden. Die Artdiagnose beruht auf:
  – Relation Dichte-(Signal-)Unterschieden gegenüber dem normalen Gewebe.
  – Zeichen der Raumforderung.
  – Abgrenzung gegenüber normalem Gewebe (scharf, diffus).
  – Lokalisation.
  – Begleitödem: Vorhandensein, Form und Ausdehnung.
  – Abfärbbarkeit durch Kontrastmittelgabe.
  – Gefäßversorgung.
  – Verkalkungen (in pilozytischen Astrozytomen und Oligodendrogliomen).
  – Ist die Dignität unklar, können z.B. im Rahmen stereotaktischer Eingriffe Biopsien entnommen werden. Auf die Klärung der Dignität kann verzichtet werden, wenn daraus keine therapeutischen Konsequenzen resultieren bzw. ein metastasiertes Karzinom bekannt ist.
➤ Zur **Differentialdiagnose** s. S. 365.

Therapie

➤ **Chirurgische Therapie:**
  – Soweit funktionell möglich, sollte der Tumor reseziert werden.
  – Kurative Intention: Nur bei Grad I-Gliomen (pilozytische Astrozytome) ist die kurative operative Therapie möglich. Alle anderen Gliome rezidivieren. Sie sind bislang nicht heilbar.
➤ **Radiotherapie:**
  – *Indikation:* Bei Inoperabilität primäre, definitive Bestrahlung, auch in der Rezidivsituation. Bei Grad II–IV-Gliomen immer postoperativ.
  – *Zielvolumen:* Primärtumor plus Sicherheitssaum (bei WHO Grad III und IV 3 cm, bei anderen 1 – 2 cm).
  – *Dosis:*
    • Low-grade-Gliome: 50 – 54 Gy Gesamtdosis im Zielvolumen.
    • High-grade-Gliome: 55 – 60 Gy bei konventioneller Fraktionierung.
    • Maximaldosis: 66 Gy bei Glioblastom, 56 Gy bei low-grade-Gliomen nicht überschreiten.
  – *Fraktionierung:*
    • Konventionell: Bestrahlung mit 1,8 – 2 Gy 5 × wöchentlich.
    • Alternativen: Hyperfraktionierung, Akzelerierung (nicht bei low-grade-Gliomen).
  – *Ödemprophylaxe* s. S. 368.
  – *Nebenwirkungen der Radiotherapie:*
    • Akut: Hirnödem und Hirndruck (Therapie s. Tabelle 114, S. 368).
    • Chronisch: Hirnödem: Beachte, daß das Hirnödem die Grenzen der Bestrahlungsfelder überschreiten kann. Hirnnekrosen treten v.a. bei Gesamtdosen > 56 Gy bzw. bei Einzeldosen > 1,8 Gy auf.

Gliome

➤ **Chemotherapie:**
  – *Indikation:* Adjuvante Chemotherapie bei malignen Gliomen Grad III und IV (postoperativ kombiniert mit Radiotherapie) in Diskussion, s. o.
  – *Problem:* Chemosensitivität des Tumors und Liquorgängigkeit der Zytostatika, geeignete Applikationsweise (i. v. Bolusinjektion und kontinuierliche Zytostatika-Infusion).
  – *Eingesetzte Zytostatika:*
    • Nitrosoharnstoffe (ACNU, BCNU, CCNU), evtl. VM 26 oder VP 16 (Etoposid), vgl. Anhang III.
    • Cave: Lungentoxizität bei BCNU (vgl. Anhang III).
➤ **Symptomatische Therapie:** Behandlung des Hirnödems s. Tabelle 114.

Tabelle 114 Therapie des Hirnödems (Alternativen)

Medikament	Dosierung
Prednison per os/i. v.	100 mg morgens $1 – 2 \times 25 – 100$ mg/d
Dexamethason per os/i. v.	16 mg morgens $1 – 4 \times 0,5 – 8$ mg/d
Mannit 20 % i. v. über zentralen Zugang	$4 – 6 \times 50 – 100$ ml/d
Glycosteril i. v.	5×100 ml/d
Furosemid	$20 – 80$ mg/d

Prognose

➤ Die Überlebenszeiten sind abhängig vom WHO-Grad s. Tabelle 115.

Tabelle 115 Überlebenszeiten bei malignen Gliomen

WHO Grad	Mediane Überlebenszeit
I	5 – 10 Jahre
II	2 – 5 Jahre
III	12 – 18 Monate
IV	6 – 8 Monate

Anmerkung: High-Grade-Gliome: Ohne postoperative Radiotherapie beträgt die mediane Überlebenszeit 2 – 3 Monate

Nachsorge

➤ Zur Nachsorge s. S. 365.

Grundlagen

➤ Epidemiologie
  – Meningeome machen ca. 20 % aller intrakraniellen Tumoren aus.
  – *Alter:* Ab der 5. Lebensdekade treten Meningeome gehäuft auf.
  – *Geschlecht:* Frauen sind häufiger als Männer betroffen.
➤ Histologie/Pathologie
  – *Dignität:* Meningeome sind meist gutartig (WHO Grad I), selten anaplastisch.
  – *Ursprung:* Meningeome gehen von den weichen Hirnhäuten aus.

Klinik und Ausbreitungswege

➤ Zur Klinik vgl. S. 366.
➤ **Bei kranialer Lokalisation:** Neurologische Ausfälle entsprechend Tumorsitz (Persönlichkeitsveränderungen, Halbseitenlähmung, Sprachstörungen etc.).
➤ **Bei spinaler Lokalisation:** Segmentale sensible Ausfälle, schlaffe und spastische Lähmungen.
➤ Obwohl Meningeome meist gutartig sind, können sie die Schädelknochen infiltrieren.

Diagnostik und Differentialdiagnosen

➤ Bildgebende Verfahren: CT und MRT.
➤ Weitere Diagnostik vgl. S. 364.
➤ **Hirnoberfläche:** Metastasen, Gliome, verkalkte Hämatome.
➤ **Schädelbasis:** Karzinome der Keilbeinhöhle und der Ethmoidalzellen, Osteosarkome. Optikusgliome, Akustikusneurinom.

Therapie

➤ **Operation:** Die komplette Tumorentfernung wird angestrebt. Dies ist vor allem bei Meningeomen möglich, die an der Hirnoberfläche lokalisiert sind, nur selten bei Meningeomen im Bereich der Schädelbasis.
➤ **Radiotherapie:**
  – *Indikationen:* Inoperabilität. Postoperativ bei hohem Risiko: Resttumor, Infiltration in Nachbarstrukturen, ungünstige histologische Kriterien (anaplastisches Meningeom).
  – *Kontraindikation:* Vollständige operative Entfernung eines benignen Meningeoms. Schwangerschaft, Unfähigkeit, ruhig zu liegen.
  – *Zielvolumen:* Tumor + 3 cm Sicherheitssaum.
  – *Dosis:* 55 – 60 Gy innerhalb 6 – 6,5 Wochen; Einzeldosis 1,8 Gy, Maximum 2,0 Gy/Fraktion nicht überschreiten.
➤ **Chemotherapie:** Keine Indikation.

Prognose und Nachsorge

➤ Bei anaplastischen Meningeomen ohne Radiotherapie treten Rezidive meist nach 2 – 4 Monaten auf.
➤ Nach kompletter Tumorresektion sind langjährige Verläufe und Dauerheilungen möglich.
➤ Zur Nachsorge s. S. 365.

Hypophysenadenome

Epidemiologie

➤ Hypophysenadenome machen ca. 14% aller intrakraniellen Tumoren aus.
➤ Autoptisch werden in 10–20% der Fälle klinisch okkulte Adenome zufällig entdeckt.

Histologie/Pathologie

➤ **Beachte:** Die Einteilung in chromophobes, eosinophiles und basophiles Adenom ist veraltet, die Einteilung erfolgt heute anhand endokrinologischer und immunhistochemischer Kriterien.
➤ Prolaktinom (28–30%).
➤ Wachstumshormon (Somatotropes Hormon, STH) produzierendes Adenom (16–25%): Akromegalie.
➤ ACTH-produzierendes Adenom (15–20%): Cushing-Syndrom.
➤ Wachstumshormon plus prolaktinproduzierendes Adenom (2–5%).
➤ Hormoninaktive Adenome (10–25%).
➤ Unklassifizierbare (1–3%).

Klinik

➤ Ca. 70% hormonelle Störungen (s. Diagnostik).
➤ Ca. 30% Visusveränderungen/Ausfälle.
➤ Hormoninaktive Adenome fallen meist erst spät durch Verdrängungserscheinungen auf (Visusbeeinträchtigung, Kopfschmerz, Diabetes insipidus und andere Störungen der Zwischenhirnfunktion). Es sind dann bereits Makroadenome (= Giant Adenoms).

Metastasierungs-/Ausbreitungswege

➤ Hypophysenadenome gehen meist vom Hypophysenvorderlappen aus und beeinträchtigen dort die Hormonproduktion.
➤ Bei Größenzunahme Ausbreitung über die Sella hinaus und seitlich in den Sinus cavernosus. Visusstörungen, wenn das Adenom > 1,5 cm über die Sella ausgedehnt ist.

Diagnostik

➤ **Nachweis eines Hormonexzesses** in den vier hypophysären „Achsen":
  – Wachstumshormon (STH).
  – ACTH.
  – Prolaktin.
  – TSH.
➤ Bildgebende/weitere Diagnostik s. S. 364.

Therapie

➤ **Chirurgische Therapie:**
  – *Selektive Adenomektomie:* Mikrochirurgisch transsphenoidal oder transkraniell.
  – *Erfolge:* Morbidität und Letalität sind gering, endokrinologische Tests bieten eine zuverlässige Erfolgskontrolle.

➤ **Radiotherapie:**
  – *Indikationen:*
    • Alleinige Radiotherapie: Hormoninaktive Makroadenome, auch bei Prolaktinom oder Akromegalie. Bei letzteren beiden ist die Radiotherapie gleichwertig mit der Operation, die Hormonspiegel sinken allerdings erst nach ca. 6 Monaten langsam ab.
    • Postoperative Radiotherapie: Invasives Wachstum in Nachbarstrukturen, nicht vollständig normalisierter Hormonspiegel bei Akromegalie (< 2 ng/ml Wachstumshormon unter Glukosebelastung), diffuses Wachstum bei ACTH-produzierenden Adenomen, unvollständige OP bei Prolaktinom, wenn keine Dopamin-Therapie in Frage kommt oder bei Rezidiven.
  – *Technik:* Rotationstechnik, bei Makroadenomen Mehrfeldertechnik (keine Gegenfelder!).
  – *Dosis (makroskopisch vollständig entfernte Adenome):*
    • 50 Gy am Referenzpunkt, max. Dosis < 56 Gy.
    • Einzeldosis 1,6 – 1,8 Gy.
    • Makroadenome: 56 Gy am Referenzpunkt, max. Dosis < 60 Gy.
  – *Fraktionierung* 5× wöchentlich.
  – *Nebenwirkungen:*
    • Bei der oben angegebenen Technik und Dosierung sind keine schweren Nebenwirkungen zu erwarten: Bei inadäquater zeitlicher Dosisverteilung (Einzeldosis $> 2,0$ Gy, Zielvolumendosis > 56 Gy) besteht die Gefahr der N. opticus- oder Chiasma-Läsion.
    • Akut: Elektrolytmangel (selten).
    • Chronisch: Hypophysäre Insuffizienz, die oft erst nach Jahren klinisch apparent wird.
➤ **Hormontherapie:**
  – *Dopaminagonisten* (Bromocriptin, Lisurid) sind bei ACTH- und prolaktinproduzierenden Adenomen Alternativen zur OP und Radiotherapie. Besser: Einsatz zur Tumorverkleinerung bei Makroadenomen präoperativ oder präradiotherapeutisch.
  – *Kontraindikationen* (statt dessen OP/Radiotherapie):
    • Keine Wirksamkeit der Dopaminagonisten.
    • Suprasselläre Tumoren.
    • Schwangerschaft geplant.
➤ **Chemotherapie:** Keine Indikation.

Prognose und Nachsorge

➤ Bei adäquater Therapie sind Hypophysenadenome nicht unmittelbar lebensbedrohlich.
➤ Lokalrezidive kommen bei ca. 50% der hormonaktiven Tumoren nach Operation oder Radiotherapie vor, nach OP + Nachbestrahlung deutlich seltener.
➤ Lokalrezidive nach Operation und postoperativer Bestrahlung ca. 10 – 20% (Mikroadenome).
➤ Makroadenome verkleinern sich nach alleiniger Radiotherapie nur langsam.
➤ Zur Nachsorge s. S. 365.

Medulloblastom

Epidemiologie

➤ Insgesamt 3 – 5 % aller intrakranieller Tumoren.
➤ 20 – 25 % der Hirntumoren im Kindesalter (häufigster Hirntumor).
➤ Das Medulloblastom ist bei Erwachsenen selten: Ca. 80 % der Medulloblastome entwickeln sich vor dem 15. Lebensjahr.

Histologie/Pathologie

➤ Primitiver neuroektodermaler Tumor.
➤ **Lokalisation:** Kleinhirnwurm, IV. Ventrikel, Kleinhirnhemisphäre.

Klassifikation

Tabelle 116	TM-Klassifikation des Medulloblastoms (nach Chang, 1 969)

T	
T1	Tumor < 3 cm Größe im Dach des 4. Ventrikels oder in einer zerebellären Hemisphäre
T2	Tumor > 3 cm Größe mit Infiltration einer benachbarten Struktur oder mit teilweisem Ausfüllen des 4. Ventrikels
T3 a	Tumor > 3 cm Größe mit Infiltration von 2 benachbarten Strukturen oder mit vollständigem Ausfüllen des 4. Ventrikels
T3 b	Infiltration in den Boden des 4. Ventrikels oder in den Hirnstamm und Ausfüllen des 4. Ventrikels
T4	Ausdehnung durch den Aquädukt in den 3. Ventrikel und/oder kaudalwärts in das obere Halsmark
M	
M0	Keine Metastasen, keine Tumorzellen im Liquor cerebrospinalis
M1	Mikroskopisch Tumorzellen im Liquor cerebrospinalis, keine makroskopischen soliden Metastasen
M2	Makroskopische Metastasen im zerebralen/zerebellären Subarachnoidalraum oder in den ersten 3 Ventrikeln
M3	Spinale Metastasen
M4	Metastasen außerhalb des zentralen Nervensystems

Klinik

➤ Die Klinik ist abhängig von der Lokalisation und vom Tumorstadium, s. o.
➤ Gangunsicherheit, Schwindel.
➤ Meningismus.
➤ Ausfälle des N. abducens (seltener: N. facialis oder N. statoacusticus).
➤ Kopfschmerz, Erbrechen.

Metastasierungs-/Ausbreitungswege

➤ Lokal invasives Wachstum bis hin zu Einklemmung des Kleinhirns.
➤ Metastasen im ZNS (häufig) subarachnoidal, Ventrikelsystem, spinaler Liquorraum.
➤ Fernmetastasen (in 5–30%): Lymphknoten, Skelett, Lunge.

Diagnostik

➤ MRT des gesamten Liquorraums.
➤ Liquorzytologie mit mikroskopischer Untersuchung des Liquorzentrifugats (Lumbalpunktion S. 70).
➤ Thorax-Röntgen in zwei Ebenen zum Ausschluß von Metastasen.

Differentialdiagnosen

➤ Differentialdiagnosen s. S. 365.

Therapie

➤ **Operation:**
  – Es gibt keine Dauerheilungen nach alleiniger OP.
  – Die vollständige Tumorentfernung ist anzustreben, jedoch nicht auf Kosten neurologischer Ausfälle, da das Medulloblastom sehr strahlensensibel ist.
  – Bei erhöhtem Hirndruck: Ventrikulo-atrialer Shunt zur Liquorableitung.
➤ **Radiotherapie:**
  – Die Radiotherapie ist die wichtigste Therapie des Medulloblastoms, sie ist die einzige Methode, mit der Dauerheilungen erreicht werden können.
  – *Zielvolumen:* Simultane Radiotherapie des Tumorbetts und des gesamten Liquorraums.
  – *Bestrahlungsfeld (Prinzip):* Tumor plus Sicherheitsraum:
    • Seitlich opponierende Felder auf Ganzschädel mit Schutz des Gesichtsschädels.
    • Stehfeld auf die Spinalachse.
  – *Dosis:* 55–56 Gy innerhalb 7–8 Wochen auf die hintere Schädelgrube, 36–40 Gy innerhalb 4–6 Wochen auf den gesamten Liquorraum.
    • *Einzeldosis:* 1,6–1,8 Gy, 5 × wöchentlich.
    • Die Dosisreduktion bei Kindern < 3 Jahren ist kritisch, da in Studien nicht evaluiert.

- *Nebenwirkungen der Radiotherapie:*
  - Akute Nebenwirkungen s. S. 367.
  - Blutbild-Veränderungen (Leuko- und Thrombopenie) sind bei kraniospinaler Therapie und v.a. bei zusätzlicher Chemotherapie zu erwarten. Wenn die Blutbild-Veränderungen den Beginn der Radiotherapie zu verzögern drohen, sollte mit der Boost-Bestrahlung der hinteren Schädelgrube begonnen werden.
  - Spätfolgen: Wachstumsstörungen (Störungen des hypothalamisch-hypophysären Systems und der Wirbelkörper-Wachstumsfugen). Bei Einzelfraktionen > 1,6 Gy oder in bezug auf die Fraktionsdosen zu großer Gesamtdosis: Leukenzephalopathie, Intelligenzminderung (psychomotorische Retardierung. Diese Effekte werden durch Methotrexat (vor, nach oder simultan zur Radiotherapie, systemisch oder intrathekal appliziert) verstärkt.

➤ **Chemotherapie:**
  - Kombinationsschemata aus Procarbacin, Epirubicin, DTIC, Methotrexat, Vincaalkaloide, Cisplatin, Ifosfamid.
  - Einsatz präradiotherapeutisch, selten als Konsolidierungstherapie.
  - Der therapeutische Gewinn ist bisher nicht eindeutig erwiesen: Verschiebung der Radiotherapie bei Kindern < 3 Jahren auf später; Senkung der Lokalrezidive und Verbesserung des Überlebens bei Kleinkindern und solchen mit makroskopischem Resttumor.

Prognose und Nachsorge

➤ Bei optimalem Zusammenspiel von Operation und Radiotherapie:
  - 2-JÜR: 60 – 70 %.
  - 5-JÜR: 40 – 60 %.
  - 10-JÜR: 30 – 40 %.
➤ Unter Berücksichtigung heute üblicher Qualitätskriterien (Lagerung, Fixierung, Dosisverteilung, Einzel- und Gesamtdosis) sind heute mit der Radiotherapie allein 5-JÜR von ca. 80 % erreichbar.
➤ Zur Nachsorge s. S. 365.

Übersicht

➤ Folgende Hirntumoren sind selten und werden daher nicht ausführlich besprochen:
- Ependymome.
- Plexustumoren.
- Pinealistumoren (Pinealome, Pinealoblastome, Germinome u. a.).
- Neurinome.
- Sarkomatöse Tumoren der Meningen.
- Gefäßtumoren.
- Kraniopharyngeom.
- Maligne Lymphome.

Therapie

➤ Die oben genannten Tumoren werden grundsätzlich chirurgisch und/oder durch Radiotherapie behandelt. Die Wahl der Therapie hängt von der Tumorgröße und dem Wachstumsverhalten ab.

➤ **Ependymome:** Klinik, Diagnostik und Therapie haben einige Gemeinsamkeiten mit den Medulloblastomen (vgl. S. 373).
- Die Therapie der Wahl ist die möglichst vollständige operative Tumorentfernung mit postoperativer Strahlentherapie.
- Bei Ependymoblastomen (Grad III und IV nach WHO) wird grundsätzlich wegen der Gefahr der spinalen Aussaat der gesamte zerebrospinale Liquorraum mit 36 – 40 Gy bestrahlt und eine Dosisaufsättigung von 15 – 20 Gy auf den Primärtumorbereich gegeben.
- Bei Ependymomen (Grad I und II nach WHO) ist vermutlich die Mitbestrahlung des Liquorraums überflüssig, auch wenn der Tumor in der hinteren Schädelgrube liegt.

➤ **Kraniopharyngeom:** Beim Kraniopharyngeom ist in jedem Fall eine postoperative Radiotherapie indiziert, da der Tumor nicht vollständig entfernt werden kann und daher zu Rezidiven neigt.

➤ **Maligne Lymphome:**
- Maligne Lymphome sprechen bereits auf eine Kortison-Monotherapie sehr gut an, sind aber trotz hoher Raten kompletter Remissionen unter Radiotherapie nur selten heilbar.
- Ganzhirnbestrahlung bis inkl. C2 mit 50 Gy (inkl. Boost). Die Indikation zur totalspinalen Radiotherapie oder systemischen Chemotherapie ist strittig.

➤ **Germinome:** Totale Bestrahlung der Neuroachse mit 30 Gy, Boost auf den Primärtumor bis 45 – 50 Gy gesamt Zielvolumen-Dosis.

Knochenmark/Blutbildung (Hämatopoese)

Grundlagen

➤ Im Knochenmark bilden sich aus pluripotenten Stammzellen über Proliferations- und Reifungsschritte die Blutzellen, die als reife Funktionsformen in das Blut ausgeschwemmt werden.

➤ Replikations- und Differenzierungspotential werden auf jeder Stufe und für jede Linie durch Wachstumsfaktoren, sog. „Poetine" gesteuert (vgl. Tabelle 117).

➤ Inhibitoren des Wachstums von Knochenmarkzellen sind die Interferone sowie der Tumornekrosefaktor α (TNF-α).

➤ Einige Wachstumsfaktoren der Myelopoese stehen als rekombinante Genprodukte in Erprobung oder haben die routinemäßige Anwendung erreicht, s. Tabelle 117.

Tabelle 117   Wachstumsfaktoren der Hämatopoese

Faktor	Zielzellen	Handels-name	Klinischer Einsatz?
GM-CSF	Granulo-, Monopoese	Leucomax	ja
G-CSF	Neutro- und Eosinopoese	Neupogen Granucyte	ja
EPO	Erythropoese	Erypo Recormon	ja
M-CSF	Monozytopoese		nein
C-Kit-Ligand	Undetermierte Stammzelle		nein
IL-3	Granulo-, Erythro-, Mono-, Mega-karyopoese		nein
TPO/MGDF	Megakaryopoese		nein

CSF = Colony stimulating factor, EPO = Erythropoetin, C-Kit-Ligand = Stammzell-Wachstumsfaktor, IL = Interleukin, TPO = Thrombopoetin, MGDF = Megakryocytic growth and development factor

Ablauf der Hämatopoese

➤ **Ausgangszelle:** Pluripotente Stammzelle des Knochenmarks.

➤ **Myelopoese und Lymphopoese**: In der Lymphopoese werden über verschiedene Reifungsschritte aus Lymphoblasten die Lymphozyten gebildet. Im Rahmen der Myelopoese werden die Granulopoese, Megakaryopoese und Erythropoese unterschieden.

➤ **Ausschwemmung reifer Zellen:** Unter physiologischen Bedingungen (hierzu zählen auch Entzündungsreaktionen) werden erst Zellen eines gewissen Reifegrades aus dem Knochenmark ausgeschwemmt. Unter pathologischen Bedingungen (z. B. Leukämie) können auch ganz junge Zellen ausgeschwemmt werden. Unter physiologischen Bedingungen „jüngste" ausgeschwemmte Zellen: *Granulopoese:* Jugendlicher (Metamyelozyt). *Erythropoese:* Retikulozyt. *Megakaryopoese:* Thrombozyt.

Definition/Charakteristika

➤ **Definition der Leukämie:** Leukämien sind maligne klonale Neoplasien hämatopoetischer Zellen des Knochenmarks. Es erfolgt eine Generalisation im Knochenmark mit Ausschwemmung von Blutzellen vor Abschluß der Zellreifung in die Blutbahn und extramedulläre Organe. Die normale Hämatopoese wird beim expansiven Wachstum der Tumorzellen im Knochenmark verdrängt.

➤ **Charakteristika:** Der Reifungsdefekt hat zur Folge, daß in der betroffenen Zellreihe meist früh ein Mangel an Funktionsträgern entsteht, z. B. nicht kompetente Granulozyten bei AML (s. S. 391). Hohe Zellzahlen gelten als Ausdruck einer bedrohlichen Tumorlast.

Risikofaktoren

➤ **Zwillinge** von Leukämiekranken.
➤ **Angeborene Defekte**:
  – Down-Syndrom (ALL, AML).
  – Fanconi-Anämie (AML).
  – Teleangiektatische Ataxie.
  – Bloom-Syndrom (AML).
➤ **Erworbene Schädigungen des Genoms**:
  – Chemotherapie mit Alkylanzien.
  – Radiotherapie.
  – Strahlenexposition.
  – Kombinierte Radiochemotherapie.
  – Benzol und Abkömmlinge.
➤ **Infektionen:** Bei der Erwachsenen-T-Zell-Leukämie, die in Japan, der Karibik und im Südosten der USA gehäuft vorkommt, konnte HTLV-1 als ätiologischer Faktor nachgewiesen werden.
➤ **Kein erhöhtes Leukämie-Risiko** haben:
  – Kinder von an Leukämie erkrankten Schwangeren.
  – Empfänger von Blut, dessen Spender wenig später an Leukämie erkrankten.

Klassifikation

➤ **Leukämieformen:**
  – *Vorbemerkung:* Der Anhang -„zellig“ beschreibt die Zytologie, die Begriffe „akut“ bzw. „chronisch“ den klinischen Verlauf der Leukämie.
  – *Akute Leukämie:* Die unreifzelligen bzw. blastären Leukämien werden wegen des raschen Ausfalls der Zellfunktion (z. B. nicht immunkompetente Granulozyten, nicht-aggregierende Thrombozyten etc.) als akut bezeichnet.
  – *Chronische Leukämie:* Reifzellige Leukämien sind chronische Leukämien. Die Zellfunktion ist häufig erhalten, z. B. sind die Granulozyten bei CML immunkompetent, vgl. S. 400.
  – *Aleukämische Formen:* Die aleukämischen Leukämien machen einen Anteil von > 30 % aus. Sie verlaufen ohne die Ausschwemmung von Blasten ins periphere Blut. Bei den aleukämischen Verlaufsformen besteht die Gefahr, daß sie diagnostisch übersehen werden.

Leukämien: Grundlagen

➤ **Untergruppierung der Leukämien:** Die Leukämien werden methodenabhängig untergruppiert. Man unterscheidet akute lymphoblastische Leukämien (ALL s. S. 381 ff) und nicht-lymphoblastische Leukämien (ANLL s. S. 387 ff). Die Leukämiezuordnung erfolgt durch permanent weiterentwickelte morphologische, immunologische und zytogenetische Techniken (sog. MIC-Klassifikation, s. S. 388 – 389). Die Subtypen werden therapeutisch wie prognostisch unterschiedlich beurteilt, vgl. jeweilige Leukämie.

Klinik: Allgemeine Leukämie-Zeichen

➤ Allgemeine Leukämie-Zeichen s. Tabelle 118.

Tabelle 118   Allgemeine Leukämie-Zeichen

Symptom	Befund/Ursache
Müdigkeit Herzklopfen	normochrome Anämie (selten hyperchrom)
Petechien Kleine Suffusionen Zahnfleischbluten	Thrombopenie
Knochenschmerzen	Infiltration, Peri- und Endostbefall
Kopfschmerzen	Meningealer Befall Anämie
Leber- und Milzschmerzen	Kapselspannung
Lymphknotenschwellungen	
Infektionen Aphthen	Granulozytopenie
Mundsoor	T-Zelldefekt

Allgemeines Therapieprinzip

➤ Das allgemeine Therapieprinzip der Leukämien beinhaltet, wie andere medikamentöse Tumortherapien auch, die folgenden Stufen:
  1. Induktion der Remission.
  2. Konsolidierung der Remission.
  3. Erhaltungstherapie.
  4. Therapieende.
➤ Vgl. die speziellen Therapieerläuterungen der jeweiligen Kapitel.

Therapiesteuerung und Remissionsüberwachung

➤ Zur Therapiesteuerung und Remissionsüberwachung werden Beurteilungskriterien der Zellularität und Remissionsqualität angegeben. Grundlage sind die Kriterien der CALGB = Cancer and Acute Leukemia Group B (1979) für das Knochenmark (M steht für Markbefund):

1. *Zellularität:*
   - aplastisch   M0 +
   - hypoplastisch   M1 +
   - normozellulär   M2 +
   - hyperzellulär   M3 +
   - fettfrei – hyperzellulär   M4 +
2. Remissionsqualität: s. Tabelle 119.

Tabelle 119 Remissionsqualität: Blastenanteil und Resthämatopoese im Knochenmark

Remissions-qualität	Blasten %	Erythro-poese %	Granulo-poese %	Grad der Remission
M0	≤ 5	≥ 15	≥ 25	Vollremission
M1	≤ 25	≥ 15	≥ 25	Teilremission
M2	≥ 25	≥ 10	≥ 15	Teilremission
M3 M4	≥ 75	≤ 10	≤ 15	Therapie-Versager ohne Remissions-zeichen

➤ **Weitere Parameter** zur Beurteilung der Remission:
   - Das Blutbild als Ausdruck der Funktion des Knochenmarks geht zusätzlich in die Beurteilung der Remission ein.
   - Der (fehlende) Organbefall dient ebenfalls als Bewertungskriterium der Remission.
➤ Zusätzlich wird oft eine Mindestdauer für den erreichten Remissionszustand gefordert. Ziel der Therapie akuter Leukämien ist das Erreichen der Vollremission. Die erreichten anderen Verbesserungen haben klinisch nur eine geringe Bedeutung.

Rezidivformen

➤ Rezidivformen s. Tabelle 120.

Leukämien: Grundlagen

Tabelle 120   Rezidivformen

Rezidiv	Definition/Bemerkungen
Frührezidiv	Innerhalb von 6 Wochen nach gesichertem Eintritt der Remission
Knochenmarkrezidiv	Isolierter Knochenmarkbefall
ZNS-Rezidiv	Isolierter Befall des ZNS (Liquor, Meningen, ZNS-Gewebe). Fast ausschließlich bei ALL
Organ-Rezidiv	Hoden, Pleura, Ovar, Perikard (ALL), Haut, Gingiva, Knochen (AML) Isolierten Organ-Rezidiven folgt meist in wenigen Tagen bis Wochen die Generalisation als Knochenmarkrezidiv

Nachsorge

➤ Die Nachsorge muß die hohe Rezidivrate in den ersten Monaten bis 2 Jahren nach Remissionseintritt beachten. Nach dem 4. Jahr werden Rezidive selten.

➤ Zeichen des Rezidivs (in abnehmender Häufigkeit): Granulozytopenie, Thrombozytopenie oder Leukozytose, Hautinfiltrate.

Grundlagen

➤ **Epidemiologie:**
  – *Inzidenz:*
  • Erwachsene: 1 Fall/100 000 Einwohner/Jahr.
  • Kinder: 3–4 Fälle/100 000 Kinder < 15 Jahre/Jahr.
  – *Alter:*
  • Die ALL ist die häufigste Neoplasie bei Kindern, die Inzidenz ist am höchsten zwischen 2 und 5 Jahren.
  • Die ALL kommt auch im höheren Lebensalter vor, ein Anstieg der Inzidenz wird ab dem 55. Lebensjahr beobachtet.
  – Jungen, Männer und Träger der Trisomie 21 sind etwas häufiger von der ALL betroffen.
➤ **Ätiologie:** Die Ätiologie ist für die adulte T-Zell-Leukämie geklärt, hier konnte HTLV 1 verantwortlich gemacht werden (vgl. S. 6 und Tabelle 1). Ansonsten ist die Ätiologie unklar, es konnten aber Risikofaktoren (zytostatische Therapie, Benzol, Strahlenexposition, Chromosomenanomalien, z. B. Down-Syndrom etc.) gefunden werden, s. Grundlagen der Leukämien S. 377.
➤ **Charakteristika:**
  – Die ALL ist meist eine kleinzellige Leukämie, die häufig Thymus oder Mediastinum mit einbezieht.
  – Die ALL mit Lymphknoteninfiltration wird vom lymphoblastischen Lymphom getrennt.
  – Bei einem Blastenanteil von ≥ 25 % der Hämatopoesezellen im Knochenmark wird die ALL diagnostiziert.

Klassifikation

➤ **Immunphänotypisierung der ALL** s. Tabelle 121. Die Immunophänotypbestimmung ist wichtig für die Therapie und Prognose der ALL.
➤ **Differenzierung der ALL nach der FAB-Klassifikation:**
  – *Bedeutung:* Für Prognose und Therapie ist diese Unterteilung weniger wichtig als die Immunphänotypisierung, vgl. Tabelle 121.
  – *Morphologie:* Nach der FAB-Klassifikation (French-American-British Classification) unterscheidet man drei morphologische Hauptgruppen der ALL (L1 – L3), s. Tabelle 122.
➤ **Chromosomale Veränderungen und prognostisch relevante Subtypen der ALL:**
  – *Translokation* t (9;22) bzw. bcr/abl-Fusion: Philadelphia-Chromosom. 10 – 20 % der Erwachsenen mit ALL tragen das Philadelphia-Chromosom (Ph+), ca. 5 % der Kinder mit ALL. Diese ALL ist immunphänotypisch eine B-Vorläufer-ALL. Ph+-Patienten haben eine deutlich schlechtere Prognose als Patienten ohne Philadelphia-Chromosom.
  – *Translokation* t (4;11): Diese kommt bei der ALL-L2 vor (vgl. Tabelle 122), die Prognose scheint schlecht zu sein.
  – *Translokation* t (8;14): Diese kommt bei der ALL-L3 vor (vgl. Tabelle 122). Die Prognose ist schlecht.
  – *Hyperdiploidie:* Die Hyperdiploidie kommt bei der ALL-L1 und L2 vor, sie hat eine bessere Prognose als die ALL bei „normalem" Chromosomensatz.

Akute lymphoblastische Leukämie (ALL)

Tabelle 121 Immunphänotypen der ALL

ALL-Typ	B-Vorläufer			B	T	
Subtyp	prä-prä-B	com-mon-ALL	prä-B	B-ALL	prä-T-ALL	T-ALL
Vorkommen (%)	10	50	10	3	7	20
Antigen TdT	+	+	+		+	+
HLA-DR	+	+	+	+	-/+	-
CD10	-	+	+/-	+/-	-/+	-/+
CD19	+	+	+	+	-	-
cyIg	-	-	+	-	-	-
sIg	-	-	-	+	-	-
cyCD3	-	-	-	-	+	+
CD7	-	-	-	-	-	+/-

TdT = Terminale Nukleotidtransferase, cyIG = Zytoplasmatisches IgM, sIG = Membran-IgM

Tabelle 122 FAB-Klassifikation der ALL

	L1	L2	L3
	Kindlicher Typ	Erwachsenen-Typ	Burkitt-Typ
Anteil	75 %	20 %	5 %
Zellgröße	Klein	Unterschiedlich	Einheitlich groß
Kernform	Rund	Unterschiedlich, Einbuchtungen zum Teil sehr tief	Homogen mit einzelnen Schollen
Chromatin/Kernstruktur	Homogen	Heterogen	Regelmäßig, oval bis rund
Nukleoli	Kaum erkennbar	Einige, zum Teil sehr groß	Prominente helle Nukleolen
Zytoplasma	Spärlich	Unterschiedlich	Vermehrt
Basophilie	Hellbasophil	Basophil	Tiefbasophil
Vakuolen	Selten	Selten	Oft reichlich

Klinik

➤ Die Anamnese vor Diagnose der ALL ist oft sehr kurz (< 3 Wochen), allgemeine Symptome sind Abgeschlagenheit, Fieber und Blutungen, vgl. Tabelle 118, S. 378.
➤ **Verdrängung der Hämatopoese:**
  – Granulzytopenie mit Häufung bakterieller Infekte, u. a. der oberen Luftwege und erhöhtem Sepsis-Risiko sowie Pilzinfektionen z. B. Mundsoor.
  – Anämie mit Blässe, Müdigkeit und Dyspnoe.
  – Blutungsneigung bei Thrombozytopenie.
➤ **Spezifische Komplikationen:**
  – Eine obere Einflußstauung kann Symptom des Mediastinalbefalls sein.
  – Eine Meningeosis ist Ausdruck der primären Beteiligung des Liquorraums.
  – Eine Uratnephropathie kann durch Hyperurikämie bei großem Zellumsatz ausgelöst werden.
➤ Evtl. Lymphknotenschwellungen.

Diagnostik

➤ **Differentialblutbild:** Die Analyse des Differentialblutbildes ist der erste diagnostische Schritt.
  – Die Leukozyten-Zahlen erlauben noch keine Diagnose der ALL, sie können erhöht, normal oder erniedrigt sein. In ca. 40 % der Fälle sind die Leukozytenzahlen normal oder erniedrigt.
  – Hinweis auf die ALL ergeben die im peripheren Blut vorkommenden Lymphoblasten.
➤ **Knochenmarkbiopsie:** Zur Diagnose der ALL ist die Knochenmarkbiopsie obligat. Ein Anteil von > 25 % Lymphoblasten der hämatopoetischen Zellen im Knochenmark liefert die Diagnose der ALL.
➤ **Zytochemie:** Die Untersuchung der Zytochemie ist obligat. Bei der ALL fallen Peroxidase- und Esterasereaktion negativ aus.
➤ **Zytogenetik:** Die Zytogenetik ist sehr wichtig, vgl. Tabelle 121 und S. 382.
➤ **Serum:** Die Laktatdehydrogenase (LDH) und Harnsäure im Serum sind wegen des großen Zellumsatzes bei ALL oft erhöht.
➤ **Liquoruntersuchung:**
  – Der initiale Befall der Meningen ist bei der ALL relativ häufig. Die Meningeosis muß bei jedem Patienten ausgeschlossen werden. Zur Technik der Lumbalpunktion s. S. 70.
  – Die Liquorpunktion darf nur bei einer Thrombozytenzahl > 30000/µl durchgeführt werden, evtl. sind vor der Punktion Thrombozyten zu substituieren (vgl. S. 151).
  – Im Rahmen der Lumbalpunktion wird gleichzeitig die ZNS-Prophylaxe mit Methotrexat intrathekal durchgeführt, s. S. 385 – 386.

Risikogruppen

➤ **Vorbemerkung:** Die Einteilung in Risikogruppen ist für die Therapie relevant, s. dort.
➤ **Patienten mit niedrigem Risiko (N):**
  a Patienten 15 – 50 Jahre mit B-Vorläufer-ALL, Common-ALL, prä-B-ALL, Philadelphia-Chromosom bzw. bcr-abl-negativ, Translokation t (4;11) negativ, komplette Remission nach < 4 Wochen erreicht, Leukozyten < 30000/µl.
  b Patienten 51 – 65 Jahre: Alle außer T-ALL, B-ALL oder mit Mediastinaltumor.

Akute lymphoblastische Leukämie (ALL)

➤ **Patienten mit T-ALL (T):**
a Patienten 15 – 65 Jahre mit T-ALL unabhängig von Risikofaktoren.
b Patienten 15 – 65 Jahre mit Mediastinaltumor unabhängig vom Subtyp bzw. Risikofaktoren.
➤ **Patienten mit hohem Risiko (H):** Nur Patienten 15 – 50 Jahre.
a Ph+ bzw. bcr-abl-positiv.
b Translokation t (4; 11) positiv.
c Patienten mit prä-prä-B-ALL [CD 10(CALLA)-negativ].
d Patienten mit B-Vorläufer-ALL und kompletter Remission erst nach > 4 Wochen erreicht oder Leukozyten > 30 000/µl.
➤ **Alle Patienten mit B-ALL.**

Therapie

➤ **Übersicht:** Eine Übersicht über die Therapie der ALL gibt die Abb. 50. Hierbei sind die verschiedenen Risikogruppen (s. S. 383 – 384) berücksichtigt. Zu den Behandlungsprotokollen s. Anhang III. Die im folgenden genannten Therapien werden im Rahmen von Studienprotokollen durchgeführt, die Patienten sollten daher an ein geeignetes Zentrum überwiesen werden.

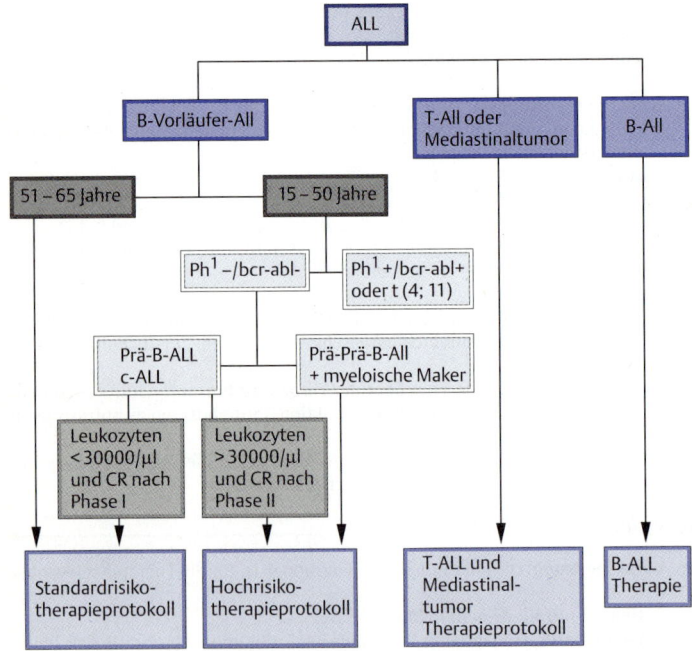

Abb. 50   Therapie der ALL. Behandlungsprotokolle s. S. 538

➤ **Alle Risikogruppen außer Patienten mit B-ALL:** Es gilt ein prinzipieller Ablauf der Therapie. Die Behandlungsprotokolle unterscheiden sich durch die eingesetzten Zytostatika und den zeitlichen Ablauf sowie die Zusatztherapie (z. B. Wachstumsfaktoren, ZNS-Prophylaxe, etc.). Alle Dosierungen sind dem Anhang III, S. 538–543 zu entnehmen.

- *Vorphasetherapie* (fakultativ) zur Zytoreduktion, meist mit Prednisolon und Vincristin, bis Leukozytenzahlen < 25 000/µl erreicht sind.
1. *Induktionstherapie* (Remissionsinduktion): Es erfolgt die sequentielle Kombinationstherapie mit 8 verschiedenen Medikamenten. Phase I: Prednisolon, Vincristin, Daunorubicin und L-Asparaginase. Phase II: Cyclophosphamid, Cytosin-Arabinosid, 6-Mercaptopurin und G-CSF (s. S. 376). Bei Patienten mit hohem Risiko weicht die Phase II-Therapie von der hier erwähnten ab, s. Anhang III.
2. *Konsolidierungstherapie:* ZNS-Prophylaxe (s. dort), zytostatische Therapie s. Anhang III.
3. *Reinduktion:* Wiederholung von Teilen der Induktionstherapie, s. Anhang III: Phase I: Prednisolon, Vincristin, Adriamycin. Phase II: Cyclophosphamid, Cytosin-Arabinosid, Thioguanin. Zudem Fortsetzung der ZNS-Prophylaxe.
4. *Erhaltungstherapie:* Bis zum Ende des ersten Therapiejahres werden 6-Mercaptopurin und Methotrexat eingesetzt, ab dem zweiten Therapiejahr erfolgt die intensivierte Erhaltungstherapie mit 6-Mercaptopurin und Methotrexat bzw. Cyclophosphamid und Cytosin-Arabinosid etc. s. Anhang III. Gleichzeitig wird die ZNS-Prophylaxe fortgeführt.
5. *Therapieende* nach ca. 24–30 Monaten.

➤ **Therapie der B-ALL:** Alle Dosierungen/Schemata s. Anhang III.
1. *Vorphasetherapie* bei allen Patienten. Eingesetzt werden Cyclophosphamid und Prednisolon.
2. *Block A:* Unmittelbar im Anschluß an die Vorphasetherapie: Vincristin, Hochdosis-Methotrexat (mit Leucovorin-rescue), Ifosfamid, VM26, Cytosin-Arabinosid, Dexamethason. Intrathekale Zytostatika: Methotrexat, Cytosin-Arabinosid und Dexamethason.
3. *Block B:* Nach 14 Tagen: Vincristin, Hochdosis-Methotrexat (mit Leucovorin-rescue), Cyclophosphamid, Adriamycin, Dexamethason. Die intrathekale Gabe von Medikamenten erfolgt wie im Block A.
- *Dauer:* Je drei Blöcke A und B sind alternierend vorgesehen. Der zeitliche Abstand zwischen den Blöcken beträgt in der Regel 16 Tage.
- *Block C* (fakultativ): Bei ausbleibender kompletter Remission bzw. früher Progression der B-ALL: Vindesin, Cytosin-Arabinosid, VP16 und Dexamethason.
- *Bei nachgewiesenem ZNS-Befall:* Kombination von Radiotherapie und Chemotherapie (s. jeweils dort).

➤ **ZNS-Prophylaxe:**
- *Radiotherapie:* Die Radiotherapie erfolgt nur bei Patienten mit niedrigem Risiko bzw. T-ALL/Mediastinaltumor. Nach Remissionseintritt wird der Liquorraum früh durch Schädelbestrahlung saniert. Die eingesetzte Strahlendosis beträgt 12 Gy bei Kleinkindern, Erwachsene werden mit 24 Gy bestrahlt.
- *Chemotherapie:* Intrathekal gegebene Zytostatika: Z.B. Methotrexat 8 mg/m² mg (Gesamtdosis) bereits im Rahmen der diagnostischen Lumbalpunktion bzw. später zu den im Schema angegebenen Zeiten (s. oben und Anhang III). Weitere intrathekal eingesetzte Medikamente sind Cytosin-Arabinosid und Dexamethason.

Akute lymphoblastische Leukämie (ALL)

➤ **Radiotherapie:**
  – *ZNS-Prophylaxe* s. o.
  – *Mediastinal-Bestrahlung:* Bei Patienten mit einem Tumorrest > 2 cm im Mediastinum wird nach Abschluß der Induktionstherapie die Mediastinalbestrahlung mit 24 Gy durchgeführt.
  – Bestrahlung bei lokalen Manifestationen im Pleuraspalt und lokalen Manifestationen im Hodenkanälchen.
  – Dosis je nach Umgebungsgewebe 30 – 35 Gy.

➤ **Allogene Knochenmarktransplantation:**
  – Zur Knochenmarktransplantation vgl. S. 124 – 130.
  – *Indikationen* (zur Beurteilung der Remission s. S. 383 ff): Primär therapierefraktäre ALL. Hochrisikopatienten (s. S. 384): Bei diesen Patienten mit geeignetem Spender wird die Knochenmarktransplantation in der 1. kompletten Remission eingesetzt. Alle Patienten in der 2. kompletten Remission. Alle Patienten in der 3. kompletten Remission bzw. bei beginnendem 2. Rezidiv.
  – *Therapieinduzierte Todesfälle* sind bei guter Substitutionstherapie von Erythrozyten, Thrombozyten und evtl. Leukozyten bzw. ausreichender antibiotischer Therapie selten.

Prognose

➤ Zur **Prognose** der ALL und einiger Subtypen s. Tabelle 123.

Tabelle 123   Prognose der ALL

Subtyp	Mediane Remission	5-JÜR (%)	Heilungen (%)
ALL gesamt (Kinder)			80 – 85
ALL gesamt (Erw.)		20 – 40	
T-ALL		60	60 – 70
B-prä-Vorläufer ALL		45	25
bcr/abl positiv bzw. Ph+	5 – 10 Monate	0 – 15	< 5

Anmerkung: Die L3 enthält den Burkitt-Typ der ALL und weitere B-ALL. Der Burkitt-Typ kann unbehandelt innerhalb weniger Tage zum Tode führen. Bei schnell eingeleiteter B-NHL-Therapie (s. S. 425 – 426) werden in > 50 % der Fälle Langzeitüberlebende beobachtet

Nachsorge/Überwachung

➤ Die therapeutisch induzierte Zytopenie bei Reinduktion und Erhaltungstherapie muß vom Rezidiv unterschieden werden. Die Überwachung sollte Aufgabe erfahrener Therapeuten bleiben. Knochenmark und Liquor müssen untersucht werden. Hodenschwellungen oder andere Manifestationen müssen rasch diagnostiziert und therapeutisch beantwortet werden, s. Therapie S. 385.

➤ Zweitremissionen und die mögliche Knochenmarktransplantation müssen im Rezidiv sofort organisiert und angestrebt werden. Zur Knochenmarktransplantation vgl. S. 124 ff.

Grundlagen

➤ **Definition:** Bei ANLL liegt ein Reifungsstop von Blasten mit unvollständiger myeloischer Differenzierung im Knochenmark vor. Die Zellen zeigen charakteristische Merkmale (vgl. Tabelle 124).

➤ **Epidemiologie:**
– *Inzidenz:* Ca. 2–3/100 000 Einwohner/Jahr.
– *Alter:* ANLL werden in jedem Alter beobachtet. Die Häufigkeit steigt ab dem 50. Lebensjahr.
– *Geschlecht:* Keine Bevorzugung eines Geschlechts.

➤ **Ätiologie:**
– Bei einigen Patienten entwickelt sich eine AML aus einem vorbestehenden myelodysplastischen Syndrom (s. S. 396–399) bzw. einer Polycythaemia vera (s. S. 410).
– *Risikofaktoren* (vgl. S. 377): Strahlenexposition, alkylierende Substanzen. Patienten mit Down-Syndrom haben ein 20 × höheres Risiko gegenüber Patienten mit „normalem" Chromosomensatz. Auch bei seltenen Erkrankungen wie Fanconi Anämie und Bloom-Syndrom ist das Risiko einer AML erhöht.

Klassifikation

➤ Verbreitet ist die **f**ranzösisch-**a**merikanisch-**b**ritische morphologische (FAB-) Klassifikation von 1976. Sie wurde 1986 durch immunologische und 1988 durch zytogenetische Parameter ergänzt und wird jetzt als FAB-MIC-Klassifikation bezeichnet, s. Tabelle 124, S. 388–389.

Tabelle 124 FAB-MIC-Klassifikation der akuten nichtlymphoblastischen Leukämien (ANLL)

Typ	Klinische Bezeichnung	Anteil	Karyotyp (Frequenz)	Oberflächenmarker CD						Zytochemie	Bemerkung
				34	33	13	11	15	14		
M1	Akute Myeloblastenleukämie ohne Differenzierung	20%	t (9;22) (3%) inv 3	+	+	+/-	-	-	-	POX	Wenige Granula Bei inv 3 selten komplette Remissionen
M2	Akute Myeloblastenleukämie mit Differenzierung	M2 ges. 30%	t (8;21) (12%)	+/-	+	+	+	+	+/-	POX	Auer-Stäbchen
M2 Baso	Akute Myeloblastenleukämie mit basophiler Differenzierung		t (12 p) (< 0,1%)	+/-	+	+	+	+	+/-	POX	POX
M3 M3 V	Akute Promyelozytenleukämie	5%	t (15;17) (8%)	-	+	+	+/-	+/-	-	POX	Hypergranulär, Auer-Stäbchen in Bündel (Fagott-Zellen)
M4	Akute Myelomonozytenleukämie	5%	t (15;17) (8%)	-	+	+	+/-	+/-	-	POX	Hypergranulär, Auer-Stäbchen in Bündeln (Fagott-Zellen

M4	Akute Myelomonozytenleukämie	M4 ges. 30%	+4 (<0,1%)	+/-	+	+	+	+	POX und Esterase	Wie M2, der Anteil monozytärer Zellen in Knochenmark/Blut ist >20%
M4 Eo	Akute Myelomonozytenleukämie mit atypischen Eosinophilen		Inv 16 (5%)	+/-	+	+	+	+	POX und Esterase	Oft lange Remission
M5 a	Akute unreifzellige Monozytenleukämie	M5 ges. 10%	t (9;11) (6%)	+/-	+	+	+	+	Esterase	Oft kurze Remission
M5b	Akute reifzellige Monozytenleukämie		t (8;16) (<0,1%)						Esterase	Mit Phagozytose
M6	Akute Erythroleukämie	selten		-	+/-	-	-	+/-	negativ	>50% Erythroblasten
M7	Akute Megakaryoblastenleukämie	selten		+/-	+/-			-	negativ	>30% Megakaryoblasten

POX: Peroxidasereaktion, Esterase: α-Naphthylacetatesterasereaktion

Hämatologische Onkologie

Akute nichtlymphoblastische Leukämien (ANLL): Übersicht

➤ **Weitere abnorme Karyotypen** bei ANLL, die nicht nach FAB klassifiziert werden, s. Tabelle 125.

Tabelle 125 Weitere abnorme Karyotypen bei ANLL, die nicht nach FAB klassifiziert werden

Karyotyp	Abkürzung	Frequenz (%)
Trisomie 8	+ 8	8
Deletion 7	-7	4
Verlust 7 q	7 q-	3
Verlust 5 q	5 q-	3
Deletion Y	-Y	1
Trisomie 21	+ 21	1

Anm.: Von der Deletion des 5 q sind einige Wachstumsfaktoren und Wachstumsfaktor-Rezeptoren betroffen

Grundlagen

➤ **Definition:** Die AML ist eine Leukämie mit Blasten, Promyelozyten oder anderen myeloischen Zellen. > 3 % der Blasten sollten Peroxidasereaktion (POX) zeigen.
➤ **Zellularität der AML:**
  – *Hypoplastische Leukämie:* Zytopenie des Knochenmarks, Blastenanteil > 30 %.
  – *Oligoblastische Leukämie:* Volles Knochenmark, Blastenanteil < 30 %.
➤ **Ätiologie der AML** s. S. 377.
➤ **Klassifikation nach FAB-MIC** (s. Tabelle 124, S. 388 – 389): M1, M2, M6 (und M3, die deutliche Besonderheiten des Krankheitsbildes und bei der Therapie aufweist).

Klinik

➤ Allgemeine Leukämiezeichen s. S. 118.
➤ **Prodromi der AML:** Unklare Gelenk- bzw. Skelettbeschwerden können charakteristische Prodromi sein. Organinfiltrationen, sog. „Chlorome", betreffen meist: Wirbelkörper, stammnahe Knochen, Haut, Lymphknoten. Eine Leukämieentwicklung im Knochenmark kann auf die Organinfiltrationen folgen.
➤ **Manifeste AML:** Neigung zu bakteriellen Infekten, evtl. Blutungsneigung.

Diagnostik

➤ **Differentialblutbild** (obligat): Leukozytose, evtl. normale Leukozytenzahlen oder Leukopenie. Die Leukozytenzahl korreliert mit der Zahl der Blasten. Evtl. nur Panzytopenie des Bluts ohne erkennbare Blasten. Agranuläre Neutrophile. Erworbener Peroxidasedefekt.
➤ **Knochenmarkausstrich** (obligat):
  – Charakteristisch ist der *Hiatus leucaemicus*, d. h. das Fehlen von Zwischenstufen der Hämatopoese.
  – *Auer-Stäbchen* (stäbchenförmige Äquivalente der Primärgranulation) in unreifen Zellen.
  – *Pelger-Formen der Neutrophilen:* Segmentierungsanomalie mit meist zweisegmentigen (brillenförmigen) Kernen.
  – Der Knochenmarkausstrich zeigt die verdrängende Leukämiepopulation meist viel ausgeprägter als der periphere Blutausstrich.
➤ **Zytochemie** (obligat): Peroxidase- und Esterasereaktion (s. Tabelle 124).
➤ **Zytogenetik** (obligat): Chromosomale Aberrationen? s. Tabelle 124 und 125.

Differentialdiagnosen

➤ Die Differentialdiagnosen lassen sich mittels der erwähnten diagnostischen Schritte abgrenzen.
➤ ALL (s. S. 383), Agranulozytose, aplastische Anämie und myelodysplastisches Syndrom (s. S. 396 ff) sind die relevanten Differentialdiagnosen.

Therapie

➤ **Therapiesäulen:** Alle Schemata/Dosierungen s. Anhang III.
  – *Intensive Chemotherapie* mit Induktion bzw. Doppelinduktion, dann Konsolidierung und im Rahmen von Studien anschließend Erhaltungstherapie. Die Therapie wird sofort nach Vollremission oder nach 12 – 24 Monaten beendet.

- Induktions- und Konsolidierungstherapie: Cytosin-Arabinosid, 6-Thioguanin, Daunorubicin.
- Doppelinduktion mit Cytosin-Arabinosid und Mitoxantron.
- Erhaltungstherapie: Cytosin-Arabinosid, Daunorubicin, Thioguanin, Cyclophosphamid.
  - *Allogene Knochenmarktransplantation* s. S. 124–128.
    - Indikationen: Die Knochenmarktransplantation wird in geeigneten Fällen mit erhöhtem Rückfallrisiko schon früh in der ersten Remission durchgeführt. Das erhöhte Rezidivrisiko wird durch zytogenetische Befunde oder spätes Ansprechen definiert.
    - Therapieerfolge: Durch Knochenmarktransplantation steigt die Rate lang anhaltender Remissionen von < 20 % auf Werte > 50 % an.
  - *Rezidivtherapie:* Intensive Chemotherapie im Rahmen von Studienprotokollen, z. B. mit Cytosin-Arabinosid und Mitoxantron. Außerhalb von Studien werden Mitoxantron und Etoposid oder Idarubicin, VP16 und Cytosin-Arabinosid eingesetzt. Bei Patienten, die wegen Komplikationen (Agranulozytose, Blutungen etc.) keine intensive Chemotherapie erhalten können, wird evtl. ein mildes blastenreduzierendes Schema (z. B. low-dose-Cytosin-Arabinosid) eingesetzt oder supportiv therapiert.

➤ **Nebenwirkungen:** Die Nebenwirkungen der Therapie sind beträchtlich. Vor allem betroffen ist das Knochenmark, da aplasieerzeugende Dosen verwendet werden müssen.

➤ **Wiederholungen** einer nicht erfolgreichen Therapie können die Remissionsquote nur gering verbessern.

➤ **ZNS-Prophylaxe:** Generelle ZNS-Prophylaxe wie bei ALL nicht notwendig.

➤ **Wachstumsfaktoren:** Die Anwendung von Wachstumsfaktoren während oder nach der Chemotherapie hat bisher keine eindeutigen Vor- bzw. Nachteile. Sie kann nicht allgemein empfohlen werden und sollte nur begründet im Rahmen klinischer Studien erfolgen (vgl. Tabelle 117, S. 376).

➤ **Autologe Knochenmarktransplantation:** Der prognostische Wert der Transplantation mit autologem Remissionsmark zur Konsolidierung der Vollremission wird derzeit noch kontrovers eingeschätzt.

➤ **Eingeschränkte/keine Therapie bei:**
  - AML als Zweitleukämien nach Bestrahlung oder Zytostatika.
  - Bei Patienten > 70 Jahren wird in einigen Zentren ebenso ein angepaßtes Vorgehen angewendet. Mit rein unterstützenden Maßnahmen wird zunächst die Lebensqualität verbessert und evtl. neu die Therapiefähigkeit beurteilt.

Prognose und Nachsorge

➤ Nach intensiver Behandlung erreichen 70–80 % der Patienten eine komplette Remission im Knochenmark. Davon treten bis zu 80 % schon nach dem ersten Zyklus ein. Ein zweiter Zyklus läßt die Remissionsdauer von im Mittel 10 Monaten weiter ansteigen.

➤ Bei Respondern auf die primäre Therapie werden in ca. 25 % der Fälle Heilungen erzielt.

➤ Weitere Therapiezyklen erbringen aber keine lineare Verbesserung mehr. Ca. 20–30 % der Patienten mit erzielter Vollremission bleiben krankheitsfrei.

➤ Nachsorge s. S. 380, 386.

Grundlagen

➤ **Definition:** Pathologische Erythroblasten charakterisieren diese Leukämieform. Die akute Erythroleukämie macht eine Transformation zur AML durch, wenn die Patienten nicht zuvor versterben.
➤ **Epidemiologie:** Die akute Erythroleukämie betrifft i. d. R. ältere Patienten > 70 Jahre, sie macht < 5% der AML-Fälle aus.
➤ **Klassifikation nach FAB-MIC** (vgl. Tabelle 124, S. 388–389): Akute Erythroleukämie M6.
➤ **Synonym:** Di-Guglielmo-Syndrom.

Diagnostik

➤ Wie AML, s. S. 391.
➤ **Knochenmarkausstrich:**
  – Charakteristische vakuolisierte große Proerythroblasten mit scholliger PAS-Positivität.
  – Diffuse PAS-Reaktion in Erythroblasten.
  – Ringsideroblasten in wechselndem Anteil.
  – Reduzierte Granulopoese mit relativer Blastenvermehrung.
  – Relative Monozytose.
➤ Die Zytogenetik ist bei akuter Erythroleukämie nicht repräsentativ.

Therapie

➤ Wie AML, s. S. 391–393. Mit Progression der Erkrankung nähert sich diese Leukämieform der AML vom FAB-Typ M1 oder M2 an. In den meisten Zentren werden die hierfür gebräuchlichen Therapieschemata eingesetzt (s. Anhang III).
➤ **Besonderheiten der Therapie:** Transfusionen über einen Hb-Wert von 12 (14) g/dl hinaus supprimieren die pathologische Erythropoese. Der therapeutische Gewinn dieser Maßnahme ist aber nicht belegt.

Prognose und Nachsorge

➤ Die Prognose ist schlechter als die der reinen AML (vgl. S. 392).
➤ Nachsorge s. S. 392.

Promyelozytenleukämie (PML)

Grundlagen

➤ **Epidemiologie:** Die Promyelozytenleukämie macht 3–4% der akuten Leukämien aus. Betroffen sind meist jüngere Patienten.
➤ **Klassifikation nach FAB-MIC** (vgl. Tabelle 124, S. 388–389): Hypergranuläre Form M3 und M3 v (feingranuläre Variante).
➤ **Ätiologie** s. S. 387.

Klinik

➤ Meist hochakutes Krankheitsbild mit diffuser Blutungsneigung und Verbrauchskoagulopathie (s. S. 466–467). Ursache der Blutungsneigung sind proteolytische Enzyme, die v. a. beim Zellverfall in der frühen Therapiephase frei werden.
➤ Zerebrale Blutungen gefährden die Patienten oft noch vor Einleitung der Therapie bzw. unmittelbar danach.

Diagnostik

➤ Beachte die Differentialdiagnose zur reaktiven promyelozytären Regeneration.
➤ **Differentialblutbild und Knochenmarkpunktion** mit Ausstrich sind wie bei den anderen ANLL auch obligat. Charakteristika der Promyelozytenleukämie: Anomale Granula, evtl. Massen von Auer-Stäbchen (in Form sogenannter Fagott-Zellen) füllen die Zelle randvoll aus.
➤ **Verbrauchskoagulopathie:**
  – *Empfindlichste Parameter:* Thrombozyten (Abfall) und Antithrombin III (AT III, ebenfalls Abfall).
  – *Weitere Parameter:* Fibrinogenspaltprodukte (Anstieg) und PTT (Anstieg). Zur Verlaufskontrolle eignet sich Fibrinogen.
➤ **Zytogenetik:** Charakteristisch bei der Promyelozytenleukämie ist die Translokation t (15;17). Durch PCR (Polymerase Chain-Reaction) läßt sich das bei der Translokation entstehende Fusionsgen RAR/PML nachweisen.

Therapie

➤ **Hämostase:**
  – *Thrombozytensubstitution:* Eine ausreichende Thrombozytensubstitution ist sofort, oft zweimal täglich notwendig. Ziel ist die Anhebung der Thrombozytenwerte > 20 000/μl. Vgl. hämatologische Support-Maßnahmen S. 151.
  – Therapie der Verbrauchskoagulopathie s. S. 466–467.
➤ **Leukämietherapie:**
  – Nach Therapie der Blutungskomplikationen sollte mit All-trans-Retinoidsäure (ATRA) therapiert werden: 45 mg/m^2 p. o. bis zur Remission.
  – Zusätzlich erfolgt die Anthrazyklingabe, wenn eine hyperleukozytäre Ausschwemmung unter ATRA folgt. Anthrazykline werden selten auch initial benötigt, um die Produktion der hämostasestörenden Produkte zu unterbinden. Dosen von 3 × 8 mg/m^2 Idarubicin oder 45 mg Daunorubicin werden eingesetzt.
  – Die konsolidierende AML-Therapie s. S. 391–392 muß im Intervall erfolgen.
➤ **Prognose:** Im allgemeinen ist die Frühprognose schlechter als diejenige der reinen AML (s. S. 392). Die Ursache sind blutungsbedingte Frühtodesfälle. Die Remissionen sind stabiler und erreichen in > 50% der Fälle lange Zeiten.
➤ **Nachsorge** s. S. 392.

Grundlagen

➤ **Definition:** Die AMoL bzw. AMML ist eine blastische oder promonozytäre Leukämie mit oder ohne Beteiligung der Granulopoese.
➤ **Epidemiologie:** Die AMoL und AMML machen 10–20 % der akuten Leukämien aus. Alle Altersgruppen sind betroffen, relativ häufig tritt die AMoL/AMML bei Kindern < 2 Jahren auf. Verhältnis m : w = 3 : 2.
➤ **Ätiologie:** Die AMoL bzw. AMML tritt als Zweitneoplasie nach folgenden Erkrankungen bzw. Therapien auf: Morbus Hodgkin, malignem NHL, multiplem Myelom und Chemotherapie mit dem Zytostatikum Etoposid.
➤ **Klassifikation nach FAB-MIC** (vgl. Tabelle 124, S. 388 – 389): M4, M5 a und M5 b.

Klinik

➤ Allgemeine Leukämiezeichen s. Tabelle 118, S. 378.
➤ **Spezifische Symptome der AMoL/AMML:** Zahnfleisch- und Hautinfiltrate, therapierefraktäre Abszesse z. B. pararektal, Lymphknotenvergrößerungen, Milzvergrößerungen, Niereninfiltration oder Schädigung der Niere durch Lysozym. Dies sind seltene aber charakteristische Komplikationen.

Diagnostik

➤ **Peripherer Blutausstrich/Differentialblutbild** (obligat): Die leukämische Ausschwemmung zeigt relativ häufig atypische Monozytenformen. Diese können auch Auer-Stäbchen enthalten.
➤ **Knochenmarkausstrich** (obligat): Das Knochenmark ist von sehr unreifen leukämischen Monozyten durchsetzt.
➤ **Zytochemie des Knochenmarkausstrichs** (obligat):
  – *Esterasereaktion:* Die Esterasereaktion in den Monoblasten ist ungewöhnlich stark ausgeprägt. Die unspezifische Esterasereaktion erreicht Stärkegrade 3 und 4 in Blasten, in denen sonst nur eine punktförmige Aktivität dargestellt ist. Beim Typ M4 dient die Esterasereaktion der Diagnose, wenn sie in mehr als 20 % der Blasten nachweisbar ist.
  – *Peroxidasereaktion:* Die Peroxidasereaktion dient zur Erkennung der myeloischen Beteiligung.
➤ **Weitere Parameter:** Lysozymerhöhung (Muramidase-) im Serum und Urin ist labordiagnostisch nachweisbar und kann bei großer Tumormasse auf die Gefahr der Nierenschädigung hinweisen.

Therapie, Prognose und Nachsorge

➤ Epipodophyllinderivate und Cytosin-Arabinosid sind die Grundlagen der kombinierten Chemotherapie.
➤ Die Behandlung folgt in den meisten Studien der AML (s. S. 391 – 392).
➤ **Prognose:** Die Induktionstherapie wird oft gut toleriert. Mehr als 25 % der Patienten versterben aber dennoch innerhalb von 6 Monaten. Neben der genannten Schädigung der Nieren spielen Organinfiltrationen (z. B. mit der Folge von zerebralen Blutungen und torpiden Abszedierungen) eine besondere Rolle unter den Todesursachen. Schleichende Verläufe sind häufig. 25 % der behandelten Patienten erreichen eine Überlebenszeit um 1 Jahr. Die spätere Langzeitprognose ist eher günstig.
➤ **Nachsorge** s. S. 392.

Myelodysplastische Syndrome (MDS)

Grundlagen

➤ **Inzidenz:** 1 – 2 Fälle/100 000/Jahr. Im 7. und 8. Lebensjahrzehnt steigt die Inzidenz auf 15/100 000/Jahr.

➤ **Ätiologie:**
  – In 90% der Fälle ist die Ätiologie unbekannt (primäre MDS).
  – In 10% ging dem MDS eine Knochenmarkschädigung voraus (sekundäre MDS), z.B. durch ionisierende Strahlen, Benzol oder Zytostatika, v.a. alkylierende Substanzen, cis-Platin und Topoisomerase-II-Inhibitoren.

➤ **Klassifikation:** Die FAB-Arbeitsgruppe klassifizierte 1984 auch die fraglich präleukämischen Entwicklungen und Dysplasien im Knochenmark, s. Tabelle 126).

Tabelle 126 Primäre MDS-Typen nach Knochenmarkbefunden (nach Bennett)

MDS-Typ	Blasten-anteil	Ringsidero-blasten	Blutmono-zytose	Mediane Überle-benszeit (Monate)
RA	< 5%	< 15%	niedrig	< 60
RAEB	5 – 20%		variabel	< 24
RAEBIT	20 – 30%		variabel	< 12
RARS	< 5%	> 15%		> 60
CMML (s. S. 398)	5 – 25%		erhöht	< 24

RA = refraktäre Anämie, RS = Ringsideroblasten, EB = Exzeß an Blasten, CMML = chronische myelo-monozytäre Leukämie, IT = in Transformation

Klinik

➤ **Frühstadien:** Die MDS in Frühstadien sind meist „Zufallsbefunde", die Patienten sind beschwerdefrei.

➤ **Zunehmender Krankheitsverlauf:**
  – Müdigkeit durch refraktäre Anämie.
  – Rheumatische Beschwerden.
  – Blutungsneigung wegen starker Thrombopenie.
  – Gehäuft auftretende mukokutane Infekte wegen Granulozytopenie.
  – Bei CMML Oberbauchsymptome durch Splenomegalie (s. S. 398).

Diagnostik

➤ **Großes Blutbild** (obligat):
  – Hyperchrome Anämie.
  – Anisozytose.
  – Thrombopenie und Riesenthrombozyten.
  – Leukopenie, evtl. mit kleinen lymphoid erscheinenden Blasten.
  – Atypische reife und unreife Monozyten bei CMML.

➤ **Knochenmarkausstrich** (obligat): Befunde (Blastenanteil und Ringsideroblasten) s. Tabelle 126, S. 396.
➤ **Knochenmarkbiopsie** (obligat): In der Knochenmarkbiopsie zeigen sich atypisch gelegene Blastennester.
➤ **Zytogenetik:** In ca. 50% der Fälle finden sich Chromosomenanomalien, z. B. 5 q-. Diese Patienten haben ein geringeres Risiko der Transformation des MDS in eine AML.

Differentialdiagnosen

➤ Das myelodysplastische Syndrom ist eine **Ausschlußdiagnose**, insbesondere Anämie, Leukopenie und Thrombopenie anderer Ursachen sind auszuschließen.
➤ **Aplastische Anämien** (dabei aplastisches Knochenmark).
➤ **Akute Leukämien** (ALL s. S. 383, AML s. S. 391), CML (s. S. 401), Haarzellen-Leukämie (s. S. 433): Knochenmarkbefund und Blutbild sind hierbei jeweils anders.
➤ **Osteomyelofibrose** (s. S. 409).
➤ **Zytopenie** aufgrund toxischer Medikamente (Zytostatika und Immunsuppressiva).
➤ Vitamin B_{12} oder Folsäuremangel (bei hyperchromer megaloblastärer Anämie).

Therapie

➤ **Erythrozyten- und Thrombozytenersatz:** Die Substitution von Erythrozyten und Thrombozyten wird im Krankheitsverlauf immer häufiger notwendig.
➤ **Wachstumsfaktoren:** Wachstumsfaktoren einzeln und in Kombination wirken eher auf eine Granulopenie, weniger auf Erythro- und Thrombozytopenie. Durch den Einsatz von Wachstumsfaktoren werden Transfusionen zumindest über begrenzte Zeit eingespart (vgl. Tabelle 117).
➤ Kortikosteroide sind meist unwirksam.
➤ **Ablative primäre Therapie**: Eine ablative primäre Therapie ist wegen der unklaren Prognose nicht etabliert. Jungen Patienten wird vereinzelt die Stammzelltransplantation in der RAEBIT-Phase angeboten, die Stammzellgewinnung hierfür erfolgt frühzeitig.

Prognose und Nachsorge

➤ Die mediane Überlebenszeit der einzelnen myelodysplastischen Syndrome ist der Tabelle 126 zu entnehmen. Besonders ungünstig verlaufen die Myelodysplastischen Syndrome mit Veränderungen am Chromosom 7.
➤ **Transformation in eine AML:**
  – RA und RARS: In ca. 10% der Fälle.
  – RAEB: > 40% der Fälle.
  – RAEBIT: 60% der Fälle.
➤ Die **Todesursache** bei den meisten Patienten sind Infektionen, Blutungen oder die Transformation in eine AML.
➤ **Nachsorge** s. S. 392.

MDS: Chronische myelo-monozytäre Leukämie (CMML) ▬▬▬

Grundlagen ─────────────────────────────────

➤ **Charakteristika:** Die chronische myelo-monozytäre Leukämie stellt eine monozytäre Proliferation dar. Zu Beginn verläuft sie ohne sichtbare Beteiligung der Granulopoese.
➤ **Epidemiologie:** Die chronische myelo-monozytäre Leukämie ist sehr selten. Sie kommt vor allem bei älteren Menschen > 60 Jahren vor.

Klinik ─────────────────────────────────────

➤ Leistungsverminderung, Blässe, Blutungsneigung und Gelenkbeschwerden sind Symptome der chronischen myelo-monozytären Leukämie.
➤ Infiltrate in Haut, Gingiva, Lymphknoten oder Milz werden öfter beobachtet.

Diagnostik ──────────────────────────────────

➤ **Differentialblutbild:** Es findet sich eine reif erscheinende polymorphe Monozytose im Blut. Öfter tritt eine begleitende Plasmozytose auf, selten ist die Paraproteinämie.
➤ **Knochenmarkbiopsie:** Im Knochenmark zeigen sich meist unreife Monozyten.

Therapie ───────────────────────────────────

➤ Die seltene CMML sollte zusammen mit einem Zentrum behandelt werden.
➤ Substitution von Erythrozyten und Thrombozyten nach Bedarf.
➤ In der Progression können Epipodophyllotoxin oder Cytosin-Arabinosid und Cyclophosphamid versucht werden. Die Dosierung wird oft nur zur Kontrolle des Wachstums gewählt. Die Konsumption oder lokale Komplikationen können so beeinflußt werden.
➤ Bei Transformation in eine AML (Blastenkrise) wird analog der Therapie der akuten myeloischen Leukämie vorgegangen (vgl. S. 391 – 392), meist aber mit schlechterem Erfolg.
➤ Die niedrig-energetische Bestrahlung störender Infiltrate ermöglicht oft eine lokale Entlastung.

Prognose und Nachsorge ──────────────────────

➤ Die mittlere Überlebensrate liegt < 24 Monaten (vgl. S. 396).
➤ Nachsorge s. S. 392.

Grundlagen

➤ **Definition:** Bei myeloproliferativen Syndromen handelt es sich um monoklonale Erkrankungen der myeloischen Stammzellen. Dabei proliferieren eine oder mehrere Zellreihen autonom.

➤ **Klassifikation:** Die verschiedenen Krankheitsbilder der MPS sind aus der Tabelle 127 ersichtlich.

Tabelle 127 Myeloproliferative Syndrome

	Seite
Chronische myeloische Leukämie (CML)	
Philadelphia-Chromosom positiv (CML-Ph+)	400 – 407
Philadelphia-Chromosom negativ (CML-Ph-)	408
Juvenile CML (Chronische myelo-monozytäre Leukämie des Kindesalters)	408
Fibrosierende Knochenmarkerkrankungen:	
Osteomyelofibrose/Osteomyelosklerose (OMF/OMS)	409
Polycythaemia vera (PV)	410
Essentielle Thrombozythämie (ET)	412

Sehr seltene Formen der MPS: Neutrophilen-, Eosinophilen- und Basophilenleukämie (im folgenden nicht erläutert)

Charakteristika der MPS

➤ Charakteristischerweise entwickeln sich bei MPS partiell reife Leukämiezellen der Myelo-, später auch der Lymphopoese neben der „normalen" Hämatopoese. Somit entsteht kein akut gefährlicher Defekt.

➤ **Gemeinsame Symptome/Befunde:**
– Fibrosierungsneigung des Knochenmarks.
– Hepatomegalie.
– Extramedulläre Blutbildung in Leber und Milz, v. a. bei Osteomyelosklerose s. S. 409.

➤ **Verlauf:** Die MPS verlaufen chronisch. Der chronische Verlauf kann von einem terminalen Blastenschub (Blastenkrise) abgelöst werden. Die Blastenkrise verläuft wie eine akute Leukämie (Blastenkrise der CML s. S. 402).

MPS: Chronische myeloische Leukämie (CML)

Grundlagen

➤ **Definition:** Die chronische myeloische Leukämie ist eine myeloproliferative Erkrankung (vgl. S. 399). Es sind primär alle myelopoetischen Zellen außer der Erythropoese betroffen.

➤ **Epidemiologie:**
- *Inzidenz:* 1 Fall/100 000 Einwohner/Jahr.
- *Geschlecht:* Keine Bevorzugung eines Geschlechts.
- *Alter:* Der Altersgipfel der CML ist im 5. Lebensjahrzehnt, die Streubreite ist groß.

➤ **Ätiologie:**
- In der Mehrzahl der Fälle ist die Ätiologie unklar.
- Ionisierende Strahlen, Benzol und seine Abkömmlinge werden in der Versicherungsmedizin meist als Auslöser der CML anerkannt.

➤ **Charakteristika:**
- Die Zellen der CML durchsetzen alle myelopoetisch aktiven Organe, im späten Krankheitsverlauf auch die lymphatischen.
- Die Granulozyten der CML sind immunkompetent.

➤ **Philadelphia-Chromosom:**
- 90 % der Patienten mit CML haben das Philadelphia-Chromosom.
- Das Philadelphia-Chromosom beruht auf Deletion des langen Arms von Chromosom 22, das meist auf Chromosom 9 transloziert: t (9;22).
- Bei der Translokation fusioniert das Onkogen c-abl des Chromosoms 9 mit der bcr (breakpoint cluster region) auf Chromosom 22. Hierdurch wird eine Tyrosinkinase des Zellkerns verändert, die Folge ist eine Förderung der Proliferation.

Klinik

➤ **Die CML verläuft in 3 Phasen:**
1. Reifzellige bzw. chronische Phase der CML. Sie dauert im Median 4 Jahre.
2. Akzeleration: Die Akzeleration ist die Übergangsphase zwischen der chronischen Phase der CML und der Blastenkrise. Die Akzeleration dauert wenige Monate, die Zellverdoppelungszeit in der Blastenkrise beträgt 2 – 5 Tage.
3. Blastenkrise: Die Blastenkrise verläuft wie eine akute Leukämie. Sie stellt das Endstadium der CML dar, wenn der Patient nicht zuvor an einer Komplikation verstorben ist. Die mittlere Überlebenszeit beträgt 2 – 3 Monate.

➤ **Reifzellige bzw. chronische Phase der CML:**
- Leitsymptom: Druck im Oberbauch durch Splenomegalie, auch Hepatomegalie.
- Symptome bei starker Leukozytose: Milzinfarkte, Zentralvenenthrombose der Retina, leukämischer Priapismus.
- Blässe und verminderte Leistungsfähigkeit.
- Keine Lymphknotenschwellungen.

➤ **Akzeleration** (s. auch Tabelle 128, S. 403):
- Normochrome Anämie.
- Die Splenomegalie nimmt zu.

➤ **Blastenkrise** (s. auch Tabelle 128, S. 402/403): Die Blastenkrise ist meist die terminale Phase der CML, die rasch letal endet. Die Symptome entsprechen denen einer akuten Leukämie mit schwerem Krankheitsgefühl, Thrombopenie mit Blutungskomplikationen, Knochenschmerzen und Fieber.

➤ **Komplikationen (alle Stadien):**
  – *Leukostase:* Die Leukostase zeigt klinisch thromboseähnliche Symptome mit neurologischen Ausfällen, Priapismus und Durchblutungsstörungen der Extremitäten.
  – *Nephropathie:* Die Nephropathie durch Lysozymurie tritt z.B. bei Milzbestrahlung auf.
  – *Tödliche aplastische Krisen:* Aplastische Krisen sind zu jeder Zeit und nach jeder Therapie beschrieben worden. Besonders gefährlich sind akzidentielle Busulfan-Überdosierungen und die Interferongabe im Anschluß an eine Busulfantherapie.
  – *Knochenmarkfibrose:* Eine zunehmende Verödung (Fibrosierung) des Knochenmarks mit hämatopoetischer Insuffizienz ist wie bei allen myeloproliferativen Erkrankungen möglich (Transfusionsbedarf).
  – Die lymphoblastische Blastenkrise ohne vorhergehende Akzeleration kann leichter remittieren und in die chronische Phase zurückfallen. Die mögliche Lebenszeit ist entsprechend variabel, so daß nach Erreichen einer Remission konsolidierende Maßnahmen wie die ZNS-Prophylaxe sinnvoll sein können (s. S. 385, Therapie der ALL).

Diagnostik

➤ Vom Zeitpunkt der Entartung der monoklonalen Stammzelle bis zur Diagnose der CML vergehen im Mittel ca. 8 Jahre.
➤ Die nachfolgenden Punkte gelten für die CML insgesamt, ergänzende Informationen sind jeweils unter „Akzeleration" und „Blastenkrise" zusammengefaßt.
➤ **Diagnostisches Vorgehen:** Die Diagnose der CML wird anhand der Klinik, des Differentialblutbildes, des Nachweises von Philadelphia-Chromosom aus Knochenmarkzellen (Zytogenetik) und der Zytochemie gestellt.
➤ **Differentialblutbild:**
  – *Leukozytose,* bei Diagnose oft um $200\,000/\mu l$. Bei manchen Patienten werden im Krankheitsverlauf Werte $> 500\,000/\mu l$ erreicht. Die CML ist die Leukämie mit der stärksten neutrophilen Leukozytose. Die Leukozytose korreliert mit der Milzgröße.
  – *Linksverschiebung* bis hin zu Blasten. Eine qualitative Veränderung des Blutbildes ist das Auftreten von Myeloblasten und Promyelozyten. Diese sind typisch für die CML, sie treten bei schweren entzündlichen Reaktionen mit Linksverschiebung (leukämoide Reaktionen, z.B. bei Sepsis) nicht auf.
  – Basophilie und Eosinophilie.
  – *Thrombozytose* $> 450\,000/\mu l$ in 30 % der Fälle überwiegend während der chronischen Phase der CML.
  – *Thrombopenie* $< 150\,000/\mu l$ in 10 % der Fälle primär. Thrombopenien sind typisch während der Akzeleration und besonders in der Blastenkrise der CML.
  – *Anämie:* Hämoglobin < 11 g/dl in 50 % der Fälle.
➤ **Knochenmark:**
  – *Knochenmarkausstrich:*
    • Zellreich, fast immer fettfrei.
    • Megakaryozytenvermehrung mit Mikromegakaryozyten.
    • Linksverschobene Granulozytenreihen herrschen vor: Promyelozyten und Myelozyten.

- Pseudo-Gaucher-Zellen sind relativ häufig. Es handelt sich um Histiozyten, die mit den Abbauprodukten der Neutrophilen in Form von hellbasophilen Strukturen gefüllt sind. Das Vorkommen von Pseudo-Gaucher-Zellen wird oft als ein prognostisch günstiges Zeichen angesehen, dies konnte in Studien allerdings nicht einheitlich gesichert werden.
  – *Knochenmarkbiopsie:* Faservermehrung (zunehmende Fibrosierung bis hin zur punctio sicca), verminderter Eisengehalt.

➤ **Zytogenetik:** Nachweis der Translokation t(9;22) (Philadelphia-Chromosom) bzw. Nachweis des Fusionsgens bcr/abl im Knochenmark. Der Anteil der Philadelphia-Chromosom-positiven Zellen an den Metaphasen klassifiziert die sog. zytogenetische Remission, s. S. 406.

➤ **Zytochemie:** Die Aktivität der alkalischen Leukozytenphosphatase (alkalische Neutrophilenphosphatase) ist stark vermindert: Index < 10. Anmerkung: Bei allen anderen myeloproliferativen Erkrankungen ist die Aktiviät der alkalischen Leukozytenphosphatase vermehrt.

➤ **Zell-Marker:** In der Phase der Akzeleration und der Blastenkrise tragen alle Zellen neben dem Philadelphia-Chromosom häufig neue Markerchromosomen. Die häufigsten Veränderungen betreffen das Auftreten eines zweiten Philadelphia-Chromosoms, eines Isochromosoms 17, Trisomie 8 und Trisomie 19.

➤ **Akzeleration** (Vorkommen in 20% der Fälle): Im peripheren Blut sind die zunehmende Leukozytose ($> 50000/\mu l$), Anämie (Hb < 9 g/dl) und Thrombopenie (in 30 Tagen $< 50\%$) typisch für die Akzeleration und Ausdruck der beschleunigten Proliferation.

➤ **Blastenkrise** (Vorkommen in 80% der Fälle): In der Phase der Blastenkrise kommt die Ausschwemmung unreifer Zellen ins periphere Blut zu den Symptomen der Akzeleration hinzu: Bei mehr als 2/3 der Pateinten verläuft die Blastenkrise myeloisch, d. h. mit Ausschwemmung von Myeloblasten und Promyelozyten. Folge ist der Anstieg des Anteils dieser Zellen am peripheren Blutbild auf mehr als 30%. Bei weniger als 1/5 der Patienten werden Lymphoblasten ausgeschwemmt.

➤ Die Tabelle 128, S. 403 gibt einen Überblick über die Befunde bei Akzeleration bzw. Blastenkrise der CML.

Differentialdiagnosen

➤ **Osteomyelosklerose:** Gemeinsam sind die Splenomegalie, die Leukozytose mit Linksverschiebung und die Thrombozytose. Das Philadelphia-Chromosom fehlt aber bei Osteomyelosklerose und die alkalische Leukozytenphosphatase ist normal oder leicht erhöht (vgl. Zytochemie S. 395).

➤ **Leukämoide Reaktionen:** Leukämoide Reaktionen kommen z. B. im Rahmen einer Sepsis oder bei chronischen eitrigen Entzündungen vor. Typisch ist eine Leukozytose mit Linksverschiebung und toxischer Granulation der Zellen. Meist liegen aber die Leukozytenzahlen $< 100000/\mu l$. Es finden sich nie Myeloblasten und die alkalische Leukozytenphosphatase ist mittelgradig erhöht (vgl. Zytochemie S. 395).

➤ **Chronische myelomonozytäre Leukämie** der myelodysplastischen Syndrome, vgl. S. 398.

Tabelle 128 Befunde der Akzeleration/Blastenkrise bei CML

Befund	Akzeleration	Blastenkrise
Vorbestehende CML Ph+	+	+
Hämoglobin < 9 g/dl	+	
Progrediente Milz-/Lebervergrößerung	+	+
Schnellere periphere Zellverdoppelung	+	(+)
Schweres Krankheitsgefühl	+/-	+
Leukozyten > 50 000/µl mit Resistenz gegen verdoppelte vorherige Therapie	+	(+/-)
Blasten und Promyelozyten im Blut > 30 %; im Knochenmark > 50 %		+
Thrombozyten < 100 000/µl		+
Thrombozytenabfall in 30 Tagen < 50 %	+/-	+
Knochenschmerzen und Osteolysen		+
Extramedulläre Manifestationen		+
Fieber unklarer Genese > 38,5 °C über 7 Tage		+

Therapie

➤ Einen Algorithmus zur Therapie der chronischen Phase der CML zeigt die Abb. 51.
➤ **Chronische Phase der CML:**
 – *Allogene Knochenmarktransplantation:*
  • Zur Knochenmarktransplantation vgl. S. 124 – 127.
  • Die allogene Knochenmarktransplantation ist derzeit die einzige kurative Behandlung. Sie wird nur bei Patienten < 55 Jahren durchgeführt. Es sind HLA-kompatible Spender zu suchen, dies sind im günstigsten Fall Geschwister. Die meisten Patienten haben aber keine „passenden" Verwandten, so daß ein Fremdspender gesucht werden muß.
  • Das Ergebnis der Knochenmarktransplantation wird von den Risiken der Posttransplantationsphase beeinträchtigt. Therapie-Todesfälle kommen vor. Der Gewinn an Lebenszeit wird dadurch für die Gruppe der Transplantierten erst nach 7 Jahren deutlich.
 – *α-Interferon:*
  • Indikationen s. Abb. 51, S. 404.
  • Dosis: 5 – 10 Mio. I. E. s. c. täglich oder 3 × wöchentlich. Die Therapie wird zunächst für 6 – 12 Monate durchgeführt. Das weitere Vorgehen hängt vom Ansprechen der Therapie und der Möglichkeit einer Knochenmarktransplantation ab: Bei Versagen sollte die Therapie früh beendet werden und anstelle dessen die Hydroxyurea-Therapie durchgeführt werden, s. Abb. 51.

MPS: Chronische myeloische Leukämie (CML)

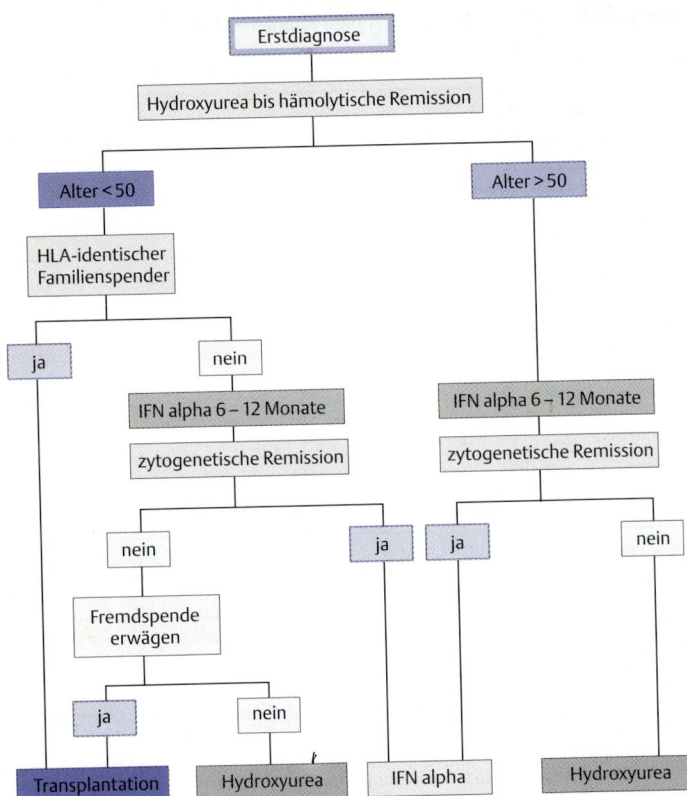

Abb. 51   Therapie der CML (chronische Phase)

- Wirkungen: Bei 60–70% der Patienten kommt es zu hämatologischen Remissionen, ca. 25% zeigen zytogenetische Remissionen. Definition der Remission s. S. 406.
- Nebenwirkungen: Grippeähnliche Symptome treten vor allem zu Beginn der Therapie auf: Fieber, Myalgien, Kopfschmerzen, gastrointestinale Beschwerden. Des weiteren können Blutbildveränderungen mit Thrombo- und Leukopenie auftreten.
- *Vorbemerkungen zur Chemotherapie:*
  - Die zytostatische Therapie wird im Standardfall bei Eintreten von Anämie, Gewichtsverlust oder Thrombosen begonnen.
  - Die zytostatische Therapie wird mit Harnsäurereduktion, z. B. durch Allopurinol vorbereitet (s. S. 488).

- Die Zellzahl und die Splenomegalie werden durch die Zytostatika zuverlässig beeinflußt. Mit Zytostatika lassen sich die meisten Patienten jahrelang auf Leukozyten-Werte von 2000 – 10 000/µl einstellen. Die Thrombozytose kann initial zunehmen, das Hämoglobin normalisiert sich. Ebenso steigen das Körpergewicht und das Wohlbefinden.
- Die Behandlung kann meist ambulant durchgeführt werden.

– *Chemotherapie mit Hydroxyurea:*

- Indikationen s. Abb. 51. Hydroxyurea (Litalir) steht neben α-Interferon an erster Stelle der CML-Therapie.
- Dosis: Verabreicht werden 2 – 2,5 g oral 1 × täglich an 3 – 5 Tagen der Woche.
- Wirkungen: Der Leukozytenabfall ist durch die HydroxyureaTherapie gut steuerbar, es werden Leukozytenzahlen < 5000/µl angestrebt. Hydroxyurea ist nicht kreuzresistent mit Busulfan. Es werden selten zytogenetische Remissionen, sondern meist nur hämatologische Remissionen erreicht (vgl. S. 406).
- Nebenwirkungen: Leber- und neurotoxische Nebenwirkungen sind selten, kommen aber vor. Auch Hauterscheinungen können zum Absetzen der Therapie zwingen. Die Veränderungen sind reversibel.

– *Chemotherapie mit Busulfan:*

- Indikationen: Busulfan kann als Mittel der zweiten Wahl alternativ zu Hydroxyurea gegeben werden.
- Dosis: 0,06 mg/kg KG (maximal 4 mg) oral täglich für ca. 3 Wochen. Die Dosis wird halbiert, wenn die Leukozytenzahl vom Ausgangstag halbiert ist.
- Wirkung: Busulfan hat einen lange nachwirkenden Effekt, d. h. die Leukozytenzahlen fallen noch, wenn Busulfan bereits abgesetzt ist. Es werden ebenfalls nur selten zytogenetische Remissionen, sondern nur hämatologische Remissionen erreicht (vgl. S. 406). Vorsicht bei der nachfolgenden Verwendung von Interferon, da aplastische Krisen auftreten können. Aus dem gleichen Grunde sollen Busulfan/Interferon nicht kombiniert werden.
- Nebenwirkungen: Die Teratogenität erfordert die Aufklärung des Patienten/Partners im Hinblick auf die Kontrazeption (Busulfantherapie bei Frauen: Kontrazeption während der Therapie, bei Männern Kontrazeption 6 Monate über das Ende der Therapie hinaus). Wegen der Stammzellverarmung durch Busulfan muß eine Zytopenie beachtet werden. Eine seltene, aber gefährliche Nebenwirkung ist die Lungenfibrose. Im Falle von Lungenfibrose wird die Therapie auf Hydroxyurea umgestellt.

– *Autologe Retransplantation:* (s. S. 129): Die autologe Retransplantation von CML-Stammzellen im Stadium der Akzeleration wird erprobt. Entnommen werden die Stammzellen in der frühen Phase der Erkrankung oder nach zytogenetisch erfolgreicher αInterferontherapie. Die Stammzellen werden bis zur Akzeleration kryokonserviert.

MPS: Chronische myeloische Leukämie (CML) ▐▐▐▐▐▐▐

➤ **Therapie der Akzeleration:**
  - Die Medikamente der chronischen Phase sollen nicht über die Dosis-Verdoppelung hinaus dosiert werden.
  - Die Kombination von Hydroxyurea und Thioguanin kann noch wirksam sein. Bei Thrombozytenwerten < 100 000/μl ist Thioguanin indiziert. Oft wirken 80 mg Thioguanin an 2 oder 3 Tagen der Woche deutlich, um die Dosis von Hydroxyurea zu reduzieren.
  - α-Interferon hilft in dieser Phase praktisch nie.
  - Milzbestrahlung: Die Milzbestrahlung ist bei therapierefraktärer symptomatischer Splenomegalie sinnvoll.

➤ **Therapie der Blastenkrise:**
  - *Myeloblastische Blastenkrisen:* In Anlehnung an Schemata der akuten myeoloischen Leukämie (vgl. S. 391 ff).
  - *Lymphoblastische Blastenkrisen:* Steroide, Vincristin und Anthrazykline werden eingesetzt. Die Therapie reduziert häufig die Zellast und dadurch die Symptomatik.
  - *Fieber ungeklärten Ursprungs:* Bei ausgeschlossener Infektion Knochenmark untersuchen und mit Steroiden therapieren: 5 – 15 mg/d Prednisolon, wie lymphoblastische Blastenkrise behandeln (s.o.).

➤ **Therapie der Leukostase:** Leukapherese und zytostatische Therapie. Bei zytostatischer Therapie der Leukostase ist die Hyperurikämie zu beachten und zu behandeln (z.B. durch Allopurinol, s.S. 488).

➤ **Therapie der Knochenmarkinsuffizienz:** Substitution von Erythrozyten/ Thrombozyten s. hämatologische Support-Maßnahmen S. 151 ff.

Definition der Remission bei CML ─────────────────

➤ **Hämatologische Remission:**
  - *Komplette hämatologische Remission:* Normalisierung der Leukozytenzahl, Normalisierung des Differentialblutbildes, Verschwinden aller Symptome und Krankheitszeichen inkl. Splenomegalie.
  - *Partielle hämatologische Remission:* Verminderung der Leukozytenzahl um mehr als 50% auf < 20 000/μl, Normalisierung der Leukozytenzahl bei bestehender Splenomegalie.

➤ **Zytogenetische Remission:**
  - *Komplette zytogenetische Remission:* Vollständige Elimination Philadelphia-Chromosom-positiver Metaphasen.
  - *Partielle zytogenetische Remission:* Reduktion der Philadelphia-Chromosom-positiven Metaphasen auf < 35%.
  - *Zytogenetische Besserung:* Reduktion der Philadelphia-Chromosom-positiven Metaphasen auf < 90%.

Prognose ──────────────────────────────

➤ **Knochenmarktransplantation:**
  - Chronische Phase der CML: Mediane 5-JÜR 60%, bei Fremdspendern 20 – 50%. Die Chancen für eine Heilung sind um so besser, je früher in der chronischen Phase transplantiert wurde.
  - Akzeleration: 5-JÜR 20 – 30%.
  - Blastenkrise: 5-JÜR < 10%.

➤ **Interferon-α-Therapie:**
  – Hämatologische Remission in ca. 60–70% der Fälle.
  – Zytogenetische Remission in 20–30% der Fälle. Bei unkontrollierten Studien wurde von Langzeitüberlebenden (nach 7–8 Jahren) von ca. 80% berichtet.
➤ **Hydroxyurea- und Busulfan-Chemotherapie:** Mittlere Überlebenszeit 2–6 Jahre. Unter der Chemotherapie werden praktisch keine zytogenetischen Remissionen erreicht, so daß auch keine Langzeitüberlebenden („Heilungen") zu erwarten sind.

Nachsorge

➤ **Intervalle:** In der Einstellungsphase oder nach Knochenmarktransplantation kurz: 2–4 Wochen, in der stabilen Phase 6–12 Wochen. Bei Akzeleration rasch verkürzen. Die Blastenkrise ist meist nur in der Zusammenarbeit mit einem Zentrum zu betreuen.
➤ **Umfang der Untersuchungen:** Patienten, bei denen die zytogenetische Remission angestrebt wird, oder die allogen transplantiert wurden, werden auf molekulargenetische Marker aus Blut oder Knochenmark oder zytogenetisch mit Hilfe von Kurzzeitkulturen aus Knochenmarkblut untersucht. Vor der Knochenmarkkultur empfiehlt sich eine Therapiepause von 7–14 Tagen.

MPS: Sonderformen der CML

CML ohne Philadelphia-Chromosom

➤ **Besonderheiten:** Diese Sonderform wird auch als Imitation der CML Ph+ beschrieben. Trotz ausreichender Metaphasen bleibt sie ohne Nachweis des Philadelphia-Chromosoms und auch des Fusionsgens bcr/abl.
➤ **Epidemiologie:** Ca. 3% der CML entfallen auf diese Sonderform. Das Durchschnittsalter liegt etwas höher als bei CML mit Philadelphia-Chromosom.
➤ **Prognose:** Die CML ohne Philadelphia-Chromosom hat eine deutlich schlechtere Prognose.

Chronische myelo-monozytäre Leukämie des Kindesalters

➤ **Definition/Charakteristika:**
  – Die CML des Kindesalters ist eine juvenile myelomonozytäre Leukämie.
  – Charakteristisch sind die Granulo- und monozytäre Proliferation ohne Eosinophilen- oder Basophilenbeteiligung.
➤ **Epidemiologie:**
  – Diese CML macht bis zu 2% der kindlichen Leukämien aus.
  – Das Lebensalter liegt meist zwischen 2 und 10 Jahren.
➤ **Klinik:** Splenomegalie, Lymphknotenschwellungen, Blutungen, ausgeprägte Blässe. Anamnestisch ist das Bestehen von Symptomen seit 3–6 Monaten typisch.
➤ **Diagnostik:**
  – *Differentialblutbild:* Megaloblastäre Anämie, pathologische Linksverschiebung, Monozyten stark vermehrt, fetales Hämoglobin (HbF) vermehrt, Thrombopenie.
  – Weitere Parameter: Evtl. Immunglobulinerhöhung, Das Neurofibromatosegen NF 1 scheint involviert.
➤ **Therapie:** Es wird nach speziellen pädiatrischonkologischen Behandlungsprotokollen therapiert, die Kinder sollten in ein entsprechendes Zentrum überwiesen werden. Die Knochenmarktransplantation spielt wegen der sonst schlechten Prognose eine bedeutende Rolle.
➤ **Prognose** s. o.

Osteomyelofibrose/Osteomyelosklerose (OMF/OMS)

➤ **Definition:** Die Osteomyelofibrose bzw. Osteomyelosklerose sind myeloproliferative Syndrome.
➤ **Epidemiologie:** Die Inzidenz der primären (idiopathischen) Formen wird auf 2 Fälle/100 000/Jahr geschätzt.
➤ **Ätiologie:**
  – *Primäre Formen:* Ätiologie unbekannt.
  – *Sekundäre Formen:*
    • Vorkommen in den Endstadien verschiedener Krankheitsbilder, z. B. megakaryozytäre Proliferationen (essentielle Thrombozythämie s. S. 412), Polycythaemia vera (s. S. 410), chronische myeloische Leukämie (s. S. 400 ff).
    • Problem: Vielfach sind die zugrundeliegenden Krankheitsbilder diagnostisch nicht mehr retrospektiv abgrenzbar.
➤ **Klinik:**
  – *Typische Trias:* Hochgradige Markfibrose mit Nachweis von Kollagenfasern, extramedulläre Blutbildung (in Milz und Leber) mit Ausschwemmung von Vorstufen ins periphere Blut und Splenomegalie. Die Splenomegalie kann durch extramedulläre Blutbildung sehr stark werden.
  – *Weitere Symptome:* Langsam zunehmende Schwäche, Blässe, Hämatome nach Verletzungen, Appetitminderung und Oberbauchbeschwerden mit Gewichtsverlust.
➤ **Diagnostik:** Zur Diagnostik sind das Differentialblutbild, die Zytochemie und die Knochenmarkbiopsie (s. S. 72 – 73) obligat.
  – *Differentialblutbild:*
    • Normo- bis hypochrome Anämie mit Normoblasten.
    • Anisozytose mit Tränenformen, Anulozyten und basophile Punktierung.
    • Granulozytäre Vorstufen und Basophilie.
    • Thrombopenie in 60 % der Fälle.
    • Thrombozytose in 25 % der Fälle.
    • Riesenplättchen.
  – *Knochenmarkbiopsie:* Die Aspiration von Knochenmark ist bei den fibrosierenden Knochenmarkerkrankungen nur eingeschränkt möglich (punctio sicca). Befunde: Reduzierter Zellgehalt, Faservermehrung und/oder Osteosklerose (Vermehrung der Knochensubstanz), Anomalien der Megakaryozyten.
  – *Zytochemie:* Die alkalische Leukozytenphosphatase ist oft erhöht (vgl. S. 395).
➤ **Therapie:**
  – Eine kausale (wirksame) Therapie ist nicht bekannt.
  – *Allogene Knochenmarktransplantation:*
    • Zur Knochenmarktransplantation vgl. S. 124 – 127.
    • Indikation: Die allogene Knochenmarktransplantation ist bei jüngeren Patienten indiziert.
    • Therapieerfolge: Die Knochenmarktransplantation bei Zwillingen ließ die Fibrose rückbilden und kompensierte die Hämatopoese.
  – *Zytokine* und *Erythropoetin* werden erprobt.
  – *Kortikosteroide* verzögern die Fibrose nicht sicher.
  – *Zytostatika* vermindern nur die Konsumption.
  – *Splenektomie:* Die Splenektomie ist nur in Ausnahmefällen indiziert: bei schwerer Thrombopenie und hoher Erythrozytenabbaurate.

MPS: Fibrosierende Knochenmarkerkrankungen

➤ **Prognose:**
- Die Osteomyelofibrose und Osteomyelosklerose haben meist einen chronisch konsumierenden Verlauf. Es besteht Substitutionsbedarf mit Erythrozyten und Thrombozyten und ausgeprägte Hinfälligkeit über einige Jahre.
- Siderotische Organkomplikationen und Infektionen bestimmen das Bild (Anämie und Kardiomyopathie, Leber- und Knochenschmerzen; bei ineffizienter Blutbildung ist die Chemotherapie indiziert).
- 5–20% der Erkrankungen werden durch Akzeleration oder unreifzellige Leukämien (ANLL) beendet.
➤ **Nachsorge:** Organomegalie, Anämie und Blutungsneigung bestimmen die Intervalle und den Umfang der Untersuchungen.

Polycythaemia vera (PV)

➤ **Definition:** Die PV gehört zu den myeloproliferativen Erkrankungen. Die gesamte myeloische Zellreihe proliferiert, die Proliferation der Erythropoese überwiegt dabei.
➤ **Epidemiologie:** Die PV ist eine seltene Erkrankung (0,5–1 Fall/100 000/Jahr), der Altersgipfel liegt bei ca. 60 Jahren.
➤ **Ätiologie:** Die Ätiologie ist unbekannt.
➤ **Klinik:**
- Im Vordergrund steht die massive Vermehrung der Erythrozyten mit Anstieg von Hb-Wert und Hämatokrit (Hkt). Ab einem Hkt > 55% steigt die Blutviskosität kritisch an, die Sauerstofftransportkapazität des Blutes sinkt. Ab einem Hkt von > 60% treten thromboembolische Komplikationen auf.
- Hypertonie.
- Durchblutungsstörungen.
- Plethora (Rötung des Gesichts) und Rötung der Extremitäten. Diese Symptome werden als „blühendes Aussehen" beschrieben.
- Gefülltes Lippenrot, Juckreiz, Schwindel, Kopfschmerzen, Ohrensausen, Müdigkeit, Sehstörungen.
- *Komplikationen:*
  • Thromboembolien (z.B. Apoplexie) führen in 40% der Fälle zum Tode.
  • Hämorrhagische Diathesen treten evtl. trotz Thrombozytose auf, was u.a. bei Biopsien zu beachten ist.
  • Osteomyelofibrose mit Knochenmarkinsuffizienz in 20% der Fälle.
  • Transformation in eine akute Leukämie: Unter myelosuppressiver Therapie entstehen in 10–15% der Fälle akute Leukämien, bei Aderlaß-Therapie nur in 2–5% der Fälle.
➤ **Diagnostik:** Kriterien der Polycythaemia-vera-Study-Group s. Tabelle 129, S. 411.
- *Ausschluß sekundärer Polyglobulien:*
  • Herz- und Lungenbefund (Auskultation, EKG, Echo, Thoraxröntgen, evtl. Lungenfunktion) zum Ausschluß von Vitien bzw. Lungenerkrankungen, die u.a. durch die Polyglobulie zu kompensieren versucht werden.
  • Oberbauchsonographie (starke Splenomegalie bei PV).
  • Arterielle Blutgase (bei PV normal, s. Tabelle 129).
  • Erythropoetinspiegel im 24 h-Harn: Vor und 48 h nach Aderlaß bestimmen. Bei PV sind beide Werte erniedrigt.
- *Blutbild:* Erythrozytenzahl, Hb und Hkt erhöht, meist gleichzeitig Leukozytose und Thrombozytose.

- *BSG:* Die BSG ist erniedrigt.
- *Serum:* Harnsäure erhöht (bei 10% der Kranken Gichtmanifestation).
- *Knochenmarkbiopsie:* Die Knochenmarkbiopsie ist obligat. Befunde: Vermehrung der Erythro-, Granulo- und Megakaryopoese. Im Endstadium evtl. Myelofibrose (s.S. 409).
- *Zytochemie:* Die alkalische Leukozytenphosphatase ist meist erhöht.

| **Tabelle 129** | Diagnosekriterien der Polycythaemia-vera-Study-Group |

Kategorie	Befund
A	Gesamtes Erythrozytenvolumen: Männer > 36 ml/kg, Frauen > 32 ml/kg
	Arterielles pO_2 normal: > 92%
	Splenomegalie
B	Thrombozytose > 400000/μl
	Leukozytose > 12000 (Infektion und Fieber ausgeschlossen)
	Alkalische Leukozytenphosphatase: Index > 110

Die Diagnose wird bei drei Kriterien der Kategorie A gestellt, oder wenn die ersten beiden Kriterien der Gruppe A und zwei weitere der Gruppe B zutreffen

➤ **Therapie:**
   - *Patienten < 60 Jahre:* Aderlaß-Therapie bis zum Erreichen eines normalen Hkt (Ziel: 42–47%). Ein entstehender Eisenmangel darf nicht ohne Grund ausgeglichen werden, da sonst erneut die Erythropoese stimuliert wird. Nachteil der Aderlaß-Therapie ist, daß kein Einfluß auf die Thrombozytose genommen wird. Ist die PV nicht ausreichend kontrollierbar, wird mit Hydroxyurea therapiert.
   - *Patienten 60–70 Jahre:* Primäre Chemotherapie mit Hydroxyurea, die Dosis ist deutlich niedriger zu wählen als bei der CML (vgl. S. 403ff): 2–3 Tage à 2 g/d in der Woche sollten nicht überschritten werden.
   - *Patienten > 70 Jahre:* Primäre Therapie mit P-32 (Radiophosphor). Dosis: 0,1 mCi/kg KG, maximale Einzeldosis (ED) 5 mCi/kg KG. Mit einer Latenz von ca. 15 Jahren kann eine Sekundär-Leukämie auftreten.
   - Symptomatische Therapie: Allopurinol bei Hyperurikämie (s.S. 488), Antihistaminika bei Juckreiz.
➤ **Prognose:** Die mittlere Überlebenszeit mit Therapie beträgt 10–15 Jahre, ohne Therapie ca. 2 Jahre.
➤ **Nachsorge:** Überwachung des Hkt und Kontrolle der Komplikationen (s. dort).

MPS: Fibrosierende Knochenmarkerkrankungen

Essentielle Thrombozythämie (ET)

➤ **Definition:** Die essentielle Thrombozythämie ist eine isolierte normomegakaryozytäre Proliferation mit Thrombozythämie > 1 Mio/µl, die über > 3 Monate persistiert. Andere Ursachen der Myeloproliferation müssen ausgeschlossen werden.

➤ **Epidemiologie:** Die ET ist eine sehr seltene Erkrankung. Der Erkrankungsgipfel liegt jenseits des 50. Lebensjahres.

➤ **Ätiologie:** Die Ätiologie ist unbekannt.

➤ **Klinik:**
   – *Thromboembolien:* Die thromboembolischen Ereignisse stellen die häufigste Todesursache dar.
   – *Hämorrhagische Diathesen* wegen funktionsgestörter Thrombozyten.
   – *Splenomegalie:* Die Splenomegalie tritt erst im späten Krankheitsverlauf auf.
   – *Hyperurikämie* durch erhöhten Zellumsatz.

➤ **Diagnostik:** Obligate Untersuchungen:
   – *Blutbild:* Thrombozytose > 1 Mio./µl (reaktive Thrombozytosen, z.B. nach großen operativen Eingriffen, müssen ausgeschlossen sein), geringe Leukozytose, mikrozytärhypochrome Anämie durch chronischen Blutverlust.
   – *Gerinnung:* Thrombozytenfunktion (gestört) und Blutungszeit (verlängert).
   – *Serum/Plasma:* Bei der Gerinnung werden aus den Thrombozyten Kalium und alkalische Phosphatase freigesetzt. Diese sind daher nur im Serum erhöht, nicht im Plasma.
   – *Knochenmarkbiops*ie: Megakaryozytenhyperplasie im Knochenmark, im Endstadium auch Myelofibrose (s. S. 409).
   – *Zytochemie:* Erhöhte alkalische Leukozytenphosphatase.
   – *Zytogenetik:* Fehlender Nachweis des Philadelphia-Chromosoms bzw. des bcr-abl-Rearrangements.
   – *Oberbauchsonographie:* Diskrete Splenomegalie.

➤ **Therapie:** Ein primärer Therapiebedarf ist strittig, selbst Acetylsalicylsäure ist nicht fest in der Therapie etabliert.
   – *α-Interferon:* Die Therapie mit α-Interferon wird erprobt, bei der Mehrzahl der Patienten kann die Thrombozytenzahl in normale Bereiche gesenkt werden.
   – *Hydroxyurea:* Hydroxyurea ist niedrig dosiert (0,5 – 1 g/Tag oral) zur Therapie von thromboembolischen Komplikationen akzeptiert.

➤ **Prognose:**
   – Die mediane Überlebenszeit beträgt 10 – 15 Jahre, dabei sind auch jahrzehntelange, relativ günstige Verläufe ohne starke Krankheitseinflüsse häufig.
   – Selten besteht die Gefahr der Transformation in eine unreifzellige Leukämieform (vgl. ANLL S. 387 ff).

➤ **Nachsorge:** Auf Sehstörungen und weitere neurologische Zeichen und (in seltenen Fällen) Konsumption achten.

Epidemiologie

➤ **Inzidenz:**
  – 40% aller malignen Lymphome entfallen auf den Morbus Hodgkin.
  – 2–3 Fälle/100 000/Jahr.
➤ **Geschlecht:** Männer sind häufiger betroffen als Frauen.
➤ **Alter:** Zweigipflige Kurve:
  – 1. Gipfel um das 25. Lebensjahr.
  – 2. Anstieg ab dem 50. Lebensjahr.

Ätiologie

➤ Die Ätiologie ist unbekannt.
➤ **Verschiedene Faktoren** zur Genese des Morbus Hodgkin werden diskutiert:
  – Epstein-Barr-Virus.
  – Familiäre Disposition.
  – Lebensumstände: Land/Stadt, unspezifische Infektionen.

Pathologie

➤ **Charakteristika:**
  – Die malignen Zellen der Erkrankung sind mononukleäre Hodgkin-Zellen (Fusionszellen) und die von ihnen abstammenden polynukleären Sternberg-Reed-Riesenzellen.
  – Diese Zellen exprimieren B-Lymphozyten-Marker.
  – Das Vorliegen von Sternberg-Reed-Zellen ist für die histologische Diagnose des Morbus Hodgkin beweisend.
  – Neben den Hodgkin- und Sternberg-Reed-Zellen kommen begleitende Entzündungszellen vor, vgl. hierzu die Klassifikation.

Klassifikation

➤ **Histopathologische Klassifikation:** Abhängig von der Lymphozytenzahl im Lymphknotenpräparat bestehen folgende Subtypen des Morbus Hodgkin:
  – Lymphozytenreiche Form (LP).
  – Nodulär-sklerosierende Form (NS).
  – Mischzelltyp (MC).
  – Lymphozytenarme Form (LD).
➤ **Beachte:** Bestehen zwei unterschiedliche Histologien beim selben Patienten nebeneinander, dann richtet sich die definitive Klassifikation nach der prognostisch ungünstigeren. Die Varianten mit dem geringeren Lymphozytenanteil sind prognostisch ungünstiger. Mit zunehmender Therapieintensität verliert die histopathologische Subtypisierung allerdings an prognostischem Gewicht.
➤ **Stadieneinteilung: Ann-Arbor-Klassifikation:**
  – *Stadium I:* Befall einer einzigen Lymphknoten-Region oder eines einzigen extralymphatischen Organs bzw. Gebietes (IE).
  – *Stadium II:* Befall von zwei oder mehr Lymphknoten-Regionen auf derselben Seite des Zwerchfells (II) oder lokalisierter Befall extralymphatischer Organe oder Gebiete und einer oder mehrerer Lymphknoten-Regionen auf derselben Seite des Zwerchfells (IIE).

- *Stadium III:*
  - Befall von Lymphknoten-Gruppen beiderseits des Zwerchfells (III), evtl. begleitet von einem lokalisierten Organ- oder Gewebebefall (IIIE) oder Milzbefall (IIIS) oder Gewebe- und Milzbefall
  - oder Lymphknoten-Befall supradiaphragmal mit lokalisierter extranodaler Manifestation subdiaphragmal bzw. Milzbeteiligung.
- *Stadium IV:*
  - Disseminierter Befall eines oder mehrerer extralymphatischer Organe
  - mit oder ohne Lymphknotenbefall.

➤ **A/B-Kategorien:** Jedes Stadium wird in A- oder B-Kategorien unterteilt:
  - A = Fehlen definierter Allgemeinsymptome.
  - B = Mit B-Symptomatik (s. Klinik).

➤ **Zusatz CS bzw. pS:** Der Zusatz CS oder pS zum Stadium gibt an, ob die Diagnose aufgrund klinischer Beurteilungskriterien (CS) oder histopathologisch (pS) durch explorative Laparotomie, Splenektomie oder Biopsien gestellt wurde.

➤ **Bezeichnung der Organmanifestationen:** Das jeweils befallene Gebiet bzw. Organ wird durch folgende Symbole identifiziert: D = Haut, H = Leber, L = Lunge; M = Knochenmark; N = Lymphknoten; O = Knochen; P = Pleura; S = Milz.

➤ Differentialdiagnostische Stadiengruppierungen: Heute werden von Studiengruppen nur noch drei, bezüglich Therapie und Prognose unterschiedliche Gruppen unterschieden (s. Abb. 52):
  - Gruppe mit günstiger Prognose: Stadien I und II ohne Risikofaktoren.
  - Gruppe mit intermediärer Prognose: Stadien I und II mit Risikofaktoren und Stadium IIIA.
  - Gruppe mit ungünstiger Prognose: Stadien IIB, IIIB und IV.

Klinik

➤ Immundefekte treten bereits bei noch nicht behandelten Patienten auf. Die Patienten zeigen eine Anfälligkeit für infektiöse Komplikationen, wie Herpes zoster, Pneumozystis carinii etc.

➤ **Erstbefall: Indolente Lymphknoten-Vergrößerungen:**
  - *Supradiaphragmal:* 90%
    - Am häufigsten zervikale Lymphknoten: 60–80%.
    - Mediastinale Lymphknoten: ca. 10%.
  - *Subdiaphragmal:* 10%.
    - Inguinale Lymphknoten.
    - Mesenterialbefall äußerst selten.

➤ **Manifestationen des fortgeschrittenen Krankheitsverlaufs:** Bei folgenden Manifestationen muß von einer Generalisation ausgegangen werden: Retroperitonealer Lymphknotenbefall, Milzinfiltration, Leberinfiltration, Knochenmarkbefall.

➤ **B-Symptomatik:**
  - *Fieber* in 30–50% der Fälle mit Temperaturen > 38 °C. Das Fieber verläuft häufig wellenförmig als sog. Pel-Ebstein-Fieber. Wichtig ist, daß die Temperatur immer zur gleichen Tageszeit gemessen wird.
  - *Nachtschweiß* in 20–30% der Fälle.
  - *Gewichtsverlust* von > 10% in 6 Monaten in ca. 30% der Fälle.

➤ **Weitere Symptome:** Juckreiz, rheumatische Schmerzen, Schmerzen nach Alkoholgenuß (selten: in 2–10% der Fälle) und Hautveränderungen kommen vor, gelten aber nicht als charakteristisch.

Diagnostik

➤ **Anamnese:** Fieber? Nachtschweiß? Gewichtsabnahme?
➤ **Körperliche Untersuchung:**
  – *Periphere Lymphknoten-Stationen* werden auf folgende Aspekte hin untersucht: Konsistenz, Dolenz und Hautbeteiligung. Bei Morbus Hodgkin sind schmerzlose, zu Paketen verbackene Lymphknoten (wie in einem Kartoffelsack) typisch. Lymphknotenstationen s. Tabelle 3, S. 8.
  – *Palpation:* Leber (tastbare Tumoren, Vergrößerung?), Milz (Größe, tastbare Infiltrate?), Suche nach abdominalen Resistenzen.
  – Spiegelung oder Endoskopie des Waldeyer-Rachenrings.
➤ **Lymphknoten-Biopsie:**
  – *Exzisionsbiopsie:* Eine Exzisionsbiopsie sollte möglichst an Halslymphknoten durchgeführt werden. Inguinale oder axilläre Lymphknoten können häufig unspezifische reaktive bzw. inflammatorische Veränderungen aufweisen.
  – *Ziel:* Bestimmung des Zelltyps, Immunphänotypisierung, Abgrenzung zu Non-Hodgkin-Lymphomen.
  – *Diagnosesicherung:* Die Diagnose erfordert den Nachweis von Sternberg-Reed-Zellen.
  – *Anmerkung:* Die Feinnadelbiopsie ist zur Erstdiagnose ungeeignet.
➤ **Laboruntersuchungen:**
  – *Blutsenkungsreaktion (BSG):* Die BSG-Erhöhung ist ein sehr sensibler, aber unspezifischer Parameter bei Morbus Hodgkin: ≤ 30 mm n.W./1 Stunde ist günstig; > 30 mm n.W./1 Stunde ist ungünstig.
  – *Blutbild:* Großes Blutbild inkl. Differentialblutbild, Retikulozytenzahl:
    • Absolute Lymphopenie $< 1000/\mu l$: Sie tritt in Anfangsstadien bei 25 % der Patienten, im weiteren Krankheitsverlauf bei 60 % der Patienten auf.
    • Eosinophilie in 30 % der Fälle.
  – *Serum:* Alkalische Phosphatase, LDH, Leberstatus (Transaminasen, Quick-Wert, Albumin), Kreatinin, Harnsäure, Elektrolyte, Elektrophorese, Immunglobuline.
➤ **Bildgebende Diagnostik zum Staging:**
  – *Thorax-Röntgen* p.-a. und seitlich (Beurteilung des Mediastinums).
  – *Sonographie des Abdomens:* Suche nach Lymphknotenpaketen sowie Infiltraten in Leber und Milz.
  – *Computertomographie* von Hals, Thorax, Abdomen und Becken.
  – *Skelettszintigraphie:* Nur bei klinischem Verdacht eines Knochenbefalls. Erhärtet sich der Verdacht auf Knochenbeteiligung, dann schließt sich die Biopsie an.
  – *Bipedale Lymphangiographie:* Bei unauffälligem Sonogramm und CT des Abdomens. In der Lymphangiographie können Lymphknoten $< 1,5$ cm dargestellt werden, die dem Nachweis in CT/Sonogramm entgehen.
  – *Magen-Darm-Passage* (bzw. Endoskopie/Koloskopie) nur bei klinischem Verdacht auf Beteiligung.
➤ **Knochenmarkbiopsie aus Beckenkamm** (Methode s. S. 72 – 73):
  – Obligat zum Ausschluß des Stadiums IV.
  – Bei pathologischer Knochenmarkbiopsie dienen die Untersuchungen wie radiologische Diagnostik, Leberbiopsie und Staging-Laparotomie nicht obligatorisch der Stadieneinteilung, sondern lediglich der Dokumentation des Ausgangsbefundes.

Morbus Hodgkin

➤ **Leberbiopsie:** Bei entsprechender Klinik im Stadium III und IV bzw. sonographisch oder im CT vermuteten Leberinfiltraten. Die suspekten Herde werden gezielt unter sonographischer oder computertomographischer Kontrolle biopsiert.

➤ **Staging Laparotomie:** Die Staging-Laparotomie ist nur noch selten indiziert, z. B. bei computertomographisch unklaren Abdominalbefunden und bei klinischem Stadium IB.

➤ **Weitere Untersuchungen im Rahmen von Therapiestudien:** Die therapieinduzierte Toxizität wird durch Begleituntersuchungen beurteilt:
  – *Echokardiographie*: Bei Einsatz kardiotoxischer Zytostatika, z. B. Doxorubicin (Adriablastin im ABVD-Schema).
  – *Lungenfunktion* bei Einsatz des lungentoxischen Bleomycin (ABVD-Schema).

Differentialdiagnosen

➤ **Periphere Lymphknoten-Vergrößerungen:**
  – *Ursache:* Infektionskrankheiten, reaktive Veränderungen, Non-Hodgkin-Lymphome, Metastasen.
  – *Ausschluß:* Durch Biopsie und histologische Untersuchung. Bei Non-Hodgkin-Lymphomen sind keine Sternberg-Reed-Riesenzellen nachweisbar und die Immunzytologie ist anders als bei Morbus Hodgkin.

➤ **Mediastinale Lymphknoten-Vergößerungen:**
  – *Ursache:* Tuberkulose, Sarkoidose, Bronchialkarzinom.
  – *Ausschluß:* Biopsie und histologische Untersuchung sowie mikrobiologische Untersuchung.

➤ **Lungenbefall:** Ausschluß meist erst nach antibiotischer Therapie.

➤ **Milz- und Leberbefall** sind ausschließlich bioptisch diagnostizierbar.

➤ **Hautbefall:** Auszuschließen sind spezifische und unspezifische Dermatosen sowie Kratzeffekte.

Therapie: Übersicht

➤ Die Abb. 52, S. 417 gibt eine Übersicht über das stadiengerechte therapeutische Vorgehen beim Morbus Hodgkin. Die Erfahrungen der Deutschen Hodgkin-Studiengruppe sind hier zusammengefaßt.

Radiotherapie

➤ **Indikationen:** Zur Primärtherapie bei lokalisierten Stadien ohne Risikofaktoren (Risikofaktoren s. S. 417).

➤ **Prinzip:** Hochvolttherapie mit Linearbeschleuniger, Photonenenergie 4–6 MV, im Abdominalbereich 10 MV.

➤ **Großfeldtechnik als „extended field"-Bestrahlung:**
  – *Methode:* Befallene Lymphknoten-Regionen werden zusammen mit benachbarten, klinisch nicht befallenen Regionen bestrahlt.
  – *Dosis:*
    • 36 Gy in 3,5 Wochen auf die klinisch nicht befallenen benachbarten Regionen.
    • Zusätzliche Dosis (Boost) von 5–10 Gy (abhängig vom Tumorvolumen) auf die befallene nodale Region.

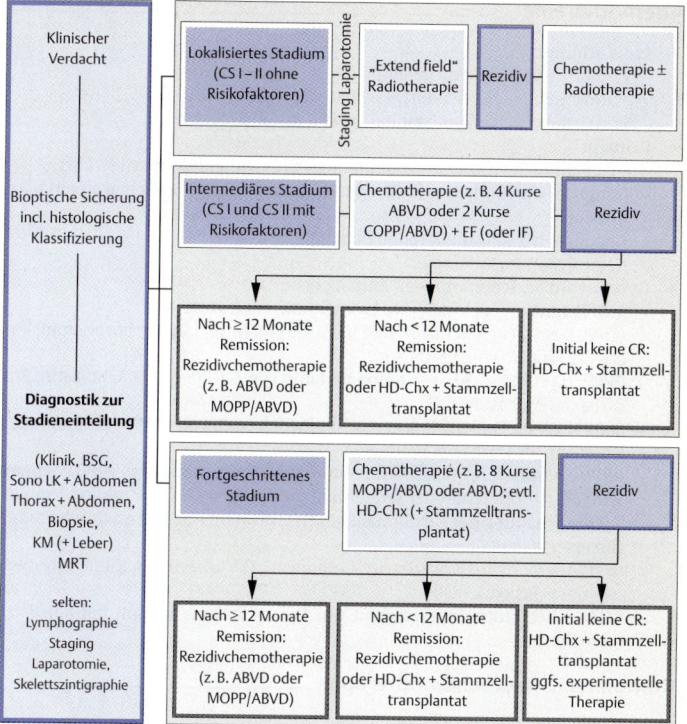

Abb. 52 Übersicht zur Therapie des Morbus Hodgkin. Die klinischen Stadien (lokalisiertes, intermediäres und fortgeschrittenes Stadium) sind berücksichtigt, vgl. S. 413–414

➤ **Totalnodale Bestrahlung:**
  – *Indikationen:* Therapie der gesamten Stamm-Lymphknoten bei subdiaphragmaler Primärmanifestation und/oder ungünstigem histologischen Subtyp im Stadium II, sofern keine explorative Laparotomie erfolgte.
➤ **Konsolidierungsbestrahlung:**
  – *Indikationen:* Initial befallene Areale bei Patienten mit fortgeschrittener Erkrankung im Stadium IIIB und IV, welche durch die primäre Chemotherapie in eine komplette Remission kamen.
  – *Dosis:* 30–36 Gy in 3–3,5 Wochen auf die entsprechenden Areale.
  – *Therapeutischer Nutzen:* Die Konsolidierungsbestrahlung scheint die Zahl der 5 Jahre überlebenden Patienten zu erhöhen.

Morbus Hodgkin

Chemotherapie

➤ **Indikationen:**
 – Primärtherapie bei den generalisierten Stadien IIIB und IV.
 – Primärtherapie bei den fortgeschrittenen Stadien IIIA.
 – Primärtherapie bei den Stadien I und II mit Risikofaktoren.

➤ **Prinzip:**
 – Grundsätzlich wird eine Kombinations-Chemotherapie durchgeführt.
 – Dauer der Chemotherapie: Ca. 6 Monate oder bis zum Erreichen einer Vollre-
   mission.
 – Mindestens 2 konsolidierende Behandlungszyklen.
 – Keine Erhaltungstherapie.

➤ **Gebräuchliche Schemata** (vgl. Anhang III):
 – *MOPP:* Mustargen, Vincristin, Procarbazin, Prednison.
 – *COPP:* Das COPP-Schema ist eine Variante von MOPP: Cyclophosphamid, Vin-
   cristin, Procarbazin, Prednison.
 – *CVPP:* Das CVPP-Schema ist eine Variante von MOPP: CCNU, Vinblastin, Pro-
   carbazin, Prednison.
 – *LOPP* (CIVPP): Das LOPP-Schema ist eine Variante von MOPP: Chlorambucil,
   Vincristin, Procarbazin, Prednison.
 – *ABVD:* Adriamycin, Bleomycin, Vinblastin, Dacarbazin. Das ABVD-Schema
   wird oft alternierend oder sequentiell mit MOPP oder COPP und im Hinblick
   auf die Erhaltung der Fertilität eingesetzt. Oft wird Dacarbazin durch Prednison ersetzt.
 – *OP(P)A:* Vincristin, Procarbazin (Prednison), Dacarbacin, im Kindesalter verwendetes Schema.
 – *CEP:* CCNU, Etoposid, Prednimustin: Dieses Schema kommt bei Rezidiven
   zum Einsatz.

Kombinierte Radiochemotherapie

➤ **Indikationen**: In den Stadien I, II und IIIA kann die Radiotherapie durch eine
 Polychemotherapie unterstützt werden. Indikationen sind ein hohes Risiko für
 ein extranodales oder Im-Feld-Rezidiv (s. S. 419).

➤ **Therapeutischer Nutzen:**
 – Die abschließende Beurteilung der Kombinationstherapie steht noch aus:
   Fraglich ist, ob bei höherer Remissionsrate und längerer Remissionsdauer
   auch ein längeres Überleben die Folge ist.
 – *Nachteil:* Die kombinierte Behandlung erhöht das Risiko von Zweitmaligno-
   men gegenüber alleiniger Bestrahlung oder Chemotherapie.

Therapie von Rezidiven

➤ **Prinzip:** Ein komplettes Re-Staging ist erforderlich, wenn noch eine kurative Be-
 handlungsintention besteht. Ziel der Therapie ist, erneut eine anhaltende Remission zu erreichen.

➤ **Radiotherapie:** Sie ist für die seltenen Fälle indiziert mit Lokalisation innerhalb
 oder am Rand des ursprünglichen Bestrahlungsfeldes oder außerhalb in einem
 nodalen Areal, sofern eine ausreichende Dosis gegeben werden kann.

➤ **Chemotherapie:** Die Chemotherapie ist für alle anderen Rezidive indiziert.
  – Die Medikamentenwahl richtet sich nach dem Risikoprofil und der ursprünglichen Chemotherapiekombination (Onkologisches Zentrum konsultieren!).
  – Hochdosis-Chemotherapie mit Stammzellsupport für Patienten bis zu 60 Jahren, die nach einer intensiven Induktions-Chemotherapie nicht in eine komplette Remission kommen oder innerhalb eines Jahres rezidivieren und auf eine Salvage-Chemotherapie gut ansprechen. Geeignete Medikamentenkombinationen und Dosis werden in Studien erarbeitet. Die Frühletalität ist < 5 %.

Prognose

➤ Die Prognose wird anhand der Ann-Arbor-Stadien definiert, s. Tabelle 130.

Tabelle 130   Prognose des Morbus Hodgkin

Stadium	10-Jahres-Rezidivfreiheit	10-Jahres-Überlebenszeit
Ia/Ib 90 – 95 %	75 – 90 %	
IIa/IIb	65 – 70 %	85 – 90 %
II mit breitem Mediastinum IIIa	60 %	70 – 80 %
IIIb/IV	50 %	55 – 60 %

Risikofaktoren/Prognose-verschlechternde Faktoren

➤ **Alter** > 40 Jahre.
➤ **Histologische Subtypen** MC, LD, vgl. histopathologische Klassifikation S. 413 – 414.
➤ **Fortgeschrittenes Tumorstadium:**
  – Großer Mediastinaltumor > $1/3$ des Thoraxdurchmessers.
  – Befall der Hiluslymphknoten.
  – Massiver Milzbefall: Diffus oder mehr als 5 Knoten.
  – Abdominale Lymphknoten > 5 cm.
  – Kontinuierliche Ausbreitung in Lungenparenchym oder Perikard (E).
  – B-Symptomatik.
➤ **Hohe BSG:**
  – A-Stadien > 50 mm/1. Stunde.
  – B-Stadien > 30 mm/1. Stunde.

Morbus Hodgkin

Nachsorge

➤ **Vorbemerkungen:**
  – Die Nachsorgeuntersuchungen sind stadienbezogen zu planen, d. h. sie können je nach Rückfallrisiko unterschiedlich ausfallen.
  – Entsprechend der relativen Seltenheit der Krankheit und ihrer Komplexität gehört die Nachsorge des Morbus Hodgkin eher in die Hände der mitbehandelnden Spezialisten (Medizinischer Onkologe/Hämatologe, Radio-Onkologe).
➤ **Umfang der Untersuchungen** s. Tabelle 131:

Tabelle 131   Nachsorge des Morbus Hodgkin

	1. – 3. Jahr	Anschließend bis 10 Jahre
Klinischer Status: – Anamnese: Hier ist v. a. auf die B-Symptomatik und evtl. Nebenwirkungen der Therapie zu achten. – Körperliche Untersuchung inkl. Lymphknoten-Stationen	3- bis 4monatlich	6- bis 12monatlich
Routinelabor (Blutbild, Elektrolyte, BSG, Kreatinin, LDH, Transaminasen, Eiweiß)	3- bis 4monatlich	6- bis 12monatlich
Thorax-Röntgen in 2 Ebenen	6monatlich	12monatlich
CT je nach Befall: Thorax Abdomen Becken	6- bis 12monatlich	Bei klinischem Verdacht
Knochenmarksbiopsie: V. a. bei Stadium IV	3- bis 6monatlich	Bei klinischem Verdacht

Definition

> **Definition:** Unter die Bezeichnung „Non-Hodgkin-Lymphom" (NHL) fallen eine ganze Reihe von stark zur hämatogenen Dissemination neigenden Krankheiten des lymphatischen Systems, einschließlich der chronisch lymphatischen Leukämie (CLL), des Immunozytoms etc. Vergleiche hierzu Tabelle 132, S. 422–423.
> **Beachte:** Das Plasmozytom (Multiples Myelom) ist ein NHL, wird aber aus klinischen Gründen gesondert abgehandelt, vgl. S. 437 ff.

Epidemiologie

> **Inzidenz:** 2–5 Fälle /100 000/Jahr. Die Häufigkeit nimmt zu.
> **Alter:** Der Altersgipfel liegt im 7. Dezennium.
> **Geschlecht:** Männer sind häufiger als Frauen betroffen.

Ätiologie

> **Virale Genese:** Die virale Genese wird u. a. für das Burkitt-Lymphom akzeptiert. Verantwortlich gemacht wird hier das Epstein-Barr-Virus (vgl. Tabelle 1, S. 6).
> **Immundefizite:**
> – Nach immunsuppressiver Therapie.
> – Bei AIDS.
> **Exogene Faktoren:**
> – Pestizide, Lösungsmittel (Benzol, Styrol, Formaldehyd, Lösungsmittel für Lacke und Öle etc.), Staubpartikel, Haarfärbemittel, Nitrate etc. Faktor: 1,8–4,7. Rauchen: Faktor 1,5–3.
> – Ionisierende Strahlung.
> – Zytostatika, insbesondere deren Kombination bei „kurativen Intensivtherapien".

Klassifikation

> **Subtypen:** Die Ableitung der einzelnen Subtypen erfolgt von den normalen morphologisch und immunologisch definierten Zellvorbildern des B- und T-Zellsystems. Der Nachweis der Zellmarker gelingt mit spezifischen Antikörpern.
> Die **histopathologische Klassifikation** ist in Europa und USA uneinheitlich. In den deutschsprachigen Ländern wird die Kiel-Klassifikation bevorzugt, in den angelsächsischen Ländern die International Working Formulation. Die neue REAL-Klassifikation (Revised European American Lymphoma Classification) lehnt sich an die Kiel-Klassifikation an, berücksichtigt aber auch neuere Entitäten: z. B. Mantelzell-Lymphom, MALT. Die REAL-Klassifikation hat sich aber international noch nicht durchgesetzt, s. Tabelle 132, S. 422–423.
> **Stadieneinteilung:** Die Stadieneinteilung erfolgt wie bei Morbus Hodgkin in die Stadien I–IV, A/B-Symptomatik etc. vgl. S. 413–414.

Klinik

> Grundsätzlich besteht klinisch eine Ähnlichkeit zwischen NHL und Morbus Hodgkin: Lymphknotenschwellungen, B-Symptomatik. Die B-Symptomatik wird analog dem Morbus Hodgkin charakterisiert. Vergleiche hierzu S. 414–415.

Nodale Non-Hodgkin-Lymphome (NHL)

Tabelle 132 Klassifikationen der Non-Hodgkin Lymphome (Kiel- und REAL-Klassifikation)

Kiel-Klassifikation	REAL
B-Zell-Lymphome	
Niedrigmaligne Lymphome	
Lymphozytisch (Chronisch lymphatische Leukämie)	Lymphozytisch (Chronisch lymphatische Leukämie)
Lymphoplasmozytisch (Immunozytom)	Lymphoplasmozytoides Lymphom
Zentrozytisch	Mantelzellen-Lymphom
Zentrozytisch-Zentroblastisch (cc-cb) (follikulär oder diffus)	Follikuläres Keimzentrum-Lymphom Grad I–III (diffus, kleinzellig)
Monozytoid inkl. Marginalzonen-Lymphom	Nodales Marginalzonen-Lymphom
Haarzellen-Leukämie	Haarzellen-Leukämie
Plasmozytisch (Plasmozytom)	Plasmozytom, Myelom
Hochmaligne Lymphome	
Zentroblastisch	Diffus, großzellig
Immunoblastisch	
Burkitt-Lymphom	Burkitt-Lymphom
Großzellig anaplastisch (Ki-1-positiv)	Primäres mediastinales großzelliges Lymphom
Lymphoblastisch	Vorläufer-lymphoblastisches Lymphom/Leukämie
seltene Typen	seltene Typen
T-Zell-Lymphome	
Niedrigmaligne Lymphome	
Lymphozytisch (Chronisch lymphatische Leukämie)	Lymphozytisch (Chronisch lymphatische Leukämie)
Mycosis fungoides/Sézary-Syndrom	Mycosis fungoides/Sézary-Syndrom
T-Zonen-Lymphom	Peripheres T-Zellen-Lymphom

Fortsetzung ▶

Tabelle 132 (Fortsetzung)	
Kiel-Klassifikation	**REAL**
T-Zell-Lymphome	
Hochmaligne Lymphome	
Pleomorph, mittel- und großzellig	
Immunoblastisch	
Angioimmunoblastisch	Angioimmunoblastisches Lymphom
Lymphoblastisch	Vorläufer-lymphoblastisches Lymphom/Leukämie
seltene Typen	seltene Typen

Anmerkung: Die AIDS-assoziierten Lymphome sind nicht zugeordnet. NK-Zell und NK-ähnliche T-Zell-Lymphome werden gesondert geführt

➤ **Typische Symptome der Non-Hodgkin-Lymphome:**
  – *Frühzeitig extranodale Manifestationen.* Besonders die hochmalignen Formen sind nicht auf die Stamm-Lymphknoten beschränkt. Frühzeitiger Befall von Waldeyer-Rachenring, Haut, Gastrointestinaltrakt, ZNS, Knochenmark, Hoden, Mamma.
  – Bei *Kindern* ist die primäre intraabdominale Manifestation besonders häufig mit > 30% der Fälle.
  – Die *leukämische Transformation* der NHL ist bei den hochmalignen Formen, besonders bei lymphoblastischen Lymphomen, häufig.

Diagnostik

➤ **Vorbemerkung:** Die Untersuchungen zur Festlegung des Tumorstadiums entsprechen denjenigen bei Morbus Hodgkin. Wegen zum Teil anderer Ausbreitungsmuster der NHL erfolgt eine andere Gewichtung.
➤ **Anamnese:** Fieber? Nachtschweiß? Gewichtsabnahme?
➤ **Körperliche Untersuchung:**
  – *Periphere Lymphknoten-Stationen* werden auf folgende Aspekte hin untersucht: Konsistenz, Dolenz, Hautbeteiligung.
  – Lymphknotenstationen s. Tabelle 3, S. 8.
  – Untersuchung des Waldeyer-Rachenrings.
  – Palpation der Leber, der Milz und des Abdomens zur Suche nach Resistenzen bzw. Infiltraten.
➤ **Lymphknoten-Exzisionsbiopsie:** Jeder Lymphknoten, der länger als drei Wochen vergrößert ist, sollte entfernt und histologisch untersucht werden, sofern die Ursache der Vergrößerung nicht bekannt ist. Vgl. Differentialdiagnosen S. 424.
➤ **Knochenmarkbiopsie** (s. S. 72–73): Die Knochenmarkbiopsie ist immer indiziert, sie sollte nach Möglichkeit aus beiden Beckenkämmen entnommen werden.

Nodale Non-Hodgkin-Lymphome (NHL) ▬▬▬▬▬

➤ **Liquoruntersuchung** (Arbeitstechnik s. S. 70 – 71).
  – *Indikationen:* Die Liquorpunktion ist obligat bei lymphoblastischen Lymphomen, zentroblastischen und immunoblastischen Lymphomen im Stadium IV mit Knochen- bzw. Knochenmark-Befall. Außerdem bei Befall im Kopfbereich und bei Verdacht auf ZNS-Befall.
  – *Eingeschränkte Indikation:* Bei leukämischen Lymphomen darf die Lumbalpunktion erst nach Beseitigung der Tumorzellen aus dem Blut durchgeführt werden. Sonst besteht die Gefahr der Verschleppung von Tumorzellen ins ZNS.
➤ **Radiologische Diagnostik zum Staging:**
  – *Thorax-Röntgen* immer in 2 Ebenen: p.a. und seitlich zur Beurteilung der hiliären und mediastinalen Lymphknoten.
  – *CT* von Mediastinum und Abdomen ist obligat, sofern noch kein Befall nachgewiesen ist. Hierbei wird v. a. nach mediastinalen und retroperitonealen Lymphomen gesucht und das Ausmaß der Splenomegalie beurteilt.
  – *Skelettszintigraphie* (ggf. KM-Szintigraphie).
➤ **Endoskopie** des Magen-Darm-Traktes.
➤ **HNO-Untersuchung** der oberen Atem- und Speisewege.
➤ **Laparoskopie und Leberbiopsie** sind bei klinischem oder computertomographischem Verdacht auf Leberbefall indiziert.
➤ **Explorative Laparotomie:** Die explorative Laparotomie wird heute nur noch durchgeführt, wenn sie zur Gewinnung von Gewebe unbedingt nötig ist, z. B. bei primärem infradiaphragmalen Befall zur Diagnosesicherung.

Differentialdiagnosen ▬▬▬▬▬▬▬▬▬▬▬▬▬▬▬▬▬▬▬▬

➤ **Periphere Lymphknoten-Vergrößerungen:**
  – *Ursache:* Infektionskrankheiten, reaktive Veränderungen, Morbus Hodgkin, Metastasen solider Tumoren.
  – *Ausschluß:* Durch Biopsie und histologische Untersuchung. Bei Non-Hodgkin-Lymphomen sind keine Sternberg-Reed-Riesenzellen nachweisbar und die Immunzytologie ist anders. Vgl. Morbus Hodgkin S. 415 – 416.
➤ **Mediastinale Lymphknoten:**
  – *Ursache:* Tuberkulose, Sarkoidose, Bronchialkarzinom, Morbus Hodgkin, Thymom.
  – *Ausschluß:* Biopsie und histologische Untersuchung sowie mikrobiologische Untersuchung.

Chirurgische Therapie ▬▬▬▬▬▬▬▬▬▬▬▬▬▬▬▬▬▬▬▬▬

➤ **Indikationen:** Extranodale (z. B. gastrointestinale) Solitärmanifestationen können in kurativer Absicht reseziert werden.
➤ **Zusätzliche Therapie:** Die operative Therapie erfordert meist eine zusätzliche Bestrahlung zur Beseitigung von Mikro- oder Makroresiduen.

Radiotherapie ▬▬▬▬▬▬▬▬▬▬▬▬▬▬▬▬▬▬▬▬▬▬▬▬▬▬▬▬

➤ **Indikationen:**
  – *Primärtherapie:* Die Strahlentherapie ist die Primärtherapie der Wahl bei allen lokalisierten Stadien (I und II). Nach intensivem Staging sind dies ca. 15 % der niedrigmalignen NHL und 40 % der hochmalignen NHL.

– *Begrenzte Indikation:* Fortgeschrittene Stadien II der hochmalignen NHL mit massivem Mediastinaltumor oder abdominalem Befall oder bei Befall zweier nodaler Regionen werden am besten primär mit intensiver Chemotherapie behandelt.

➤ **Großfeldtechnik als „extended field"-Bestrahlung:**
  – *Indikation:* Die „extended field"-Bestrahlung ist bei niedrigmalignen NHL indiziert.
  – *Dosis:* 35 – 40 Gy/4 Wochen auf die klinisch nicht befallenen Gebiete, evtl. zusätzlich 5 – 10 Gy als Dosisaufsättigung auf den Primärbefund.

➤ **„Involved field"-Technik:**
  – *Indikation:* Bei hochmalignen NHL.
  – *Dosis:* Bestrahlung nachweisbar befallener Lymphknoten mit 45 – 50 Gy/5 – 6 Wochen inkl. der unmittelbar anschließenden, nicht befallenen Lymphknoten.

➤ **Totalnodale Bestrahlung:** Die totalnodale Bestrahlung ist nur im frühen Stadium III bei zentroblastisch-zentrozytischen NHL (Brill-Symmers) indiziert.

➤ **Ganzabdomenbestrahlung:**
  – *Indikationen:* Die Ganzabdomenbestrahlung ist bei gastrointestinalen bzw. primär abdominalen Manifestationen indiziert.
  – *Dosis/Bestrahlungsfeld:* 20 – 30 Gy/3,5 – 5 Wochen unter Schonung der Nieren. Zusätzlich 15 Gy/2 Wochen auf das Tumorbett bzw. auf die klinisch befallene Region.

➤ **Prophylaktische Ganzhirnbestrahlung:**
  – *Indikationen/Dosis:*
    • Bei lymphozytischen NHL erfolgt die therapeutische Bestrahlung der gesamten Neuroachse mit 18 – 24 Gy/2 – 3 Wochen.
    • Bei nachgewiesenem ZNS-Befall mit 30 Gy/4 Wochen.
    • Bei Primärbefall im Schädel beträgt die Dosis 45 – 50 Gy .

➤ **Milzbestrahlung:** Bei Splenomegalie oder ausgeprägter Leukozytose bei CLL aus palliativer Indikation.

Chemotherapie

➤ **Indikationen:** Die Chemotherapie ist die Primärtherapie der Wahl im Stadium III und IV der NHL, zunehmend auch im Stadium II bei hochmalignen NHL.

➤ **Abwartende Haltung:** Bei asymptomatischer CLL und weiteren asymptomatischen niedrigmalignen NHL im Stadium III und IV wird nur zurückhaltend therapiert.

➤ **Niedrigmaligne NHL:** Indikationen: Die Chemotherapie erfolgt nur bei eindeutiger Progression, sonst wird unter engmaschiger Kontrolle zugewartet.
  – *Gebräuchliche Zytostatika:*
    • Monochemotherapie mit Chlorambucil: 0,4 mg/kg KG am Tag 1, Wiederholung ab Tag 15; oder 0,08 mg/kg KG täglich bis zum maximalen Ansprechen.
    • Einfache Kombination wie COP bzw. CVP: Cyclophosphamid, Oncovin, Prednison bzw. LOP (vgl. Anhang III).
    • Neuere Sustanzen wie 2-Chlorodeoxy-adenosin (2-CDA) und Fludarabin. Diese Substanzen sind von Fach-Onkologen bzw. Hämatologen zu verabreichen (vgl. Anhang III).

– *Umfang:*
- Anfangs wird die Chemotherapie kontinuierlich durchgeführt, später intermittierend.
- Ein probatorischer Behandlungsabbruch erfolgt nach 6 – 12 Monaten „stabiler Remission".

➤ **Hochmaligne NHL:**
- *Gebräuchliche Schemata:* CHOP bzw. CEOP (immer noch internationaler Standard), BACOP, MACOP-B (vgl. Anhang III).

Multimodale Therapien

➤ **Chirurgische Therapie/Radiotherapie:**
- *Indikationen:* Die kombinierte operative und Strahlentherapie ist bei den Stadien I und II, vor allem bei großem nicht radikal entferntem Tumor indiziert.
- *Typische Anwendungs-Bereiche* sind ZNS, Kopf-Hals-Bereich, Mediastinum oder der Magen-Darm-Trakt.

➤ **Bestrahlung (evtl. Operation)/Chemotherapie:** Bei hochmalignen Lymphomen der Stadien I und II.

Prognose

➤ **Strahlentherapie:** Unter oben genannten Bedingungen beträgt die 5-Jahres-Überlebensrate nach Strahlentherapie abhängig von Malignitätsgrad und Tumorlokalisation 50 – 75 % im Stadium I, 25 – 60 % im Stadium II.

➤ **Polychemotherapie:**
- Bei Patienten, die eine komplette Remission erreichten, v. a. bei hochmalignen Lymphomen, beträgt die 5-Jahres-Überlebensrate 60 – 80 %.
- Bei Patienten mit partieller Remission betrug die 5-Jahres-Überlebensrate bis zu 40 %.

➤ **Niedrigmaligne Lymphome:** Remissionen sind häufig, wegen der Rezidivneigung kommen jedoch nach Chemotherapie keine Heilungen vor. Die mittlere Überlebenszeit beträgt 2 – 10 Jahre.

➤ **Hochmaligne Lymphome:** 30 – 40 % der Patienten erreichen dauerhafte Vollremissionen und evtl. Heilung. Bei unbehandelten Patienten beträgt die mittlere Überlebenszeit nur wenige Wochen bis Monate.

Epidemiologie/Ätiologie

- ➤ **Inzidenz:** 1–2 Fälle/100 000/Jahr.
- ➤ **Alter:** Die Häufigkeit der CLL nimmt jenseits des 60. Lebensjahres zu.
- ➤ **Geschlecht:** Die Relation Männer zu Frauen ist 2–3 : 1.
- ➤ **Ethnik:** Die CLL ist bei Asiaten selten.
- ➤ **Ätiologie:** Die Ätiologie ist unbekannt, die CLL wird nicht durch energiereiche Strahlen induziert.

Pathologie

- ➤ **Charakteristika:** Bei der CLL handelt es sich um eine Akkumulation von immunologisch inkompetenten monoklonalen Zellen, die Pseudofollikel bilden. Meistens zeigt die CLL einen primär leukämischen Verlauf, nur selten verläuft sie primär in Lymphknoten oder primär splenomegal.

Klassifikation

- ➤ **Histopathologie:** Die CLL wird, wie die anderen NHL auch, nach der Kiel-Klassifikation bzw. REAL-Klassifikation eingeteilt, s. Tabelle 132, S. 422–423. Zu den Oberflächenmarkern s. S. 429.
- ➤ **Klinische Klassifikation:** Klinisch wird die CLL nach Rai oder Binet eingeteilt, s. Tabelle 133 und 134, S. 428.
- ➤ **Formen:**
  - *Chronische lymphatische Leukämie vom B-Zell-Typ* (B-CLL):
    - Die B-CLL macht 90% der Fälle aus.
    - Synonyme: Lymphozytisches Lymphom vom Typ der CLL und Leukämisches B-lymphozytisches Lymphom.
  - *Chronische lymphatische Leukämie vom T-Zell-Typ* (T-CLL). Diese Form macht weniger als 2% der CLL aus.
  - *Chronische lymphatische Leukämie vom 0-Zell-Typ* (0-CLL) und *NK-Zell-Typ*. Diese Formen der CLL sind sehr selten.
  - *Prolymphozytenleukämie* (B- und T-ProLL). Diese Form der CLL ist sehr selten.
  - *Richter-Syndrom.* Die Diagnose „Richter-Syndrom" wird wahrscheinlich zu häufig für eine Reihe von terminalen Verläufen der CLL verwendet, s. S. 432.
- ➤ **Stadieneinteilung nach Rai** s. Tabelle 133, S. 428.
- ➤ **Stadieneinteilung nach Binet** s. Tabelle 134, S. 428.

Klinik

- ➤ **Infektionsneigung:** Virale Infekte: Z.B. Herpes zoster. Protrahierte bakterielle Infektionen z.B. als Bronchitis.
- ➤ **Lymphknotenschwellungen:**
  - Die Lymphknotenschwellungen nehmen oft beträchtlichen Umfang an.
  - *Befund:* Die wenig derbe und schmerzlose Lymphknotenvergrößerung ist typisch. Die Verschieblichkeit ist ähnlich wie bei „Kartoffeln in einem Sack".
  - Die sog. lymphonodösen Verläufe sind oft weniger chemotherapiesensibel.
- ➤ **Hepatosplenomegalie.**
- ➤ **Affektionen der Haut:** Herpes zoster (s. o.), Juckreiz, Ekzeme, knotige Infiltrationen (Facies leontina).

NHL: Chronische lymphatische Leukämie (CLL)

Tabelle 133   Stadieneinteilung der CLL nach Rai

Stadium	Kriterien	Überleben (Monate)
0	Lymphozyten im Blut > 15 000/µl Lymphozyten im Knochenmark > 40 %	> 150
I	Lymphozytose und Lymphknotenschwellungen	> 100
II	Lymphozytose mit Hepatosplenomegalie ± Lymphknotenschwellungen	> 70
III	Lymphozytose mit Anämie* (Hb < 11 g/dl) ± Organomegalie	20
IV	Lymphozytose mit Thrombopenie* < 100 000/µl	20

* Autoimmunzytopenien sind ausgeschlossen

Tabelle 134   Stadieneinteilung der CLL nach Binet

Stadium	Kriterium	Vorkommen	Überleben (Median)
A	Hb > 10 g/dl Thrombozyten > 100 000/µl < 3 Regionen beteiligt	50 %	Praktisch normale Lebenserwartung ≥ 15 Jahre
B	Hb > 10 g/dl Thrombozyten > 100 000/µl ≥ 3 Regionen beteiligt	35 %	6 – 8 Jahre
C	Hb > 10 g/dl Thrombozyten < 100 000/µl	15 %	2 – 3 Jahre

➤ **Weitere Befunde:** Leistungsverlust, evtl. Nachtschweiß, häufiges Schwitzen bei Belastung.

Diagnostik

➤ **Anamnese:** Fieber? Nachtschweiß? Gewichtsabnahme?
➤ **Körperliche Untersuchung:**
  – Periphere Lymphknoten-Stationen werden auf folgende Aspekte hin untersucht: Konsistenz, Dolenz, Hautbeteiligung.
  – Lymphknotenstationen s. Tabelle 3, S. 8.
  – Palpation der Leber, der Milz und des Abdomens zur Suche nach Resistenzen bzw. Infiltrationen.
  – Untersuchung des Waldeyer-Rachenrings.
  – Inspektion der Haut.

➤ **Labor:**
- *Blutbild:* Im Blutbild finden sich > 4000/μl reif erscheinende monoklonale Lymphozyten (> 15 000/μl bei unklarer Grunderkrankung wie Allergie, Tumorerkrankung etc.).

➤ **Knochenmarkaspiration:** Typisch ist die Lymphozytose > 40 % im Ausstrich, häufig schlecht aspirierbar.

➤ **Lymphknoten-Exzisionsbiopsie:** In der Lymphknoten-Biopsie zeigen sich diffuse oder pseudofollikuläre lymphozytische Lymphknoteninfiltrationen.

➤ **Oberflächenmarker:**
- Als Oberflächenmarker dienen sIgM, die mit der χ- oder λ-Kette assoziiert sind.
- *Typische Marker* sind: CD 5 +, CD 19 +, CD 23 +, (CD 20 +).

➤ **Immunglobuline:** Die Bestimmung ist obligat. Typisch aber nicht ohne Ausnahmen ist die Verminderung von IgM, später auch von IgG und IgA.

➤ **Radiologische Diagnostik zum Staging:**
- *Thorax-Röntgen* in 2 Ebenen zur Untersuchung auf hiläre und mediastinale Lymphknoten.
- *Sonographie oder Computertomographie:* Diagnose retroperitonealer Lymphome, Objektivierung der Splenomegalie.

Differentialdiagnosen

➤ **Vorbemerkung:** Der Ausschluß „lymphotroper", meist viraler Infekte ist in den Anfangsstadien nicht immer einfach. Daher sind die Verlaufsbeobachtung und die erneute diagnostische Bilanz vor Durchführung der antineoplastischen Therapie unabdingbar.

➤ **Periphere Lymphknoten-Vergrößerungen:**
- *Ursache:* Infektionskrankheiten, reaktive Veränderungen, Morbus Hodgkin/ andere Non-Hodgkin-Lymphome, Metastasen.
- *Ausschluß:* Durch Biopsie und histologische Untersuchung.

➤ **Mediastinale Lymphknoten:**
- *Ursache:* Tuberkulose, Sarkoidose, Bronchialkarzinom.
- *Ausschluß:* Biopsie und histologische Untersuchung sowie mikrobiologische Untersuchung.

Therapie

➤ **Übersicht:**
- *Rai-Stadien I und II:* Die Stadien I und II bzw. Binet A sind nicht behandlungsbedürftig, wenn nicht Lymphknotenschwellungen und Autoimmunphänomene zum Eingreifen zwingen.
- *Rai-Stadien III und IV:*
  - In den Stadien III und IV bzw. Binet C wird eine Chemotherapie mit Chlorambucil durchgeführt.
  - Bei speziellen Indikationen werden die Strahlentherapie und die Splenektomie eingesetzt, s. u.

➤ **Chemotherapie mit Chlorambucil:**
- *Schema:* Innerhalb von 3–4 Wochen werden 0,5–1,5 mg/kg KG Chlorambucil als Tabletten gegeben: Z.B. Leukeran 6 mg p. o. täglich für 10 Tage oder 10 mg p. o. täglich für 6 Tage. Anschließend Therapiepause. Neubeurteilung nach 3–4 Wochen. Die zyklische Anwendung oder verteilte Gaben scheinen in der Wirkung nicht unterschiedlich.

NHL: Chronische lymphatische Leukämie (CLL) ▬▬▬▬▬

– *Therapieerfolg:* Etwa 80% der Patienten sprechen auf die Therapie an. Echte Vollremissionen sind selten. Der Immundefekt wird nicht gebessert.

➤ **Kombination von Cyclophosphamid und Prednisolon:** Die Kombination von Cyclophosphamid und Prednisolon ist nur selten aktiver als Chlorambucil allein.

➤ **Fludarabinmonophosphat:**
  – *Stoffklasse:* Fludarabinmonophosphat ist ein neues Nukleosidanalogon.
  – *Dosierung:* 25 mg/m^2 Körperoberfläche an 5 aufeinanderfolgenden Tagen.
  – *Therapieerfolge:*
    • Fludarabinmonophosphat erzeugt in 20–30% eine klinisch komplette Remission.
    • Eine Kombination mit Anthrazyklinen scheint bei nodösen Formen das Ergebnis zu verbessern.
    • Der frühzeitige Einsatz des Fludarabinmonophosphat wird erprobt.
  – *Nachteil:* Bei vorbehandelten Patienten häuften sich Infektionskomplikationen. Autoimmunhämolysen wurden beobachtet, sie beeinträchtigen das Ergebnis der Therapie zusätzlich.

➤ **2-Chlorodeoxyadenosin (2-CDA):**
  – Auch 2-Chlorodeoxyadenosin (2-CDA) ist ein Nukleosidanalogon mit ähnlichen teils erfreulichen, teils infektiologisch komplikationsreichen Daten wie Fludarabinmonophosphat. 2-Chlorodeoxyadenosin ist sehr gut verträglich. Vgl. auch Haarzellen-Leukämie S. 433.
  – *Dosierung:* 0,1 mg/kg KG an je 7 (5) Tagen.

➤ **Radiotherapie: Lymphknoten- und Milzbestrahlung:** Bei umschriebenen symptomatischen Lymphomen oder bei Hepatomegalie können die entsprechenden Areale mit niedrigen Dosen bestrahlt werden.

➤ **Splenektomie:** Die Splenektomie ist bei Hypersplieniesyndrom mit Hämolyse bzw. Panzytopenie indiziert, sie wird entsprechend selten durchgeführt.

Supportive Therapie ▬▬▬▬▬▬▬▬▬▬▬▬▬▬▬▬▬▬▬▬▬▬▬▬

➤ **Schutz vor banalen Infektionen:**
  – Raucherentwöhnung und Inhalationen.
  – Bei Bronchitis frühzeitiger Antibiotikaeinsatz.
  – *Immunglobulintherapie:* Ziel: IgG > 5 g/l im Serum. Bei wiederholten Infektionen und nachgewiesenem Antikörpermangel. Bei Erythroblastopenie durch Parvovirus B19. 10–20 g Immunglobuline werden intramuskulär alle 2–4 Wochen verabreicht.
    • **Cave**: Bei Thrombopenie keine i.m. Injektionen, sondern intravenöse Immunglobulintherapie.
  – *Hämopoetische Wachstumsfaktoren:* Erythropoetin, G(M)-CSF und andere Wachstumsfaktoren werden erprobt (vgl. Tabelle 117, S. 376).

Prognose und Nachsorge ▬▬▬▬▬▬▬▬▬▬▬▬▬▬▬▬▬▬▬▬▬

➤ Jahre- bis jahrzehntelange günstige Verläufe sind keine Seltenheit. Sie werden auch ohne intensive Therapie beobachtet.

➤ Die Prognose ist stadienabhängig (vgl. Stadieneinteilung nach Binet, Tabelle 134, S. 428).

➤ Die Nachsorge erfolgt wie bei den anderen malignen Lymphomen, vgl. S. 420. Eine enge Zusammenarbeit zwischen Hausarzt und Facharzt ist auch hier unbedingt erforderlich.

Chronische lymphatische Leukämie vom T-Zell-Typ (T-CLL)

➤ **Epidemiologie:**
  – Die T-CLL ist selten, sie macht weniger als 2 % der CLL in Europa aus.
  – Ohne Immuntypisierung wird sie häufig verkannt.
➤ **Histopathologie:** Die T-CLL ist eine T-Zell-Marker-positive lymphatische Leukämie.
➤ **Klinik:**
  – Infektanfälligkeit.
  – Hohe Zellzahl und kurze Zellverdoppelungszeiten.
  – Großer Milztumor bei eher kleinen Lymphknoten.
  – Hautinfiltrate kommen häufiger als bei B-CLL vor.
➤ **Labor/Diagnostik:**
  – *Blutbild:* Das Blutbild ist oft hochleukämisch ($> 100\,000/\mu l$ Lymphozyten). Die etwas „ausgebreiteten" Lymphozyten weisen ein betont basophiles Zytoplasma auf.
  – *Zytochemie:* Eine fokale saure Posphatasereaktion bietet einen guten Hinweis auf eine T-CLL-Zell-Leukämie.
  – *Zellmarker:* Durch Antikörper sind T-Marker der Zelloberfläche in Form des CD 3 + nachzuweisen.
➤ **Therapie:**
  – Indikation: Splenomegalie und deren klinische Symptome führen oft zur Indikationsstellung.
  – *Chemotherapie:* Eine evaluierte Therapie nach Phase-III-Studienkriterien gibt es nicht. Die T-CLL spricht selten auf Alkylantien an, der Adenosindesaminaseinhibitor Deoxycoformycin oder das Nukleosidanalogon 2-Chlordesoxyadenosin (2-CDA) führen meist zu nur kurz anhaltenden Teilremissionen.
  – *Splenektomie und Leukapherese:* Diese Methoden sind nur begrenzt erfolgreich.
  – *Radiotherapie:* Die Milzbestrahlung auch mit relativ hohen Dosen ist nur selten wirksam.
➤ **Prognose:** Die Lebenserwartung beträgt meist weniger als 1 Jahr und ist damit deutlich schlechter als bei der B-CLL.

Chronische lymphatische Leukämie von 0-Zell- und NK-Zell-Typ (0-CLL)

➤ **Epidemiologie:** Die CLL vom 0-Zell- und NK-Zell-Typ sind sehr selten.
➤ **Histopathologie:** Die CLL vom 0-Zell-Typ ist eine Marker-negative CLL.
➤ **Klinik:** Die 0-Zell und NK-Zell-CLL zeigen meist günstige Verläufe. Aggressive Gewebezerstörungen sind selten, sie können bei den NK-Zell-Lymphomen vorkommen.

Prolymphozytenleukämie (B- und T-ProLL)

➤ **Epidemiologie:** Die B- und T-ProLL ist sehr selten, sie betrifft meist Patienten < 50 Jahre.
➤ **Histopathologie:** Reif erscheinende Lymphozytenkerne enthalten zu $> 10\%$ Nukleolen und werden als „Spiegelei-Kerne" bezeichnet.

➤ **Klinik/Diagnostik:**
  – *Hepatosplenomegalie:* Die betonte Hepatosplenomegalie tritt bereits früh im Krankheitsverlauf auf.
  – *Lymphknoten:* Palpable Lymphome liegen meist nicht vor.
➤ **Therapie:**
  – *Chemotherapie:*
    • Die relative Resistenz auf Alkylantien zwingt frühzeitig zum Einsatz von Anthrazyklinen.
    • Desoxycoformycin und 2-Chlordesoxyadenosin (2-CDA) zeigen eine gute Zellreaktion.
  – *Splenektomie und Leukopherese:* Diese Methoden werden mit wechselndem Erfolg eingesetzt.
➤ **Prognose:** Sowohl der B-Zell wie auch der T-Zell-Typ der Prolymphozytenleuk-ämie sind mit einer schlechten Lebenserwartung im Mittel < 1 Jahr verbunden.

Richter-Syndrom

➤ **Definition:** Das Richter-Syndrom ist ein immunoblastisches Lymphom, das aus der B-CLL hervorgegangen ist.
➤ Die Bezeichnung „Richter-Syndrom" wird etwas zu oft für eine Reihe von termi-nalen Verläufen verwendet.
➤ **Klinik:** Das Richter-Syndrom ist durch eine rasche Lymphomvergrößerung nach vorbestehender CLL gekennzeichnet.
➤ **Diagnostik:**
  – *Labor:* Die LDH steigt massiv an.
  – *Histologie:* Die Lymphknotenhistologie beweist das Richter-Syndrom über lympho- bzw. immunoblastische Infiltration bei vorbestehender B-CLL.
➤ **Therapie:** Die Therapie ist uneinheitlich, sie ist an die der hochmalignen Lym-phome angelehnt, vgl. S. 426.

Grundlagen

➤ **Definition:** „Haarzellen-Leukämie" ist ein morphologisch beschreibender Begriff für die Proliferation mononukleärer Zellen mit langen haarförmigen Zytoplasmaprotrusionen, die heute als sog. „Präplasmazellen" eingeordnet werden.
➤ **Synonym:** Hairy cell leukemia.
➤ **Epidemiologie:**
  – Die Haarzellen-Leukämie macht 1 – 2 % aller Leukämien und ca. 5 % aller CLL-Fälle aus.
  – Männer sind 4 × häufiger als Frauen betroffen.
  – Die Inzidenz steigt ab der 5. Dekade an.
➤ **Klassifikation** s. Tabelle 132, S. 422.

Klinik

➤ Leistungsverminderung, wiederholte bakterielle Infektionen, Splenomegalie, Hämatome, Blässe.
➤ Anfangs treten keine palpablen Lymphknoten und keine Hepatomegalie auf, vorwiegend lienal mit Knochenmarkinfiltration und Hemmung der Hämopoese.

Diagnostik und Differentialdiagnosen

➤ **Blutbild:**
  – Allgemeine Zytopenie mit betonter Thrombopenie und ausgeprägter Monozytopenie.
  – Normochrome, anisozytotische Anämie.
  – Typisch sind die Schwankungen der Zellzahlen durch die Umverteilung der Haarzellen bei Infekten mit folgender Stimulation der Granulopoese.
➤ **Immunglobuline:** Die Immunglobuline sind meist normal.
➤ **T-Zell-Reaktionen:** Die T-Zell-Reaktionen sind normal.
➤ **Knochenmark:**
  – *Knochenmark-Aspiration:* Das Knochenmark ist nur schwer aspirierbar (Punctio sicca). Es zeigen sich keine Blasten und eine homogene Zellentwicklung.
  – *Knochenmark-Biopsie:*
    • Das Knochenmark ist locker infiltriert und zytopenisch.
    • Eine Fibrose im Bereich der lymphoiden Infiltrate ist typisch.
    • Die Rate der Mitosen liegt < 1 %.
➤ **Histologie von Milz und Leber:** In Milz und Leber findet eine Pseudosinusbildung mit Integration der Haarzellen ins Endothel statt.
➤ **Zytochemie:**
  – *Granuläre saure Phosphatasereaktion:* Die Tartratresistenz ist charakteristisch, aber nicht obligat.
  – *Oberflächenmarker:* CD 19 +, CD 22 +, CD 25 +, CD11 c+ und spezifisch im Knochenmark: CD103 +.
➤ Differentialdiagnosen: Aplastische Syndrome, Myelofibrose, Myelosklerose, s. S. 396 ff, S. 409 ff splenomegales Marginalzonenlymphom mit villösen Lymphozyten s. S. 435.

Therapie

➤ **Vorbemerkung:** Die Behandlung der Haarzellen-Leukämie sollte in Zusammenarbeit mit dem Facharzt geführt werden.

➤ **Chemotherapie:**
- *Therapie der Wahl:* Heute ist *2-Chlorodesoxyadenosin (2-CDA)* das Therapeutikum der Wahl.
- *Schema:*
  - Dosis: 0,1 mg/kg/d.
  - Dauer: 5 Tage pro Behandlungszyklus.
  - Applikation: i.v. oder neuerdings s.c.
- *Anzahl Therapiezyklen:* Oft genügt ein einziger Therapiezyklus zum Erzielen einer jahrelangen Vollremission. Nachfolgende Erhaltungstherapien sind meist nicht notwendig.
- *Nebenwirkung der Chemotherapie:* Vorübergehend kommt es wegen der lympho- und monozytotoxischen Wirkung von 2-CDA zu einer stärkeren insbesondere humoralen Infektabwehrstörung. Die Überwachung des Patienten hat dies für ca. 2 Monate zu berücksichtigen.
- *Alternativen:*
  - Mit Desoxycoformicin werden ähnlich positive Wirkungen erzielt, jedoch mit mehr Nebenwirkungen.
  - Die Haarzellen-Leukämie reagiert eher schlecht auf zytostatische Kombinations-Chemotherapien.
- *Nicht mehr durchgeführt* wird die Splenektomie bei initial großem Milztumor. Die verbreitete Therapie mit α-Interferon wurde zugunsten der Chemotherapie mit 2-Chlorodesoxyadenosin verlassen. Ohne andauernde Erhaltungstherapie mit α-Interferon folgten meist vorzeitige Rezidive und komplikationsreiche Reinduktionen, verbunden mit der Gefahr von Antikörperbildung gegen α–Interferon. Die Interferontherapie hat ihren Platz bei infizierten Patienten zur Zeit der Induktion behalten.

Prognose und Nachsorge

➤ **Prognose:** Mit den neuen medikamentösen Therapiemöglichkeiten beträgt die Lebenserwartung nach 4–5 Jahren ca. 85–90%. Langzeit-Heilungen scheinen heute im Bereich des Möglichen zu liegen.

➤ **Nachsorge:** Prinzipiell wird die Nachsorge wie bei den übrigen malignen Lymphomen durchgeführt, vgl. S. 420.

Grundlagen

➤ **Definition und Name:** MALT = **m**ucosa **a**ssociated **l**ymphoid **t**issue. Die Zuordnung gelang bei der Eingliederung der Lymphome, die sich im Randbereich der Lymphfollikel des Darmes entwickelt hatten. Eng damit verwandt scheint ein nodales Lymphom, das „Marginalzonen-Lymphom" oder „monozytoide B-Zell-Lymphom" (vgl. Tabelle 132, S. 422) zu sein.

➤ **Epidemiologie:** Extranodales MALT: Knapp die Hälfte der Magen-(Darm)-Lymphome niedriger Malignität sind MALT-Lymphome.

➤ **Ätiologie:** Die Entstehung ist eng mit der Magenbesiedelung von Helicobacter pylori gekoppelt, sein Vorkommen ist mit der Durchseuchung in der Bevölkerung gekoppelt (Süd-Nord/arm-reich-Gefälle).

➤ **Pathologie:** MALT-Lymphome des Magens sind B-Zell-Lymphome, des Dünndarms T-Zell-Lymphome.

Klinik - Diagnostik - Therapie - Prognose

➤ Sehr selten ist ein MALT der Haut, eine Rarität ist ein nodales MALT.

➤ Magenbeschwerden führen zur Gastroskopie, die Diagnose erfolgt durch Biopsie des „Ulkus".

➤ **Therapie:** Die Therapie ist abhängig vom Stadium und Malignitätsgrad. Frühe Stadien mit geringer Malignität bilden sich nach Eradikation von Helicobacter pylori vollständig und ohne Rezidivneigung zurück. Spätere Stadien werden reseziert, bei R1 verbunden mit Nachbestrahlung.

➤ **Prognose:** Das MALT-Lymphom weist in frühen Stadien die beste Prognose unter den NHL auf. Das monozytoide B-Zell-Lymphom oder nodale Marginalzonen-B-Zell-Lymphom scheint dagegen nicht wesentlich durch therapeutische Maßnahmen beeinflußt werden zu können. Ähnliches gilt für das lienale Marginalzonen-B-Zell-Lymphom. Die Splenektomie führt hier über viele Jahre zu einer Verbesserung. Heilungen wurden nicht berichtet.

NHL: Monoklonale Gammopathien: Übersicht

Grundlagen

➤ **Definition:**
 – Die monoklonalen Gammopathien sind niedrigmaligne Non-Hodgkin-Lymphome vom B-Zell-Typ.
 – Unter einer monoklonalen Gammopathie versteht man die Proliferation eines einzelnen Klons von B-Lymphozyten oder von Plasmazellen. Erkennbar ist diese Proliferation an den idiotypisch gebildeten Immunglobulinen, die aus einer schweren und einer leichten Kette (ϰ oder λ) bestehen.

➤ **Charakteristika:**
 – Die Elektrophorese zeigt einen schmalen sog. M(onoklonalen)-Gradienten.
 – Die Immunhistochemie an Schnittpräparaten belegt die Monoklonalität.
 – In einzelnen Fällen werden die Immunglobine auch ungenügend produziert oder nicht sezerniert. Fast immer vermindern sich die polyklonal gebildeten Gammaglobuline. Die Folge ist ein Immundefekt.

Übersicht der primären Gammopathien

➤ Plasmozytom bzw. multiples Myelom.
➤ Plasmazellenleukämie.
➤ Immunozytom:
 – Lymphoplasmozytisch oder lymphoplasmozytoides Immunozytom.
 – Polymorphzelliges Immunozytom: Morbus Waldenström.
➤ Schwerkettenkrankheiten: μ-Ketten-, γ-Ketten-, α-Ketten-, δ-Ketten-Krankheiten.

Übersicht: Ketten der Immunglobuline

➤ **Leichte Ketten:** Bei allen Immunglobulinklassen gleich: λ oder ϰ.
➤ **Schwere Ketten** (nach der Häufigkeit des Vorkommens):
 – IgM: μ
 – IgG: γ
 – IgA: α
 – IgD: δ
 – IgE: ε

Übersicht: Differentialdiagnosen

➤ **Sekundäre Gammopathien:**
 – *Reaktive Paraproteinosen:* Ursachen der reaktiven Paraproteinosen sind: Überempfindlichkeit gegen Medikamente oder Prothesen, durchgemachte Virusinfektionen, etc.
 – *Benigne monoklonale Hypergammaglobulinämie,* Synonym monoklonale Gammopathie unklarer Ätiologie (MGUS): Diese ist oft für eine lange Zeit stabil, kann aber auch progredient verlaufen.

Grundlagen

➤ **Definition:**
  – Das multiple Myelom stellt eine autonome plasmazelluläre monoklonale Proliferation des Knochenmarks dar.
  – Diese Proliferation ist herdförmig, unilokulär oder multipel bis diffus.
  – Selten tritt das multiple Myelom auch extramedullär in Magen, Rachen, Lunge, Epiduralraum oder an Prothesen auf.
➤ **Synonyme:** Morbus Kahler, Plasmozytom.

Epidemiologie

➤ **Inzidenz:** 2 – 3/100 000 Einwohner/Jahr erkranken.
➤ **Geschlecht:** Das männliche Geschlecht ist in geringem Maße bevorzugt betroffen.
➤ **Altersverteilung:** Die Inzidenz nimmt ab der 4. Dekade mit steigendem Alter zu.

Klassifikation

➤ Die Differenzierung wird anhand der verschiedenen Immunglobulinklassen durchgeführt:
  – IgG-Myelom: ca. 55 % der Fälle.
  – IgA-Myelom: ca. 25 % der Fälle.
  – Leichtketten-Myelom (Bence-Jones-Myelom): ca. 20 % der Fälle.
  – IgD-Plasmozytom ca. 1 % der Fälle.

Klinik

➤ **Verlaufsformen:**
  – Das multiple Myelom verläuft überwiegend progredient.
  – 10 % der Fälle verlaufen als „Smoldering Myelom" (smoldering = schwelend). Hierbei erfolgt der Anstieg der Immunglobuline langsam und die Komplikationen entstehen spät.
➤ **Stadieneinteilung:** Die gängige Stadieneinteilung ist die nach Salmon und Durie, s. Tabelle 135.
➤ **Asymptomatische Phase:** Erste Zeichen können sein: Infektanfälligkeit, Proteinurie unklarer Ursache, Anurie nach Kontrastmittelgabe.
➤ **Fortgeschrittene Stadien:**
  – *Allgemeinsymptome:* Anämie mit Blässe, Leistungsabfall, Müdigkeit.
  – *Skelettmanifestationen:*
    • Skelettschmerzen, besonders in der Wirbelsäule. Wirbelkörpersinterung und andere pathologische Frakturen.
    • Die Skelettzerstörung mit Abnahme der Körpergröße und Frakturen schreitet im Verlauf des malignen Myeloms fort.
    • IgD aber auch IgA-Myelome gelten als besonders aggressiv.
  – *Akute Hyperkalzämie:* Durst, Polyurie und Exsikkose, Eintrübung des Sensoriums als Komplikation oder als Erstsymptomatik, Herzinsuffizienz.
  – *Hyperviskositätssyndrom:* Das Hyperviskositätssyndrom ist das Zeichen der exzessiven Hypergammaglobulinämie. Folgen sind Zirkulationsstörungen in der terminalen Strombahn mit: Herzinsuffizienz, Niereninsuffizienz, Raynaud-Symptomatik durch akrale Durchblutungsstörungen.

NHL: Multiples Myelom (Plasmozytom)

Tabelle 135 Stadieneinteilung des multiplen Myeloms nach Salmon und Durie

Stadium	Kriterien
I	Hb > 10 g/dl
	Korrigiertes Calcium normal
	IgG < 5 g/dl IgA < 3 g/dl
	Leichtketten (Bence-Jones-Proteine) im Urin < 4 g/24 Std.
	Maximal eine solitäre Knochenläsion
II	Weder I noch III
III	Hb < 8,5 g/dl
	Korrigiertes Calcium erhöht
	IgG > 7 g/dl IgA > 5 g/dl
	Leichtketten im Urin > 12 g/24 Std.
	Multiple Knochenläsionen

- *Myelomnieren:* Die Ausbildung von Myelomnieren ist bei Leichtketten- (λ)-Ketten-Ausscheidung gehäuft und beruht auf der toxischen Schädigung der Tubuli durch die Leichtketten.
- *Paraamyloidbildung* mit den Folgen: Karpaltunnelsyndrom, Polyneuropathie, Herzinsuffizienz.
- *Gerinnungsstörungen* mit Blutungsneigung.
- *Radikulärer Schmerz* bei epiduralem Befall.
- *Extramedulläre Myelomherde:* Extramedulläre Myelomherde sind v. a. im Thorax- und HNO-Bereich lokalisiert. Sie treten ausgehend von Frakturen, in Lymphknoten, in Schleimhäuten der Nasennebenhöhlen oder des Magens auf.
- *Knochenmarkinsuffizienz:* Im Verlauf kommt es zur Akkumulation von Myelomzellen im Knochenmark und dadurch zur Knochenmarkinsuffizienz.
- *Hirnorganisches Psychosyndrom:* Bei Hyperkalzämie, Hypergammaglobulinämie und Amyloidose.

Diagnostik

➤ **BSG:** Die BSG ist massiv beschleunigt. Eine fehlende BSG-Erhöhung schließt aber das Plasmozytom nicht aus.
➤ **Blutbild:** Häufig Panzytopenie.
➤ **Serum:** Gesamteiweiß vermehrt, Calcium evtl. erhöht (vgl. Stadieneinteilung Tab. 135), Kreatinin evtl. erhöht.

➤ **Elektrophorese** (Serum und Urin): M-Gradient bei allgemeinem Antikörpermangel.
➤ **Tumormarker:** β_2-Mikroglobulin, C-reaktives Protein, LDH.
➤ **Gerinnung:** Eine Verlängerung der Blutungszeit durch „Coating" der Thrombozyten oder der Endothelverletzung ist möglich.
➤ **Knochenmarkaspiration:** Die Myelomzellen sind im Knochenmarkaspirat gut erkennbar.
➤ **Röntgen:**
  – *Skelettstatus:*
    • Schädel seitlich zum Nachweis bzw. Ausschluß des Schrotschußschädels.
    • Wirbelsäule zum Nachweis bzw. Ausschluß von Wirbelkörperosteoporose und diffusen bzw. umschriebenen Osteolysen.
    • Stammnahe Skelettanteile v. a. zum Nachweis bzw. Ausschluß von Osteoporose und Osteolysen des Beckens.
  – *Beachte:* Kontrastmittel sollten möglichst gemieden werden oder die Anwendung darf nur bei guter Hydratation zum Nierenschutz erfolgen. Wo möglich, sollte die Sonographie ausgeschöpft werden.
➤ **Knochenszintigraphie:** Die Knochenszintigraphie ist beim Myelom bedeutungslos, da sie trotz diffusem bzw. multiplem Befall oft „negativ" ausfällt.

Therapie

➤ **Indikationen:** Die Zielkriterien sind von der Risikokonstellation abhängig:
  – *Akut behandlungsbedürftig sind:* Hyperkalzämie (vgl. Notfallsituationen S. 482 ff), frakturgefährdete Osteolysen, Niereninsuffizienz, Hyperviskositätssyndrom.
  – Ansonsten ist der Beginn der Therapie abhängig von:
    • Stadium: Therapie erst ab Stadium II.
    • Behindernden Knochenläsionen.
    • Anämie, die zu Symptomen führt.
    • Thrombopenie, die bei der häufigen Paraproteinämie und Schmerzmittelbedarf Werte von 50 000/μl nicht unterschreiten sollte.
  – *Unkomplizierte Verläufe:* Bei blandem Verlauf ist die vorläufige Beobachtung bei engmaschiger (z. B. 2- bis 3 monatlicher) Kontrolle und Dokumentation möglich.
➤ **Chemotherapie:** Therapiesteuernd sind:
  – Subjektive Beschwerden.
  – Plasmazellenanteil im Knochenmark.
  – M-Gradienten-Verminderung.
  – Hämoglobinanstieg.
  – Besserung der Niereninsuffizienz.
  – Besserung der Hyperkalzämie.
➤ **Häufig verwendete Medikamente:**
  – *Melphalan/Prednison-Kombination:*
    • Melphalan: 0,5 – 0,8 mg/kg KG auf 4 – 6 Tage verteilt alle 3 – 4 Wochen.
    • Prednison: 40 – 60 mg p. o. pro Tag für 4 – 6 Tage alle 3 – 4 Wochen.
  – *Cyclophosphamid:* Bei Thrombopenie kann Cyclophosphamid alternativ zum Melphalan gegeben werden. Dosierung: 150 – 200 mg pro Tag für 4 – 6 Tage alle 2 – 3 Wochen.

– *Rezidivtherapie:*
  - VAD (Dauerinfusion von Vincristin, Dexamethason und Anthrazyklinen).
  - CHOP oder andere Lymphomtherapien, vgl. Anhang III.

➤ **Radiotherapie/Chirurgie:**
  – Lokalisierte Befunde oder umschriebene progrediente Verschlechterungen können konventionell bestrahlt oder endoprothetisch versorgt werden:
  – Lokalisierte Myelome werden öfter zufällig als Knochenzysten ausgeräumt und umschrieben nachbestrahlt.

➤ **Supportivtherapie/Therapie der Komplikationen:**
  – *Osteolysen:*
    - Alle Bisphosphonate hemmen die osteolytische Aktivität bei Hyperkalzämie und wohl auch während des gesamten Verlaufs.
    - Natriumfluorid-Calcium ist während der Regeneration des Knochens einsetzbar.
  – *Hyperkalzämietherapie* s S. 482 ff. Die kalziummobilisierenden Zytokine werden über Plasmapherese verringert.
  – *Hyperurikämietherapie* s. S. 488.
  – *Niereninsuffizienz* s. S. 479.
  – Vermeiden von Prostaglandin-beeinflussenden Schmerzmitteln. Trinkmenge stabil hoch halten.
  – *Hyperviskosität:* Die Plasmapherese kann die Hyperviskosität verringern. Hierzu wird dem Patienten in einem mehr oder weniger kontinuierlichen Aderlaß Blut entnommen. Dies wird zentrifugiert und damit die korpuskulären Bestandteile und das Plasma separiert. Anschließend werden die korpuskulären Anteile reinfundiert und das Plasma ggf. ersetzt.

➤ **Hochdosischemotherapie** mit und ohne Ganzkörperbestrahlung mit Reinfusion von autologen oder selten allogenen Blutstammzellen wird in Studien erprobt. Selbst widerholte Anwendungen haben die Hochdosisverfahren noch nicht als sicher überlegen ausweisen können.

Prognose

➤ Die Prognose ist abhängig von Krankheitsstadium, Alter, Begleitkrankheiten (v. a. des Herz-Kreislauf-Systems) und Komplikationen (Nierenversagen, Infekte).

➤ **Mittlere Überlebenszeit:** Bei optimal behandelten Patientengruppen beträgt die mittlere Überlebenszeit 2 – 3 Jahre.

➤ Längere relativ beschwerdefreie Myelom-Remissionen und einzelne „Langzeit-Heilungen" sind möglich.

Nachsorge

➤ Die Nachsorge des malignen Myeloms erfolgt wie bei den anderen malignen Lymphomen, s. S. 420, mit einem besonderen Augenmerk auf das Skelett, die Serumeiweiße und die Nierenfunktion.

Grundlagen

- ➤ **Definition:** Leukämische Ausschwemmung von Plasmazellen, die > 5 % Leukozyten im Blut stellen.
- ➤ **Epidemiologie:** Sehr selten, meist in sehr hohem Alter.
- ➤ **Ätiologie:** In fast allen Fällen handelt es sich um die terminale Entwicklung bei vorausgegangenem Plasmozytom. Die primäre Plasmazellenleukämie ist eine Rarität.

Klinik - Diagnostik - Therapie - Prognose

- ➤ **Klinik:** Die Komplikationen des Myeloms (S. 440) beherrschen das Bild in dieser Phase der Erkrankung.
- ➤ **Diagnostik:**
  - – Zeichen des vorangegangenen Myeloms. Das Blutbild ist beweisend.
  - – Die Tumorzelle ist nicht sehr unreif und meist gut zuzuordnen. Immunphänotyp: CD 38-Antigen, CD5-.
- ➤ **Therapie:** Die Therapie richtet sich nach den aktuellen Komplikationen des vorangegangenen Myeloms oder wird an ein NHL-Schema angelehnt.
- ➤ **Prognose:** Die Plasmazellenleukämie verläuft meist rasch fatal. Primäre Formen sprechen etwas besser auf die Therapie an.

Grundlagen

➤ **Immunozytom:** Das Immunozytom ist ein monoklonales lymphoplasmazytisches Lymphom. Die Immunoglobuline werden gebildet, aber oft nicht sezerniert.

➤ **Morbus Waldenström** (bzw. Makroglobulinämie Waldenström): Der Morbus Waldenström ist die monoklonale IgM-sezernierende Variante des Immunozytoms.

➤ **Verwandtschaft mit CLL:** Die beiden Krankheitsbilder sind nur graduell von der B-CLL abgegrenzt (vgl. Kiel- und REAL-Klassifikation S. 422 – 423).

➤ **Inzidenz:** 1 – 2 Fälle/100 000/Jahr.

➤ **Pathologie:** Morphologisch kann man lymphoplasmazytoide, lymphoplasmozytische und polymorphe Formen unterscheiden.

➤ **Klassifikation:** Immunozytom und Morbus Waldenström werden in der Kiel- und REAL-Klassifikation klassifiziert, s. S. 422 – 423. Die Prognose wird nach dem Lymphknotenstatus festgelegt und nicht wie bei der CLL nach der hämatopoetischen Restkapazität (vgl. Rai-Stadien S. 428).

Klinik

➤ **Allgemeinsymptome:** Leistungsminderung, Nachtschweiß, Gelenkbeschwerden, Hautjucken.

➤ **Rezidivierende Infekte** mit protrahierten Verläufen: Herpes zoster, Bronchitiden, evtl. Meningitiden, z. B. durch Listerien.

➤ **Blutungsneigung:** Die Immunglobuline können Gerinnungsfaktoren binden, so daß es z. B. zu Nasenbluten als klassischem Zeichen der Paraproteinämie kommt.

➤ **Autoimmunhämolyse** wie bei der CLL.

➤ **Raynaud-Symptomatik:** Kälteagglutination mit akralen Durchblutungsstörungen.

➤ **Splenomegalie:** Die Splenomegalie mit relativ geringer Lymphknotenvergrößerung ist häufiger als bei der CLL.

➤ **Paraamyloidose** mit den Folgen:
  – Neuropathie.
  – Lichen paraamyloidosus (selten).

➤ **Besondere Verlaufsformen:** Okulokutane, splenomegale, pulmonale (Differentialdiagnose: MALT-Lymphome) und ZNS-Typen.

Therapie

➤ **Strahlentherapie:**
  – Lokal symptomatische Tumoren sollte man ausschließlich oder unterstützend strahlentherapeutisch behandeln, insbesondere im HNO-Bereich.

➤ **Chemotherapie:**
  – *Schemata:* Chlorambucil und Cyclophosphamid werden kombiniert mit Steroiden im Stadium IV wie bei der CLL eingesetzt, vgl. Anhang III.
  – *Einschränkung:* Bei Immunphänomenen ist die Chemotherapie nur zum Teil wirksam, die Kälteagglitination spricht z. B. nicht auf die Chemotherapie an. Hier ist konsequenter Kälteschutz notwendig.

➤ **Plasmapherese**
  – Temporäre Besserung der Hyperviskosität.
  – Blutungskomplikationen vor Operationen können vermieden werden.
➤ **Splenektomie:** Indikationen: Hypersplenismus, autoimmunhämolytische Episoden. Evtl. bei großem, störendem Milztumor. Bei zunehmender Panzytopenie, v. a. mit Anämie und Thrombopenie, aber ausreichender Knochenmarkfunktion.

Verlauf/Prognose

➤ Die Prognose ist stadienabhängig, die Ann-Arbor-Stadieneinteilung kommt zum Tragen, vgl. S. 419.
➤ Bei Diagnose sind bereits 80% der Patienten über den Organ- oder Knochenmarkbefall im generalisierten Stadium IV.

NHL: Schwerkettenkrankheit

Grundlagen

➤ Die Schwerkettenkrankheit ist eine monoklonale Gammopathie mit Produktion typischer Immunglobulinketten.
➤ Die α-Ketten-Krankheit des Dünndarms bezeichnet man als **IPSID: I**mmuno-**p**roliferative **s**mall **i**ntestinal **d**isease.
➤ **Formen:** Die Schwerkettenkrankheit kommt entsprechend der Immunglobulinklassen als α-, γ-, μ-, δ-Ketten-Krankheit vor. Vgl. Ketten der Immunglobuline Tabelle 6, S. 20.
➤ **Charakteristika:**
  – Freie Schwerketten im Serum.
  – Intrazelluläre monoklonale Schwerketten.
  – Schwerketten im Darmsekret.
➤ **Epidemiologie:**
  – Die Schwerkettenkrankheiten sind sehr selten. Alle Varianten wurden erst nach 1960 beschrieben.
  – Die α-Ketten-Krankheit ist am häufigsten. Sie wird vorwiegend im Mittleren Osten bei Arabern und Hebräern beobachtet.

Klinik

➤ **Symptome** der α-KettenKrankheit sind: Fieber, Gewichtsverlust, Durchfall, Malabsorption und Symptome des abdominalen (intestinalen) Tumorbefalls, z.B. Schmerzen.
➤ **Lymphome:** Die Lymphome werden zunächst nur submukös und mesenterial beobachtet. Im Verlauf treten Lymphome auch retroperitoneal bzw. generalisiert auf.

Diagnostik

➤ α **-Ketten oder Fragmente:** Nachweis im Darmsekret, selten auch im Serum.
➤ **Lymphknotenhistologie mit Immunhistochemie:** Hier lassen sich monoklonale Zell-Populationen nachweisen.

Therapie

➤ In Frühstadien ist eine breite antibiotische Therapie ausreichend.
➤ Bei weiterer Ausdehnung werden Radio- und Chemotherapie wie bei regionärem Befall durch ein Non-Hodgkin-Lymphom notwendig.
➤ Die γ- und μ-Ketten-Krankheit können als Varianten des Immunozytoms betrachtet und entsprechend therapiert werden (vgl. S. 20).

Grundlagen

➤ Das endemische (afrikanische) Burkitt-Lymphom der Kinder im Schulalter in Malariagebieten bot den „Prototyp" dieser Erkrankung.
➤ **Ätiologie:** Das Burkitt-Lymphom ist eng mit dem Epstein-Barr-Virus assoziiert (in 95 % der Fälle) und weist zytogenetisch eine Translokation t(8;14) auf. Das Onkogen c-myc ist dereguliert. Das sporadische BurkittLymphom, das auch in Europa mit zwei Altersgipfeln beobachtet wird, weist meist nur in 20 % der Fälle EBV-Material auf. Der Anteil der virusassoziierten Burkitt-Lymphome ist bei Patienten mit Immunsuppression oder bei HIV-Infektion doppelt so hoch.
➤ **Epidemiologie:** < 1 % der Lyphome, ein früher Altersgipfel.
➤ **Klassifikation** s. Tabelle 132, S. 422.

Klinik (Europa) - Diagnostik - Therapie - Prognose

➤ **Klinik:**
  – Rasch wachsende Tumoren mit bevorzugter Lokalisation im Bauchraum oder Kopf-/Halsbereich oder auch in der Brustdrüse oder in den Ovarien.
  – Häufig verläuft das Burkitt-Lymphom leukämisch und/oder mit ZNS-Befall (L3-Zelltyp der FAB-Klassifikation der ALL s. S. 382).
  – Lokalsymptome stehen bei dem raschen Wachstum im Vordergrund.
  – Rezidive im Bauchraum oder ZNS werden ebenso oft in weit fortgeschrittenem Stadium gefunden. Daraus ergibt sich die schlechte Prognose.
➤ **Diagnostik:**
  – Histologie: Recht einheitliche mittelgroße Blasten mit eher schmalem, basophilem Zytoplasma, das viele Vakuolen enthält. Dazwischen liegen weitplasmatische helle Makrophagen mit phagozytiertem Tumorzellmaterial (Sternhimmelzellen).
  – Immunphänotyp: CD19 +, sIgM+, CD10 ++, CD5-, CD23-.
  – Weitere: Die Serum-LDH spiegelt den Verlauf in etwa wider. Andere Parameter sind vom Organbefall abhängig. Die Liquordiagnostik besitzt einen hohen Stellenwert.
➤ **Differentialdiagnosen:** Die anderen hochmalignen Lmyphome sind meist schon mit den konventionellen Färbungen gut abgrenzbar.
➤ **Therapie:** Aggressive Chemotherapie unter Einsatz von Methotraxat und/oder Zytosinarabinosid. Die Zusammenarbeit mit einem Zentrum ist notwendig.
➤ **Prognose:** Nach der Literatur ca. 10 % Langzeitüberleben. In einer neueren Studie (B-NHL-Lymphome) liegen die anhaltenden Remissionen nach 4 Jahren noch > 40 %.

NHL: Kutane T-Zell-Lymphome

Übersicht

➤ Die beiden wichtigsten kutanen Lymphome sind die Mycosis fungoides und das Sézary-Syndrom. Dabei ist die Mycosis fungoides das häufigste kutane T-Zell-Lymphom.

Klassifikation

➤ **TNM:** Die TNM-Klassifikation erfolgt nach der Mycosis Fungoides Cooperative Group, s. Tabelle 136.
➤ **Klinische Stadieneinteilung** s. Tabelle 137, S. 447.

Mycosis fungoides (MF)

➤ **Definition:** Die Mycosis fungoides ist eine praktisch aleukämische T-Zell-Proliferation mit numulären Plaques in der Haut. In der Dermatologie hat sie damit differentialdiagnostische Bedeutung.
➤ **Epidemiologie:**
 – *Inzidenz:* Die Mycosis fungoides ist ca. 3 ×häufiger als das Sézary-Syndrom, aber immer noch seltener als 1 % der NonHodgkin-Lymphome.
 – *Alter:* Der Altersgipfel liegt wie beim Sézary-Syndrom jenseits des 50. Lebensjahrs.

Tabelle 136 Klassifikation der kutanen T-Zell-Lymphome

Tumorstadium	Bedeutung
T1	Plaques auf < 10 % der Haut
T2	Generalisierte Plaques
T3	Kutane Tumoren
T4	Generalisierte Erythrodermie
N0	Keine vergrößerten Lymphknoten
N1	Vergrößerte Lymphknoten, aber negative Histologie
N2	Keine vergrößerten Lymphknoten, aber positive Histologie
N3	Vergrößerte Lymphknoten und positive Histologie
M0	Keine Organbeteiligung
M1	Organbeteiligung
Beurteilung des leukämischen Verlaufs	
B0	< 5 % zirkulierende atypische Zellen
B1	> 5 % zirkulierende atypische Zellen

Tabelle 137	Stadien der kutanen T-Zell-Lymphome		
Stadium	**TNM**		
I A	T1	N0	M0
I B	T2	N0	M0
II A	T1 – 2	N0 – 1	M0
II B	T3	N0 – 1	M0
III	T4	N0 – 1	M0
IV A	T1 – 4	N2 – 3	M0
IV B	T1 – 4	N0 – 3	M1

➤ **Klinik:**
   – Juckreiz der Haut.
   – *Hautbefund:* Umschriebene Erytheme und Plaques der Haut, v. a. des Stamms.
   – Jahre später treten Knötchen und nach 12 – 15 Jahren oft erst Lymphknoten-
     tumoren auf. Histologisch liegt diesen eine zunehmende Desorganisation zu-
     grunde.
   – Infektionsneigung und allgemeine Schwäche treten bei Generalisation des
     Leidens auf.
➤ **Diagnostik:** Der Hautbefall ist typisch. Die Hautbiopsie zeigt die Histologie der
   Plaques. Knochenmark und Blut bleiben lange ohne Befall.
➤ **Therapie:**
   – *Stadien I–II:*
     • Die lokale Bestrahlung ist meist vorübergehend erfolgreich. Eingesetzt
       werden 8 – 15 Gy Elektronen oder Röntgenstrahlen.
     • PUVA-Therapie: Methylpsoralen und UVA-Bestrahlung (vgl. Sézary-Syn-
       drom).
     • Topische Anwendung von Hexamethylenaminsalbe und Kortikosteroiden.
   – *Stadien III–IV:* In den Stadien der generalisierten tumorösen Entartung wird
     die Polychemotherapie durchgeführt. Das Vorgehen erfolgt wie beim Sézary-
     Syndrom bzw. wie bei den hochmalignen Lymphomen, vgl. S. 425 – 426. Über
     die Anwendung von α-Interferon liegen günstige Beobachtungsdaten vor.
➤ **Prognose:** Im Mittel nach 10 Jahren entwickeln die meisten Patienten T-immu-
   noblastische Lymphome der Haut, der Lymphknoten und der inneren Organe,
   die meist rasch zum Tod führen.

Sézary-Syndrom

➤ **Definition:** Das Sézary-Syndrom ist ein malignes Lymphom mit T-Zell-Prolife-
   ration in diffusem Hautbefall, v. a. am Stamm. Im Gegensatz zur Mycosis fungoi-
   des verläuft das Sézary-Syndrom leukämisch mit schlechterer Prognose.
➤ **Epidemiologie:**
   – *Inzidenz:* Das Sézary-Syndrom ist selten.
   – *Alter:* Der Altersgipfel liegt jenseits des 50. Lebensjahrs.

NHL: Kutane T-Zell-Lymphome

➤ **Klinik:**
  - TNM vgl. Tabelle 136, Stadien vgl. Tabelle 137.
  - Unerträgliches Hautjucken.
  - *Hautbefund:* Die verdickte, erythrodermische Haut schuppt, der Körperstamm ist mitbetroffen.
  - Allgemeinsysmptome sind Schwäche und Nachtschweiß.
  - Wiederholte konsumierende Infektionen sind Ausdruck der Abwehrschwäche beim Sézary-Syndrom.
  - Generalisierte kleine Lymphknotenverdickungen.
  - Die Milz ist meist nur wenig vergrößert.

➤ **Diagnostik:**
  - *Blutbild:* Das Blutbild ist gering leukämisch und zeigt später die zunehmende Sézary-Zell-Leukämie:
    • Typisch sind kleine, dunkle Lymphozyten mit hirnwindungsartigen Einkerbungen der Kerne. Sie treten im Blut, intradermal und subkutan in multiplen Knötchen auf.
    • In 30% der Fälle sind die Zellen vom großzelligen Typ.
    • Das Knochenmark ist beim Sézary-Syndrom praktisch nie befallen.

➤ **Therapie:**
  - *α-Interferon:* Zumindest ein Viertel der Patienten profitiert auch langfristig von Interferon.
  - *Zytostatika:* Eingesetzte Zytostatika sind das 2-Chlorodesoxyadenosin und der Adenosindesaminase-Inhibitor Desoxycoformicin.
  - *PUVA:* PUVA ist die Therapie mit Methylpsoralen und Ultraviolettlicht (UVA).
  - *Photapherese:* Die Photapherese ist eine besondere UVAnwendung. Hierbei werden die Lymphozyten des Blutes extrakorporal bestrahlt und reinfundiert. Diese Therapie zeigt in einzelnen Fällen dramatische Verbesserungen des Sézary-Syndroms.

➤ **Prognose:**
  - Der Verlauf ist meist kaum zu beeinflussen, die Lebenserwartung liegt unter 1 – 2 Jahren.
  - Die Patienten versterben meist an generalisierten Infektionen.

Grundlagen

➤ **Synonym:** CUP-Syndrom: Cancer of unknown primary.
➤ **Definition:**
   – Histologische bzw. zytologische Sicherung einer malignen Erkrankung aus einer Metastase, wobei ein Primärtumor am Ort der Biopsie ausgeschlossen ist.
   – Anamnese und Abklärung ergeben keinen Primärtumor.
➤ **Häufigkeit:** 5 – 10 % des Patientenguts in Tumorzentren, abhängig vom Ausmaß der Untersuchungen.
➤ **Alter:** Der Altersgipfel liegt bei 53 – 62 Jahren.

Biologische Charakteristika

➤ **Wachstumskinetik:** Die Metastasen beim CUP-Syndrom wachsen deutlich schneller als der Primärtumor, so daß sie zu Symptomen führen und die maligne Erkrankung diagnostiziert wird.
➤ **Metastasierungswege:** Die Metastasen beim CUP-Syndrom metastasieren atypisch. Dadurch wird der Rückschluß von der Metastasenlokalisation auf den Primärtumor erschwert.
➤ **Frühzeitige Metastasierung:** Beim CUP-Syndrom liegt bereits in 80 % der Fälle bei Diagnose eine multiple Metastasierung vor, nur in 20 % werden solitäre Metastasen gefunden.

Lokalisation der Metastasen/Primärtumoren

➤ **Vorbemerkung:** In der Tabelle 138 sind die typischen Lokalisationen von Metastasen bei verschiedenen Primärtumoren dargestellt. Beachte aber, daß bei CUP häufig eine atypische Metastasierung vorliegt, die den Rückschluß von der Metastasen-Lokalisation auf den Primärtumor nicht immer zuläßt.

Tabelle 138   Häufigste Primärtumoren bei verschiedener Metastasenlokalisation (außer hämatologischen bzw. lymphatischen Neoplasien)

Lokalisation der Metastase	Lokalisation des Primärtumors
Lymphknoten	
Zervikal	HNO-Bereich Lunge Schilddrüse
Supraklavikulär	Mamma Lunge Magen-Darm-Trakt (v. a. linksseitige LK, Virchow-Drüse) Hoden
Axillär	Mamma Magen-Darm-Trakt Lunge Haut (Malignes Melanom)

Tabelle 138 (Fortsetzung)

Lokalisation der Metastase	Lokalisation des Primärtumors
Lymphknoten	
Inguinal	Urogenitaltrakt Rektum Haut (Malignes Melanom)
Retroperitoneal	Urogenitaltrakt (inkl. Keimzelltumor) Magen-Darm-Trakt
Organe/Skelett	
Gehirn	Lunge Mamma Niere Haut (Malignes Melanom) Schilddrüse HNO-Bereich
Lunge	Mamma Niere Schilddrüse Magen-Darm-Trakt inkl. tiefsitzender Rektumkarzinome Ovar Weichteile und Knochen (Sarkome)
Leber	Magen-Darm-Trakt inkl. hochsitzender Rektumkarzinome Pankreas Mamma Lunge
Skelett (osteolytische/osteoplastische Skelettmetastasen vgl. S. 47–48)	Mamma Prostata Lunge Niere Schilddrüse
Haut	Haut Mamma Lunge (v. a. kleinzellige Karzinome)
Pleura/ Pleuraerguß	Lunge Mamma Ovar
Peritoneum/ Aszites	Magen-Darm-Trakt Ovar

➤ **Lymphknotenmetastasen:**
- Zuerst muß ein malignes Lymphom ausgeschlossen werden. Diagnostik maligner Lymphome s. S. 423 – 424.
- Die weitere Abklärung erfolgt je nach Lokalisation der Metastasen und des vermuteten Primärtumors, vgl. Tabelle 138.

➤ **Gehirnmetastasen:** Vgl. Tabelle 138.

➤ **Lungenmetastasen:** Vgl. Tabelle 138.

➤ **Lebermetastasen:**
- Die Metastasen gelangen meist aus dem Pfortaderkreislauf in die Leber: Magenkarzinome, Kolonkarzinome, hochsitzende Rektumkarzinome, Pankreaskarzinom.
- Mammakarzinome.
- Bronchialkarzinome.
- *Differentialdiagnosen:* Primäres Leberzellkarzinom, Karzinoid.

➤ **Skelettmetastasen:**
- *Osteolytische Skelettmetastasen:* Multiples Myelom, Mammakarzinom, Hypernephrom, Schilddrüsenkarzinom, Bronchialkarzinom.
- *Osteoplastische Skelettmetastasen:* Prostatakarzinom, Mammakarzinom, Bronchialkarzinom.
- *Seltene Primärtumoren:* Magenkarzinom, Pankreaskarzinom, Blasenkarzinom.

➤ **Hautmetastasen** (vgl. Tabelle 138).

➤ **Maligne Ergüsse:**
- *Pleuraerguß:*
  - *Häufig:* Mammakarzinom, Bronchialkarzinom, Ovarialkarzinom bzw. Meigs-Syndrom (gutartiger Tumor des Ovars, meist Ovarialfibrom, mit Pleuraerguß und Aszites), malignes Lymphom.
  - *Selten:* Magen-Darm-Trakt-Karzinom.
  - *Differentialdiagnose:* Mesotheliom.
- *Aszites:* Ovarialkarzinom, Pankreaskarzinom, Magen-Darm-Trakt-Karzinom, malignes Lymphom.

Histologie

➤ **Histologie** der Metastasen beim CUP-Syndrom und deren Häufigkeit s. Tabelle 139.

➤ Histologie der Metastasen und mögliche Primärtumoren s. Tabelle 140, S. 453.

Tabelle 139 Histologie der Metastasen beim CUP-Syndrom

Histologie der Metastasen	Häufigkeit
Adenokarzinom	35 – 55 %
Undifferenziertes Karzinom	20 – 40 %
Plattenepithelkarzinom	10 – 20 %
Kleinzelliges Karzinom	5 %
Malignes Melanom	2 %
Andere	< 5 %

Diagnostische Leitlinien beim CUP-Syndrom

➤ Diagnostische Leitlinien s. Abb. 53.
➤ **Ziel:** Ziel der Diagnostik beim CUP-Syndrom ist die individuelle Diagnostik nach der Wahrscheinlichkeit des Primärtumors anstelle von ungezielter kosten- und zeitintensiver apparativer Untersuchungen.
➤ **Anamnese:**
– *Merke:* Die Anamnese beinhaltet die gezielte Befragung nach Leitsymptomen der aufgrund von Alter, Geschlecht und Lebensgewohnheiten wahrscheinlichen Tumoren.
– *Familienanamnese:* Hereditäre Disposition oder vererbte Tumoren: Mammakarzinom, Kolonpolypose. Bei anderen Tumoren ist die Vererbung selten.
– *Systemanamnese:* Rauchen, Alkohol, andere Karzinogene, z. B. durch berufliche Exposition.

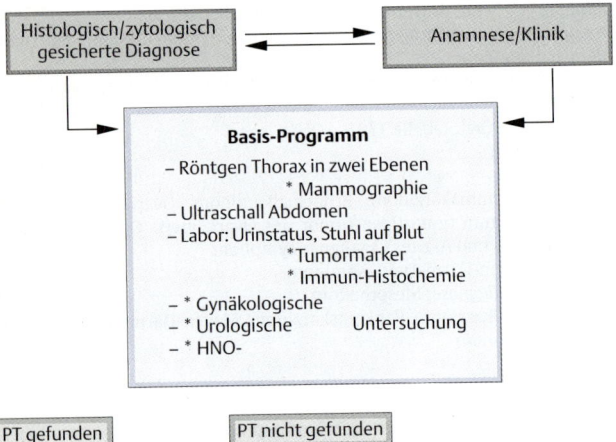

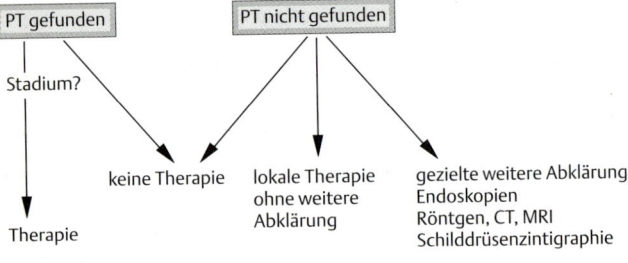

Abb. 53 Abklärung von Metastasen bei unbekanntem Primärtumor (CUP-Syndrom)

Tabelle 140   Histologie der Metastasen und mögliche Primärtumoren

Histologie	Lokalisation des Primärtumors
Adenokarzinom	Magen-Darm-Trakt
	Pankreas
	Leber
	Gallenblase- und Gallenwege
	Lunge
	Mamma
	Schilddrüse
	Niere
	Ovar
	Endometrium
	Prostata
- Siegelringzellen	Magen-Darm-Trakt
	Ovar
- Psammomkörper	Ovar
	Schilddrüse
- Papilläres Wachstum	Schilddrüse
	Ovar
	Lunge
Plattenepithelkarzinom	HNO-Trakt
	Lunge
	Zervix
	Penis
	Ösophagus
	Analkanal bzw. -rand
Kleinzelliges Karzinom	Lunge
	Hoden
	Schilddrüse
	Neuroendokrines System
	Prostata
Undifferenzierter Tumor	Lunge
	Keimzellen
	HNO-Trakt
	Weichteile
	Amelanotisches Melanom
	Neuroendokrines System

– *Persönliche Anamnese:*
  • Frühere Operationen und Biopsien angeblich „harmloser Befunde".
  • Cave: Die ursprüngliche Tumordiagnose ist dem Patienten oft unbekannt, z. B. beim malignen Melanom.
  • Husten, Auswurf, Blutungen, Eß- und Stuhlgewohnheiten, Kryptorchismus.
  • Hinweise auf paraneoplastische Syndrome, vgl. S. 459 ff.

Metastasen ohne bekannten Primärtumor (CUP-Syndrom)

➤ **Histologie und Zytologie:**
  - Vorgehen bei verschiedenen Metastasen-Lokalisationen s. S. 440 ff.
  - Zur Durchführung histologischer Untersuchungen, z.B. Feinnadelbiopsie, s. S. 62.
  - Histologie und Zytologie geben meist entscheidende Hinweise auf den Sitz des Primärtumors, vgl. Häufigkeit der Histologien Tabelle 140, S. 453.

Tabelle 141   Vorgehen bei verschiedenen Metastasen-Lokalisationen zur histologischen und zytologischen Diagnose

Lokalisataion	Diagnostisches Vorgehen
Zervikaler Lymphknoten	Feinnadelpunktion Exstirpation Cave: Keine Probeexzision (Gefahr iatrogener Zellaussaat)
Andere Lymphknoten	Feinnadelpunktion Exstirpation
Retropertitoneale Metastasen	Sonographie-gesteuerte Feinnadelpunktion
Viszerale Tumoren bzw. Metastasen (z.B. Leber)	Feinnadelbiopsie: Sonographie- oder CT-gesteuert Selten: Laparoskopie
Mediastinaltumor bzw. -metastasen	Mediastinoskopie Transbronchiale Punktion
Pulmonale und pleurale Metastasen	Transbronchiale oder perkutane Feinnadelpunktion oder Biopsie, falls möglich CT-gesteuert
Knochenmetastasen	Knochenmarkbiopsie Probeexzision
Aszites	Punktion und zytologische Untersuchung
Pleuraerguß	Punktion und zytologische Untersuchung

➤ **Bei Unklarheiten bezüglich Histologie und Zytologie:**
  - Ergänzende Färbungen.
  - Immunhistologische Untersuchungen, Übersicht s. Tabelle 142.
  - Elektronenmikroskopische Untersuchungen.
  - Nachweis von Hormonrezeptoren in Metastasen, z.B. bei Verdacht auf ein Mammakarzinom als Primärtumor und axillären Lymphknoten. Vgl. Bestimmung von Hormonrezeptoren S. 26 und Tabelle 142.

Metastasen ohne bekannten Primärtumor (CUP-Syndrom)

Tabelle 142 Immunhistologische Befunde und wahrscheinlichste Primärtumoren (Auswahl)

Befund	Primärtumor
Zytoskelett bzw. Intermediärfilamente	
Vimentin	Sarkom
Desmin	(Weichteil)sarkom
GFAP: Glial fibrillary acid proteine	Gliom
Zytokeratin - Typ II (1 – 6) und Typ I (9 – 17) - Typ II (7 – 8) und Typ I (18 – 20)	Karzinom Plattenepithelkarzinom Kolon- oder Leberzellkarzinom
Epitheliale Membranantigene (EMA)	
HMFG: Human milk fat globulin	Mammakarzinom Adenokarzinom
Hormonrezeptoren	
Östrogenrezeptoren	Mammakarzinom Endometriumkarzinom Ovarialkarzinom Selten: Karzinome der Niere, Leber oder Melanom
Progesteronrezeptoren	Mammakarzinom Prostatakarzinom Nierenkarzinom Endometriumkarzinom
Kortikosteroidrezeptoren	Maligne Lymphome Keimzelltumoren
Urogenital-assoziierte Antigene	
AFP: α Fetoprotein	Keimzelltumoren Leberzellkarzinom
β HCG	Keimzelltumoren
M2 A	Seminom
PSA: Prostataspezifisches Antigen	Prostatakarzinom
Uro (2 – 4)	Nierenkarzinom
RC 38	Nierenkarzinom

Fortsetzung ▶

Tabelle 142 (Fortsetzung)

Befund	Primärtumor
Schilddrüsen-Antigene	
Calcitonin	Medulläres Schilddrüsenkarzinom
Thyreoglobulin	Differenzierte Schilddrüsenkarzinome (papillär und follikulär)
Weichteil-assoziierte Antigene	
Myoglobin	Differenziertes Rhabdomyosarkom
Desmin	(Weichteil)sarkom
Aktin	Leiomyosarkom Rhabdomyosarkom
Melanom-assoziierte Antigene	
S-100	Melanom Gliom Schwannom
HMB 45	Melanom
Neuroendokrine Marker	
NSE: Neuronenspezifische Enolase	Kleinzelliges Bronchialkarzinom und andere Neuroendokrine Tumoren Selten: Karzinome der Mamma, des Ovars und Hodens
Neurofilamente	Neuroblastom Medulloblastom Ganglioneurom
CD 57 (Physiol.: Natürliche Killerzellen)	Schwannom Selten: Neuroendokrine Tumoren inkl. Kleinzelliges Bronchialkarzinom, Phäochromozytom, APUDom

- Weitere Biopsien: Befunde, die zuvor mit Feinnadelbiopsie untersucht wurden, können z. B. chirurgisch exzidiert werden bzw. sollte eine andere Lokalisation zur Punktion gewählt werden.
- Die sinnvolle Probennahme setzt das Gespräch zwischen Kliniker und Pathologen voraus.

➤ **Maligner Erguß:**
  – Hinweise auf einen malignen Erguß:
    • Hämorrhagischer Erguß.
    • Nachweis eines Exsudates.
    • Hoher CEA-Spiegel.
  – Bei Verdacht auf Malignität muß sorgfältig untersucht werden in der Reihenfolge: Punktion → Biopsie → Thorakoskopie.
➤ **Vorgehen bei weiterhin unklarem Primärtumor:**
  – *Grundsätze:* Erneute Anamnese, vollständige körperliche Untersuchung.
  – Die *weitere Diagnostik* hat folgende Aspekte zu berücksichtigen: Anamnese, Klinik, Lokalisation der Metastase, histologischer Typ und mögliche therapeutische Konsequenzen.
  – Tumoren mit Erfolg auf kurative bzw. langfristig palliative Behandlung: Prostatakarzinom, Schilddrüsenkarzinom, Mammakarzinom, Keimzelltumoren.
  – Kurzfristige Palliation: V. a. Adenokarzinome.

Therapie

➤ **Diagnostizierter Primärtumor:** In ca. 75% der Fälle wird der Primärtumor nachgewiesen, es erfolgt die organ- und stadiengerechte Therapie, s. jeweiliges Kapitel.
➤ **Weiterhin unbekannter Primärtumor aber bekannte Histologie:**
  – *Chirurgische Therapie/Radiotherapie:*
    • Indikation: Lokoregionär begrenzter Tumor und tumorbedingte Symptomatik.
    • Beispiele: Resektion solitärer Hirn- oder Lungenmetastasen, Hauttumoren (malignes Melanom), Radiotherapie solitärer Lymphknotenmetastasen.
    • Die Operation ist häufig gleichzeitig Diagnose und Therapie.
  – *Sonderfall Hals-Lymphknoten:* Bestrahlung des gesamten Pharynx und Larynx sowie der zervikalen LK beidseits nach Dissektion der ursprünglich befallenen Hals-LK: 60–70% 5-Jahres-Überleben. Anmerkung: Die Hals-Lymphknoten sind insofern Sonderfälle, als man einen mikroskopisch kleinen Primärtumor nicht findet.
  – *Chemotherapie:* Die Wahl der Therapie richtet sich nach dem vermuteten Tumor und der Histologie. Zu den Schemata vgl. jeweils Anhang III.
    • Adenokarzinome: 5-Fluorouracil, evtl. EAP, EIP, FAM-Kombination.
    • Plattenepithelkarzinome: CAP.
    • Kleinzellig-anaplastische Karzinome: VAC, PVP-16.
    • Maligne mesenchymale Tumoren (Sarkome): Adriamycin, evtl. Epirubicin/Ifosfamid oder Platin/Ifosfamid.
    • Extragonadale Kleinzelltumoren: BEP oder PVB.
    • Bei schlechtem Allgemeinzustand (AZ) bzw. rascher Progredienz und begrenzter diagnostischer Möglichkeit wählt man ein Chemotherapie-Schema mit großer therapeutischer Breite: z.B. FAM, VAC, PEI.
  – *Hormontherapie:* Falls ein Mamma- oder Prostatakarzinom nicht sicher ausgeschlossen werden kann, wird evtl. die probatorische endokrine Therapie vorgenommen, vgl. Mammakarzinom S. 184 ff und Prostatakarzinom S. 238 ff.
  – *Palliative Bestrahlung bzw. chirurgische Maßnahmen*, z.B. die Stabilisierung osteolytischer Skelettmetastasen, ergänzen die Chemo- bzw. Hormontherapie.

➤ **Therapie ohne histologische Diagnose:**
  – Die Therapie ohne histologische Diagnose ist sehr problematisch. Sie ist nur zulässig, wenn die klinischen Symptome keine Zweifel an der Malignität lassen.
  – Beispiele: Bestrahlung bei schmerzhaftem Pancoast-Tumor, Bestrahlung oder Chemotherapie bei massiver oberer Einflußstauung.

Prognose

➤ Man unterscheidet drei prognostisch verschiedene Gruppen.
  – *Gruppe I:* Primär lokal begrenzte Manifestation.
    • Eine solitäre nichtlymphatische Metastase
    • oder Lymphknotenmetastasen in nur einer LK-Region.
    • Mittlere Überlebenszeit: Ca. 20 Monate.
    • 5-JÜR: 30–35%.
  – *Gruppe II:* Primär disseminierte Manifestation.
    • Primär disseminierter Organbefall mit/ohne Lymphknotenmetastasen.
    • Mittlere Überlebenszeit: Ca. 7 Monate.
    • 5-JÜR: Ca. 5%.
  – *Gruppe III:* Primär infauste Prognose.
    • Primär disseminierter Organbefall mit/ohne Lymphknotenmetastasen.
    • Und Alter > 60 Jahre.
    • Und reduzierter Allgemeinzustand, d. h. Karnofsky-Index < 50%. Karnofsky-Index s. Umschlaginnenseite.
    • Mittlere Überlebenszeit: Ca. 3 Monate.
    • Maximale Überlebenszeit: Ca. 2 Jahre.

Grundlagen

➤ **Definition:** Unter paraneoplastischen Syndromen (PNS) versteht man Krankheiten bzw. Symptomenkomplexe, welche durch Fernwirkungen eines malignen Tumors im Gesamtorganismus bzw. anderen Organen zustande kommen. Beispiel: Ektope Hormonbildung durch einen malignen Tumor eines sonst nicht dazu befähigten Gewebes, vgl. Tabelle 143, S. 460 ff.

➤ **Merke:** Durch Tumorzellinfiltration (Metastasen) bedingte hormonale Ausfälle endokriner Organe, z.B. NNR-Metastasen eines kleinzelligen Bronchialkarzinoms können nicht als PNS bezeichnet werden.

➤ **Vorkommen:** PNS treten bei einer Vielzahl von Tumoren und in einer bunten Palette in allen Organsystemen auf, vorwiegend aber bei Tumoren neuroektodermalen Ursprungs, z.B. des Apud-Systems. Einen Überblick bieten Tabelle 143 und 144.

Organverteilung der PNS

➤ Zur Organverteilung der PNS s. Tabelle 143.
➤ Endokrine PNS s. Tabelle 144.

Tabelle 143 Organverteilung der Paraneoplastischen Syndrome

Organ/System	PNS	Tumor als Verursacher
Gesamtorganismus	Fieber, Schwäche, Kachexie, Inappetenz	
Hämopoese	Leukozytose mit Neutrophilie Leukämoide Reaktion Eosinophilie Polyglobulie Thrombozytose	
Gefäße/Gerinnung	Thrombophlebitis migrans Hyperkoagulabilitätssyndrom/Thrombosen Verbrauchskoagulopathie	Pankreaskarzinom Pankreaskarzinom/Bronchialkarzinom Leukämien
Immunsystem	Hypogammaglobulinämie Immunsuppression Polymyalgia rheumatica Lupus erythematodes	
Nervensystem	Progressive multifokale Leukoenzephalopathie Kleinhirnrinden-Degeneration Sensomotorische Polyneuropathie Subakute nekrotisierende Myelopathien Lambert-Eaton-Syndrom (Myasthenie) Amyotrophische Lateralsklerose	Bronchialkarzinom Bronchial- Ovarial- und Mammakarzinom Bronchialkarzinom Bronchialkarzinom, seltener bei Rektum-, Nieren- und Magenkarzinom Bronchial- und Mammakarzinom

		Typisch bei Leukämien/Zellzerfall
Stoffwechsel	Hyperviskositätssyndrom	
	Dys- bzw. Paraproteinämie	
	Hypo- bzw. Hyperglykämie	
	Hyperurikämie	
Haut	Akanthosis nigricans maligna	Adenokarzinom des Magens
	Hypertrichose	Karzinome
	Erythema gyratum repens	Karzinome
	Psoriasiforme Akrodermatitis	
	De- bzw. Hyper-Pigmentationen	
	Dermatomyositis	
Gastrointestinaltrakt	Nausea und Erbrechen bei Hyperkalzämie	
Niere	Nephrotisches Syndrom	
Knochen/Gelenke	Osteomyelofibrose/-sklerose	
	Arthropathien	

Paraneoplastische Syndrome (PNS)

Tabelle 144 Endokrine Paraneoplastische Syndrome

Hormon	PNS	Tumor als Verursacher
Physiologische Bildungsstätte: Hypothalamus		
Somatostatin	Diabetes mellitus HCG-Mangel	Kleinzelliges Bronchialkarzinom
CRF	Cushing-Syndrom	Kleinzelliges Bronchialkarzinom
Physiologische Bildungsstätte: Hypophysenvorderlappen		
ACTH	Cushing-Syndrom	Kleinzelliges Bronchialkarzinom Karzinoidtumoren Pankreaskarzinom
LH/FSH	Gynäkomastie Pubertas praecox	Kleinzelliges Bronchialkarzinom Nebennierenrinden-Tumoren Hepatome
HCG	Akromegalie	Kleinzelliges Bronchialkarzinom Teratome
TSH	Hyperthyreose	Kleinzelliges Bronchialkarzinom Trophoblasttumoren Hodenkarzinome
Prolactin	Galaktorrhoe	Bronchialkarzinome (kleinzellig und nicht-kleinzellig) Hypernephrom
Physiologische Bildungsstätte: Hypophysenhinterlappen		
ADH	Schwartz-Bartter-Syndrom	Kleinzelliges Bronchialkarzinom Pankreastumoren Dünndarmtumoren
Oxytocin	?	Kleinzelliges Bronchialkarzinom Pankreastumoren
Physiologische Bildungsstätte: Schilddrüse		
Calcitonin (C-Zellen)	Tetanie	Kleinzelliges Bronchialkarzinom Mammakarzinom
Physiologische Bildungsstätte: Nebenschilddrüse		
PTH	Pseudohyperpara-thyreoidismus	Bronchialkarzinom, v. a. Plattenepithel-karzinom Pankreaskarzinom Hypernephrom

Tabelle 144 (Fortsetzung)

Hormon	PNS	Tumor als Verursacher
Physiologische Bildungsstätte: Gastrointestinaltrakt		
Gastrin	Zollinger-Ellison-Syndrom	Pankreastumoren
Insulin	rezidivierende Hypoglykämien	Insulinom Kleinzelliges Bronchialkarzinom
Physiologische Bildungsstätte: Niere		
Erythropoetin	Polyglobulie	Hypernephrom Gynäkologische Tumoren

Vorbemerkungen

➤ **Zeitpunkt:** Eine Notfallsituation tritt meist unvorhergesehen ein. Sie kann auch die erste Manifestation eines noch unbekannten Tumors sein. Andererseits gibt es typische Komplikationen von Tumorerkrankungen, welche mit statistischer Wahrscheinlichkeit zu Notfallsituationen führen. Beispiele: Hyperviskositäts-syndrom bei Makroglobulinämie Waldenström, therapieinduzierte Hyperkalz-ämie bei Hormontherapie des Mammakarzinoms etc.

➤ **Notfallsituationen treten auf als:**
– Manifestationen des malignen Grundleidens.
– Komplikationen der Therapie.
– Unabhängig von der Tumorerkrankung.

Faktoren, die zur Einschätzung der Notfallsituation und deren Therapie bekannt sein müssen

➤ **Tumorklassifikation:** Histologischer Tumortyp, klinisches Tumorstadium.
➤ **Vorangegangene Therapie:** Operation, Radiotherapie und/oder Chemothera-pie.
➤ **Weitere Therapie:** Existiert eine wirksame Therapie mit guter Remissions-Chance nach Beseitigung der Notfallsituation? Die Beseitigung der Notfallsitua-tion kann auch bei lediglich palliativ behandelbaren Patienten die Lebensquali-tät erheblich verbessern. Beispiele: Behandlung pathologischer Frakturen, Be-seitigung einer Rückenmarkkompression etc.
➤ **Prognose:** Wie ist die Gesamtprognose des Patienten? Wenn die Notfallsitua-tion in der terminalen Phase der Tumorerkrankung eintritt, ist es nicht sinnvoll, mit allen modernen medizinischen und technischen Möglichkeiten zu interve-nieren!

Definition

➤ Viskositätssteigerung und Blutflußverminderung durch starke Vermehrung hochmolekularer Eiweißkörper (Paraproteine), v.a. bei Makroglobulinämie Waldenström (s. S. 442 – 443), seltener bei IgG-Myelom (s. S. 437 ff).

Klinik

➤ **Blutungen** in Schleimhäute und Retina, Sehstörungen.
➤ **Neurologische Symptome:** Kopfschmerzen, Schwindel, epileptiforme Krämpfe, Ataxie, Depression, Somnolenz bis hin zum Koma.
➤ Herzinsuffizienz.
➤ Niereninsuffizienz.

Diagnostik

➤ **Eiweiß:** Quantitative Bestimmung des Gesamteiweiß und der Immunglobulinfraktion. Typisch sind Gesamteiweißwerte > 100 g/l.
➤ **Serum-Viskosität:** Das Serum-Hyperviskositätssyndrom tritt bei einer relativen Viskosität > 4 (Wasser = 1) auf.
➤ **Weitere Laboruntersuchungen:** Blutbild, Gerinnung, Elektrolyte, Retentionswerte und Leberenzyme.

Differentialdiagnosen

➤ Andere Ursachen komplexer neuropsychiatrischer Störungen: Hyperkalzämiesyndrom (s. S. 482 – 484), Urämie, zerebrale thrombopenische Blutungen, primäre Hirntumoren, Hirnmetastasen.

Therapie

➤ **Plasmapherese** mit Zellseparator: Die Plasmapherese muß bis zur Besserung evtl. wiederholt durchgeführt werden. Abhängig vom Anteil der Tavaproteine werden 2 – 3 Plasmapheresen vorgenommen, bis die Normwerte für Gesamteiweiß und Viskosität erreicht sind.
➤ **Kausale Therapie** des malignen Grundleidens zur Reduktion der Paraproteinproduzierenden Zellen, s. jeweils dort.
➤ **Cave:** Keine Diuretikatherapie, da die Hypervikosität durch eine Hypovolämie verschlimmert wird.

Prognose

➤ Bezüglich der Durchblutungsstörungen ist die Prognose oft gut.
➤ Die Gesamtprognose ist abhängig von den Möglichkeiten zur Kontrolle des Grundleidens.

Disseminierte intravasale Gerinnung (DIC)

Grundlagen

➤ **Synonym:** Verbrauchskoagulopathie.
➤ **Definition:** Durch verschiedene Grundkrankheiten bedingte intravasale Aktivierung des Gerinnungssystems mit der Bildung disseminierter Mikrothromben in der Endstrombahn. Dabei werden Gerinnungsfaktoren und Thrombozyten verbraucht, so daß hämorrhagische Diathesen drohen. Meist besteht zusätzlich eine sekundäre Hyperfibrinolyse, die zur Inaktivierung weiterer Gerinnungsfaktoren und von Fibrinogen führt.
➤ **Auslöser einer DIC bei Tumorerkrankungen:**
  – Spontan als paraneoplastisches Syndrom bei malignen Erkrankungen.
  – Bei raschem Tumorzellzerfall und Freisetzung von Gewebsthrombokinasen, z. B. bei Promyelozytenleukämie, s. S. 494.
  – Bei schweren septischen Infekten (Endotoxinämie).
  – Bei Operationen an thrombokinasereichen Organen: Lunge, Pankreas, Prostata.
➤ Eine DIC in der initialen Therapiephase bei potentiell heilbaren Tumorpatienten ist äußerst gefürchtet.
➤ Eine DIC ist eine lebensbedrohliche Komplikation, die Patienten sollten in eine Klinik mit hämatologisch-onkologischem Schwerpunkt verlegt werden.

Pathogenese/Klinik

1. **Aktivierte Gerinnung:** Es entstehen Mikrothromben in den kleinen Gefäßen mit Störung der Mikrozirkulation und Organdysfunktion: Hypoxie, neurologische Störungen, Oligurie und vermindertes Herzminutenvolumen.
2. **Sekundäre Kinininaktivierung** und Plättchenzerstörung und Hypotonie.
3. **Verbrauch von Gerinnungsfaktoren:** Bei schwerer und akuter DIC kommt es zu starkem Verbrauch von Plättchen und plasmatischen Gerinnungsfaktoren. Folgen sind die Thrombozytopenie und der Verlust der Gerinnungsfaktoren. Schließlich resultiert die hämorrhagische Diathese mit Blutungsneigung: Haut- und Schleimhautblutungen, Hämatome, gastrointestinale Blutungen, Nierenblutung und intrazerebrale Blutungen.
4. **Hyperfibrinolyse** durch Aktivierung des plasmatischen fibrinolytischen Systems als sekundäre Antwort auf die Aktivierung des Gerinnungssystems. Die sekundäre Hyperfibrinolyse verstärkt die hämorrhagische Diathese.
➤ **Merke:** Klinische Konsequenzen der DIC sind sowohl Thrombosen als auch Hämorrhagien. Bei vielen Tumorpatienten verläuft die DIC chronisch.
➤ **Komplikationen:** Schock, akutes Nierenversagen, Lungenversagen (ARDS = adult respiratory distress syndrome).
➤ **Post-DIC:** Nach therapierter DIC besteht vorübergehend eine reaktive Hyperkoagulabilität mit der Gefahr thromboembolischer Komplikationen.

Diagnostik

➤ **Thrombozytenzahl:** Thrombozytopenie bzw. Thrombozyten-Abfall bei vorbestehender Thrombozytose. Die Thrombozytenzahl ist der empfindlichste Parameter bei DIC. Beachte: Bei vielen Tumorpatienten besteht eine Thrombozytose, so daß eine Normalisierung der Thrombozytenzahl bereits eine beginnende DIC anzeigen kann.

➤ **Partielle Thromboplastinzeit (PTT):** Die PTT ist in der Aktivierungsphase meist verkürzt (Hyperkoagulabilität), in der Phase des Verbrauchs verlängert (Blutungsneigung).

➤ **Fibrinogen und Fibrin-Spaltprodukte:** Diese eignen sich als Verlaufsparameter. Fibrinogen fällt im Verlauf der DIC ab, die Fibrinogenspaltprodukte steigen in der Phase der sekundären Hyperfibrinolyse an.

➤ **Fibrinmonomere:** Durch Thrombin wird Fibrinogen in Fibrinmonomere umgewandelt. Das Vorliegen von Fibrinmonomeren beweist die intravasale Gerinnung.

➤ **Antithrombin III:** AT III ist erniedrigt.

Therapie

1. **Aktivierungsphase** (Beginnender Thrombozytenabfall, PTT ↓): Prophylaktische Heparintherapie mit 500 IE/h i.v. Bei Thrombozyten <50 000/µl halbe Dosis.

2. **Frühe Verbrauchsphase** (Fibrinogen ↓, Thrombozyten ↓, Gerinnungsfaktoren ↓, AT III ↓, Fibrinspaltprodukte ↑, Organversagen):
   – Bei AT III-Mangel: Ziel ist das Erreichen einer AT III-Aktivität >80%. FFP (fresh frozen plasma), z.B. 6 Einheiten, oder AT III-Konzentrat, z.B. 2 × 1500 I.E.
   – Die Heparintherapie in dieser Phase ist umstritten, evtl. werden 10 000 I.E./ 24 h gegeben.

3. **Späte Verbrauchsphase und sekundäre Hyperfibrinolyse** (Fibrinogen <0,5 g/l, Thrombozyten <30 000/µl, Fibrinspaltprodukte ↑): Heparin ist kontraindiziert! Substitution von AT III (s.o.), außerdem FFP (s.o.). Bei nicht beherrschbarer Situation zusätzlich Thrombozytensubstitution (s.S. 468) und Gabe von Fibrinogen.

➤ **Post-DIC-Phase:** Unter Kontrolle der PTT und bei Beachten von Kontraindikationen wird in dieser Phase die Vollheparinisierung zur Thromboembolie-Prophylaxe empfohlen. Ziel ist das Einstellen der PTT auf das 1,5- bis 2fache der Norm.

➤ Spezifische Tumortherapie (kausale Therapie).

Prognose

➤ Die Prognose ist abhängig von der zugrundeliegenden Erkrankung und dem Ausmaß der DIC.

➤ Besonders ungünstig ist die Prognose bei gramnegativer Sepsis.

Thrombozytopenische Blutung

Ursachen

➤ Eine Thrombozytopenie kann durch die maligne Infiltration des Knochenmarks (bei Leukämien oder soliden Tumoren) oder iatrogen durch Chemo- bzw. Radiotherapie verursacht sein.

Klinik

➤ **Thrombozytenwerte/Auftreten von Blutungen:** Bei Thrombopenie ($< 150\,000/\mu l$), aber Thrombozyten $> 50\,000/\mu l$ sind Blutungen relativ selten. Lebensbedrohliche Blutungen in Lunge, ZNS und Gastrointestinaltrakt treten in der Regel erst bei Thrombozytenzahlen $< 20\,000/\mu l$ auf.
➤ Thrombopenische Blutungen sind meist vom petechialen Typ. Die Klinik wird durch das Ausmaß und den Ort der Blutung bestimmt, z. B. intrazerebrale Blutungen, gastrointestinale Blutungen, Lungenblutungen etc.

Diagnostik

➤ Kleines Blutbild mit Thrombozytenzahl.
➤ Gerinnungsanalysen (Ptt, Fibrinogen, Thrombinzeit, Blutungszeit).

Differentialdiagnosen

➤ Andere Formen der Gerinnungsstörungen wie DIC (s. S. 466 – 467), plasmatische Gerinnungsstörungen, Hemmkörperkoagulopathien oder gestörte Synthese von Gerinnungsfaktoren, z. B. bei Leberfunktionsstörung.
➤ **Weitere Differentialdiagnosen:** Pseudothrombozytopenie, Immunthrombozytopenie, Thrombotisch-Thrombozytopenische Purpura, Infektionen, hämatologische Grunderkrankungen, Hypersplenismus.

Therapie

➤ **Auswahl des Thrombozyten-Spenders:** Es sollten nach Möglichkeit Thrombozyten eines HLA-kompatiblen Spenders substituiert werden. Bei voraussehbarer Mehrfachtransfusion sollen die Thrombozyten am besten von Einzelspendern sein.
➤ **Dosis:** Transfusion von 10^{11} Thrombozyten/m² Körperoberfläche. Ein Erwachsener benötigt, wenn keine autonome Thrombozytenproduktion erfolgt, zur Garantie von ca. $20\,000/\mu l$ Thrombozyten $2 \times$ wöchentlich die Transfusion von 2×10^{11} Thrombozyten.
➤ **Ergebnis:** Eine Stunde nach der Transfusion kommt es in der Regel zum Anstieg der Thrombozyten-Zahl im Blut um $20 - 30 \times 10^9$ Thrombozyten/l.
➤ **Problematik:** Die Problematik bei langfristiger Transfusion besteht in der unvermeidlichen Alloimmunisierung des Empfängers. Daher dürfen die Spender keine Familienangehörigen sein, wenn evtl. später eine Knochenmarkstransplantation (z. B. bei Leukämie oder aplastischer Anämie) geplant ist.

Grundlagen

➤ **Synonym:** Vena-cava-superior-Syndrom.
➤ **Ursachen:**
1. Bronchialkarzinom in ca. 70% der Fälle.
2. Hochmaligne Non-Hodgkin-Lymphome.
3. Mediastinale Keimzelltumoren, Thymome und Metastasen in mediastinalen Lymphknoten, v. a. eines Mammakarzinoms.

Klinik

➤ Die obere Einflußstauung tritt akut bis subakut auf.
➤ Sichtbar erweiterte Thoraxvenen.
➤ Sichtbar und tastbar erweiterte Halsvenen.
➤ Gesichtsödem (Lidödem).
➤ Zyanose des Gesichts.
➤ Tachypnoe.
➤ Ödem der oberen Extremitäten.
➤ Evtl. Benommenheit.

Diagnostik

➤ **Beachte:** Bei ausgeprägter Symptomatik erfolgt zunächst die Notfalltherapie, die Diagnostik erst nach Besserung der Symptome.
➤ Die obere Einflußstauung ist eine **klinische Diagnose**. Die weiteren diagnostischen Schritte beziehen sich auf die Suche der Ursache.
➤ **Radiologische Diagnostik:**
– Thorax-Röntgen in 2 Ebenen.
– Tomogramme des Mediastinums.
– Am besten: Thorakales CT.
➤ **Zytologie:** Sputumzytologie.
➤ **Invasive Methoden** zur Gewinnung von histologischem Material: Für alle Methoden gilt, daß sie nur bei fehlenden Kontraindikationen gegen einen chirurgischen Eingriff durchgeführt werden.
– Bronchoskopie mit Biopsie.
– Bei tastbaren supraklavikulären Lymphknoten erfolgt die Lymphknotenbiopsie, wenn dies technisch möglich ist. Andernfalls wird eine Feinnadelpunktion vorgenommen.
– Mediastinoskopie mit Biopsie ist in der Regel wegen Blutungsgefahr unmöglich.
– Wenn die oben genannten Untersuchungen ohne Befund bleiben, ist die diagnostische Thorakotomie indiziert.
➤ Bei Verdacht auf intrathorakale Struma: Schilddrüsenszintigramm.
➤ Kavographie (zur Lokalisation des Verschlusses bzw. der Kompression und zur Beurteilung möglicher Kollateralkreisläufe).

Differentialdiagnosen

➤ Die obere Einflußstauung ist in der überwiegenden Zahl der Fälle durch einen malignen Prozeß verursacht. Sehr selten sind Gefäßverschlüsse, z. B. nach Venenkatheter bzw. lange liegendem zentralen Venenkatheter, die Ursache.

Therapie

➤ **Kausale Therapie:** Die kausale Therapie ist die Chemotherapie des Primärtumors, s. jeweils dort. Wichtig ist der Einsatz einer rasch wirksamen intensiven Chemotherapie. Die subjektive Besserung tritt bereits nach Stunden ein, die objektive Besserung nach 1 – 2 Tagen.

➤ **Bei unbekannter Tumordiagnose** erfolgt primär die Chemotherapie plus Prednisolon, wie bei CUP oder kleinzelligen Lungenkarzinomen. Wenn nach 2 Tagen keine Besserung eingetreten ist, wird eine Radiotherapie begonnen.

➤ **Wahl der Therapie:** Die langfristigen Ergebnisse nach Radiotherapie sind gleich gut wie nach Chemotherapie. Da der Wirkungseintritt bei Chemotherapie aber schneller zu erwarten ist, wird heute primär chemotherapeutisch therapiert.

➤ **Kavathrombose:** Evtl. Antikoagulation. Bei Fehlen von Kontraindikationen Einsatz von Heparin.

➤ Bei Katheter-induzierter oberer Einflußstauung wird der Katheter unter Heparinschutz (Vermeidung von Embolie) entfernt.

➤ Bei Frühformen wird unter Berücksichtigung der Gesamtsituation Thrombolyse empfohlen.

Prognose

➤ Die Prognose ist abhängig vom Grundleiden.

➤ Bei malignen Lymphomen ist die Prognose in Relation zum klinischen Stadium günstig (vgl. S. 420 und 426).

➤ Bei kleinzellig-anaplastischen Bronchialkarzinomen ist die obere Einflußstauung ein Beweis für das Stadium extensive disease (s. S. 256), d. h. die Prognose ist schlecht.

➤ Bei nichtkleinzelligen Bronchialkarzinomen besteht in der Regel Inkurabilität.

Ursachen

➤ Maligne Tumoren sind die häufigste Ursache einer Herztamponade.
➤ Die Herztamponade kann durch einen Perikarderguß oder durch Konstriktion des Herzens durch die Tumormasse hervorgerufen werden. Ein direktes lokoregionäres oder metastatisches Tumorwachstum in Perikard und Epikard kommt bei Bronchialkarzinomen, Mammakarzinom, Leukämien, malignen Lymphomen, malignen Melanomen, gastrointestinalen Tumoren und Sarkomen vor.
➤ Seltene Ursachen der Herztamponade sind Perikardfibrose und Perikarderguß nach Radiotherapie.

Klinik

➤ Die Schwere der klinischen Symptome ist abhängig von der Ausdehnungsfähigkeit des Perikards, des Flüssigkeitsvolumens und des Tempos der Herzkompression (akut oder sich langsam entwickelnd).
➤ Todesangst des Patienten. Präkordiales Beklemmungsgefühl und starker retrosternaler Schmerz. Dyspnoe mit Orthopnoe. Husten, Heiserkeit, Schluckauf. Schmerzen im Epigastrium. Als Folge des geringen Herzminutenvolumens Hypotonie, periphere Zyanose, Tachykardie. Obere Einflußstauung. Pulsus paradoxus.

Diagnostik

➤ **Echokardiographie:** Bei Verdacht auf eine Herztamponade ist die Echokardiographie die Methode der ersten Wahl. Sie bietet gleichzeitig die Möglichkeit der Punktion eines Ergusses unter Sicht.
➤ **Körperliche Untersuchung:**
  – *Perkussion:* Die Perkussion ergibt eine Verbreiterung der Herzkontur.
  – *Auskultation:* Dritter Herzton (protodiastolischer Extraton = „Perikardton"). Evtl. Perikardreiben. Bei ausgeprägtem Erguß ist das Perikardreiben nicht nachweisbar.
➤ **Radiologische Diagnostik:** Thorax-Röntgen (obligat). Evtl. CT mit Kontrastmittelgabe, wenn mit konventioneller Radiodiagnostik und Echokardiographie Diagnostik nicht möglich ist.
➤ **EKG (obligat):** Im Elektrokardiogramm sprechen Niedervoltage, Sinustachykardie, elektrischer Alternans und evtl. Arrhythmie für eine Herztamponade. Allein aufgrund von EKG-Veränderungen darf die Diagnose Herztamponade aber nicht gestellt werden.
➤ **Selten indizierte Untersuchungen:** Angiokardiographie, Myokardszintigraphie, Herzkatheter. Wenn die Untersuchungen zusätzlichen Verdacht auf Vitium ergeben.

Therapie und Prognose

➤ **Therapie:** Perikardiozentese mit Drainage des Perikardergusses. Später evtl. intrakavitäre Therapie mit Tetracyclin oder Zytostatika, wenn maligner Erguß rezidiert. Bei direkter Tumorkompression evtl. Thorakotomie.
➤ **Prognose:** Im allgemeinen ist die Prognose einer Herztamponade sehr schlecht. Die meisten Patienten sterben innerhalb weniger Wochen unabhängig von der Möglichkeit der akuten Druckentlastung. Einzelne Patienten überleben eine Herztamponade auch langfristig. Dies sind vor allem Patienten mit malignen Lymphomen und Mammakarzinom, da es bei diesen Tumoren wirksame Chemotherapien gibt.

Phlebothrombose

Ursachen

➤ Die Thrombose entsteht durch eine intravasale Fibrinbildung in Folge Prothrombinaktivierung. Es kommt zum teilweisen oder kompletten Verschluß der Gefäße. Veränderungen der Gefäßwand, des Blutflusses und/oder der Zusammensetzung des Blutes (Virchow-Trias) aktivieren das Prothrombin.
➤ Tumorpatienten sind besonders durch eine Hyperkoagulabilität, Thrombozytose und Immobilisierung thrombosegefährdet.

Klinik

➤ Über 90 % der venösen Thrombosen entstehen im Bereich der Vena cava inferior, der Becken- und Beinvenen. Die wichtigste Komplikation ist die Lungenembolie. Bei der Hälfte der Patienten mit einer proximalen Beinvenenthrombose muß mit einer meistens oligo- oder asymptomatischen Lungenembolie gerechnet werden. Dieses Risiko ist bei Armvenenthrombosen deutlich geringer.
➤ Eine wichtige Spätkomplikation der Beinvenenthrombose ist das postthrombotische Syndrom.
➤ Das klinische Bild ist durch Umfangdifferenz der Extremitäten, Plethora und Zyanose, evtl. Schmerzen gekennzeichnet.
➤ **Merke!** Bei weniger als einem Drittel der symptomatischen Patienten besteht das klassische Syndrom mit Spannungsschmerzen der Wade, Ödem und Erweiterung in epifaszialen Venen sowie Wadenschmerzen bei Dorsalflexion des Fußes. Es gibt keine verläßlichen Frühsymptome.

Diagnostik

➤ Körperliche Untersuchung mit Messung des Umfangs der Extremitäten.
➤ Kompressionssonographie.
  Ergänzend bei negativem Ergebnis der Kompressionssonographie farbkodierte Duplexsonographie oder
➤ Phlebographie.
➤ Bestimmung hämostasiologischer Parameter, z. B. D-Dimeren-Spiegel.
➤ Thrombophilie-Screening.

Differentialdiagnosen

➤ Angeborene und erworbene Thrombophilie.
➤ Bei Thrombosen der unteren Extremitäten
  – posttraumatische Schwellungen
  – Lymphödem
  – Erysipel
  – Ödeme verschiedener Ursachen
  – Myositis ossificans
  – evtl. rasch wachsende Sarkome.

Therapie

➤ Behandlung der zugrundeliegenden Erkrankung.

➤ Eine Fibrinolyse-Therapie, die sonst bei akuter Thrombose indiziert ist, ist aufgrund des Tumorleidens in der Regel kontraindiziert.

➤ Bei fortgeschrittenen Tumoren und hohem Blutungsrisiko wird die Heparingabe der Kumarintherapie vorgezogen.

➤ Wichtig ist eine adäquate Antikoagulation innerhalb des ersten Tages in Form einer kontinuierlichen intravenösen Infusions- oder intermittierenden subkutanen Injektionstherapie mit Heparin.

➤ Als allgemeine Maßnahme wird eine Hochlagerung der Beine bei Beinvenenthrombose empfohlen. Wichtig ist in der Akutbehandlung die Kompressionstherapie mit täglich zu erneuernden Kompressionsverbänden. Nach allgemeiner Meinung wird Patienten mit Mehretagen- oder isolierter proximaler Thrombose über 7 – 10 Tage Bettruhe verordnet.

➤ Bei isolierter Unterschenkelvenenthrombose ist eine Immobilisierung nicht erforderlich, sofern Kompression und Antikoagulation gewährleistet sind. Zur Dauer der Bettruhe gibt es zur Zeit keine verbindlichen Empfehlungen. Es gibt Hinweise, daß auch die sofortige Mobilisierung bei proximalen Thrombosen zu keinem Nachteil in Form der Entstehung von Lungenembolien führt.

➤ **Thromboembolieprophylaxe.** Bei Patienten mit malignen Erkrankungen, vor Operationen sowie bei bettlägerigen Patienten und besonders bei Patienten mit Tumorerkrankungen im kleinen Becken während einer Radiotherapie, auch länger liegenden dicklumigen zentralvenösen Kathetern wird Heparin 10 000 I.E. pro Tag empfohlen.

Prognose

➤ Abhängig von der zugrundeliegenden Erkrankung.

Respiratorische Insuffizienz/Lungenblutung

Ursachen

➤ **Obstruktion der Atemwege:**
  – *Trachea:* Bronchialkarzinome, Ösophaguskarzinom, Struma maligna, Tumoren der Trachea.
  – *Große Bronchien:* Bronchialkarzinome.
➤ **Blutungen:**
  – Direkte Tumorinfiltration mit Gefäßarrosion.
  – Disseminierte intravasale Gerinnung.
  – Therapieinduzierte Thrombopenie, z. B. nach Hochdosis-Chemotherapie.

Klinik

➤ **Respiratorische Insuffizienz:** Zunehmende Dyspnoe, inspiratorischer Stridor, Husten.
➤ **Lungenblutung:** Evtl. massive Hämoptyse mit hellrotem schaumigem Blut.

Diagnostik

➤ **Generell:**
  – Thorax-Röntgen in 2 Ebenen (p. a. und seitlich).
  – Bronchoskopie (evtl. mit Biopsie) bzw. Versuch der Blutstillung.
  – Blutgasanalyse.
➤ **Bei V. a. Lungenblutung:**
  – Ausschluß einer Blutung des oberen Gastrointestinaltraktes aus Nase und Oropharynx.
  – *Labor:* Gerinnung, kleines Blutbild inkl. Thrombozytenzahl, Blutgruppe bestimmen.

Differentialdiagnosen

➤ Blutungen des oberen Gastrointestinaltraktes, aus Nase und Oropharynx.

Therapie

➤ **Bronchusobstruktion:**
  – *Endoskopische Tumorabtragung* durch mechanische (Bronchoskop, Ballondilatation), thermische (Kryosonde, Argonbeamer) und optische (Nd: TAG-Laser) Verfahren in Abhängigkeit vom individuellen Befund.
  – *Palliative Radiotherapie* (evtl. intraluminale Radiotherapie): Bei oberflächlichen Tumoren, die nicht tiefer als 5 mm in die Umgebung eindringen.
  – *Palliative Chemotherapie* je nach Histologie mit einem rasch wirkenden Schema, z. B. hochdosiert Alkylantien i. v. Die Chemotherapie erscheint sinnvoll bei kleinzelligen Karzinomen und/oder malignen Lymphomen (Therapieschemata siehe dort).
  – *Weitere Maßnahmen:* Palliative chirurgische Tumorreduktion, Einlegen eines intraluminalen Tubus (Stent). Stenteinlage individuell abhängig zur Möglichkeit der o. g. Verfahren. Chirurgische Tumorreduktion evtl. bei größeren Tumoren, wenn o. g. Verfahren nicht möglich sind. Voraussetzung: funktionelle Operabilität des Patienten und mittelfristig akzeptable Prognose, Entscheidung im interdisziplinären Konsilium.

➤ **Akute Lungenblutung:**
- *Generelle Maßnahmen:* Schrägsitzende Lagerung mit blutendem Lungenflügel nach unten (wenn bekannt), Sedierung ohne Unterdrückung des Hustenreizes, Volumensubstitution, Erythrozytenkonzentrate bereithalten.
- *Bei massiver Blutung:* Sofort Bronchoskopie, Intubation und Kompression mit Carlens-Tubus (doppellumiger Tubus). Bei Blutungen aus kleineren Tumorgefäßen können Vasokonstriktiva lokal aufgetragen werden. Spülung mit eiskalter 0,9 %iger NaCl-Lösung wird empfohlen.
- *Bei Gerinnungsstörung:* Therapie der Störung, z.B. einer DIC (disseminierte intravasale Gerinnung), s.S. 466 – 467.
- *Chirurgische Therapie:* Resektion des blutenden Segmentes oder Lappens, wenn allgemeine funktionelle Operabilität besteht und größere Blutungen bestehen.
- *Bei Inoperabilität* evtl. arterielle Embolisation der zuführenden Bronchialarterie.

Prognose

➤ Die Prognose ist abhägig von der Grundkrankheit und dem Ausmaß von Obstruktion und Blutung.
➤ Langjährige Verläufe nach o. g. Obstruktionsbehandlung sind möglich.

Strahlenpneumonitis

Grundlagen

➤ **Ursache:**
  – Die Strahlenpneumonitis ist eine seltene Komplikation nach Bestrahlung parenchymatösen Lungengewebes (Inzidenz liegt unter 6 %).
  – *Prädisponierende Faktoren:* Die Strahlenpneumonitis kommt gehäuft bei vorgeschädigter Lunge, insbesondere bei vorheriger Radiotherapie bzw. Chemotherapie mit potentiell „pneumotropen" Zytostatika vor. Beispiele: Bleomycin, Busulfan, Methotrexat, Mitomycin-C.
➤ **Zeitpunkt:** Die Strahlenpneumonitis tritt meist 4 – 12 Wochen nach Radiotherapie rasch und „unerwartet" auf.

Klinik

➤ Zunehmende Dyspnoe.
➤ Unproduktiver Husten und Fieber.
➤ In schweren Fällen Zyanose und Tachypnoe.

Diagnostik

➤ Thorax-Röntgen in 2 Ebenen (p. a. und seitlich). Zunächst mehr diffuse alveoläre Verschattung, später retikuläre Zeichnung als Folge der Fibrose, in der Regel scharf auf das Bestrahlungsfeld begrenzt. Selten Pleuraerguß.
➤ Evtl. Bronchoskopie mit transbronchialer Biopsie bei unklarer Diagnose.

Differentialdiagnosen

➤ **Lymphangiosis carcinomatosa:** Im Röntgenbild zentrale Verteilung strahlenförmig perihilär lokalisierter Infiltrate.
➤ **Infekte** der Luftwege: Sputum-Kultur etc.

Therapie

➤ Umgehende Hospitalisation des Patienten.
➤ **Kortikosteroide:** Sofortige Verabreichung von Kortikosteroiden, z. B. Prednison 60 – 100 mg p. o./d × 10 Tage, dann langsam innerhalb von 3 – 6 Wochen ausschleichen.
➤ **Antibiotika**, z. B. Doxycyclin, da oft eine bakterielle Superinfektion besteht.
➤ Nach Bedarf Sauerstoff-Gabe. In schweren Fällen assistierte Beatmung.

Prognose

➤ In der Regel ist die Prognose bezüglich der Pneumonitis gut, wenn sie rasch diagnostiziert und therapiert wird. Die Prognose ist aber auch immer vom Grundleiden abhängig. Die Letalität liegt dank moderner Bestrahlungstechnik unter 0,25 %.
➤ Bei Verzögerung von Diagnostik und Therapie ist mit erhöhter Mortalität zu rechnen!

Ursachen

➤ Die zytostatikainduzierte Alveolitis ist eine seltene aber ernsthafte respiratorische Komplikation nach bzw. während der Gabe kumulativer Dosen verschiedener Zytostatika. In Einzelfällen kann es zur chronischen fibrosierenden Alveolitis kommen, v.a. nach kumulativen Dosen von > 200 mg Bleomycin (in 3 – 5 % der Fälle).

➤ **Weitere Beispiele:** Busulfan, Methotrexat, Bleomycin und BCNU, vereinzelt auch nach Chlorambucil, Procarbazin, Cyclophosphamid und Melphalan.

Klinik

➤ Akute Atemnot, Hypoxie.
➤ Unklares Fieber, Husten, Auswurf.

Diagnostik

➤ **Röntgen:** Thorax-Röntgen in 2 Ebenen. Die zytostatikainduzierte Alveolitis hat meist fleckig-diffuse bilaterale Infiltrate mit eher „peripherer Verteilung" (vgl. Differentialdiagnosen).
➤ **Sputumuntersuchung:** Bakteriologie, Zytologie, wenn Ätiologie unklar ist.
➤ **Evtl. Bronchoskopie und Aspiration:** Bakteriologie, Zytologie.

Differentialdiagnosen

➤ **Opportunistische Infektionen** mit Bakterien, Pilzen, Parasiten oder Viren bei therapeutisch bedingter Immunsuppression.
➤ **Lymphangiosis carcinomatosa:** Im Röntgenbild sieht man meist eine „zentrale Verteilung" von strahlenförmig perihilär gelegenen Infiltraten.

Therapie

➤ Sofortiger Stop der Chemotherapie.
➤ Therapie-Versuch mit Glukokortikoiden, z. B. Prednison 60 – 100 mg p. o. pro Tag für 2 – 3 Wochen, langsame Reduktion über 6 – 8 Wochen.
➤ Antibiotika nach Bedarf bei Superinfektion der Alveolitis.

Prognose

➤ Die Prognose ist bei Beginn der Symptome nicht vorhersehbar. Die Alveolitis kann sich bessern, progrediente Verläufe ad exitum sind aber nicht selten.

Gastrointestinale Obstruktion

Grundlagen

➤ Die gastrointestinale Obstruktion ist eine akute Stenose oder ein akuter Verschluß des Ösophagus, des Magenausganges, des Dünndarmes oder Dickdarmes durch direktes Tumorwachstum oder einen prästenotischen Bolus.
➤ **Ursachen:** Bisher unerkannter Primärtumor, Lokalrezidive oder abdominale periintestinale Tumormetastasen.

Klinik

➤ Erbrechen.
➤ Stuhlverhaltung.
➤ Metallische Darmgeräusche und geblähtes Abdomen bei Ileus.
➤ Regurgitation von Speisen, v. a. bei Magenstenosen.
➤ Abdominelle Schmerzen (akutes Abdomen).

Diagnostik

➤ **Klinische Untersuchung und Anamnese:** Erbrechen, Stuhlverhaltung, Darmgeräusche.
➤ **Endoskopie:**
– *Indikation:* Bei Verdacht auf Obstruktion. Bei ausgeprägtem Ileus müssen diagnostische Maßnahmen zugunsten der Operation zurückgestellt werden.
– *Cave:* Stenose, Blutung, Perforation.
➤ **Röntgen:** Abdomenleeraufnahme und Röntgenkontrastuntersuchungen mit Gastrografin zur Lokalisation des Verschlusses.
– *Cave:* Stenose, Perforation.
➤ **Sonographie:** Oberbauchsonographie.

Therapie und Prognose

➤ Sofortiges chirurgisches Konsil zum interdisziplinären Therapieentscheid bzw. zur Gesamtbeurteilung der Situation des Patienten.
➤ **Chirurgische Therapie:**
– *Laparotomie:* Meist erfolgt die Laparotomie mit Resektion der obstruierenden Tumormassen bzw. betroffener Darmabschnitte. Evtl. wird eine Umgehungsanastomose angelegt oder die akute Entlastung bei Ileus erfolgt durch einen Anus praeter, der evtl. später wieder zurückverlegt werden kann.
– *Laservaporisation oder Stentimplantation:* Diese Methoden sind bei Stenosen oder tumorösen Verschlußprozessen im Ösophagus bzw. Rektum indiziert.
– *Verschlußikterus:* Bei Verschlußikterus wird eine Umgehungsanastomose angelegt (biliodigestive Anastomose, Cholezystojejunostomie) oder perkutan eine intraluminale Drainage (PTD) eingelegt. Alternativ ist die retrograd endoskopische Stentimplantation möglich.
➤ **Radiotherapie:** Die Radiotherapie ist in der akuten Phase der Obstruktion nicht indiziert.
➤ **Chemotherapie:** Die Chemotherapie ist außer bei malignen Lymphomen oder Keimzelltumoren nicht rasch genug wirksam. Bei Inoperabilität kann sie als „Notlösung" versucht werden.
➤ **Prognose:** Die Prognose ist abhängig von der Grundkrankheit.

Ursachen

- ➤ **Direkte Tumorinfiltration der Nieren:**
  - – Zerstörung des Nierenparenchyms.
  - – Obstruktion der ableitenden Harnwege.
- ➤ **Renale Überschwemmung mit Gewebsmetaboliten:**
  - – *Paraproteine:* V. a. bei multiplem Myelom oder anderen B-Zell-Lymphomen.
  - – *Hyperurikämie* (s. S. 488).
  - – *Hyperkalzämie* (s. S. 482 ff).
  - – *Tumor-Lysis-Syndrom* s. S. 489: Im Rahmen des Tumor-Lysis-Syndroms kann es zum akuten Nierenversagen kommen. Dieses Syndrom tritt nach fulminantem Therapieeffekt, v. a. bei malignen Lymphomen und Keimzelltumoren auf.
- ➤ **Komplikationen der (Tumor)therapie:**
  - – Bei Einsatz potentiell nephrotoxischer Zytostatika: Cisplatin, Methotrexat, Streptozotozin.
  - – Strahlennephritis.
  - – Therapie mit nephrotoxischen Antibiotika, v. a. Aminoglykosiden.

Klinik

1. **Schädigungsphase:** Die Schädigungsphase dauert Stunden bis Tage, bei noch erhaltener Konzentrationsfähigkeit der Niere bestehen Normurie bis Oligurie.
2. **Oligo-/Anurie:** Diese Phase dauert 7 – 10 Tage. Die Komplikationen dieser Phase sind: Lungenödem bei Überwässerung, Herzrhythmusstörungen bei Hyperkaliämie, metabolische Azidose und Urämie.
3. **Polyurie:** Die polyurische Phase dauert Tage bis Wochen. Die Urämie-Symptome gehen zurück. Komplikationen sind Dehydratation mit Hypotonie, Tachykardie, Fieber, Apathie und Krämpfen sowie Kalium- und Natrium-Verlust.
4. **Restitution:** Die Restitution dauert im Mittel 1 – 3 Monate, maximal 12 Monate.

Diagnostik

- ➤ **Klinik** (s. o.).
- ➤ **Retentionswerte** (Anstieg): Serumkreatinin, BUN (Blut-Harnstoff-Stickstoff), Harnsäure.
- ➤ **Kreatinin-Clearance:** Die Verminderung der Kreatinin-Clearance ist ein sensibler Parameter für die Diagnostik einer Niereninsuffizienz. Beachte, daß die Retentionswerte erst ab einem Ausfall von ca. 50% der Glomerula ansteigen.
- ➤ Elektrolyte, Blutgasanalyse (Azidose?).
- ➤ **Oberbauchsonographie:** Nierengröße, Harnstau etc.

Therapie

- ➤ **Harnleiterobstruktion:** Evtl. perkutane Nephrostomie oder Harnleiterschienung.
- ➤ **Absetzen** etwaiger nephrotoxischer Substanzen (s. o.).
- ➤ **Forcierte Diurese** vorzugsweise mit Furosemid bis 2000 mg tgl. bei Ausschluß einer intravasalen Hypovolämie.
- ➤ Die Furosemidtherapie ist bei Obstruktion der Harnwege bzw. bei Oligoanurie kontraindiziert. Wenn Furosemid die Nierenfunktion nicht „ankurbeln" kann, wird es nach 24 h abgesetzt.

➤ **Blutreinigung:**
  – *Dialyse* (notfallmäßig bzw. temporär) bei konservativ nicht beherrschbarer Überwässerung, Kalium > 6,5 mmol/l, Azidose oder Urämie.
  – *Hämofiltration:* Hämofiltration wird eingesetzt, wenn Flüssigkeitsprobleme im Vordergrund stehen. Bei kardial instabilen Patienten ist diese Therapie schonender als die Dialyse.
  – Durchführung auf der Intensivstation mit Herz-Kreislauf-Überwachung.

Prognose

➤ Bei Tumorinfiltration der Niere ist die Prognose oft schlecht, abhängig von Art und Stadium des Grundleidens.
➤ Bei metabolischer Ursache des akuten Nierenversagens ist die Prognose meist kurz- bis mittelfristig gut.

Ursachen

➤ Die hämorrhagische Zystitis ist die charakteristische Nebenwirkung der Oxaza-phosphorinderivate Cyclophosphamid und Ifosfamid bei längerer Verweildauer dieser Zytostatika in der Harnblase.
➤ Das Auftreten der hämorrhagischen Zystitis ist dosisabhängig und Folge einer direkten toxischen Schädigung der Übergangsepithelien durch Metaboliten der Zytostatika.

Klinik

➤ Pollakisurie und schmerzhafte Blasentenesmen.
➤ Zunächst Mikrohämaturie, später Makrohämaturie mit einer Dauer bis zu meh-reren Wochen.
➤ Selten sind Todesfälle durch Blasentamponade, Urosepsis und Urämie.

Diagnostik

➤ Untersuchung des Urinsedimentes.
➤ Zystoskopie.
➤ Retentionsparameter: Kreatinin, evtl. BUN, Harnsäure.

Differentialdiagnosen

➤ Akut entzündliche Prozesse der ableitenden Harnwege.
➤ Blasentumoren.
➤ Nieren- und Blasensteine.

Prophylaxe

➤ **Vermeidung des Einsatzes von Cyclophosphamid und Ifosfamid** bei Störun-gen in den ableitenden Harnwegen, z.B. bei Prostatahyperplasie.
➤ **Reichliche Flüssigkeitszufuhr** während der Chemotherapiephase: Mindestens 2,5–3 l/24 h.
➤ **Blasenschutz:**
  – *Medikation:* Uroprotektor Uromitexan (Mesna).
  – *Dosierung:* 20% der Cyclophosphamid- bzw. Ifosfamid-Dosis.
  – *Zeitpunkt:* Gleichzeitig mit den Zytostatika sowie nach 4 und 8 Stunden i.v. oder p.o. aufgelöst in Colagetränk (Geschmack).

Therapie und Prognose

➤ Genügend Flüssigkeitszufuhr durch Infusionen von Glucose 5% und Elektrolyt-Lösungen, 3–4 l/d.
➤ Bei schwerer Zystitis Blasenkatheterisierung mit Instillation von Formaldehyd 4%. **Cave:** Ausschluß einer Blasenscheidenfistel sowie eines vesikoureteralen Refluxes (urologisches Konsil).
➤ Wiederholte Blasenspülungen, evtl. suprapubische Urinableitung.
➤ **Die Prognose** ist in der Regel lokal gut. Vereinzelte Komplikationen (Blutungen, Urosepsis).

Hyperkalzämie/Hyperkalzämische Krise

Grundlagen

➤ **Inzidenz:** 10 – 20 % der Tumorpatienten entwickeln im Verlauf ihrer Erkrankung eine Hyperkalzämie.
➤ **Ursachen:** In 60 % der Fälle sind maligne Tumoren die Ursache der Hyperkalzämie.
  – Häufigste Ursache sind Skelettmetastasen bei Mammakarzinom, nichtkleinzelligem Bronchialkarzinom und Hypernephrom, in geringerem Ausmaß auch Schilddrüsenkarzinome, Ovarialkarzinome und andere Tumoren.
  – Eine (erfolgreiche) Hormontherapie eines Mammakarzinoms kann innerhalb von 2 – 3 Wochen eine Hyperkalzämie auslösen.
  – Paraneoplastische Hormonproduktion durch den Tumor:
    • Parathormon → Pseudohyperparathyreoidismus.
    • Produktion osteolytisch aktiver Tachysterole („Vitamin-D-like-substances").
    • Produktion eines Osteoklasten-aktivierenden Faktors.
  – *Weitere Ursachen:* Primärer Hyperparathyreoidismus, Vitamin D- oder Vitamin-A-Intoxikation, Sarkoidose, Immobilisation.
➤ **Definitionen:**
  – *Hyperkalzämie:* Gesamtkalzium im Serum > 2,5 mmol/l.
  – *Hyperkalzämische Krise:* Gesamtkalzium im Serum > 3,5 mmol/l.

Klinik

➤ **Trias:** Schwäche, Exsikkose, Erbrechen.
➤ **Neuropsychiatrische Syndrome:**
  – Müdigkeit, Muskelschwäche, Hyporeflexie, Lethargie, Apathie, Stupor bis hin zum Koma.
  – Psychische Veränderungen: Depressive Verstimmung und Aggressivität bis hin zur endokrinen Psychose.
➤ **Renale Beteiligung:**
  – Polyurie, Polydipsie, Durst, Exsikkose.
  – Anurie (Niereninsuffizienz).
  – Nephrokalzinose als Spätfolge der Hyperkalzämie.
➤ **Gastrointestinale Symptome:**
  – Anorexie, Übelkeit, Erbrechen, Obstipation.
  – Abdominelle Schmerzen.
  – Peptische Ulzera.
  – Akute Pankreatitis. Die akute Pankreatitis ist lebensbedrohlich!
➤ **Kardiovaskuläre Symptome:**
  – Hypertonie.
  – Arrhythmie und Digitalis-Überempfindlichkeit (Digitalis ganz vermeiden).
➤ **Verkalkungen:** Diese treten nur bei längerdauernder (chronischer) Hyperkalzämie auf, z.B. Bindegewebsverkalkung und Gefäßverkalkung.

Diagnostik

➤ **Klinische Trias** (s. o.) zur „Blickdiagnose", wird leider aber oft verkannt.
➤ **Diagnostik der Hyperkalzämie: Labor:**
  – *Serumcalcium:* Gesamtcalcium > 2,6 mmol/l, ionisiertes Calcium > 1,3 mmol/l.
  – *Urin:* Evtl. Kalziurie. Referenzwert 300 mg in 24 h-Urin.
  – Elektrolyte, Nierenparameter (Serumkreatinin, evtl. BUN, Harnsäure).
➤ **Diagnostik der Ursachen:**
  – *Parathormon:*
    • PTH intakt: Bei Erhöhung liegt ein primärer Hyperparathyreoidismus vor.
    • Parathormon-verwandtes Peptid (PTHrP) bei Tumor-Hyperkalzämie.
  – 25-OH-Vitamin D-Spiegel bestimmen.
  – *Tumorsuche:* Ist bei Hyperkalzämie kein Tumor bzw. keine Metastasierung bekannt, muß diese ausgeschlossen werden. Vgl. Ursachen der Hyperkalzämie bzw. die Diagnostik des jeweiligen Krankheitsbildes.

Differentialdiagnosen

➤ **Hyperkalzämie:** Alle nicht-neoplastischen Krankheitsbilder mit Hyperkalzämie müssen ausgeschlossen werden: Primärer Hyperparathyreoidismus (PTH intakt ist erhöht, s. o.), Sarkoidose (Erhöhung des $1,25-(OH)_2$-Vitamin D_3).
➤ **Müdigkeit, Polyurie/Durst:** Ausschluß v. a. eines Diabetes mellitus. Ein Diabetes mellitus muß auch beim Koma ausgeschlossen werden (hyperglykämisches bzw. ketoazidotisches Koma).
➤ **Neurologische/psychiatrische Symptome:** Diese werden häufige als Symptome von Hirntumoren oder Hirnmetastasen aufgefaßt. Diagnostik von Prozessen des ZNS s. S. 364 ff.
➤ **Elektrolytstörungen:** Hypokaliämie, Hypomagnesiämie.
➤ Medikamenten-Intoxikation.

Therapie

➤ **Hyperkalzämische Krise:**
  – Bei Hormontherapie sofort Unterbrechung der medikamentösen Behandlung.
  – *Forcierte Diurese:* Mit Schleifendiuretiko. Thiazide sind kontraindiziert.
    • Sofortiger Flüssigkeitsersatz mit NaCl 0,9%. Ziel: Urinmenge > 5 l/24 h. Cave: Kardiale Dekompensation bei älteren Patienten.
    • Furosemid i. v. 40 – 60 mg/24 h.
  – *Hemmung der Osteoklastenaktivität:* Bisphosphonate, z. B. Clodronat (z. B. Ostac oder Bunefos) 300 mg oder Pamidronat (z. B. Aredia) 60 mg in 500 ml NaCl 0,9% innerhalb 2 h oder Ibandronat (z. B. Bandronat) 2 mg (bei Serumcalcium ≤ 3 mmol/l) bzw. 4 mg (bei Serumcalcium > 3 mmol/l) in 500 ml 5%ige Glukose über 2 h.
  – *Mitramycin:* nach dem Einsatz der Bisphosphonate ist eine Indikation nur noch sehr selten gegeben. Denkbar ist die Indikation bei der bisphosphonat-refraktären schwergradigen tumorbedingten Hyperkalzämie, bei der rasche Senkung des Serumkalziumspiegels angestrebt ist.

– *Calcitonin:* Calcitonin ist weniger wirksam und viel teurer als Mithramycin. Es bietet keinen Vorteil gegenüber der Mithramycin-Therapie, zudem wirkt Calcitonin nur kurz. Evtl. in Ergänzung zu Biphosphonaten, wenn rasche Senkung des Serum-Ca-Spiegels angestrebt wird.

– *Kontraindiziert:* Bei hyperkalzämischer Krise ist die Gabe von anorganischem Phosphat kontraindiziert. Bei Gabe drohen Organverkalkungen und gefährliche Hypokalzämien.

➤ **Chronische Hyperkalzämie:**

– *Kausale Therapie:* Wenn möglich sollte die kausale, wenn auch nur palliativ intendierte Tumortherapie z. B. mit Zytostatika durchgeführt werden.

– Prednison 60 – 100 mg/Tag p. o.

– Bisphosphonate.

– Dialyse bei Niereninsuffizienz.

– Individualisiertes Vorgehen:

　1. Flüssigkeitssubstitution.

　2. Orale Bisphosphonattherapie (kontinuierlich) und regelmäßige Serumcalciumkontrolle.

　3. Intermittierende intravenöse Bisphosphanattherapie in einer der klinischen Situation angepaßten Dosierung und zeitlichen Applikation.

Prognose

➤ Bei Behebung der metabolischen Störung ist die Prognose kurz- bis mittelfristig gut.

➤ Die Spätprognose ist abhängig von der Behandelbarkeit des Grundleidens.

Ursachen

➤ Die häufigste Ursache einer Hyponatriämie bei Tumorpatienten ist das SIADH: Syndrom der inappropriaten Sekretion von ADH.
➤ **Paraneoplasie:** Das SIADH tritt als paraneoplastische Komplikation bei ca. 3% der Tumorpatienten auf. Das SIADH kommt v. a. bei Bronchialkarzinomen, Prostatakarzinomen, malignen Lymphomen und Karzinomen des Duodenums und Pankreas sowie des Larynx vor.
➤ **Chemotherapie:** Ein SIADH kommt vereinzelt während einer Chemotherapie mit Vincristin (Vinblastin) oder hochdosierter Cyclophosphamid-Therapie vor.

Klinik

➤ Bei rascher Entwicklung der Hyponatriämie und starker Hyponatriämie (< 120 mmol/l): Übelkeit, Erbrechen, Inappetenz, Kopfschmerzen, Muskelkrämpfe, Apathie, Somnolenz, Koma.
➤ Mäßige Ödeme und Normovolämie.
➤ Bei langsamer Entwicklung der Hyponatriämie haben die Patienten häufig nur geringe Beschwerden.
➤ (Noch) normale Nieren- und Nebennierenfunktion.

Diagnostik und Differentialdiagnosen

➤ **Serum:** Hyponatriämie (< 130 mmol/l, schwere Hyponatriämie (< 120 mmol/l).
➤ **Plasma:** Hypoosmolalität (< 285 mosmol/kg).
➤ **Urin:** Der Urin ist hypoosmolar. Kontinuierliche renale Exkretion von Natrium, dadurch Natriumverlust. Natriurese von mehr als 20 mmol/l.
➤ **Nierenfunktion:** Kreatinin und Harnstoff (bei SIADH in der Regel normal).
➤ **Nebennierenfunktion:** Mineralkortikoide.
➤ **Differentialdiagnosen:** Alle metabolischen Zustände mit Hyponatriämie: Diuretika, Erbrechen, Durchfälle, extremes Schwitzen, natriumarme Kost, Morbus Addison, Narkosen. Zustand nach forcierter Diuretikatherapie.

Therapie und Prognose

➤ **Im Notfall**, d. h. bei neurologischen Symptomen: Hypertone NaCl-Lösung (z. B. 3%).
  - *Dosierung:* Geschätzter Natriumbedarf in mmol/l (135-Natrium des Patienten) × kg KG × 0,3. Die hypertone NaCl-Lösung soll nicht direkt i. v. verabreicht werden, sondern in isotoner Elektrolytlösung (z. B. 120–180 mmol/l). Der Natrium-Ersatz soll langsam erfolgen, z. B. 16 mmol/h.
  - *Cave:* Bei rascher Normalisierung des Serum-Natriums kann es zur zentralen pontinen Myelinolyse kommen. Weitere Komplikationen sind Lungenödem und Hypertonie.
➤ **Nach Behandlung der Notfallsituation:** *Flüssigkeitsrestriktion.* Cave bei gleichzeitiger Chemotherapie, evtl. wird die Chemotherapie kurzfristig unterbrochen. *Blockade der ADH-Sekretion:* Therapie mit Demeclocyclin (Ledermycin) mit 250 mg/d. *Kausale Therapie:* Wenn möglich Therapie der ursächlichen malignen Erkrankung.
➤ **Prognose:** Die Prognose ist abhängig von der Grundkrankheit. Rasch entstandene Hyponatriämien müssen rasch beseitigt werden, langsam entstandene Hyponatriämien dürfen langsam ausgeglichen werden.

Hyperkaliämie

Grundlagen

➤ **Definition:** Eine Hyperkaliämie liegt vor, wenn der Serumkaliumspiegel die obere Normgrenze von 5,4 mval/l überschreitet.

➤ **Ursachen:**
- Zu einem Anstieg des Serumkaliums führen eine übermäßige Zufuhr, eine ungenügende Ausscheidung sowie eine Verschiebung von Kalium aus dem intra- in den extrazellulären Raum. Eine gesunde Niere ist in der Lage, auch einen stark vermehrten Kaliumanfall zu bewältigen, deshalb entsteht eine Hyperkaliämie in der Regel erst bei gleichzeitig vorhandener Niereninsuffizienz mit Oligurie oder Anurie.
- Eine Verschiebung von Kalium aus dem intrazellulären in den extrazellulären Raum tritt auf bei Zerstörung von Körpergeweben (Operation, Verbrennungen, Traumen, Hämolyse, Anoxie, erhöhter Katabolismus).
- Eine übermäßige Kaliumzufuhr kann bei gleichzeitiger Oligurie oder Anurie durch kaliumreiche Nahrungsmittel, kaliumhaltige Infusionen, Medikamente sowie alte Blutkonserven eine Hyperkaliämie auslösen.
  Eine Nebennierenrindeninsuffizienz (Morbus Edison) führt wegen des Wegfalls der kaliuretischen Wirkung der Corticoide zur Hyperkaliämie.

Klinik

➤ Im Vordergrund stehen Kreislaufveränderungen wie Bradykardie, Arrhythmie, Blutdruckabfall mit peripherem Kreislaufkollaps. Es kann zu Bewußtlosigkeit, Kammerflimmern und dyastolischem Herzstillstand kommen. Wenn die Hyperkaliämie sich langsam entwickelt, sind die kardiotoxischen Wirkungen weniger stark ausgeprägt.

➤ Eine Hyperkaliämie verursacht neurologische Symptome wie Störung der Tiefensensibilität, Parästhesien, Verwirrtheitszustände, aufsteigende schlaffe Lähmungen vom Landry-Typ mit Befall der Atemmuskulatur.

Diagnostik

➤ Bestimmung des Serumkaliums, der Spiegel harnpflichtiger Substanzen, des Serumcalciums, des Serumphosphates und des Serumnatriums.

➤ Charakteristisch sind EKG-Veränderungen wie hohe, spitze, meist symmetrische und zeltförmige T-Zacken mit schmaler Basis, später auch P-Verbreiterung, PQ-Verlängerung und QRS-Verbreiterung, Extrasystolen.

Differentialdiagnosen

➤ Neurologische Störungen und Herzrhythmusstörungen im Verlauf anderer Grunderkrankungen.

➤ Die Bestimmung des Serumkaliums liefert eine eindeutige Diagnose.

Therapie

➤ Im Vordergrund steht die Behandlung des Grundleidens. Jegliche orale oder parenterale Kaliumzufuhr muß sofort unterbrochen werden.
➤ Zur vorübergehenden Senkung des Serumkaliumspiegels werden Natrium und Calcium als Antagonisten des Kaliums infundiert. Eine Überführung des extrazellulären Kaliums in die Zellen wird durch Infusionen von Glukose oder Lävulose mit Insulin erzielt. Bei Vorliegen einer Azidose wird Natriumbikarbonatlösung infundiert.
➤ Eine verstärkte Kaliumelimination ist möglich durch Ausscheidung über den Darm mittels Kationenaustauschern sowie durch die Dialyse.

Prognose

➤ Abhängig von der Behandlung der Grundkrankheit, in der Regel einer durch den malignen Tumor direkt oder indirekt induzierten Niereninsuffizienz.

Hyperurikämie

Ursachen

➤ Hyperurikämie ist meist die Folge eines erhöhten Turnovers von Purinen bei vielen malignen Erkrankungen, insbesondere akuten und chronischen myeloischen Leukämien. Die Hyperurikämie wird durch rasch wirksame Radio- und Chemotherapie verstärkt.

➤ Begünstigend wirken eine vorbestehende, auch latente Niereninsuffizienz, eine Hypovolämie sowie die Zusatztherapie mit möglichen nephrotoxischen Substanzen (v. a. Antibiotika wie Aminoglykoside, nephrotoxische Zytostatika wie Cisplatin).

Prophylaxe

➤ **Ausreichende Diurese:** Mindestens 2 l/d durch reichliche Flüssigkeitszufuhr.

➤ **Alkalisierung des Urins:** Z.B. Uralyt-U 3 × 2,5 g p.o./d.

➤ **Allopurinol** täglich 300 mg p. o. vor Beginn der Therapie chemo- bzw. radiosensibler Tumoren.

➤ **Dosisreduktion** von 6-Mercaptopurin und Azathioprin bei Parallelmedikation von Allopurinol, da Allopurinol durch Enzymblockade den Abbau von 6-Mercaptopurin und Azathioprin blockiert.

Klinik

➤ Zunächst stumm.

➤ Später Symptome der Niereninsuffizienz.

➤ Im Extremfall Nierenkoliken durch Harnsäurekonkremente.

Diagnostik

➤ Klinik (s. o.).

➤ Erhöhte Serumharnsäurespiegel > 450 µmol/l.

Therapie

➤ Bei leichten Formen Fortsetzung der prophylaktischen Maßnahmen (vgl. oben).

➤ Bei schweren Zuständen höhere Allopurinoldosen: 600 – 900 mg/d, am besten i. v.

➤ Temporärer Stop der zytostatischen Therapie.

➤ Bei Niereninsuffizienz evtl. temporäre Hämodialyse.

➤ *Keine Urikosurika:* Gefahr der Uratnephropathie mit Nierenversagen.

Prognose

➤ In bezug auf die Nierenfunktion ist die Prognose gut, wenn die Hyperurikämie frühzeitig erfaßt bzw. therapiert wird.

➤ Die Gesamtprognose ist abhängig vom Grundleiden.

Ursachen

➤ Folge raschen Zellzerfalls mit Einstrom intrazellulärer Metabolite oder Elektrolyte, akut lebensbedrohlich.

Klinik

➤ Rhythmusstörungen (Hyperkaliämie, Hypokalzämie).
➤ Akutes Nierenversagen.
➤ Muskuläre Krämpfe (Hypokalzämie, Hyperphosphatämie).

Diagnostik

➤ Die Diagnose ergibt sich aus der Kontrolle der Laborparameter Harnstoff, Harnsäure, Serumphosphat, -kalium, -calcium.

Therapie

➤ Wie Hyperurikämiesyndrom (S. 488).
➤ Reichliche parenterale Flüssigkeitszufuhr.
➤ Bilanzierung des Flüssigkeits- u. Elektrolythaushaltes.
➤ Evtl. Dialyse.

Prognose

➤ Abhängig von der Grundkrankheit.
➤ Bei sofort eingeleiteter adäquater Therapie in der Regel günstig.
➤ Wichtig ist die Prophylaxe (vgl. Ursachen).

Pathologische Frakturen

Grundlagen

➤ **Inzidenz:** Ein Drittel aller Tumorpatienten entwickelt Skelettmetastasen. Beim Mammakarzinom sind es über 50 %. Nur ein Viertel dieser Patienten erlebt jedoch pathologische Frakturen.
➤ **Lokalisationen:** Entsprechend der Verteilung der Metastasen treten die pathologischen Frakturen bevorzugt in der Wirbelsäule, den Rippen, dem Becken und nur zu 20 % in den langen Knochen der Extremitäten auf. Aus funktionellen Gründen haben letztere die größte klinische Bedeutung.
➤ **Ursachen:** Plasmozytom, Mamma-, Prostata-, Bronchialkarzinom und Hypernephrom.

Klinik

➤ **Zunehmende Skelettschmerzen** weisen auf eine Skelettmetastasierung hin, insbesondere in statisch belasteten Regionen (LWS, Becken, Beine).
➤ **Akute Verstärkung** dieser Schmerzen oder ein plötzlicher Schmerzbeginn mit entsprechender Funktionseinbuße ohne ein adäquates Trauma sind Hinweise auf eine pathologische Fraktur.
➤ **Neurologische Ausfälle**, z. B. Paraparese bzw. Paraplegie bei Kompressionsfrakturen der Wirbelsäule.

Diagnostik

➤ Körperliche Untersuchung inkl. sorgfältiger Erhebung des Extremitätenstatus und neurologischer Untersuchung.
➤ Gezielte Röntgenaufnahme schmerzhafter Regionen oder pathologischer Szintigraphiebefunde.
➤ Bei diffusen Schmerzen Skelettszintigramm zum „Screening".
➤ Bildgebende Diagnostik des Skeletts s. S. 47 – 48.

Differentialdiagnosen

➤ Gutartige Knochenzysten.
➤ Traumatisch bedingte Frakturen (Vorgeschichte, adäquates Trauma, Lokalisation).

Therapie

➤ **Wirbelsäule:**
  – *Chirurgische Therapie:* Die operative Stabilisierung mit Dekompression des Rückenmarks ist bei neurologischer Symptomatik vorrangig.
  – *Palliative Radiotherapie.* Durch die Radiotherapie werden oft Schmerzlinderung und evtl. die Konsolidierung der Fraktur erreicht (nach 2 – 3 Monaten).
➤ **Extremitäten:** Chirurgische Therapie: Bei pathologischen Frakturen und osteolytischen Metastasen im Bereich der unteren und oberen Extremität besteht die Indikation zur chirurgischen Therapie. Eingesetzt werden die Verbundosteosynthese (Röhrenknochen) oder die Tumorendoprothese (Gelenkfraktur oder gelenknahe Fraktur). Voraussetzung ist das chirurgisch-orthopädische Konsil in speziellen Tumorzentren.

➤ **Bewertung** von Radiotherapie und chirurgischer Therapie: Die chirurgische Palliativtherapie hat den Vorteil, den meist immobilisierten Patienten innerhalb kurzer Zeit wieder zu rehabilitieren. Dadurch wird der beste palliative Effekt erzielt: Verkürzung der Rehabilitationsphase durch Verhinderung muskulärer Atrophie, weniger thromboembolische Komplikationen, Kosten, soziale Isolation etc.

Prognose

➤ Bei solitären Skelettmetastasen und Chemo-/Radiosensibilität der betreffenden Tumorkrankheit sind langjährige Überlebenszeiten möglich, meist in Verbindung mit Chemo-/Hormontherapie!

➤ Die längerfristige Prognose ist abhängig vom Ausmaß der Metastasierung bzw. der Gesamtprognose der Grunderkrankung.

Akute intrakranielle Drucksteigerung

Ursachen

➤ **Metastasen maligner solider Tumoren:** V. a. Mammakarzinom, Bronchialkarzinom, Hypernephrom.
➤ **Primäre Hirntumoren.**
➤ In den letzten Jahren werden zunehmende Hirnmanifestationen bei malignen Erkrankungen beobachtet, die durch die erfolgreiche Chemotherapie einen längeren Verlauf erhalten: Maligne Lymphome, Leukämien, kleinzellige Bronchialkarzinome, Hodentumoren.

Klinik

➤ Einschränkung der zerebralen Leistungsfähigkeit: Lethargie, Somnolenz, Verwirrtheit.
➤ Krampfzustände, fokale neurologische Ausfälle.
➤ Hyperreflexie.
➤ Erbrechen (ohne Nausea).
➤ Druckpuls (Bradykardie).

Diagnostik und Differentialdiagnosen

➤ Neurologische Untersuchung.
➤ Untersuchung des Augenhintergrundes (Stauungspapillen).
➤ Computertomogramm des Schädels. Wenn hierdurch die Klärung nicht möglich ist, ist die MRT indiziert.
➤ **Cave: Lumbalpunktion** (Gefahr der Einklemmung). Wenn unbedingt nötig (wenn eine Meningeosis carcinomatosa angenommen wird), werden kleine Liquormengen entfernt und durch Ringer-Lösung ersetzt. In diesen Fällen erfolgt evtl. die Subokzipitalpunktion (durch Neurologe bzw. Neurochirurg).
➤ **Differentialdiagnosen:** Andere raumfordernde Prozesse: Intrazerebrale Blutungen, subdurale Hämatome, Hirnabszeß, akuter Hydrozephalus. Meningitis, Enzephalitis. Sinusvenenthrombose.

Therapie und Prognose

➤ **Symptomatische Senkung des Hirndruckes:**
  – Glukokortikoide: Z.B. Dexamethason 12–16 mg/d i.v. oder p.o.
  – Furosemid 40–80 mg/d i.v.
  – Mannitolinfusion 20%ig: Mannitol 40% in 100 ml evtl. 4–6 x pro Tag rasch infundiert.
    • Cave Kontraindikationen: Oligoanurie, manifeste Herzinsuffizienz.
➤ **Neurochirurgische Intervention** bei gesichert solitärem Prozeß: Primärtumor oder solitäre Metastase eines anderweitig im Körper kontrollierbaren Tumors.
➤ **Strahlentherapie** bei Metastase(n) strahlensensibler Malignome wie z.B. malignen Lymphomen, kleinzelligem Bronchialkarzinom und Mammakarzinom.
➤ **Chemotherapie** nur in ausgewählten Fällen in Ergänzung zur symptomatischen Notfallbehandlung, da die Wirkung der Chemotherapie erst verzögert eintritt.
➤ **Prognose:** Die vorübergehende Hirndruckkontrolle gelingt meist gut, subjektiv und objektiv bessern sich die neurologischen Symptome. Die Gesamtprognose ist abhängig vom Grundleiden, die langfristige Symptomfreiheit ist in ausgewählten Fällen durchaus möglich.

Ursachen

➤ **Epidurale Metastasen**, z.B. bei malignen Lymphomen, Plasmozytom, Hypernephrom, Bronchialkarzinom und Mammakarzinom.
➤ **Kompressionsfraktur** bei Wirbelsäulenmetastasen.

Klinik

➤ **Initiales Symptom** sind meist zunehmende Schmerzen im Bereich der Wirbelsäule mit oder ohne radikuläre Komponente.
➤ **Zusätzlich** motorische Schwäche, autonome Dysfunktion, Sensibilitätsverlust und Ataxie.
➤ **In fortgeschrittenen Fällen** plötzlich auftretende Paraplegie mit Urin- und Stuhlinkontinenz.

Diagnostik

➤ Neurologische Untersuchung.
➤ Röntgenaufnahmen bzw. Computertomogramme des betreffenden Wirbelsäulenabschnitts.
➤ Lumbalpunktion.
➤ Myelographie.

Differentialdiagnosen

➤ Epiduraler oder intramedullärer Abszeß, spinales epidurales Hämatom, spinaler Insult.
➤ Akute funikuläre Myelose.
➤ Polyradikulitis.
➤ Radikuläre Schmerzen: Diskushernie.
➤ Evtl. Pleuritis, Pankreatitis, Cholezystitis.

Therapie

➤ **Symptomatische Therapie** wie bei akutem Hirndruck, s.S. 492, die sofortige Druckentlastung ist entscheidend. Bei lokalisiertem Prozeß kann der Patient notfallmäßig beim Neurochirurgen zur Laminektomie vorgestellt werden.
➤ **Radiotherapie:** Gezielte notfallmäßige Radiotherapie bei radiosensiblen Tumoren unter Glukokortikoidschutz. Die Indikation ist nur bei hochsensiblen Tumoren wie Lymphome oder kleinzelliges Bronchialkarzinom gegeben, da sonst der Wirkungseintritt der Radiotherapie zu spät erfolgt.
➤ **Chemotherapie:** Notfallmäßige krankheitsabhängige Chemotherapie, v.a. bei multifokalem Befall bzw. chemosensiblem Tumor, z.B. maligne Lymphome, multiples Myelom, Sarkome.

Prognose

➤ Die Prognose ist abhängig von der Art und Ausdehnung der Grundkrankheit.

Akuter schwerer Infekt (inkl. Sepsis)

Ursachen

➤ **Granulozytopenie:** Wichtigster zur Infektion disponierender Faktor ist die Granulozytopenie, z.B. bei Leukämien oder iatrogen nach Chemotherapie bzw. Radiotherapie. Die Infekthäufigkeit korreliert stark mit dem Ausmaß und der Dauer der Granulozytopenie.
➤ **Infektionen werden durch folgende Faktoren begünstigt:**
  – *Durch maligne Erkrankungen selbst:* Gestörte zelluläre Immunität bei malignen Lymphomen oder Myelom.
  – *Durch die Therapie:* Operation, Radiotherapie, Chemotherapie. Chemotherapie und Radiotherapie hemmen Entzündungsreaktionen und die Immunantwort zumindest temporär.
  – Die Zerstörung oder Einschränkung der normalen anatomischen Barrieren ermöglicht die Nidation pathogener Keime aus der Umgebung oder der körpereigenen Flora.

Lokalisation der Infektionen

➤ Am häufigsten: (septische) Pneumonien.
➤ Abszesse (v.a. auch subphrenisch) und Phlegmone.
➤ Harnwegs-Infektionen.
➤ Infektionen des Gastrointestinaltraktes (Pilze).
➤ Infektionen des oberen Respirationstraktes.
➤ Infektionen der anorektalen Region.

Erregerspektrum

➤ **Vorbemerkung:** Die relative Verteilung des Keimspektrums variiert von Krankenhaus zu Krankenhaus.
➤ **Gramnegative Erreger:** V.a. Escherichia coli (E. coli), Klebsiella pneumoniae und Pseudomonas aeruginosa.
➤ **Grampositive Erreger:** V.a. Staphylococcus aureus und Streptokokken.
➤ **Anaerobier:** Bacteroides und Clostridium difficile, v.a. bei chirurgischen Tumorpatienten.
➤ **Pilze:** Pilzinfektionen haben in den letzten Jahren zugenommen, v.a. durch Candida albicans. Die Infektionen sind v.a. im Respirations- und Gastrointestinaltrakt lokalisiert.
➤ **Viren:** Virale Infekte sind zwar selten, können jedoch sehr bedrohlich sein, v.a. Zytomegalie und generalisierter Herpes zoster.
➤ **Parasiten:** Infektionen durch Parasiten treten mit zunehmender Häufigkeit unter langanhaltender Chemotherapie (v.a. bei Kindern mit akuter Leukämie auf. Beispiele: Pneumocystis carinii-Pneumonie (PCP) und Toxoplasma gondii (Toxoplasmose).

Klinik

➤ Schweres Krankheitsbild mit Wesensveränderungen, Störungen der Bewußtseinslage, Fieber, Tachykardie, Nachlassen der Nierenfunktion, gelegentlich Blutungsneigung, Multiorganversagen.
➤ Wegen fehlender Granulozyten, zusätzlicher Immunsuppression und gestörter Phagozytenfunktion finden sich sehr häufig atypische Infektmanifestationen.

➤ Die Eiterbildung fehlt meist, statt dessen breitet sich die Infektion foudroyant phlegmonös aus.

Diagnostik

➤ **Körperliche Untersuchung**, bei schwerem Infekt zweimal täglich.
➤ **„Bakteriologischer Querschnitt":** Blut-, Urin-, Stuhl- und Sekretkulturen. Beachte: Kulturversuch vor Beginn der antibiotischen Therapie!
➤ **Labor:**
  – *Blutbild* inkl. Differentialblutbild und Thrombozyten.
  – *Nierenfunktion:* Kreatinin und Harnstoff.
  – *Leberfunktion:* Transaminasen, γGT, Gesamteiweiß, Albumin.
  – *Gerinnung.*
➤ **Röntgen:** Thorax-Röntgen in 2 Ebenen.
➤ **Knochenmarkausstrich:** Nur, wenn hämatologische Systemerkrankung oder aplastische Anämie vermutet werden.

Therapie

➤ **Klinisch manifester Infekt:** Antibiotikatherapie, wenn möglich gezielt nach Antibiogramm.
➤ **Granulozytopenie:**
  – *Bei langdauernder Granulozytopenie* (z.B. im Rahmen von Leukämien): Infektprophylaxe an Orifizien und selektive Dekontamination des Gastrointestinaltraktes. Eingesetzt werden Humatin oder Ciprobay.
  – *Bei Sepsisverdacht/Fieber* ($\geq 38{,}2\,°C$) *und Granulozytopenie* ($\leq 500/\mu l$):
    • Vor Beginn der Therapie Blutkultur, Urinkultur und bakteriologischer Abstrich an verschiedenen Körperstellen.
    • Sofortige Therapie mit einer Kombination bakterizider Antibiotika, z.B. Cephalosporin plus Aminoglykosid in maximaler Dosis (Cave: Nierenfunktion), keinesfalls erst Ergebnisse der bakteriologischen Untersuchungen abwarten!
    • Wenn nach 5 Tagen keine Besserung eingetreten ist: Wechsel der Antibiotika und Anlegen weiterer Kulturen, insbesondere Pilzkulturen. Bei Nichtansprechen der Therapie auch an die Möglichkeit eines Virusinfektes oder einer Tuberkulose denken.
    • Bei Entfieberung Fortsetzung der antibiotischen Therapie für mindestens 5 Tage.
    • Verabreichung von G-CSF oder GM-CSF (vgl. S. 155).
➤ **Weitere Maßnahmen:** Sorgfältige Hygiene und Wartung von Venenkathetern und Blasenkathetern, Achten auf Nekrosen und Ulzera.
➤ **Obsolete Therapie:** Die systemische Antibiotikaprophylaxe ist wegen der Förderung von Resistenzentwicklung der Bakterien und Allergisierung des Patienten obsolet.

Prognose

➤ Die Prognose ist abhängig von der Grundkrankheit und dem Ausmaß der Infektion (z.B. septischer Schock, Pilzbefall der Lunge).

Fieber

Ursachen

➤ Wenn im Verlauf einer Tumorerkrankung sich Fieber entwickelt, muß zunächst an einen Infekt gedacht werden. Dies gilt ganz besonders im Zusammenhang mit einer antineoplastischen Chemotherapie, wenn die Granulozytenwerte abfallen.

➤ Zu berücksichtigen sind Fieberreaktionen als Infektsymptom bei Obstruktionen der ableitenden Harnwege oder Gallenwege durch Tumorkompression. In gleicher Weise ist das Fieber im Zusammenhang mit einer Retentionspneumonie bei Lungentumoren zu interpretieren.

➤ Paraneoplastisches Fieber: Viele Tumoren können paraneoplastisch ohne Hinweis auf Infekte Fieber entwickeln. Man bezieht dies auf vom Tumor entwickelte Pyrogene. Hier ist prinzipiell jeder Fiebertyp (subfebril, remittierend, intermittierend undulierend) möglich.

➤ Im Zusammenhang mit der Therapie (postoperativ, in Begleitung einer Radiotherapie oder Chemotherapie) können Fieberreaktionen auftreten. Sogenanntes Drugfieber verschwindet spontan.

Therapie

➤ Paraneoplastische Fieberreaktionen sind mit Acetylsalicylsäure, nichtsteroidalen Antirheumatika, Paracetamol oder Glucocorticoiden rasch zu beseitigen. Ein derartiger Therapieversuch ist auch als differentialdiagnostische Maßnahme sinnvoll.

➤ Die sofortige (reflektorische) Antibiotikatherapie bei Tumorpatienten mit Fieber ist nicht angezeigt. Eine Ausnahme stellt hier lediglich die Neutropenie mit Fieber dar (vgl. S. 142 ff).

Probleme

➤ **Intravenös verabreichte Zytostatika** können lokal folgende Probleme auslösen: Irritation und Schmerzen der Vene, mit/ohne Entzündungsreaktion. Auslöser z. B. Dacarbacine, Carmustine, Etoposide, s. Anhang I.
➤ **Paravasate:**
  – Ausfließen einer gewebeschädigenden Substanz in das Subkutangewebe.
  – Folge: Gewebeschädigung und Nekrose am Ort der Injektion, z. B. bei Vinblastin, Vincristin, Doxorubicin, Epiribicin, Mitomycin und Dactomycin, s. Anhang I.

Früherfassung eines Paravasates

➤ **Beachte:** Frühzeitiges Erkennen eines Paravasates begrenzt das Ausmaß der Gewebeschädigung.
➤ **Achten auf:** Schmerzen, Brennen, Stechen, Rötung um die Nadel herum, Schwellung sofort oder später, Dysästhesie, fehlender Blutrückfluß, verlangsamte Infusion/Injektion.

Vorgehen im Falle eines akuten Zytostatika-Paravasates

➤ **Phase 1: Extravasation:**
  – Bei Verdacht auf Paravasat sofortiges Anhalten der Infusion/Injektion.
  – Nadel belassen, Aspiration der Substanz aus Schlauchsystem und Nadel (wenn möglich).
  – Erfahrenen Kollegen hinzurufen, um die Lage zu klären und den eventuellen Einsatz eines Antidots (s. u.) zu diskutieren.
  – *Beachte:* Niemals ein Antidot durch die noch liegende Nadel injizieren wenn das Zytostatikum im Schlauchsystem nicht vollständig aspiriert werden konnte.
  – Wenn kein Antidot bekannt/erwünscht: 4 – 8 mg Dexamethason in/um den Bereich des Paravasates s. c. infiltrieren.
  – Nadel entfernen.
➤ **Phase 2: Post-Extravasation:**
  – *Post-Extravasation I:*
    • Warme Auflagen: Applikation von warmen Auflagen (trocken) bei Vinka-Alkaloiden zur Förderung der systemischen Absorption, sofern dies vom Patienten toleriert wird.
    • Kalte Auflagen: Applikation von kalten Auflagen (trocken) bei Antrazyklinen zur Hemmung der Zell-Toxizität, mindestens 4 × täglich für 15 Minuten.
    • Hochlagerung und Ruhigstellung des Armes für 48 h, über Vorhofniveau.
    • Schmerztherapie (s. S. 131 ff) wenn nötig. Beachte: Schmerzen treten oft erst nach mehreren Tagen auf.
    • Antiinflammatorische Medikamente, z. B. Voltaren bei stärkerer entzündlicher Reaktion mit Schmerzen.

- *Post-Extravasation II:*
  - Dokumentation entsprechend den Leitlinien der Klinik/der Institution, z.B. Fotografie, Paravasat-Dokumentationsformular etc.
  - Information des zuständigen Arztes und der Oberschwester (Verantwortlichkeit, Haftpflicht, rechtliche Aspekte).
  - Patient: Regelmäßig beobachten. Bei ambulanter Behandlung gute Instruktion des Patienten und evtl. der Angehörigen, regelmäßige Kontakte aufrechterhalten.
- **Phase 3: Nachsorge:**
  - Bei Bedrohung der Armbeweglichkeit Physiotherapie zur Prophylaxe von Kontrakturen.
  - Evtl. plastischen Chirurgen hinzuziehen, wenn Schmerz und Rötung zunehmen und Anzeichen eines Gewebeschadens (Nekrose) auftreten.
  - Haftpflicht-Regelung einleiten.

Vorgehen bei länger zurückliegender Paravasation

➤ Wie in Phase 3 und Phase 2 (Post-Extravasation 2).

Antidots

➤ **Vorbemerkung:** Die Rolle sog. Antidots bei Paravasaten ist unklar.
➤ **Substanzen:**
  - *Thiosulfat:* Ein echtes Antidot von Mechlorethamin (Mustargen, im MOPP-Schema enthalten) ist Thiosulfat, dessen intrakutane Applikation ist aber umstritten, da es evtl. zur weiteren schmerzhaften Reizung des Gewebes kommt.
  - *DMSO:* Die lokale Auflage von Dimethylsulfid (DMSO) bei zytostatischen Antibiotika (Typ Doxorubicin) hat in Einzelfällen positive Resultate gezeigt: Auflage von DMSO-Gel alle 3–4 h für 3–7 Tage. Aus Haftpflichtgründen ist der Entscheid der zuständigen Ärzte- und Pflegedienstleitung zu dieser Therapie Bedingung.
➤ **Zytostatika/spezifische Antidots:**
  - *Amsacrin:* Hyaluronidase und Glucoselösung.
  - *Cisplatin, Dactinomycin, Mitomycin-C, Melphalan:* Im Bereich des Paravasates Gemisch aus 4 ml Thiosulfat und 6 ml Aqua ad inj. oder 1 ml Ascorbinsäure (50 mg/ml) infiltrieren.
  - *Doxorubicin, Epirubicin, Idarubicin:* 1–5 ml Hyaluronidase und 4–6 mg Dexamethason im Gebiet des Paravasates infiltrieren.
  - *Vinca-Alkaloide, Etoposid:* 150 I.E. Hyaluronidase in 1 ml NaCl (0,9%) in den Bereich des Paravasates infiltrieren, anschließend 4–8 mg Dexamethason.

Anmerkungen zur Tabelle 145

➤ In der Tabelle 145 sind die in der Tumortherapie gebräuchlichsten Medikamente aufgelistet (ohne Anspruch auf Vollständigkeit). Diese Liste soll den Anwendern bei der oft komplizierten Zubereitung der Substanzen behilflich sein, weshalb die Medikamente nicht nach Stoffklassen, sondern alphabetisch geordnet sind.

➤ **Zubereitung (Auflösung/Verabreichung/Kompatibilität):** Die Zubereitungsart bezieht sich in dieser Tabelle nur auf das Medikament in *fettgedruckter Kursivschrift* in der ersten Spalte. Die Auswahl ist in dieser Liste, basierend auf praktischer, klinischer Erfahrung, historisch so entstanden. Für die anderen Präparate haben die Angaben zur Zubereitung keine Gültigkeit.

➤ Für alle Medikamente gilt, daß grundsätzlich die Packungsbeilage der Hersteller verbindlich ist.

Besondere Hinweise zur Zubereitung von Zytostatika

➤ Zytostatika-Lösungen, Injektionen und Infusionen immer unmittelbar vor Gebrauch zubereiten.

➤ Auf Trübung, Farbveränderung oder Niederschläge achten.

➤ Die Aufbewahrungsdauer hängt von der Art und Menge der beigefügten Lösung ab; dies erfordert die sehr genaue Befolgung der Auflösungs-Anleitung.

➤ Die Angaben zur Haltbarkeit betreffen die physikalisch-chemische Stabilität.

➤ Die Aufbewahrungs-Temperatur hängt ebenfalls von der Zubereitungsart ab; während ein Medikament in ungelöster Form bei Raumtemperatur aufbewahrt wird, kann es sein, daß die Aufbewahrung in gelöster Form Kühlschrank-Temperatur erfordert, aber auch das Gegenteil ist möglich. Eine genaue Konsultation der Packungsbeilage ist unumgänglich.

➤ Mehrzeitige Mehrfachentnahmen aus Ampullen sind wo möglich zu vermeiden.

➤ Als Infusionsmaterialien sind wegen der Kontaminationsgefahr grundsätzlich Wegwerf-Materialien zu verwenden. Einige Medikamente vertragen sich aber nicht mit PVC und verlangen deshalb den Einsatz von PVC-freien Infusionsbestecken. Bei der ausnahmsweisen Anwendung von Glasflaschen muß jeweils geprüft werden, ob die Substanz in Glas stabil bleibt.

➤ Zytostatika nie mischen.

➤ Weitere Medikamente nur bei bekannter Kompatibilität beimischen.

➤ Die Zubereitung und Verabreichung zytostatischer Substanzen kann nur durch fachkompetente, speziell geschulte Personen erfolgen. Die meisten Zytostatika enthalten im Packungsprospekt den Hinweis, daß diese nur unter Aufsicht von Ärzten mit onkologischer Erfahrung angewendet werden dürfen.

➤ **Vor der Verabreichung der Substanzen** ist die präzise Beschriftung der Substanzen sowie die Kontrolle durch eine zweite, erfahrene Fachperson unumgänglich. Nur die doppelte Sicherheit kann den Patienten und auch seine Betreuer schützen.

➤ Für den **Schutz vor Zytostatikakontamination** (bei der Zubereitung/Verabreichung/Entsorgung) gelten in den einzelnen Ländern unterschiedliche Gesetzesnormen.

Tabelle 145 Tumorhemmende Medikamente (Aufbewahrung und Verabreichung beziehen sich auf das Präparat in *fettgedruckter Kursivschrift*), Nebenwirkungen, zu beachtende Situationen / Maßnahmen und Antidots. Die Aufzählung der Handelsnamen erhebt keinen Anspruch auf Vollständigkeit

Wirkstoff (Abkürzung, internat. Bezeichnung) Handelsname bzw. **besprochenes Präparat** Konfektionsform (→ Stoffgruppe)	Aufbewahrung	Verabreichung; Auflösung **Kompatibel mit**	Nebenwirkungen (Toxizität)	Speziell achten auf
Aclarubicin (ACLA, Aclacino-mycin-A) **Acaplastin** Amp. à 20 mg (→ Antibiotika)	– Kühlschrank – angebrochen max. 24 h mit Lichtschutz haltbar	– i.v. in 100 ml NaCl 0,9% als Kurzinfusion – in 10 ml NaCl 0,9% auflösen – kompatibel mit Glukose 5%	KM-depr.:+++ Kardiotoxizität Nausea + Stomatitis (+) Alopezie (+)	Blutbild Puls, EKG Antiemetika Mundpflege
Adriamycin s. Doxorubicin				
Actinomycin-D s. Dactinomycin				
Amethopterin s. Methotrexat				
Amsacrin (m-AMSA) Amsidyl **Amsacrine** Amp. à 85 mg (→ andere)	– Kühlschrank – Stammlösung max. 8 h, verdünnt max. 24 h unter Licht-schutz haltbar	– aus der Amp. (1,7 ml) nu r 1,5 ml entnehmen = 75 mg Amsacrin 13,5 ml Lösungsmittel beifü-gen → in 15 ml = 75 mg – in 500 ml Glukose 5% über 60 Min. verabreichen. – Achtung: keine NaCl-Lösung verwenden!	KM-depr.:+++ Stomatitis ++ Nausea + Grand-mal-Anfälle ZNS-Störungen Alopezie Kardiotoxizität Leberfunktionsstörungen Augenschäden Lokale Gewebe- und Venen-toxizität	Blutbild Mundpflege Antiemetika Streng i.v. applizieren Venenpflege Flüssigkeitsbilanz

Substanz	Lagerung / Haltbarkeit	Applikation	Nebenwirkungen / Toxizität	Kontrollen / Hinweise
Asparaginase Asparaginase **Erwinase** Amp. à 10 000 E. (→ enzymspaltend)	– Kühlschrank – aufgelöst 15 Min. haltbar	– Auflösen mit 2 ml NaCl 0,9% Kontakt mit Gummistopfen vermeiden – in 250 ml NaCl in 15 Min. i.v.	Allergische Reaktionen Gerinnungsstörungen Leber-, Pankreastoxizität Neurotoxizität Nausea	Vor 1. Anwendung intrakutaner Test, gut überwachen Notfallausrüstung bereitstellen Blutkontrollen Milde Antiemetika
Bleomycin (BLEO) BLEO-cell Bleomycinum Mack **Bleomycin** Amp. à 15 mg/IE (→ Antibiotika)	– Raumtemperatur – angestochene Amp. im Kühlschrank (2–8 °C) 14 Tage haltbar, Mehrfachentnahme nicht empfohlen – Lichtschutz	– i.v. mit 20 ml NaCl 0,9% auflösen – i.m. mit 1–2 ml NaCl 0,9% auflösen (bei Schmerzen mit Lokalanästhetikum) – direkt i.v. – als Dauerinfusion in 1 000 ml NaCl 0,9% über 24 h (mit Lichtschutz); keine Glukose 5%, nur PVC-freie Behältnisse, sonst Glasflaschen – intrakavitär – i. a.	Fieber +++ Schüttelfrost + Haut: Hyperpigmentation, Schuppung Schwielen, Nagelverfärbung ++ Stomatitis ++ Pneumonitis Lungenfibrose (++) *Keine KM-depr.*	Evtl. Antipyretika Vorsicht bei Sonnenbestrahlung. Haut kontrollieren, v. a. Hände, Ellbogen, Füße Mundpflege Lungenfunktionsprüfung (bei längerfrist. Anwendung)
Busulfan (BUS) Myleran Tbl. à 0,5 u. 2 mg (→ Alkylantien)	– Kühlschrank	– p.o.	Pneumonitis/Lungenfibrose (+) KM-depr. ++ (protrahiert), v. a. Leukopenie Hyperpigmentation ++ Addison-Syndrom (+)	Lungenfunktion Blutbild Elektrolyte
Carboplatin (CBCDA) Paraplatin Ribocarbo Carboplat **Paraplatin** Amp. à 50, 150, 450 mg (→ andere)	– Raumtemperatur – angebrochen oder verdünnt im Kühlschrank 24 h haltbar	– direkt i.v. (mit Besteck an der Amp.) oder als Kurzinfusion in 250 ml Glukose 5% oder NaCl 0,9% über 30 Min.	KM-depr. +++ Nausea ++ Neurotoxizität + Nephrotoxizität (+) Hyperurikämie	Blutbild Antiemetika Neurostatus, Gehör Nierenfunktion, viel trinken - forcierte i.v. Hydrierung (wie Cisplatin) ist *nicht* erforderlich

KM-depr. = Knochenmarkdepression

Gebräuchliche Zytostatika (Einzelsubstanzen)

Tabelle 145 (Fortsetzung)

Wirkstoff (Abkürzung, internat. Bezeichnung) Handelsname bzw. **besprochenes Präparat** Konfektionsform (→ Stoffgruppe)	Aufbewahrung	Verabreichung; Auflösung Kompatibel mit	Nebenwirkungen (Toxizität)	Speziell achten auf
Carmustin (BCNU) Carmubris **BiCNU** Amp. à 100 mg (→ Alkylantien)	– Kühlschrank – aufgelöst 24 h im Kühlschrank haltbar Lichtschutz wenn Infusionsdauer > 2 h	– Auflösen mit 3 ml beiliegendem Solvens u. 27 ml Aqua dest. (1 ml = 3,3 mg) – als Kurzinfusion i. v. in 100 ml NaCl 0,9% oder Glukose 5% über 30 Min. verabreichen (erfordert PVC-freie Flaschen; wenn nicht vorhanden, Glasflaschen verwenden)	Nausea KM-depr. +++ (protrahiert) Venenspasmen + Lokale Gewebe- und Venentoxizität Lungenfibrose (+) Nephrotoxizität (+)	Starke Antiemetika Blutbild Venenschmerzen an der Infusionsstelle: z. B. kalte Wickel entlang der Vene auflegen, mehr Infusionsflüssigkeit Streng i. v. spritzen, Venenpflege Lungenfunktion Nierenfunktion
CCNU s. Lomustin				
Chlorambucil (CBL) Leukeran Tbl. à 2 und 5 mg (→ Alkylantien)	– Kühlschrank – Lichtschutz	– p. o.	KM-depr. ++ Anämie	Blutbild
2-Chlorodeoxy-adenosin (2-CDA) Leustatin (in Deutschland noch nicht im Handel) Amp. à 10 mg (→ Antimetabolit)	– Raumtemperatur	– s. c – i. v. als Dauerinfusion (in NaCl 0,9%)	KM-depr. ++ Leber- u. Nierentox. Nausea	Blutbild

Cisplatin (DDP) Platinex Platiblastin Cisplatin Lösung **Platinol** Amp. à 10, 25, 50, 100 mg (→ andere)	– Raumtemperatur – Lichtschutz – unverdünnt 24 h, verdünnt 6 h im Kühlschrank haltbar	– i. v., i. a. oder intraperitoneal – Infusionsbesteck direkt an Platin-Solution anhängen (Besteckvolumen reicht für 10 mg Amp.) – über 30 Min. infundieren, evtl. parallel zu einer laufen- den Infusion – bei weiterer Verdünnung NaCl 0,9 % verwenden	Nausea +++ Nephrotoxizität +++ KM-depr. ++ Ohrensausen, Hörverlust ++ Neurotoxizität + Lokale Gewebe- und Venentoxi- zität Metallischer Geschmack im Mund	Intensives prophylaktisches Antiemetikaschema Hydrierung, z. B.: **Vor der Therapie** (Dosen > 50 mg): – Kreatinin Clearance – 1 – 2 l trinken **Stunde – 2:** – 1 Amp. Lasix à 20 mg i. v. plus 1 000 ml Mischinfusion über 2 h infundieren **Stunde 0:** – Cisplatin in 30 Min. infundie- ren – 1 000 ml Mischinfusion danach verabreichen **Anschließend über 24 Stun- den** weiter viel trinken (bei Bedarf i. v.) **Flüssigkeitsbilanz:** Diurese von 100 ml/h anstreben Blutbild Audiogramm Neurostatus Streng i. v. spritzen, Venen- pflege Evtl. während Infusion Bonbon lutschen

KM-depr. = Knochenmarkdepression

Gebräuchliche Zytostatika (Einzelsubstanzen)

Tabelle 145 (Fortsetzung)

Wirkstoff (Abkürzung, internat. Bezeichnung) **besprochenes Präparat** Konfektionsform (→ Stoffgruppe)	Aufbewahrung	Verabreichung; Auflösung Kompatibel mit	Nebenwirkungen (Toxizität)	Speziell achten auf
Cyclophosphamid (CPM, CYT, CTX) Cyclostin Cyclophosphamid **Endoxan** Amp. à 100, 200, 500, 1 000 mg Dragees à 50 mg (→ Alkylantien)	– Raumtemperatur – aufgelöst 24 h im Kühlschrank haltbar	– direkt i. v. – 100 mg in 5 ml, 200 mg in 10 ml, 1 000 mg in 50 ml Aqua dest. oder direkt in Glukose 5 % auflösen – bei hoher Dosis (> 1 g) als Kurzinfusion i. v. (keine NaCl-Lösung) in 100 ml Glukose 5 % über 15 Min. verabreichen – p. o. nach dem Essen, eher abends wegen Nausea	Alopezie ++ Nausea ++ (i. v.) KM-depr. ++ Hämorrhagische Zystitis ++ Hypo- u. Azoospermie Pneumonitis Kardiotoxizität bei hohen Dosen (+) Geschmacksveränderungen	Antiemetika Blutbild Viel trinken, auf rötlichen Urin achten. Bei Zystitis krampflösende Schmerzmittel (evtl. Mesna, s. dort) Puls, EKG

Cytarabin (ARA-C) Cytosin-Arabinosid Udicil ARA-cell Cytosar **Alexan** Amp. à 40, 100, 500, 1000, 2000 mg (→ Antimetaboliten)	– Raumtemperatur – 24 h im Kühlschrank haltbar – Infusion (NaCl oder Glukose) bei Raumtemperatur 2 Wochen stabil – Cytosar: bei Mehrfachentnahme aus kleiner Ampulle: nur beiliegendes Solvens verwenden (dann 48 h haltbar)	– direkt i. v. – als Dauerinfusion in 1000 ml NaCl 0,9% oder Glukose 5% – s. c. (lokale Hautrötung möglich) – intrathekal – Cytosar: 1 g mit 10 ml Aqua des. auflösen, 2 g in 20 ml Aqua dest. auflösen (Einmaldosis)	KM-depr. ++ Nausea + Fieber, Grippesympt. + Diarrhoe (+) Stomatitis Pneumonitis (+), v. a. bei Hochdosistherapie Neurotoxizität Keratokonjunktivitis bei Hochdosistherapie (> 1 g/m²)	Blutbild Antiemetika Temperatur (evtl. Antipyretika) Verdauung Mundpflege Hochdosistherapie: Neurostatus Prophylaktische Augenpflege
Dacarbacin (DTIC, DIC) Detimedac D.T.I.C **DTIC-Dome** Amp. à 100, 200 mg (→ andere)	– Kühlschrank (2 – 8 °C) – aufgelöst 24 h im Kühlschrank mit Lichtschutz haltbar	– Auflösen mit 9,9 bzw. 19,7 ml Aqua dest. (1 ml = 10 mg) – Bei Farbveränderung (gelb → rötlich) verwerfen – als Kurzinfusion in 250 ml NaCl 0,9% oder Glukose 5% über 15 – 30 Min. verabreichen – bei Dauerinfusion über 24 h Dosis teilen (Stabilität!) – Lichtschutz	KM-depr. +++ (protrahiert) Nausea +++ (v. a. am ersten Tag) Venenspasmen bei der Verabreichung Lokale Gewebe- und Venentoxizität Lebertoxizität Alopezie	Blutbild Starke Antiemetika Evtl. kalte Wickel auf Armvene während der Infusion Streng i. v. spritzen, Venenpflege Leberwerte Vorsicht mit Sonnenbestrahlung
Dactinomycin (DACT, ACTD) Actinomycin D **Cosmegen** Amp. à 0,5 mg (→ Antibiotika)	– Raumtemperatur – Aufgelöst 24 h im Kühlschrank mit Lichtschutz haltbar	– Auflösen mit 1,1 ml Aqua dest. (1 ml = 0,5 mg) – direkt i. v., sofort verwenden	Nausea +++ KM-depr. ++ Stomatitis ++, Ösophagitis ++ Diarrhoe Lokale Gewebe- und Venentoxizität Hautveränderungen	Starke Antiemetika Blutbild Mundpflege Verdauung Streng i. v. spritzen, Venenpflege

KM-depr. = Knochenmarkdepression

Gebräuchliche Zytostatika (Einzelsubstanzen)

Tabelle 145 (Fortsetzung)

Wirkstoff (Abkürzung, internat. Bezeichnung) Handelsname bzw. **besprochenes Präparat** Konfektionsform (→ Stoffgruppe)	Aufbewahrung	Verabreichung; Auflösung Kompatibel mit	Nebenwirkungen (Toxizität)	Speziell achten auf
Daunorubicin (DNR, DAUNO) *Daunomycin Rubidomycin* Daunoblastin Daunorubicin R.P. **Cerubidin** Amp. à 20 mg (→ Antibiotika)	– Raumtemperatur – aufgelöst im Kühlschrank (2 – 8 °C) lichtgeschützt 24 – 48 Stunden haltbar	– Auflösen mit 4 ml Aqua dest. oder mit NaCl 0,9 % oder Glukose 5 % – streng i. v. in 100 ml NaCl 0,9 % oder Glukose 5 % als Kurzinfusion über 15 Min.	KM-depr. +++ Alopezie +++ Nausea +++ Stomatitis ++ Kardiotoxizität + Nephrotoxizität (Tubulus-schäden) Lokale Gewebe- und Venentoxizität Rotfärbung des Urins Pigmentstörungen	Blutbild Antiemetika Mundpflege Puls, EKG Streng i. v. spritzen, Venenpflege Information des Patienten über Urinfärbung Vorsicht mit Sonnenbestrahlung

Deoxycoformicin s. Pentostatin

Docetaxel **Taxotere** Amp. à 20 u. 80 mg (→ Taxane)	– Kühlschrank – Stammlösung max. 8 h mit Lichtschutz haltbar – Infusionslösung max. 3 h haltbar – PVC-freie Infusionsbeutel und -besteck empfohlen: Haltbarkeit in PVC-freien Behältnissen max 4 h, in Polyolefin-Beuteln max. 6 h	– Auflösen mit beigelegtem Lösungsmittel (1 ml = 10 mg) – weiter verdünnen mit NaCl 0,9 % oder Glukose 5 % bis Taxotere-Konzentration ≤ 1 mg/ml ist – als Kurzinfusion über 1 h i. v. infundieren	Alopezie +++ KM-depr. ++ Neurotoxizität: Parästhesien an Händen und Füßen, Schmerzen Ödeme, Gewichtszunahme Nausea + Stomatitis Diarrhoe Allergische Reaktionen, Blutdruckabfall	Skalphypothermie? Blutbild Neurostatus Gewichtskontrolle Antiemetika Mundpflege **Patientenüberwachung:** Infusion anfangs langsam tropfen lassen Blutdruck-Kontrolle vor und während der Infusion und 10 Minuten nach dem Start, Notfall-Set in Bereitschaft (Ultracorten, Tavegyl) **Prämedikation:** z. B. Stunde – 13, – 7, – 1, nach Infusionsende und abends je 8 mg Dexamethason p. o., plus an den **Folgetagen:** 2 × 8 mg Dexamethason p. o.

KM-depr. = Knochenmarkdepression

Gebräuchliche Zytostatika (Einzelsubstanzen)

Tabelle 145 (Fortsetzung)

Wirkstoff (Abkürzung, internat. Bezeichnung) Handelsname bzw. **besprochenes Präparat** Konfektionsform (→ Stoffgruppe)	Aufbewahrung	Verabreichung; Auflösung Kompatibel mit	Nebenwirkungen (Toxizität)	Speziell achten auf
Doxorubicin (ADM) Adriamycin Adrimedac DOXO-cell Doxorubicin **Adriblastin** Amp. mit Lösung à 10, 20, 50 mg (→ Antibiotika)	– Im Kühlschrank gelöst 24–48 h mit Lichtschutz haltbar	– ≤ 50 mg langsam direkt i. v. – > 50 mg in 100 ml und > 100 mg in 250 ml NaCl 0,9% oder Glukose 5% als Kurzinfusion über 15–30, bzw. 30–60 Min. verabreichen – Bei Hochdosistherapie auch über mehrere Stunden als Dauerinfusion i. v. – Lichtschutz bei Infusion über 24 h	Alopezie +++ Kardiotoxizität (akut, kumulativ) Stomatitis + KM-depr. +++ Nausea ++ Hyperpigmentation, Nagelverfärbung Lokale Gewebe- und Venentoxizität Rotfärbung des Urins	Skalphypothermie Puls, EKG Mundpflege Blutbild Antiemetika Vorsicht mit Sonnenbestrahlung Streng i. v. spritzen, Venenpflege Information des Patienten über Urinfärbung

Epirubicin (EPI) **Farmorubicin** Amp. à 10, 20, 50 mg (→ Antibiotika)	– Raumtemperatur aufgelöst 1 Woche im Kühlschrank (lichtgeschützt) haltbar	– Auflösen mit 5/10 /25 ml Aqua dest. oder NaCl 0,9% – ≤ 50 mg langsam direkt i.v. – > 50 mg in 100 ml, > 200 mg in 250 ml NaCl 0,9% als Kurzinfusion über 15–30 bzw. 30–60 Min. verabreichen – bei Hochdosistherapie auch über mehrere Stunden als Dauerinfusion i.v. – Lichtschutz bei Infusionen über 24 h	Alopezie +++ Stomatitis + KM-depr. +++ Nausea ++ Hyperpigmentation, Nagelverfärbung Kardiotoxizität (+) Lokale Gewebe- und Venentoxizität Rotfärbung des Urins	Skalphypothermie Mundpflege Blutbild Antiemetika Vorsicht mit Sonnenbestrahlung Puls, EKG Streng i.v. spritzen Venenpflege Information des Patienten über Urinfärbung
Estramustinphosphat Cellmustin **Estracyt** Kps. à 40 u. 100 mg Amp. à 150 u. 300 mg (→ Alkylantien)	– Raumtemperatur – aufgelöst nicht haltbar	– p.o. 1 h vor oder 2 h nach dem Essen – i.v. als Kurzinfusion über 30–60 Min. (max. 3 h) – Auflösen in 8 ml Aqua dest., nicht schütteln, weitere Verdünnung mit 250 ml Glukose 5% – *nicht* kompatibel mit NaCl 0,9%	KM-depr. ++ Libido- u. Potenzverlust Photosensibilisierung (+) Nausea ++ (anfangs) Lokale Gewebe- und Venentoxizität Vorübergehender Juckreiz im Perianal- und Genitalbereich	Blutbild Aufklärung Hautkontrolle Antiemetika Streng i.v. spritzen, Venenpflege Vermeidung kalziumreicher Nahrung (sonst Resorptionsstörung und Wirkverlust)

KM-depr. = Knochenmarkdepression

Tabelle 145 (Fortsetzung)

Wirkstoff (Abkürzung, internat. Bezeichnung) Handelsname bzw. **besprochenes Präparat** Konfektionsform (→ Stoffgruppe)	Aufbewahrung	Verabreichung; Auflösung Kompatibel mit	Nebenwirkungen (Toxizität)	Speziell achten auf
Etoposid (VP-16) Etopophos **Vepesid** Amp. à 100 mg Kps. à 50 u. 100 mg (→ Spindelgifte)	– Raumtemperatur – bei Konzentrationen < 0,4 mg/ml 24 h mit Lichtschutz stabil	– p.o. mit dem Essen einnehmen – pro Amp. (100 mg) in mind. 250 ml NaCl 0,9% oder Glukose 5% auflösen und als Kurzinfusion streng i.v. über 30–60 Min. verabreichen – bei Dauerinfusion über 24 h Konzentration beachten, auf Ausfällungen achten – Etopophos (neu!) kann direkt langsam i.v. gespritzt werden	KM-depr. +++ Nausea (+) Blutdruckabfall (selten) Alopezie +++ Bronchospasmen Lokale Gewebe- und Venentoxizität	Blutbild Antiemetika Blutdruck Streng i.v. spritzen
Fludarabinphosphat **Fludara** (in Deutschland noch nicht zugelassen) Amp. à 50 mg (→ Antimetabolit)	– Raumtemperatur – aufgelöst 8 h bei Raumtemperatur haltbar	– Auflösen mit 2 ml NaCl 0,9% – weiter verdünnen mit NaCl 0,9% oder Glukose 5% bis 250 ml – als Kurzinfusion i.v.	KM-depr. ++ Nausea + Hautausschläge Parästhesien Kardiotoxizität ZNS-Toxizität	Blutbild Antiemetika

Fluorouracil (5-FU) Fluroblastin 5-FU **Fluoro-uracil** Amp. à 250, 500, 1 000 mg Kps. à 250 mg Salbe 5 % (Efudix, Verrumal) (→ Antimetaboliten)	– Raumtemperatur (fällt im Kühlschrank aus) – Lichtschutz – Mehrfachentnahme nicht erlaubt	– direkt i. v. – ad Infusionem: in 500 ml NaCl 0,9 % oder Glukose 5 % (nach Firmenangabe verdünnt nur während 8 h stabil) – i.a./i. v. unverdünnt mit Pumpe mehrere Wochen stabil (bei vollständiger Asepsis und ohne Manipulation) – intrakavitär	Akut: psychotische Reaktionen, mnestische Störungen, Somnolenz KM-depr. ++ Thrombopenie Nausea (+) Diarrhoe + Stomatitis ++ Neurotoxizität Allergie (Haut) (+) Kardiotoxizität	Blutbild Antiemetika Verdauung Mundpflege Neurostatus Hautkontrolle
Gemcitabin **Gemzar** Amp. à 200 u. 1 000 mg (→ Antimetaboliten)	– Raumtemperatur – Stammlösung 12 – 24 h, Infusionslösung 12 h haltbar – nicht im Kühlschrank lagern (Kristallisation)	– Auflösen: 200 mg mit 5 ml NaCl 0,9 %; 1 000 mg mit 25 ml NaCl 0,9 %, Konzentration von 40 mg/ml nicht überschreiten – als i. v. Infusion in 250 ml NaCl 0,9 % über 30 Min. infundieren	Influenza-Symptome ++ KM-depr. + Periphere Ödeme Nausea Leberenzymanstieg Proteinurie u. Hämaturie Dyspnoe Schleimhauttox. + Lokale Venenirritation	Blutbild Gewichtskontrolle Mundpflege
Hexamethylmelamin (HMM) Altretamin Hexamethylmelamin Kps. à 100 mg (→ andere)	– Raumtemperatur	– p. o.	Nausea ++ KM-depr. ++ Nierenschäden u. Schäden der abl. Harnwege Neurotoxizität (reversibel) ++ Alopezie (+) Hyperurikämie	Antiemetika Blutbild Neurostatus Kapseln nicht öffnen (lokal stark reizende Substanz)

KM-depr. = Knochenmarkdepression

Gebräuchliche Zytostatika (Einzelsubstanzen)

Tabelle 145 (Fortsetzung)

Wirkstoff (Abkürzung, internat. Bezeichnung) Handelsname bzw. **besprochenes Präparat** Konfektionsform (→ Stoffgruppe)	Aufbewahrung	Verabreichung; Auflösung Kompatibel mit	Nebenwirkungen (Toxizität)	Speziell achten auf
Hydroxycarbamid Litalir Hydrea Kps. à 500 mg (→ Antimetaboliten)	– Raumtemperatur	– p. o. vor oder mit dem Essen	KM-depr. ++ Hautausschläge + Nausea (+) Diarrhoe Miktionsbeschwerden Vorübergehend Nierenfunktionsstörung Leberenzymanstieg Abnorme Blutsenkung	Blutbild Hautkontrolle Antiemetika Verdauung
Idarubicin-HCl (IDA) **Zavedos** Amp. à 5, 10, 20 mg (→ Anthrazykline)	– Raumtemperatur aufgelöst 48 h im Kühlschrank, 24 h bei Zimmertemperatur haltbar – Lichtschutz bei Konzentrationen ≤ 1,0 mg/ml	– Auflösen: 5 mg mit 5 ml NaCl 0,9 % (10 mg mit 10 ml etc.) – direkt i. v., auch als Kurzinfusion mit NaCl 0,9 % – kompatibel mit NaCl und Glukose 5 %	KM-depr. ++ Kardiotoxizität (auch verzögert) Alopezie ++ Mukositis Nausea Lokale Gewebe- und Venentoxizität	Blutbild Mundpflege Antiemetika Streng i. v. spritzen, Venenpflege

Ifosfamid (IFO) **Holoxan** Amp. à 200, 500, 1 000, 2 000 mg (→ Alkylantien)	– Raumtemperatur – aufgelöst 48 Stunden im Kühlschrank haltbar	– Auflösen: 200 mg in 5 ml, 500 mg in 13 ml, 1 000 mg in 25 ml, 2 000 mg in 50 ml Aqua dest. oder direkt mit NaCl 0,9 % (gut schütteln) – als Kurzinfusion in 250 ml NaCl 0,9 % oder Glukose 5 % über 30–60 Min. – bei hohen Dosen (z. B. > 2 g) Dauerinfusion	Alopezie ++ Nausea ++ (dosisabhängig) KM-depr. ++ Kardiotoxizität bei hohen Dosen Nephrotoxizität Hämorrhagische Zystitis ++	Antiemetika Blutbild Puls, EKG Kreatinin-Clearance, viel trinken (bis 1–2 Tage lang) Tägl. Urinstatus Auf rötlichen Urin achten, bei Zystitis: krampflösende Mittel. Antidot zur Zystitisprophylaxe s. Mesna
			Psychotische Zustände	
Antidot: *Mesna* **Uromitexan** Amp. à 200, 400, 1 000 mg	– aufgelöst 24 h stabil	– Dosis: je 20 % der Ifosfamid- bzw. Cyclophosphamid-Dosis – Zeitplan: Stunde 0 (vor Therapiebeginn), 4, 8 (evtl. 12) h nach Therapiebeginn – i. v.: mit 20 ml NaCl 0,9 % auflösen, als Kurzinfusion über 15 Min. oder kontinuierlich in der Ifosfamid (Holoxan)-Infusion verabreichen – p. o.: doppelte Dosis in Cola geben		Wirkung: Prophylaxe einer hämorrhagischen Zystitis Viel trinken

KM-depr. = Knochenmarkdepression

Gebräuchliche Zytostatika (Einzelsubstanzen)

Tabelle 145 (Fortsetzung)

Wirkstoff (Abkürzung, internat. Bezeichnung) Handelsname bzw. **besprochenes Präparat** Konfektionsform (→ Stoffgruppe)	Aufbewahrung	Verabreichung; Auflösung Kompatibel mit	Nebenwirkungen (Toxizität)	Speziell achten auf
Lomustin (CCNU) CiNU, CCNU Cecenu Lomeblastin Kps. à 10 u. 40 mg (→ Alkylantien)	– Raumtemperatur (Cecenu im Kühlschrank)	– p. o., ¹/₂ h nach dem Abendessen (weniger Erbrechen); vor der Einnahme intensive Antiemese	Nausea +++ KM-depr., protrahiert Lungenfibrose Stomatitis Interaktion mit Alkohol Alopezie	Starke Antiemetika (Medikament darf nicht erbrochen werden) Blutbild Lungenfunktion Mundpflege
Mechlorethamin **Mustargen** Kps. à 10 mg (→ Alkylantien)	– Raumtemperatur – aufgelöst nicht haltbar	– Auflösen mit 10 ml NaCl 0,9 % oder Aqua dest. (1 ml = 1 mg) – direkt i. v. – intrakavitär	Nausea +++ KM-depr. ++ Diarrhoe + Lokale Gewebe- und Venentoxizität Metallischer Geschmack im Mund	Starke Antiemetika Blutbild Verdauung Streng i. v. spritzen, Venenpflege Evtl. während Infusion Bonbons lutschen
Melphalan (L-PAM) **Alkeran** Tbl. à 2 u. 5 mg Amp. à 50 mg (→ Alkylantien)	– Ampullen bei Raumtemperatur, Tabletten im Kühlschrank lagern – aufgelöst nicht haltbar, Infusion innerhalb 1,5 h verbrauchen – Lichtschutz	– p. o., vor dem Essen – Auflösen mit beiliegendem Lösungsmittel, kräftig schütteln (1 ml = 5 mg) – langsam i. v. oder besser in 100 ml NaCl 0,9 % als Kurzinfusion über 15 Min. – Keine Glukose	Nausea ++ - (nur bei i. v. Gabe) KM-depr. ++ Alopezie (+) Lokale Gewebe- und Venentoxizität	Antiemetika Blutbild Streng i. v. spritzen Antazida können die Resorption vermindern

Mercaptopurin (6-MP) Puri-Nethol Tbl. à 50 mg (→ Antimetaboliten)	– Raumtemperatur	– p. o., vor dem Essen	KM-depr. ++ Nausea (+) Lebertoxizität Stomatitis Hyperurikämie mit Nephropathie	Blutbild Antiemetika Leberwerte Mundpflege Dosisreduktion auf 25 % bei gleichzeitiger Gabe von Allopurinol Vorsicht bei Patienten. mit Cumarinpräparaten
Methotrexat (MTX) **Methotrexate** Amp. à 5, 20, 25, 50, 500, 1000, 2000, 5000 mg Tbl. à 2,5 mg (→ Antimetaboliten)	– Raumtemperatur – Mehrfachentnahme nicht erlaubt – Lichtschutz	– direkt i. v., i. m. intrathekal, p. o., i.a – hochdosierte MTX-Therapie (> 1 g) nach besonderer Vorschrift mit Antidot (spez. Schema) – in Glukose 5 %, NaCl 0,9 %	Stomatitis ++ Nausea (+) KM-depr. ++ Nierentubulusnekrosen, Lebertoxizität Bei intrathekaler Gabe: Myelo-/Enzephalopathie	Mundpflege Antiemetika Blutbild Leber- u. Nierenparameter (Kumulation), Alkalisierung des Urins mit Natriumbicarbonat bei Dosen > 1 g, Blut für MTX-Spiegel im Serum lichtgeschützt ins Labor bringen Alkohol meiden Bei Kombination mit 5 FU → vor 5 FU verabreichen Antidot s. Calciumfolinat
Antidot: *Calciumfolinat* **Ca-Leucovorin** Trocken-Amp. à 30 mg Ampullen gelöst à 3, 10, 30, 50, 100, 200, 300 mg Tbl. à 15 mg	Aufgelöst im Kühlschrank (2 – 8 °C) max. 24 h lichtgeschützt haltbar	– Amp. auflösen mit 5 ml Aqua dest. (Lösung 6 mg/ml) – direkt i. v. oder in 100 ml NaCl 0,9 % oder Glukose 5 % lichtgeschützt verabreichen – p. o.	Verstärkung der zytotoxischen Wirkung von gleichzeitig eingesetzten Zytostatika (z. B. Mukositis bei Fluorouracil)	Zeitplan für die Verabreichung festhalten (Unterlassung einer Dosis ist sehr gefährlich)

KM-depr. = Knochenmarkdepression

Gebräuchliche Zytostatika (Einzelsubstanzen)

Tabelle 145 (Fortsetzung)

Wirkstoff (Abkürzung, internat. Bezeichnung) Handelsname bzw. *besprochenes Präparat* Konfektionsform (→ Stoffgruppe)	Aufbewahrung	Verabreichung; Auflösung Kompatibel mit	Nebenwirkungen (Toxizität)	Speziell achten auf
Mitomycin (MMC, MTC) Mutamycin? **Mitomycin-C** Amp. à 2, 5, 10, 20 mg (→ Antibiotika)	– Raumtemperatur – aufgelöst bei Raumtemperatur lichtgeschützt 6 h haltbar	– Auflösen: 2 mg in 4 ml, 5 mg in 10 ml Aqua dest. (etc). – direkt i. v. (evtl. i.a., intrakavitär) – in hohen Dosen (> 10 mg): in 100 ml NaCl 0,9% oder Glukose 5% als Kurzinfusion über 15 Min. verabreichen – Dauerinfusion	KM-depr. ++ Alopezie + Nausea + Nephrotoxizität + Lokale Gewebe- und Venentoxizität Stomatitis + Lungenfibrose (+) Blaufärbung des Urins	Blutbild Antiemetika Nierenfunktion Streng i. v. spritzen, Venenpflege Mundpflege Lungenfunktion Information des Patienten über Urinfärbung
Mitoxantron (MITOX, N) Mitoxantron AWD **Novantron** Amp. à 10, 20, 25 mg (→ Antibiotika)	– Raumtemperatur – angebrochen und verdünnt max. 48 h bei Raumtemperatur haltbar, Infusionen bei Raumtemperatur bis 72 h	langsam direkt i. v. oder in Glukose 5% oder NaCl 0,9% als Kurzinfusion über 15–30 Min.	KM-depr. ++ Nausea + Kardiotoxizität + Alopezie + Stomatits + Gewebe- und Venentoxizität Blaugrünfärbung Urins	Blutbild Antiemetika Puls, EKG Mundpflege Streng i. v. spritzen, Venenpflege Information des Patienten über Urinfärbung

Paclitaxel **Taxol** Amp. à 30 mg (→ Taxane)	– Raumtemperatur – verdünnte Infusion bei Raumtemperatur 24 h stabil (verdünnt nicht kühl lagern)	– berechnete Dosis mit 500–1000 ml NaCl 0,9% oder Glukose 5% verdünnen (Endkonzentration nicht > 1,2 mg/ml) – nur PVC-freie Infusionsflaschen und Spezialbestecke mit Filter verwenden – über 3 h infundieren	Alopezie +++ KM-depr. +++ Stomatitis ++ Periphere Neurotoxizität Kardiotoxizität Nausea (+) Diarrhoe/Obstipation Muskelschmerzen Allergische Reaktionen	Skalphypothermie? Blutbild Mundpflege Neurostatus Puls, EKG Antiemetika Verdauung **Prämedikation und Überwachung, z. B.:** **Stunde – 12:** 20 mg Dexamethason p.o. **Stunde – 6:** 20 mg Dexamethason p.o. **Stunde – 0,5:** 1 Amp. Tavegyl à 2 mg i.v. (unverdünnt, sehr langsam [> 2 – 3 Min.]) 1 Amp. Ranitidin à 50 mg i.v. (verdünnen mit 15 ml NaCl 0,9%) **ab Stunde 0:** Blutdruck, Puls, Atemfrequenz alle 30 Min. bis 1 Stunde nach Therapieende
Pentostatin (2'-Deoxycoformicin) **Nipent** Amp. à 10 mg (→ Antimetabolit)	– Kühlschrank – aufgelöst bei Raumtemperatur 12 h haltbar	– mit 5 ml NaCL 0,9% oder Aqua inj. auflösen – als Infusion i.v. in mindestens 50 ml NaCl 0,9%	KM-depr. ++ Konjunktivitis Lungen-, Neuro-, Nephrotoxizität	Blutbild Augenkontrolle und -pflege Organfunktionen überwachen

KM-depr. = Knochenmarkdepression

Gebräuchliche Zytostatika (Einzelsubstanzen)

Tabelle 145 (Fortsetzung)

Wirkstoff (Abkürzung, internat. Bezeichnung) Handelsname bzw. *besprochenes Präparat* Konfektionsform (→ Stoffgruppe)	Aufbewahrung	Verabreichung; Auflösung Kompatibel mit	Nebenwirkungen (Toxizität)	Speziell achten auf
Prednimustin (PMT) Sterecyt Tbl. à 20 u. 100 mg (→ Alkylantien)	– Raumtemperatur	p.o.	KM-depr. ++. Diabetesentgleisung Nausea (+) Steroid-Akne (+) Lebertoxizität Unruhe (+) (Steroideffekt) Bei hohen Dosen fokale Krampfanfälle	Blutbild Urinzucker Blutzucker Milde Antiemetika Hautkontrolle Evtl. Sedativa
Procarbazin (PRO, PCZ) Natulan Kps. à 50 mg (→ andere)	– Raumtemperatur	– p.o. nach dem Essen	Nausea ++ KM-depr. ++ Allergie (Haut/Lunge) Interaktion mit Alkohol ++ Neurotoxizität + Grippesymptome, Kopf- und Bauchschmerzen (anfängl.) Schlafstörungen	Antiemetika nach Bedarf (v. a. anfangs) Blutbild Kontrolle Alkoholabstinenz Neurostatus Vermeidung von Käse, Bananen, Joghurt und MAO-Hemmern

Streptozotocin (SPT) **Zanosar** (in Deutschland nicht im Handel) Amp. à 1000 mg (→ andere)	– Kühlschrank – aufgelöst bei Raumtemperatur 12 h haltbar (Konzentration ≤ 2 mg/ml)	– Auflösen mit 10 ml NaCl 0,9 % oder Glukose 5 % – i. v. Infusion in 250 – 500 ml NaCl oder Glukose 5 % über 30 – 60 Min. infundieren	Nephrotoxizität Leber- und Pankreastoxizität Lokale Gewebetoxizität Organfunktionen überwachen Streng i. v. spritzen
Teniposid (VM-26) VM-26-Bristol **Vumon** Amp. à 50 mg (→ Spindelgifte)	– Raumtemperatur – Verdünnt nicht haltbar	– in 250 ml Glukose 5 % oder NaCl 0,9 % als Kurzinfusion über 30 – 60 Min. infundieren (Konzentration < 0,4 mg/ml) – Sofort verwenden	KM-depr. +++ Nausea + Alopezie +++ Neurotoxizität Lokale Gewebe- und Venentoxizität	Blutbild Antiemetika Neurostatus Streng i. v. spritzen, Venenpflege
Thioguanin (6-TG) Thioguanin Lanvis Tbl à 40 mg (→ Antimetaboliten)	– Raumtemperatur	– p. o.	KM-depr. ++ Nausea (+) Diarrhoe (+) Hepatitis, Ikterus	Blutbild leichte Antiemetika Verdauung Leberwerte
Thiotepa (TTP) **Thiotepa** Amp. à 15 mg (→ Alkylantien)	– Kühlschrank – aufgelöst 24 h im Kühlschrank mit Lichtschutz haltbar	– Auflösen mit 1,5 ml Aqua dest. (Flüssigkeit klar bis leicht trüb) – hohe Dosen (> 100 mg) in 250 ml NaCl 0,9 % oder Glukose 5 % als Kurzinfusion über 2 h verabreichen – i. m., intrathekal, intrakavitär – p. o.	KM-depr. ++ Nausea + Enteritis Alopezie Hyperurikämie Nierenschäden	Blutbild Antiemetika

KM-depr. = Knochenmarkdepression

Gebräuchliche Zytostatika (Einzelsubstanzen)

Tabelle 145 (Fortsetzung)

Wirkstoff (Abkürzung, internat. Bezeichnung) Handelsname bzw. **besprochenes Präparat** Konfektionsform (→ Stoffgruppe)	Aufbewahrung	Verabreichung; Auflösung Kompatibel mit	Nebenwirkungen (Toxizität)	Speziell achten auf
Topotecan **Hycamtin** Amp. à 4 mg (→ andere)	– Raumtemperatur	– i.v. Infusion – auflösen mit 4 ml Aqua ad Inj., rekonstituierte Lösung in Glucose 5% oder NaCl 0,9% geben, – Verdünnung bis Konzentration 1:20 bis 1:40 erreicht ist	– Knochenmarkdep. ++ – Übelkeit/Erbrechen – Verstopfung + – Haarausfall + – Stomatitis	Blutbild Antiemetika Verdauung Mundpflege
Trofosfamid (IXT) Ixoten Tbl. à 50 mg (→ Alkylantien)	– Raumtemperatur	– p.o.	Wie Cyclophosphamid	Wie Cyclophosphamid
Vinblastin (VLB) Vinblastin R.P. **Velbe** Amp. à 10 mg (→ Spindelgifte)	– Kühlschrank – aufgelöst 24 h im Kühlschrank haltbar	– mit 10 ml NaCl 0,9% auflösen (1 ml = 1 mg) – direkt i.v. – kompatibel mit allen gängigen Infusionslösungen	KM-depr. ++ Neurotoxizität ++ (Parästhesien) Obstipation, Subileus ++ Bronchospasmus Alopezie Lokale Gewebe- und Venentoxizität Stomatitis	Blutbild Parästhesien, Muskelschwäche Verdauung, Ileusprophylaxe, bei Verstopfung vorbeugende Stuhlregulierung Streng i.v. spritzen, Venenpflege Mundpflege

Substanz	Lagerung/Haltbarkeit	Applikation	Nebenwirkungen/Toxizität	Überwachung/Maßnahmen
Vincristin (VCR) Oncovin (liquid) **Vincristin** Amp. à 1 u. 2 mg (→ Spindelgifte)	– Kühlschrank – in angebrochener Ampulle 14 Tage im Kühlschrank (2–8 °C) lichtgeschützt haltbar	– direkt i. v. – kompatibel mit allen gängigen Infusionslösungen	Neurotoxizität: Parästhesien ++, Paresen, Heiserkeit + Verstopfung, Subileus ++ Alopezie + Fieber (+) Lokale Gewebe- und Venentoxizität KM-depr.	Muskelkraft (Ergometer) Reflexe Ileusprophylaxe (bei Tendenz zu Verstopfung vorbeugende Stuhlregulierung) Streng i. v. spritzen, Venenpflege Blutbild
Vindesin (VDS) **Eldisine** Amp. à 5 mg (→ Spindelgifte)	– Kühlschrank – aufgelöst im Kühlschrank 30 Tage haltbar	– Auflösen mit 5 ml NaCl 0,9% (1 ml = 1 mg) – direkt i. v. – kompatibel mit allen gängigen Infusionslösungen	KM-depr. ++ Nausea (+) Neurotoxizität: Parästhesien, Paresen, Heiserkeit + Subileus ++ Lokale Gewebe- und Venentoxizität Alopezie	Blutbild Milde Antiemetika Neurostatus: Parästhesien, Muskelkraft Ileusprophylaxe bei Tendenz zu Verstopfung vorbeugende Stuhlregulierung Streng i. v. spritzen, Venenpflege
Vinorelbin **Navelbine** Amp. à 10 u. 50 mg	– Kühlschrank – angebrochen und verdünnt max. 24 h haltbar	– in 100 ml NaCl 0,9% als Kurzinfusion i. v. über 5–10 Min. (nicht länger wg. lokaler Irritation)	KM-depr. Neurotoxizität ++ Phlebitis, nekrotisierend	Blutbild Obstipation Streng i. v. spritzen, gut nachspülen, Paravasatprophylaxe Kann Bläschenbildung um die Einstichstelle herum verursachen (ohne Paravasat)

KM-depr. = Knochenmarkdepression

Gebräuchliche Hormone in der Tumortherapie

Tabelle 146 In der Tumortherapie häufig gebrauchte Hormone (Auswahl), Anwendungsbereiche, Nebenwirkungen, zu beachtende Situationen und Maßnahmen. Die Aufzählung der Handelsnamen erhebt keinen Anspruch auf Vollständigkeit

Wirkstoff Handelsname, bzw. **besprochenes Präparat** Konfektionsform (besondere Aufbewahrung?) (→ Stoffgruppe)	Anwendungsbereiche	Verabreichung	Nebenwirkungen (Toxizität)	Besonders achten auf
Aminoglutethimid **Orimeten** Tbl. 250 mg (→ Aromatasehemmer)	Metastasiertes Mammakarzinom (postmenopausal) Nebennierenkarzinom	p. o.	ZNS (Lethargie, Schläfrigkeit) Hautausschläge bei Therapiebeginn Mineralokortikoid-Mangel	Nebennierenrindenfunktion, Gewicht, Ödeme
Buserelin ProFact Depot **Suprefact** Nasenspray Amp. à 5,5 mg (→ GnRH-Analoge)	Metastasiertes Prostatakarzinom	intranasal s. c.	Gynäkomastie Nasenbluten Flare[a] Überempfindlichkeitsreaktionen bis hin zum Schock (selten) Impotenz	
Cyproteronacetat **Androcur (-Depot)** Tbl. à 50 mg Amp. à 300 mg (→ Antiandrogene)	Metastasiertes Prostatakarzinom	p. o. i. m.	Gynäkomastie Hemmung der Spermiogenese Leberfunktionsstörungen	Blutbild Zuckerstoffwechsel Leberfunktion
Flutamid **Fugerel** Tbl. à 250 mg (→ Antiandrogene)	Metastasiertes Prostatakarzinom	p. o.	Gynäkomastie Anämie (selten)	Blutbild

Substanz	Indikation	Applikation	Lokale Unverträglichkeit an Injektionsstelle / Verminderte Reaktionsfähigkeit	Aufklärung
Formestan **Lentaron** Amp. à 250 mg (→ Aromatasehemmer)	Metastasiertes Mammakarzinom (postmenopausal)	i.m.		
Fosfestrol **Honvan** Tbl. à 120 mg Amp. à 300 mg (→ Östrogene)	Metastasiertes Prostatakarzinom	p.o. i.v. in 250 ml NaCl 0,9% über 1 h	Übelkeit Thromboembolien Hyperkalzämie Flüssigkeitsretention Juckreiz Gynäkomastie Schmerzen im Anogenitalbereich	Thrombosen Serum-Kalzium (v. a. erste 14 d) Gewicht, Ödeme Herzinsuffizienz
Gestonoroncaproat **Depostat** Amp. à 200 mg (→ Gestagene)	Metastasiertes Mammakarzinom (prä- und perimenopausal) Progredientes Endometriumkarzinom	i.m.	Wie MPA	Wie MPA
Goserelin **Zoladex** Amp. à 3,6 mg (→ GnRH-Analoge)	Metastasiertes Prostatakarzinom Metastasiertes Mammakarzinom (prä- und perimenopausal)	s. c.	Hitzewallungen (Frauen) Hautreaktion Amenorrhoe Osteoporose Flare[a]	
Leuprorelin **Enantone** Amp. à 3,75 u. 7,5 mg (→ GnRH-Analoge)	Metastasiertes Mammakarzinom Metastasiertes Prostatakarzinom	s. c.	Hitzewallungen (Frauen) Flare[a] Gynäkomastie Nausea	

[a] Flare-Phänomen: Komplette Androgensuppression

Tabelle 146 (Fortsetzung)

Wirkstoff Handelsname, bzw. **besprochenes Präparat** Konfektionsform (besondere Aufbewahrung?) (→ Stoffgruppe)	Anwendungsbereiche	Verabreichung	Nebenwirkungen (Toxizität)	Besonders achten auf
Lynestrenol **Orgametril** Tbl. à 5 mg (→ Gestagene)	Endometriumkarzinom	p. o.	Akne Gewichtszunahme Veränderung des Scheidenmilieus Candidiasis Vermehrte Gallensteinbildung	
Medroxyprogesteronacetat (MPA) **Farlutal** Clinovir, Farlutaldepot Amp. à 500 u. 1 000 mg Tbl. à 100, 200, 250, 500 mg (→ Gestagene)	Endometriumkarzinom Metastasiertes Mammakarzinom	p. o. i. m.	Gewichtszunahme Flüssigkeitsretention Thromboemboliegefahr Leberschaden (Cholestase) Hyperkalzämie Verschlechterung eines Diabetes mellitus	Körpergewicht Herzinsuffizienz Ödeme Leberwerte Serumkalzium Blutzucker
Megestrolacetat **Megestat** Tbl. à 40 u. 160 mg (→ Gestagene)	Metastasiertes Mammakarzinom Endometriumkarzinom	p. o.	Wie MPA	Wie MPA

Octreotid **Sandostatin** Amp. à 0,05; 0,1; 0,5 u. 1 mg Sandostatin für Pen (200 µg) (→ Somatostatin-Analoge)	Endokrin aktive Tumoren des Gastrointestinaltraktes (Karzinoid, VIPom, Glukagonom)	s. c.	Lokale Reaktionen Übelkeit, Erbrechen, Diarrhoe Akutes Abdomen (selten) Hyperglykämie Selten Leber- und Gallenblasen-funktionsstörungen	Blutzucker Leberwerte
Polyestradiolphosphat **Estradurin** Amp. à 80 mg (→ Östrogene)	Metastasiertes Prostatakarzinom	i. m.	Gynäkomastie Flüssigkeitsretention Thromboembolien Libido- und Potenzverlust	Gewicht, Ödeme, Herzinsuffizienz Thrombosen Aufklärung des Patienten
Tamoxifen Nolvadex, Kessar, Tamofen, Tamoxasta Tbl. à 10, 20, 30, 40 mg (Lichtschutz!) (→ Antiöstrogen)	Metastasiertes Mammakarzinom (prä- und postmenopausal)	p. o.	Hitzewallungen Flüssigkeitsretention Pruritus vulvae Selten Thrombopenie Hyperkalzämie Bei Langzeitanwendung Endometrium-Proliferation (selten E.-karzinom)	Cave Gravidität! Thrombozyten Serumkalzium

[a] Flare-Phänomen: Komplette Androgensuppression

Empfehlung für die Bewertung von Nebenwirkungen (WHO)

Tabelle 147 Empfehlung für die Bewertung von Nebenwirkungen (WHO)

	Grad 0	Grad 1	Grad 2	Grad 3	Grad 4
Blut (Erwachsene)					
Hämoglobin	$\geq 11,0$ g/dl ≥ 110 g/l $\geq 6,8$ mmol/l	9,5–10,9 g/dl 95–109 g/l 5,85–6,7 mmol/l	8,0–9,4 g/dl 80–94 g/l 4,95–5,8 mmol/l	6,5–7,9 g/dl 65–79 g/l 4,0–4,9 mmol/l	< 6,5 g/dl < 65 g/l < 4,0 mmol/l
Leukozyten ($\times$ 1000/μl)	$\geq 4,0$	3,0–3,9	2,0–2,9	1,0–1,9	$\leqslant 1,0$
Granulozyten ($\times$ 1000/ml)	$\geq 2,0$	1,5–1,9	1,0–1,4	9,5–0,9	< 0,5
Thrombozyten ($\times$ 1000/μl)	> 100	75–99	50–74	25–49	< 25
Hämorrhagie	Keine	Petechien	Leichter Blutverlust	Schwerer Blutverlust	Schwächender Blutverlust
Gastrointestinal/Leber					
Bilirubin	$\leq 1,25 \times N^a$	1,26–2,5 $\times N^a$	2,6–5 $\times N^a$	5,1–10 $\times N^a$	> 10 $\times N^a$
Transaminasen (SGOT/SGPT)	$\leq 1,25 \times N^a$	1,26–2,5 $\times N^a$	2,6–5 $\times N^a$	5,1–10 $\times N^a$	> 10 $\times N^a$
Alkalische Phosphatase	$\leq 1,25 \times N^a$	1,26–2,5 $\times N^a$	2,6–5 $\times N^a$	5,1–10 $\times N^a$	> 10 $\times N^a$
Oral	Keine Änderung	Mißgefühl/Rötung	Rötung, Ulzera; feste Nahrung möglich	Ulzera; Flüssignahrung erforderlich	Ernährung nicht möglich
Übelkeit/Erbrechen	Nicht vorhanden	Übelkeit	Gelegentliches Erbrechen	Therapiebedürftiges Erbrechen	Therapieresistentes Erbrechen

	Keine	Vorübergehend, <2 Tage	Erträglich, aber >2 Tage	Unerträglich, therapiebedürftig	Hämorrhagien, Dehydratation
Diarrhoe	Keine	Vorübergehend, <2 Tage	Erträglich, aber >2 Tage	Unerträglich, therapiebedürftig	Hämorrhagien, Dehydratation
Konstipation[b]	Keine	Leichte	Mäßige	Subileus	Ileus
Nieren					
Harnstoff oder Kreatinin	≤ 1,25 × N[a]	1,26 – 2,5 × N[a]	2,6 – 5 × N[a]	5,1 – 10 × N[a]	> 10 × N[a]
Proteinurie	Keine Änderung	1+ <0,3 g% <3 g/l	2 – 3 + 0,3 – 1,0 g% 3 – 10 g/l	4 + >1,0 g% >10 g/l	Nephrotisches Syndrom
Hämaturie	Keine Änderung	Mikroskopisch	Schwer	Schwer + Gerinnsel	Obstruktive Uropathie
Lunge	Keine Änderung	Leichte Symptome	Dyspnoe bei Anstrengung	Dyspnoe in Ruhe	Strenge Bettruhe erforderlich
Fieber nach Medikamenten	Kein	Fieber < 38 °C	Fieber 38 °C – 40 °C	Fieber > 40 °C	Fieber mit Hypotension
Allergie	Keine Änderung	Ödeme	Bronchospasmus Keine parenterale Therapie erforderlich	Bronchospasmus Parenterale Therapie notwendig	Anaphylaxie
Haut	Keine Änderung	Erytheme	Trockene Desquamation, Blasenbildung, Pruritus	Feuchte Desquamation, Ulzeration	Exfoliative Dermatitis; nekrotische Veränderungen, die chirurgischen Eingriff erfordern

a Obergrenze des Normalwertes beim untersuchten Patientenkollektiv
b Hierbei nicht berücksichtigt: Konstipation aufgrund von Opiaten.
c Hierbei wird „Schmerz" nur im Zusammenhang mit der Therapie, nicht krankheitsbedingt bewertet.

Empfehlung für die Bewertung von Nebenwirkungen (WHO)

Tabelle 147 (Fortsetzung)

	Grad 0	Grad 1	Grad 2	Grad 3	Grad 4
Haare	Keine Änderung	Leichter Haarausfall	Mäßig, fleckförmige Alopezie	Vollständige Alopezie, aber reversibel	Irreversible Alopezie
Infektion (Herd angeben)	Keine	Leichte Infektion	Mittlere Infektion	Starke Infektion	Starke Infektion mit Hypotension
Herz					
Rhythmus	Keine Änderung	Sinustachykardie > 110 in Ruhe;	Unifokale ventrikuläre Extrasystolen; Vorhofarrhythmie	Multifokale ventrikuläre Extrasystolen	Ventrikuläre Tachykardie
Funktion	Keine Änderung	Asymptomatische, aber abnormale Herzzeichen	Vorübergehende Dysfunktion mit Symptomen, aber nicht therapiebedürftig	Dysfunktion mit Symptomen, therapeutisch beeinflußbar	Dysfunktion mit Symptomen, therapieresistent
Perikarditis	Keine Änderung	Asymptomatischer Erguß	Symptomatisch, keine Drainage erforderlich	Tamponade; Drainage erforderlich	Tamponade; chirurgischer Eingriff erforderlich
Neurotoxizität					
Bewußtsein	Wach, lebendig	Vorübergehende Lethargie	Somnolenz < 50 % der Wachphase	Somnolenz > 50 % der Wachphase	Koma

Periphere Nerven	Unbeeinträchtigt	Parästhesien und/oder verminderte Sehnenreflexe	Schwere Parästhesien und/oder leichte allgemeine Schwäche	Unerträgliche Parästhesien und/oder deutliche allgemeine Schwäche, Antriebslosigkeit	Lähmung
Andere Toxizitäten					
Schmerz[c]	Schmerzfrei	Wenig	Mäßig	Schwer	Sehr schwer (unbeherrschbar)
„Flu-like Syndrome"	Keines	Mild	Moderat	Stärker	Ganz stark
Wallungen	Keines	Mild	Moderat	Stärker	Ganz stark
Vaskulitis	Keine	Kutan, limitiert	Kutan, generalisiert	Hämorrhagisch	Systemisch

[a] Obergrenze des Normalwertes beim untersuchten Patientenkollektiv
[b] Hierbei nicht berücksichtigt: Konstipation aufgrund von Narkotika.
[c] Hierbei wird „Schmerz" nur im Zusammenhang mit der Therapie, nicht krankheitsbedingt bewertet.

Gebräuchliche zytostatische Chemotherapie-Schemata

Vorbemerkungen

➤ Die Tabelle 148 stellt eine Auswahl im Text aufgeführter, derzeit etablierter Chemotherapie-Schemata dar und verzichtet bewußt auf Vollständigkeit bzw. experimentelle Schemata.

➤ Die Aufstellung erfolgt alphabetisch nach den gebräuchlichsten Eponymen („Kurznamen"), da mehrere Schemata bei verschiedenen Tumorarten zum Einsatz kommen.

➤ Die Indikationen sind den jeweiligen organbezogenen Kapiteln im blauen Teil (Chemotherapie) zu entnehmen.

➤ Die internistische Tumortherapie erschöpft sich nicht im „Zytostatika-Verschreiben nach Kochbuchrezepten", sondern bedingt zur Wirkungs- und Toxizitätsüberwachung eingehende Kenntnisse in medizinischer Onkologie, klinischer Pharmakologie und Supportivtherapie. Der im Umgang mit Zytostatika ungeübte Arzt wendet sich daher in bezug auf Indikationsstellung und Therapieeinleitung an einen Onkologen bzw Hämato-Onkologen in freier Praxis oder im nächstgelegenen Tumorzentrum.

Wichtige Grundregeln bei Zytostatikaeinsatz (s. auch S. 119–120)

➤ **Blutwerte:** Keine (insbesondere i. v.) Zytostatikaapplikation ohne aktuelle periphere Blutwerte (Hb, Leukozyten, Thrombozyten; die Werte müssen < 24 Stunden alt sein)

➤ **Nierenfunktion:** Keine Medikation von Amethopterin und Cisplatin sowie hohen Dosen Alkylantien (i. v.) und Bleomycin bei eingeschränkter Nierenfunktion (Kreatinin-Clearance)

➤ **Fieber:** Keine Zytostatikatherapie bei unklarem, möglicherweise infektbedingtem Fieber (→ Abklärung, vorerst antibiotische Therapie).

➤ **Mukositis:** Keine Medikation von Zytostatika bei toxizitätbedingter Stomatitis, Ösophagitis, Enteritis.

➤ **Kumulative Organtoxizität:** Spezielle Beachtung der nicht-hämatologischen kumulativen Organtoxizität diverser neuer Zytostatika (vgl. Anhang I).

➤ **Cave:**
   – Kumulative Dosen von Adriamycin > 600 mg/m^2 bzw. > 900 mg Epirubicin bzw. Mitoxantrone > 140 mg/m^2 (→ erhöhte Kardiotoxizität).
   – Keine Einzeldosen von Vincristin > 2 mg bei Erwachsenen (Neurotoxizität).
   – Keine Einzeldosen von Cisplatin > 200 mg (Oto-Neurotoxizität).
   – Einzeldosen von Methotrexat > 50 mg/m^2 nicht ohne Citrovorumfaktor-Rescue (Ca-Leucovorin, s. S. 515).

Gebräuchliche Chemotherapie-Schemata (Tabelle 148)

Tabelle 148   Gebräuchliche Chemotherapie-Schemata

Schema/Substanz	Dosierung	Tag (e)	Wiederholung nach x Wochen
ABVD bzw. ABVP **			
– Adriamycin	25 mg/m² i. v.	1 + 15	
– Bleomycin	10 mg/m² i. v.	1 + 15	
– Vinblastin	6 mg/m² i. v.	1 + 15	3 – 4
– DTIC	375 mg/m² i. v.	1 + 15	
– Prednison als Ersatz für DTIC	100 mg Tag 1 – 7		
AC **			
– Adriamycin	50 mg/m² i. v.	1	
– Cyclophosphamid	600 mg/m² i. v.	2 – 5	3 – 4
ACO **			
– Adriamycin	50 mg/m² i. v.	1	
– Cyclophosphamid	1 000 mg/m² i. v.	1	3 – 4
– Vincristin (Oncovin*)	1 mg/m² i. v.	1 + (8)	
BACOP **			
– Bleomycin	5 mg/m² i. v.	1 + 8	
– Adriamycin	25 mg/m² i. v.	1 + 8	
– Cyclophosphamid	650 mg/m² i. v.	1 + 8	3 – 4
– Vincristin (Oncovin*)	1,4 mg/m² i. v.	1 + 8	
– Prednison	60 mg/m² p. o.	1 – 14	
BEACOPP II Basis			
– Cyclophosphamid	650 mg/m² i. v.	1	
– Adriamycin	25 mg/m² i. v.	1	
– Etoposid	100 mg/m² i. v.	1 – 3	
– Procarbazin	100 mg/m² p. o.	1 – 7	
– Prednison	40 mg/m² p. o.	1 – 14	
– Vincristin	1,4 mg/m² i. v. max. 2 mg	8	
– Bleomycin	10 mg/m² i. v.	8	
BEP			
– Bleomycin	20 mg/m² i. v. (Dauerinfusion/24 h)	1 – 3	
– Etoposid	100 mg/m² i. v.	1 – 3	3 – 4
– Cis-Platin	40 mg/m² i. v.	1 – 3	

* Originalpräparate-Namen sind nur dann aufgeführt, wenn sie die Bezeichnung des Chemotherapie-Schemas prägen

** „A" (= Adriamycin) kann in allen diesen Schemata durch äquivalente, d. h. ca. 25 % höhere Dosen „E" (= Epirubicin) ersetzt werden

Gebräuchliche zytostatische Chemotherapie-Schemata

Tabelle 148 (Fortsetzung)

Schema/Substanz	Dosierung	Tag (e)	Wiederholung nach x Wochen
BOP			
– Bleomycin	20 mg/m^2 i.v.	1 + 8	
– Vincristin (Oncovin*)	1 mg/m^2 i.v.	1 + 8	3 – 4
– Prednison	50 mg/m^2 p.o.	1 – 7	
BVP = PVB			
– Bleomycin	20 mg/m^2 i.v.	1, 8, 15	
– Vinblastin	5 mg/m^2 i.v.	1 + 2	3 – 4
– Cis-Platin	20 mg/m^2 i.v.	1 – 5	
CAP**			
– Cyclophosphamid	500 mg/m^2 i.v.	1	
– Adriamycin	50 mg/m^2 i.v.	1	3 – 4
– Cis-Platin	50 mg/m^2 i.v.	1	
CEP			
– CCNU	80 mg/m^2 p.o.	1	
– Etoposid	100 mg/m^2 p.o.	1 – 5	4
– Prednimustin	60 mg/m^2 p.o.	1 – 5	
CHOP			
– Cyclophosphamid	750 mg/m^2 i.v.	1	
– Adriamycin	50 mg/m^2 i.v.	1	
– Vincristin (Oncovin*)	1,4 mg/m^2 i.v.	1	2 – 3
– Prednison	60 mg/m^2 p.o.	1 – 5	
CMF i.v.			
– Cyclophosphamid	600 mg/m^2 i.v.	1	
– Methotrexat*	40 mg/m^2 i.v.	1	3
– 5-Fluorouracil	600 mg/m^2 i.v.	1	
CMF p.o.			
– Cyclophosphamid	100 mg/m^2 p.o.	1 – 14	
– Methotrexat*	40 mg/m^2 i.v.	1 + 8	4
– 5-Fluorouracil	600 mg/m^2 i.v.	1 + 8	

* Originalpräparate-Namen sind nur dann aufgeführt, wenn sie die Bezeichnung des Chemotherapie-Schemas prägen

** „A" (= Adriamycin) kann in allen diesen Schemata durch äquivalente, d.h. ca. 25% höhere Dosen „E" (= Epirubicin) ersetzt werden

Tabelle 148 (Fortsetzung)

Schema/Substanz	Dosierung	Tag (e)	Wiederholung nach x Wochen
CP			
– Cyclophosphamid	750 mg/m² i.v.	1	3
– Cisplatin	75 mg/m² i.v	1	
COP i.v.			
– Cyclophosphamid	800 mg/m² i.v.	1	2–4
– Vincristin (Oncovin*)	1,4 mg/m² i.v.	1	
– Prednison	60 mg/m² i.v.	1–5	
COP p.o.			
– Cyclophosphamid	200 mg/m² p.o.	1–5	2–4
– Vincristin (Oncovin*)	1,4 mg/m² i.v.	1	
– Prednison	60 mg/m² p.o.	1–5	
COPP = C-MOPP			
– Cyclophosphamid	650 mg/m² i.v.	1 + 8	4
– Vincristin (Oncovin*)	1,4 mg/m² i.v.	1 + 8	
– Procarbazin 100	100 mg/m² p.o.	1–14	
– Prednison (jeden 3. Zyklus)	60 mg/m² p.o.	1–14	
EAP			
– Etoposid	100 mg/m² i.v.	4–6	3–4
– Adriamycin	20 mg/m² i.v.	1 + 7	
– Cis-Platin	40 mg/m² i.v.	2 + 8	
EC			
– Epirubicin	70–90 mg/m² i.v.	1	3–4
– Cyclophosphamid	150 mg/m² p.o.	2–5	
	oder 600 mg/m² i.v.	1	
EIP = VIP = ICE = PEI			
– Etoposid (VP-16)	100 mg/m² i.v.	1–3	3–4
– Ifosfamid	2 000 mg/m² i.v.	1–3	
– Cis-Platin	30 mg/m² i.v.	1–3	

* Originalpräparate-Namen sind nur dann aufgeführt, wenn sie die Bezeichnung des Chemotherapie-Schemas prägen

** „A" (= Adriamycin) kann in allen diesen Schemata durch äquivalente, d.h. ca. 25% höhere Dosen „E" (= Epirubicin) ersetzt werden

Gebräuchliche zytostatische Chemotherapie-Schemata

Tabelle 148 (Fortsetzung)

Schema/Substanz	Dosierung	Tag (e)	Wiederholung nach x Wochen
EVA **			
– Cyclophosphamid (Endoxan *)	1 000 mg/m^2 i. v.	1	
– VP-16 (Etoposid)	120 mg/m^2 p.o	1 – 3	3 – 4
– Adriamycin	50 mg/m^2 i. v.	1	
FAC			
– 5-Fluorouracil *	500 mg/m^2 i. v.	1	
– Adriamycin	50 mg/m^2 i. v.	1	3 – 4
– Cyclophosphamid	500 mg/m^2 i. v.	1	
FEC			
– 5-Fluorouracil	500 mg/m^2 i. v.	1	
– Epirubicin	60 mg/m^2 i. v.	1	3 – 4
– Cyclophosphamid	500 mg/m^2 i. v.	1	
FAM			
– 5-Fluorouracil *	500 mg/m^2 i. v.	1 – 3	3
– Adriamycin	30 mg/m^2 i. v.	1 (+ 21)	3
– Mitomycin-C	10 mg/m^2 i. v.	1	6
FEM			
– 5-Fluorouracil	500 mg/m^2 i. v.	1 – 3	3
– Epirubicin	50 mg/m^2 i. v.	1 (+ 21)	3
– Mitomycin-C	10 mg/m^2 i. v.	1	6
FM			
– 5-Fluorouracil	500 mg/m^2 i. v.	1 – 3	3 – 4
– Mitomycin-C	10 mg/m^2 i. v.	1	
FOM			
– 5-Fluorouracil	500 mg/m^2 i. v.	1 – 3	
– Vincristin (Oncovin*)	1 mg/m^2 i. v.	1	3 – 4
– Mitomycin-C	10 mg/m^2 i. v.	1	

* Originalpräparate-Namen sind nur dann aufgeführt, wenn sie die Bezeichnung des Chemotherapie-Schemas prägen

** „A" (= Adriamycin) kann in allen diesen Schemata durch äquivalente, d.h. ca. 25 % höhere Dosen „E" (= Epirubicin) ersetzt werden

Tabelle 148 (Fortsetzung)

Schema/Substanz	Dosierung	Tag (e)	Wiederholung nach x Wochen
IVP-16			
– Ifosfamid	$1\,500\,mg/m^2$ i. v.	$1-5$	} $3-4$
– Etoposid	$120\,mg/m^2$ i. v.	$1-3$	
LEF			
– Levamisol	50 mg 3 x pro Tag	$1-3$	2
– 5-Fluorouracil	$450\,mg/m^2$ i. v.	$1-5$	1*
1. Zyklus	$500-600\,mg/m^2$ i. v.		Insg. 1 Jahr
danach			lang
LMF			
– Chlorambucil (Leukeran*)	$5\,mg/m^2$ p. o.	$1-14$	}
– Methotrexat	$40\,mg/m^2$ i. v.	$1+8$	} 4
– 5-Fluorouracil	$600\,mg/m^2$ i. v.	$1+8$	}
LOP			
– Chlorambucil (Leukeran*)	$5\,mg/m^2$ p. o.	$1-14$	}
– Vincristin (Oncovin*)	$1\,mg/m^2$ i. v.	1	} $3-4$
– Prednison	$60\,mg/m^2$ p. o.	$1-5$	}
LOPP			
– Chlorambucil (Leukeran*)	$5\,mg/m^2$ p. o.	$1-14$	}
– Vincristin (Oncovin*)	$1,4\,mg/m^2$ i. v.	$1+8$	}
– Procarbazin	$100\,mg/m^2$ p. o.	$1-14$	} $3-4$
– Prednison	$40\,mg/m^2$ p. o.	$1-14$	}
MACOP-B			
– Adriamycin	$50\,mg/m^2$ i. v.	1, 15, 29, 43, 57, 71	} keine
– Cyclophosphamid	$350\,mg/m^2$ i. v.	1, 15, 29, 43, 57, 71	} keine
– Vincristin	$1,4\,mg/m^2$ i. v. max. 2 mg	8, 22, 36, 50, 64, 78	} keine

* Originalpräparate-Namen sind nur dann aufgeführt, wenn sie die Bezeichnung des Chemotherapie-Schemas prägen

** „A" (= Adriamycin) kann in allen diesen Schemata durch äquivalente, d. h. ca. 25% höhere Dosen „E" (= Epirubicin) ersetzt werden

Gebräuchliche zytostatische Chemotherapie-Schemata

Tabelle 148 (Fortsetzung)

Schema/Substanz	Dosierung	Tag(e)	Wiederholung nach x Wochen
– Methotrexat	400 mg/m² i.v.: 100 mg/m² als Bolus gefolgt von 300 mg/m² über 4 Std. (+ Leucovorin 15 mg) alle 6 h (6 ×) p.o. Tag 9, 37, 65	8, 36, 64	keine
– Bleomycin	10 mg/m² i.v.	22, 50, 78	keine
– Prednison	75 mg/m² p.o. Reduktion ab Tag 71	täglich	

MIC

– Mitomycin-C	6 mg/m² i.v.	1	
– Ifosfamid	3 000 mg/m² infus. (Mesna 1 000 mg/m² infus.)	1	3
– Cisplatin	50 mg/m² infus.	1	

MMM (3 M-Schema)

– Mitomycin-C	8 mg/m² i.v.	1	
– Mitoxantrone	8 mg/m² i.v.	1	3
– Methotrexat*	35 mg/m² i.v.	1	

MOPP

– Mechlorethamin (Mustargen*)	6 mg/m² i.v.	1 + 8	
– Vincristin (Oncovin*)	1,4 mg/m² i.v.	1 + 8	4
– Procarbazin	100 mg/m² i.v.	1 – 14	
– Prednison (jeden 3. Zyklus)	60 mg/m² i.v.	1 – 14	

M-VAC

– Methotrexat	30 mg/m² i.v.	1, 15, 22	
– Vinblastin	3 mg/m² i.v.	2, 15, 22	4 – 6
– Doxorubicin	30 mg/m² i.v.	2	
– Cisplatin	70 mg/m² i.v.	2	

MVP

– Mitomycin-C	10 mg/m² i.v.	1	
– Vinblastin (Velbe*)	6 mg/m² i.v.	1	4
– Prednison	60 mg/m² p.o.	1 – 5	

* Originalpräparate-Namen sind nur dann aufgeführt, wenn sie die Bezeichnung des Chemotherapie-Schemas prägen

** „A" (= Adriamycin) kann in allen diesen Schemata durch äquivalente, d.h. ca. 25 % höhere Dosen „E" (= Epirubicin) ersetzt werden

Tabelle 148 (Fortsetzung)

Schema/Substanz	Dosierung	Tag(e)	Wiederholung nach x Wochen
NoSte			
– Mitoxantron (Novantron*)	12 mg/m^2	1	} 3–4
– Prednimustin (Sterecyt*)	100 mg/m^2	3–7	
PEI s. EIP			
PVB s. BVP			
PVP-16			
– Cis-Platin	40 mg/m^2 i.v.	1–3	} 3–4
– VP-16 (Etoposid)	120 mg/m^2 i.v.	1–3	
VAC			
– Vincristin	1 mg/m^2 i.v.	1	} 3–4
– Adriamycin	50 mg/m^2 i.v.	1	
– Cyclophosphamid	650 mg/m^2 i.v.	1	
VAD			
– Vincristin (Dauerinfusion)	0,4 mg/m^2 i.v.	1–4	} 3–4
– Adriamycin (Dauerinfusion)	10 mg/m^2 i.v.	1–4	
– Dexamethason	40 mg/m^2 p.o.	1–4, 9–12, 17–20	
VEC			
– Vincristin	1 mg/m^2 i.v.	1	
– Epirubicin	60 mg/m^2 i.v.	1	
– Cyclophosphamid	650 mg/m^2 i.v.	1	

* Originalpräparate-Namen sind nur dann aufgeführt, wenn sie die Bezeichnung des Chemotherapie-Schemas prägen

** „A" (= Adriamycin) kann in allen diesen Schemata durch äquivalente, d.h. ca. 25% höhere Dosen „E" (= Epirubicin) ersetzt werden

Gebräuchliche zytostatische Chemotherapie-Schemata

Übersicht: Therapie der ALL (Tabelle 149–153)

➤ **Beachte:** Mit der folgenden Übersicht darf keineswegs eine Therapie durchgeführt werden, dazu muß das ausführliche Studienprotokoll benutzt werden!
➤ **Definition der Risikogruppen** und Indikationsstellung vgl. S. 383 und Abb. 50 S. 384.

Tabelle 149   Schema zur Therapie der ALL (alle Patienten außer B-ALL, vgl. Tabelle 153)

Schema/Substanz/ZNS-Prophylaxe	Dosierung/Applikation	Tag
Vorphasetherapie		
Prednisolon	3×20 mg/m² p.o.	1–7
Vincristin	2 mg (absolut) i.v.	1
Induktionstherapie: Phase I (Beginn Woche 1) Beginn bei Leukozyten < 25 000 oder spätestens nach einer Woche nach Vorphasetherapie		
Prednisolon	3×20 mg/m² p.o.	1–28
Vincristin	2 mg (absolut) i.v.	1, 8, 15, 22
Daunorubicin	45 mg/m² i.v. 30 Min.-Infusion	1, 8, 15, 22
L-Asparaginase	5 000 E i.v.	tgl. Tag 15–28 Jeden 2. Tag (ab Tag 15 bis Tag 28)
ZNS-Prophylaxe: – Methotrexat	15 mg (absolut) intrathekal	1 (bei diagnostischer Lumbalpunktion; nicht bei erhöhter Blutungsgefahr)
Induktionstherapie: Phase II (Beginn Woche 5) Nur Niedrigrisiko und Mediastinaltumor/T-ALL		
Cyclophosphamid	1 000 mg/m² i.v.	29, 43, 57
Cytarabin (ARA-C)	75 mg/m² i.v. 1-h-Infusion	31–34, 38–41, 45–48, 52–55
6-Mercaptopurin	60 mg/m² p.o. (falls Allopurinol indiziert Dosisreduktion auf 1/3)	29–57
G-CSF	5 µg/kg KG s.c.	tgl. ab Tag 7 bis Anstieg der Granulozyten > 1 500/ml
ZNS-Prophylaxe: – Methotrexat – ZNS-Bestrahlung	15 mg (absolut) intrathekal Mit 24 Gy vgl. S. 385	31, 38, 45, 52 Nach Erreichen der kompletten Remission (CR)

Konsolidierungstherapie s. jeweilige Risikogruppe: Niedrigrisiko-Therapie Tabelle 150, Mediastinaltumor/T-ALL Tabelle 151; Hochrisiko-Therapie Tabelle 152

Tabelle 150   Schema zur Therapie der ALL: Niedrigrisiko-Therapie

Schema/Substanz/ZNS-Prophylaxe	Dosierung/Applikation	Tag
Vorphase- und Induktionstherapie s. Tabelle 149		
1. Konsolidierung nach Beendigung der Induktionstherapie (Woche 13, 33, 45) HD-MTX/Asp		
Methotrexat	1 500 mg/m^2 i. v.	1, 15,
L-Asparaginase	10 000 E/m^2	2, 16
6-Mercaptopurin	25 mg/m^2 p. o.	1 – 5, 15 – 19
2. Konsolidierung (Woche 17, 39, 51) VM 26/ARA-C		
Cytarabin	150 mg/m^2 i. v.	1 – 5
VM 26 (Teniposid)	100 mg/m^2	1 – 5
ZNS-Prophylaxe:		
– Methotrexat	15 mg (absolut) intrathekal	1
– Cytarabin	40 mg (absolut) intrathekal	1
– Dexamethason	4 mg (absolut) intrathekal	1
Reinduktionstherapie: Phase I (Woche 21 – 24)		
Prednisolon	3 × 20 mg p. o. Dosisreduktion nach Tag 28: jeweils 3 d: 1/2; 1/4; 1/8 der Dosis	1 – 28
Vincristin	2 mg (absolut) i. v.	1, 8, 15, 22
Adriamycin	25 mg/m^2 30 Min.-Infusion	1, 8, 15, 22
Reinduktionstherapie: Phase II (Woche 25 u. 26)		
Cyclophosphamid	1 000 mg/m^2 i. v.	29
Cytarabin	75 mg/m^2 i. v. 1-h-Infusion	31 – 34, 38 – 41
Thioguanin	60 mg/m^2 p. o.	29 – 42
ZNS-Prophylaxe:		
– Intrathekale Therapie wie Phase I		1
– ZNS-Bestrahlung		
2. Konsolidierung s. o.		

Gebräuchliche zytostatische Chemotherapie-Schemata

Tabelle 150 (Fortsetzung)

Schema/Substanz/ZNS-Prophylaxe	Dosierung/Applikation	Tag
Erhaltungstherapie (39.–52. Woche): 6-MP/MTX – Dosisanpassung an Leukozyten und Thrombozyten nach Studienprotokoll		
6-Mercaptopurin	60 mg/m² p.o.	täglich
Methotrexat	20 mg/m² i.v.	1 × wöchentlich
ZNS-Prophylaxe: – Methotrexat – Cytarabin – Dexamethason	15 mg (absolut) intrathekal 40 mg (absolut) intrathekal 4 mg (absolut) intrathekal	alle 2 Monate
Erhaltungstherapie (ab Woche 53): Intensivierte Erhaltungstherapie: – Zusätzlich zum zweimonatlichen 6-MP/MTX jeweils 3 alternierende Zyklen der folgenden Schemata		
Cyclo/ARA-C	s. Tabelle 151	Monat 14, 20, 26
VM 26/ARA-C	s. Tabelle 150	Monat 16, 22, 28
HD-MTX/Asp.	s. Tabelle 150	Monat 18, 24, 30

Gebräuchliche zytostatische Chemotherapie-Schemata

Tabelle 151   Schema zur Therapie der ALL: Mediastinaltumor/T-ALL

Schema/Substanz/ZNS-Prophylaxe	Dosierung/Applikation	Tag
Vorphase- und Induktionstherapie s. Tabelle 149		
– Nach Abschluß der Induktionsphase bei Restlymphomen > 2 cm evtl. prophylaktische Mediastinalbestrahlung mit 24 Gy		
– Prophylaktische Schädelbestrahlung mit 24 Gy nach Erreichen der kompletten Remission (CR) in Phase II der Induktionstherapie. Bei späterer CR erst nach Ende der Induktionstherapie		
1. Konsolidierung (Woche 13) HD-ARA-C/Mitox		
Cytarabin	1 g/m² i. v. alle 12 h 3-h-Infusion	1 – 4
Mitoxantron	10 mg/m² i. v. 30 Min.-Infusion	3 – 5
1. Konsolidierung (Woche 17) HD-MTX/Asp		
– Schema s. Tabelle 150		
– im Abstand von 14 Tagen je 2 zweitägige Zyklen		
Reinduktionstherapie s. Tabelle 150		
2. Konsolidierung (Woche 33 u. 45) Cyclo/ARA-C		
Cyclophosphamid	1 000 mg/m² i. v.	1
Cytarabin	500 mg/m² i. v. 24-h-Infusion	1
2. Konsolidierung (Woche 39 u. 51) VM 26/ARA-C		
– Schema s. Tabelle 150		
– ZNS-Prophylaxe mit Methotrexat, Cytarabin und Dexamethason wie bei Niedrigrisiko-Therapie Tabelle 150		

Gebräuchliche zytostatische Chemotherapie-Schemata

Tabelle 152   Schema zur Therapie der ALL: Hochrisiko-Therapie

Schema/Substanz/ZNS-Prophylaxe	Dosierung/Applikation	Tag
Vorphasetherapie s. Tabelle 149		
Induktionstherapie Phase I s. Tabelle 149		
Induktionstherapie Phase II (Woche 5) HD-ARA-C/Mitox		
Cytarabin	3 g/m² i. v. alle 12 h 3-h-Infusion	1 – 4
Mitoxantron	10 mg/m² i. v. 30 Min. Infusion	3 – 5
1. Konsolidierung (Woche 13) HD-MTX/Asp s. Tabelle 150		
1. Konsolidierung (Woche 17) Cyclo/ARA-C s. Tabelle 151		
Reinduktionstherapie Phase I (Woche 21 – 24) und Phase II (Woche 25 u. 26) s. Tabelle 150 – ZNS-Prophylaxe: Intrathekale Therapie im Rahmen der diagnostischen Liquorpunktion an Tag 1 und 19 mit Methotrexat, Cytarabin und Dexamethason wie bei Niedrigrisiko-Therapie Tabelle 150		
2. Konsolidierungstherapie		
HD-ARA-C/Mitox	s. o.	Woche 33
HD-MTX/Asp	s. Tabelle 150	Woche 39
Cyclo/ARA-C	s. Tabelle 151	Woche 45
VM 26/ARA-C	s. Tabelle 150	Woche 51
ZNS-Prophylaxe	– Keine intrathekale Therapie bei HD-ARA-C/Mitox und HD-MTX/Asp – Intrathekale Therapie bei Cyclo/ARA-C und VM 26/ARA-C mit Methotrexat, Cytarabin und Dexamethason wie bei Niedrigrisiko-Therapie Tabelle 150	
Erhaltungstherapie s. Tabelle 150		

Tabelle 153   Schema zur Therapie der B-ALL

Schema/Substanz/ZNS-Prophylaxe	Dosierung/Applikation	Tag
Vorphasetherapie		
Cyclophosphamid	200 mg/m² i. v.	1 – 5
Prednisolon	3 × 20'mg/m² p. o.	1 – 5

Tabelle 153 (Fortsetzung)

Schema/Substanz/ZNS-Prophylaxe	Dosierung/Applikation	Tag
Im Anschluß: Block A		
Vincristin	2 mg (absolut) i. v.	1
HD-Methotrexat	3 000 mg/m^2 i. v. 24-h-Infusion	1
Ifosfamid	800 mg/m^2 i. v. 1-h-Infusion	1 – 5
VM 26	100 mg/m^2 i. v. 1-h-Infusion	4 u. 5
Cytarabin	150 mg/m^2 i. v. alle 12 h 1-h-Infusion	4 u. 5
Dexamethason	10 mg/m^2 p. o.	1 – 5
ZNS-Therapie:		
– Methotrexat	15 mg (absolut) intrathekal	1 u. 5
– Cytarabin	40 mg (absolut) intrathekal	1 u. 5
– Dexamethason	4 mg (absolut) intrathekal	1 u. 5
Nach 2 Wochen: Block B		
Vincristin	2 mg (absolut) i. v.	1
HD-Methotrexat	3 000 mg/m^2 i. v. 24-h-Infusion	1
Cyclophosphamid	200 mg/m^2 i. v.	1 – 5
Adriamycin	25 mg/m^2 i. v. 15 Min.-Infusion	4 u. 5
Dexamethason	10 mg/m^2 p. o.	1 – 5
ZNS-Therapie wie Block A	s. o.	s. o.

Je drei alternierende Blöcke A und B
Abstand zwischen den Blöcken: 16 Tage

Bei ausbleibender kompletter Remission (CR) oder früher Progression Block C		
Vindesin	3 mg (absolut) i. v.	1
Cytarabin	2 mg/m^2 i. v. alle 12 h 3-h-Infusion	1 u. 2
VP 16	150 mg/m^2 i. v. 1-h-Infusion	3 – 5
Dexamethason	10 mg/m^2 p. o.	1 – 5

Wichtige Adressen und Telefonnummern

Deutschland

In der Tabelle 154 sind übergeordnete Stellen aufgeführt, die laufend neue Informationen recherchieren und Auskunft erteilen.

Tabelle 154 Wichtige Adressen und Telefonnummern: Deutschland

Adresse	Informationen
Deutsche Krebsgesellschaft e. V. Paul-Ehrlich-Straße 41 60596 Frankfurt Tel. 069/63 00 96 – 0 Internet: http://www.krebshilfe.de	– Adressen der fachspezifischen Arbeitsgemeinschaften – Adressen der Landesverbände der Deutschen Krebsgesellschaft → vermitteln u. a. Adressen von Selbsthilfegruppen – Studienzentralen zu aktuell laufenden Therapie-Studien können erfragt werden – Adressen von Beratungsstellen – Kostenlose Broschüren für Patienten/Laien zu fast allen Krankheitsbildern der Onkologie
Deutsche Krebshilfe e. V. Thomas-Mann-Straße 40 53111 Bonn Tel. 02 28/7 29 90 – 0 Fax 02 28/7 29 90 11 eMail: deutsche@krebshilfe.de Internet: http://www.krebshilfe.de	– Kostenlose Broschüren für Patienten/Laien zu fast allen Krankheitsbildern der Onkologie – Informations- und Beratungsdienst erteilt Auskünfte zu aktuellen Adressen von örtlichen Beratungsstellen und Selbsthilfegruppen, Fachkliniken, Tumorzentren, niedergelassenen Onkologen, Einrichtungen für Krebsnachsorgekuren und Palliativstationen – Vermittelt laienverständlich aktuelle Informationen zum Thema Krebs und hilft bei Schwierigkeiten mit Behörden, Versicherungen und anderen Institutionen – Der Härtefonds vergibt einmalig finanzielle Zuwendungen in wirtschaftlichen Notlagen
Bundeszentrale für gesundheitliche Aufklärung Ostmerheimer Str. 200 51109 Köln Tel. 02 21/89 92 – 0 Internet: http://www.bzga.de/medien/titel.htm	– Unter der Internet-Adresse sind Broschüren für Patienten/Laien zu Krebserkrankungen als Volltext einzusehen. Gedruckte Broschüren sind nicht mehr zu allen Themen erhältlich – Adressen der Landesverbände der Krebsgesellschaften werden am Ende jeder Broschüre aufgeführt
Krebsinformationsdienst (KID) im Deutschen Krebsforschungszentrum Im Neuenheimer Feld 280 69120 Heidelberg Tel. 0 62 21/41 01 21 Mo–Fr von 8 – 20 h Internet: http://www.dkfz-heidelberg.de/kid/kid.htm	– Telefonischer Informationsdienst beantwortet Fragen zum Thema Krebs – insbesondere zu Risikofaktoren, Krebsentstehung, Prävention, Diagnose, Therapie und Nachsorge von Krebs sowie zur präklinischen und klinischen Forschung – Vermittelt bundesweit Adressen von Tumorzentren, Kliniken, Nachsorgeeinrichtungen und Beratungsstellen – Hält Informationen zu Büchern und Broschüren bereit – Auskünfte auch in türkischer Sprache möglich

Österreich _____

In der Tabelle 155 sind übergeordnete Stellen aufgeführt, die laufend neue Informationen recherchieren und Auskunft erteilen.

Tabelle 155 Wichtige Adressen und Telefonnummern: Österreich

Adresse	Informationen
Österreichische Krebshilfe Rennweg 44 1030 Wien Tel. 01/7 96 64 50	Dachverband der österreichischen Krebshilfe; hält alle Adressen der Bundesländersektionen der Österreichischen Krebshilfe bereit, die weitere Adressen vermitteln können

Schweiz _____

In der Tabelle 156 sind übergeordnete Stellen aufgeführt, die laufend neue Informationen recherchieren und Auskunft erteilen.

Tabelle 156 Wichtige Adressen und Telefonnummern: Schweiz

Adresse	Informationen
Schweizerische Krebsliga (SKL) Effingerstraße 40 Postfach 3001 Bern Tel. 031/3 89 91 00	– Adressen aller kantonalen und regionalen Krebsligen – Adressen von Selbsthilfegruppen – Broschüren zu sämtlichen Tumorarten und zur Krebsvorsorge, auch für Laien – Krebstelefon (in Deutsch und Französisch)
Schweizerisches Institut für angewandte Krebsforschung (SIAK) Effingerstraße 40 3008 Bern Tel. 031/3 89 91 91	– Adressen aller regionalen Tumorzentren und freipraktizierender Onkologen des Landes – Adressen aller Sektionen und organbezogenen Projektgruppen der SAKK – Koordinationszentrum aller laufenden und geplanten Krebsforschungsprojekte

Halbfette gedruckte Seitenzahlen = Haupttextstellen

Sachverzeichnis

Laborwerte – Normalbereiche

Normalbereiche von Laborwerten			
Parameter		Normwerte	
		konventionell	SI-Einheiten
B = Vollblut, C = Citratblut, E = EDTA-Blut, P = Plasma, S = Serum, U = Urin			
Albumin	S	3,5 – 5,5 g/dl	35 – 55 g/l
α-Amylase	P/S U	< 140 U/l < 600 U/l	
Alkalische Phosphatase (AP)	P/S	65 – 220 U/l	
Ammoniak	P/S	m: 19 – 80 µg/dl w: 25 – 94 µg/dl	m: 11 – 48 µmol/l w: 15 – 55 µmol/l
Antithrombin (AT III)	S	75 – 120%	
Bilirubin gesamt direkt indirekt	P/S P/S P/S	0,2 – 1,1 mg/dl 0,05 – 0,3 mg/dl < 0,8 mg/dl	3,4 – 18,8 µmol/l 0,9 – 5,1 µmol/l < 13,7 µmol/l
Blutgase (arteriell) pH pCO$_2$ pO$_2$ BE Standard-Bikarbonat O$_2$-Sättigung		7,36 – 7,44 35 – 45 mmHg 90 – 100 mmHg –2 bis +2 mmol/l 22 – 26 mmol/l 92 – 96%	4,67 – 6,00 kPa 12 – 13,3 kPa 0,92 – 0,96
BSG (BKS)	C	m: 3 – 10 mm (1 h) w: 6 – 20 mm (1 h)	
Calcium	S U	2,3 – 2,6 mmol/l 4,0 – 5 mmol/l	
Chlorid	P/S U	98 – 112 mmol/l 160 – 178 mmol/24 h	
Cholesterin gesamt HDL LDL	P/S P/S P/S	120 – 240 mg/dl > 50 mg/dl < 150 mg/dl	3,1 – 6,2 mmol/l > 1,3 mmol/l < 3,87 mmol/l
Cholinesterase (CHE)	S	3000 – 8000 U/l	
C-reaktives Protein (CRP)	P/S	< 10 mg/l	
Creatinkinase (CK)	P/S	< 80 U/l	
Creatinkinase-Isoenzym MB (CK-MB)	P/S	< 6% der CK	

Normalbereiche von Laborwerten (Fortsetzung)			
Parameter		Normwerte	
		konventionell	SI-Einheiten
B = Vollblut, C = Citratblut, E = EDTA-Blut, P = Plasma, S = Serum, U = Urin			
Differentialblutbild:	E		
stabkernige neutrophile Granulozyten		0 – 5 %	
segmentkernige neutrophile Granulozyten		50 – 70 %	
eosinophile Granulozyten		0 – 5 %	
basophile Granulozyten		0 – 2 %	
Monozyten		2 – 6 %	
Lymphozyten		25 – 45 %	
Eisen	S	m: 80 – 150 μg/dl w: 60 – 140 μg/dl	m: 14 – 27 μmol/l w: 11 – 25 μmol/l
Eiweißelektrophorese	S		
Albumin		45 – 65 %	36 – 50 g/l
α_1-Globulin		2 – 5 %	1 – 4 g/l
α_2-Globulin		7 – 10 %	5 – 9 g/l
β-Globulin		9 – 12 %	6 – 11 g/l
γ-Globulin		12 – 20 %	8 – 15 g/l
Erythrozyten	E	m: 4,5 – 5,9 Mio/μl w: 4,0 – 5,2 Mio/μl	
Ferritin	S	30 – 200 μg/l	
Fibrinogen	P	200 – 400 mg/dl	5,9 – 11,8 μmol/l
Gesamteiweiß	S	6 – 8,4 g/dl	60 – 84 g/l
Glukose nüchtern	B/S	70 – 120 mg/dl	3,9 – 6,7 mmol/l
γ-GT	S	m: 6 – 28 U/l w: 4 – 18 U/l	
GOT	S	m: < 18 U/l w: < 15 U/l	
GPT	S	m: < 22 U/l w: < 17 U/l	
HbA$_{1c}$	E	< 6 % des Hb	
Hämatokrit	E	m: 41 – 50 % w: 37 – 46 %	
Hämoglobin	E	m: 14 – 18 g/dl w: 12 – 16 g/dl	m: 8,7 – 11,2 mmol/l w: 7,5 – 9,9 mmol/l
Harnsäure	S	2,6 – 6,4 mg/dl	155 – 384 μmol/l
Harnstoff	S	10 – 55 mg/dl	1,7 – 9,3 mmol/l
Kalium	S U	3,5 – 5 mmol/l 30 – 100 mmol/24 h	